M.O. N.R. L.K. K.L. L.B. L.L. N.N.
E.P. und M.U. widme ich dieses Buch.

Danke an A.B. und T.T. <3

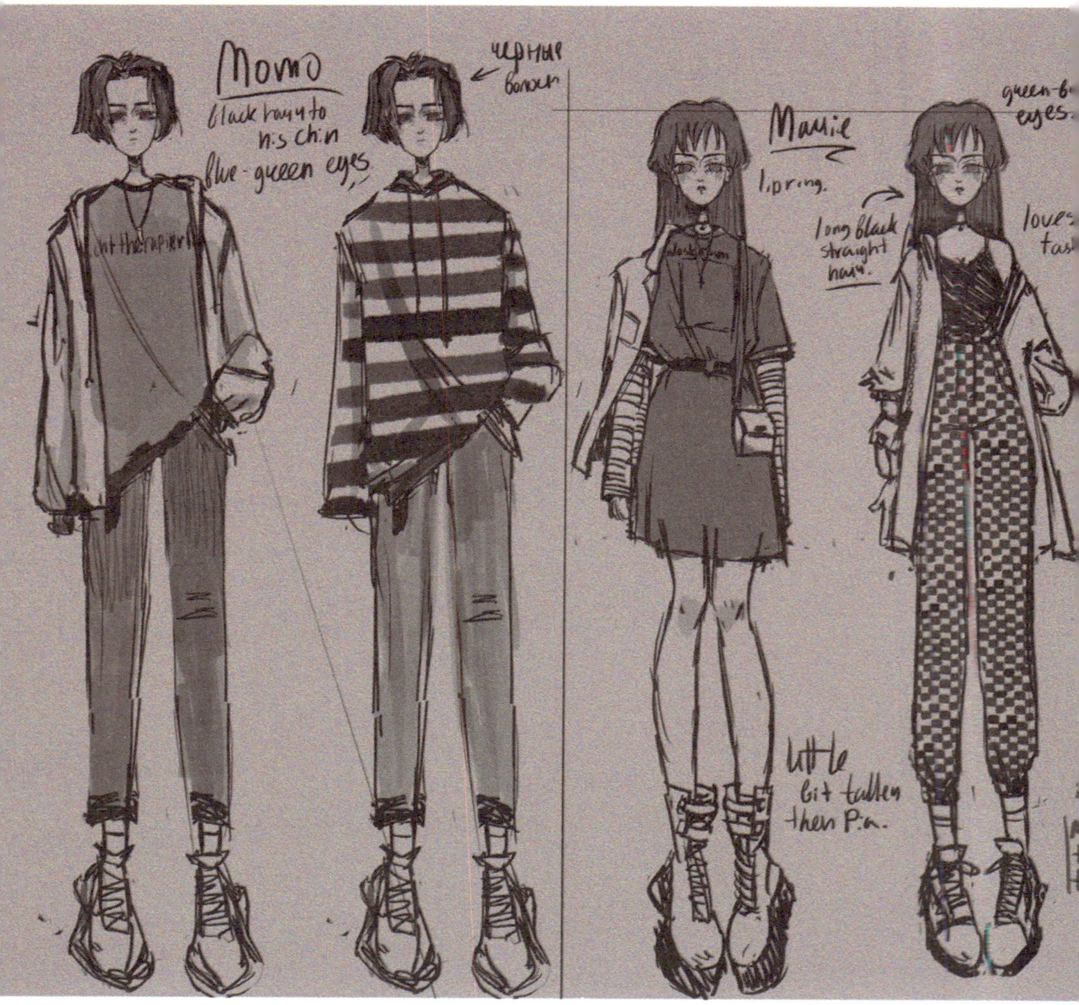
Momo
black hair to his chin
blue-green eyes
черные волосы
Marie
lip ring.
long black straight hair.
little bit taller then Pin.

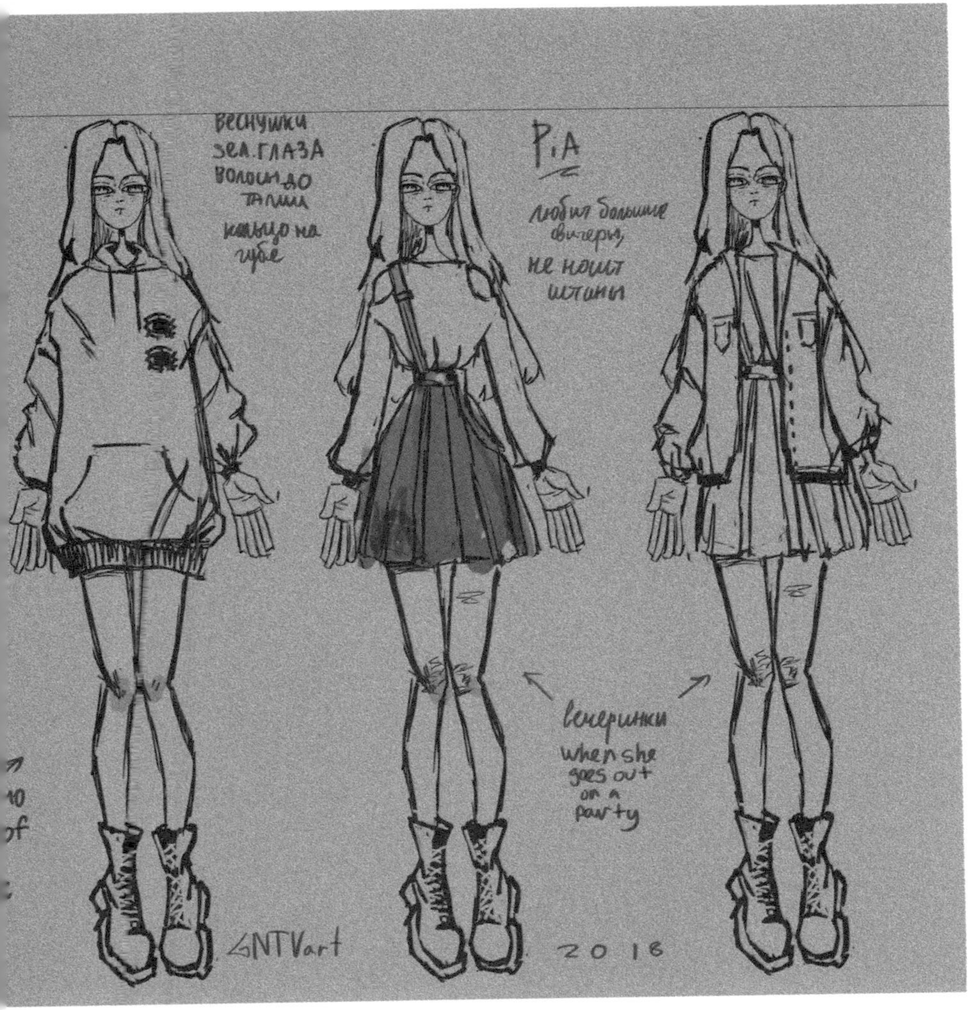
веснушки
зел. глаза
волосы до талии
кольцо на губе
PiA
любит большие свитеры,
не носит штаны
вечеринки
when she goes out on a party
GNTVart
2018

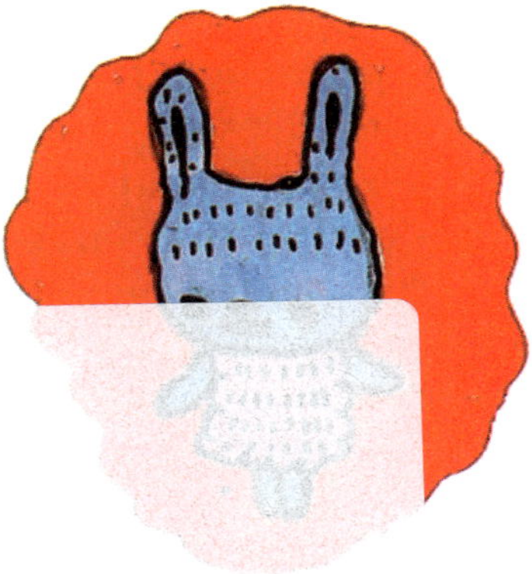

Das Haus ihrer Großeltern hatte etwas Düsteres an sich, was das heimische Gefühl aber nicht überschatten konnte, das immer dann in ihr aufkam, wenn sie über die Türschwelle trat. Es roch modrig und alt, die Erlebnisse und Emotionen all ihrer Vorfahren lebten noch immer in diesen Räumen und ein leichter Schauer kroch ihr über den Rücken, wenn sie durch's Treppenhaus streifte.
Das alte Kinderzimmer ihrer Mutter, in dem sie immer schlief, wenn sie zu Besuch war, lag im ersten Stock, und sie hechtete die Treppe so schnell hoch, wie sie nur konnte, um nicht so sehr von der Tür im Zwischengeschoss beunruhigt zu werden. Schon als Kind hatte sie immer Angst davor gehabt, denn diese Tür war stets verschlossen und am Schlüssel hing eine schwarze Eule aus Makramee mit roten Perlen als Augen. Früher hatte sie sich manchmal vorgestellt, wie hinter dieser Tür eine Rattenkolonie lebte und dass der böse Rattenkönig ihr entgegenspringen würde, sollte sie je auf die Idee kommen, diese zu öffnen. Sie hatte es nicht gewagt, bis heute nicht. Ihre Mutter hatte ihr mal erzählt, dass sich dahinter bloß ein kleines Kabuff befand, trotzdem hatte sie immer ein mulmiges Gefühl, wenn

sie am Fuß der Treppe stand und von unten die roten Augen der Eule erblickte.
Sobald sie die Zwischenetage hinter sich gelassen und die Tür im Rücken hatte, fühlte es sich an, als würde irgendwas versuchen, sie zu packen, und sie bildete sich ein, dem entgehen zu können, wenn sie nur schnell genug das alte Kinderzimmer erreichte und die Tür hinter sich verschloss.
In der ersten Etage fühlte es sich nicht sehr viel ungefährlicher an, denn musste sie nachts auf die Toilette, war das Erste, was sie sah, wenn sie die Kinderzimmertür wieder öffnete, die Treppe zum Dachboden. Der Bereich war nicht renoviert worden, seitdem das Haus gebaut wurde, und immer, wenn sie es wagte, ihren Blick in die oberste Etage wandern zu lassen, bekam sie eine Gänsehaut. Sollten die Geister der Vergangenheit dieses Haus noch immer heimsuchen, dann hielten sie sich bestimmt dort oben auf, wo die alte Tapete sich von den Wänden schälte und die Holzstufen schon ganz durchgetreten waren.
Ihr Ururgroßvater hatte dieses Haus zu seiner Zeit für seine 10-köpfige Familie und ihre Gastarbeiter gebaut und seitdem hatte eine Generation nach der anderen darin gelebt – mit ihr würde die Kette durchbrochen werden, da war sie sich sicher. Nichts könnte sie dazu bringen, irgendwann in diesem riesigen, alten Haus zu wohnen, irgendwo im Nirgendwo.
„Pia, kannst du mir Einmachgläser aus dem Keller holen?“, rief ihre Oma mit kreischendem Unterton aus dem Flur zu ihr hoch, und Pia stöhnte, während sie ihre Tasche sinken ließ.
„Fuck“, nuschelte sie leise und rief dann: „Ja, sofort!“
„Sofort bedeutet jetzt. Verwende die richtigen Worte für das, was du meinst“, hörte sie ihre Großmutter lamentieren, während sie wieder in der Küche verschwand, wo die selbstgemachte Johannisbeermarmelade darauf wartete, in Gläschen abgefüllt zu werden.
Ihre Schwester hatte die Beeren den kompletten Nachmittag über im Garten geerntet, und Pia hatte sich wie immer ins Zimmer verdrückt, um in die Online-Welt abzutauchen. Niemand aus ihrer Familie verstand so richtig, was sie dort immer trieb, und hätte sie

heute nicht ausgerechnet vor, auf ein Konzert in der Stadt zu gehen (wer wusste schon, was die Jugend an solch unberechenbaren Orten trieb), wären sie wahrscheinlich froh gewesen, dass sie zur Abwechslung mal das Haus verließ.
„Das Kind sitzt schon wieder den ganzen Tag allein im Zimmer, hat nicht mal mit uns zu Abend gegessen", hörte sie dumpf ihren Opa, während sie auf leisen Sohlen und mit fertig gepackter Tasche die Treppe hinunterhuschte und es bewusst vermied, die Eule anzusehen.
„Sie will gleich mit ihren Freunden in der Stadt essen", meinte ihre Mutter, und Pia vermutete, dass sie gerade alle zusammen im Wohnzimmer saßen und die 20-Uhr-Nachrichten guckten.
Die Tür zum Keller knarzte etwas und sie drückte hastig auf den Lichtschalter, um die bedrohliche Dunkelheit, die sich vor ihr ausbreitete, nicht allzu lang anhalten zu lassen. Die Kellertreppe war steil und bestand lediglich aus alten Holzdielen, Geister und andere Gruselkreaturen hatten also leichtes Spiel, zwischen den Stufen nach ihren Knöcheln zu greifen, weshalb sie auch hier, so schnell sie nur konnte und ohne sich großartig umzuschauen, hinunterhüpfte und den ersten Kellerraum betrat, der sich ihr entgegenstreckte. Da das Haus auf einem Hang gebaut und der Keller nach hinten raus ebenerdig war, waren hier früher Ställe für Vieh gewesen; es war ein altes Gemäuer und Jahrzehnte alte Spinnweben, die durch den Staub schwer hinunterhingen, waren in jeder Ecke zu finden. Schnell schnappte sie sich den Karton mit den Einmachgläsern, betätigte erneut den Lichtschalter mit ihrem Ellenbogen und hastete, zwei Stufen auf einmal nehmend, wieder hinauf. Erleichtert schnaufte sie, als sie oben angekommen war und die Tür mit einem leichten Tritt wieder hinter sich verschloss.
Ihre Schwester erschien im Türrahmen und Pia drückte ihr den Karton in die Hand. „Hier, gib die Omi."
„Kommst du mit der letzten Bahn nach Hause?"
„Nee, ich schlaf *zu Hause*, im Wohnheim."
Als ihre Mutter sich endgültig von ihrem Vater getrennt hatte, war sie wieder in das Haus ihrer Eltern eingezogen und hatte es ihren

Töchtern überlassen, ob sie mit aufs Land ziehen wollten. Pia hatte nicht lang überlegen müssen und lebte seitdem in einem betreuten Mädchenwohnheim in der Stadt.

„Kommst du dann nächstes Wochenende wieder?", hakte ihre Schwester nach, die im Gegensatz zu Pia gern hier lebte. Sie hatte gerade ihre erste Festanstellung als Kindergärtnerin bekommen und war verlobt mit dem allerersten Jungen, den sie jemals geküsst hatte. Verfickt perfektes Leben.

„Mal sehen. Muss los!" Pia schnappte ihre Tasche, die sie auf der Treppe abgelegt hatte, und verschwand nach draußen. Sie atmete tief ein und nahm die warme Brise Freiheit in sich auf.

Die zuvor noch so deutlich spürbare Enge, die sie komplett einnahm, löste sich langsam auf, während sie sich immer weiter von dem großen und irgendwie auch einschüchternden Haus entfernte und eine bis aufs kleinste Detail durchkonzeptionierte Maske nach der anderen ablegte. Sie wusste selbst nicht, wieso es ihr in Gegenwart ihrer Familie so schwer fiel, sie selbst zu sein. Sie hatte das Gefühl, in einer ganz anderen Realität zu existieren als alle anderen und dass sie jedem um sich herum das geben musste, was er von ihr erwartete … Das wurde immer anstrengender und die Gründe, wieso sie es tat, immer unwichtiger für sie.

Sie brauchte was anderes als das hier, es war nicht ihre Welt.

┌(・｡ ・)┘♪└(・｡ ・)┐♪┌(・｡ ・)┘

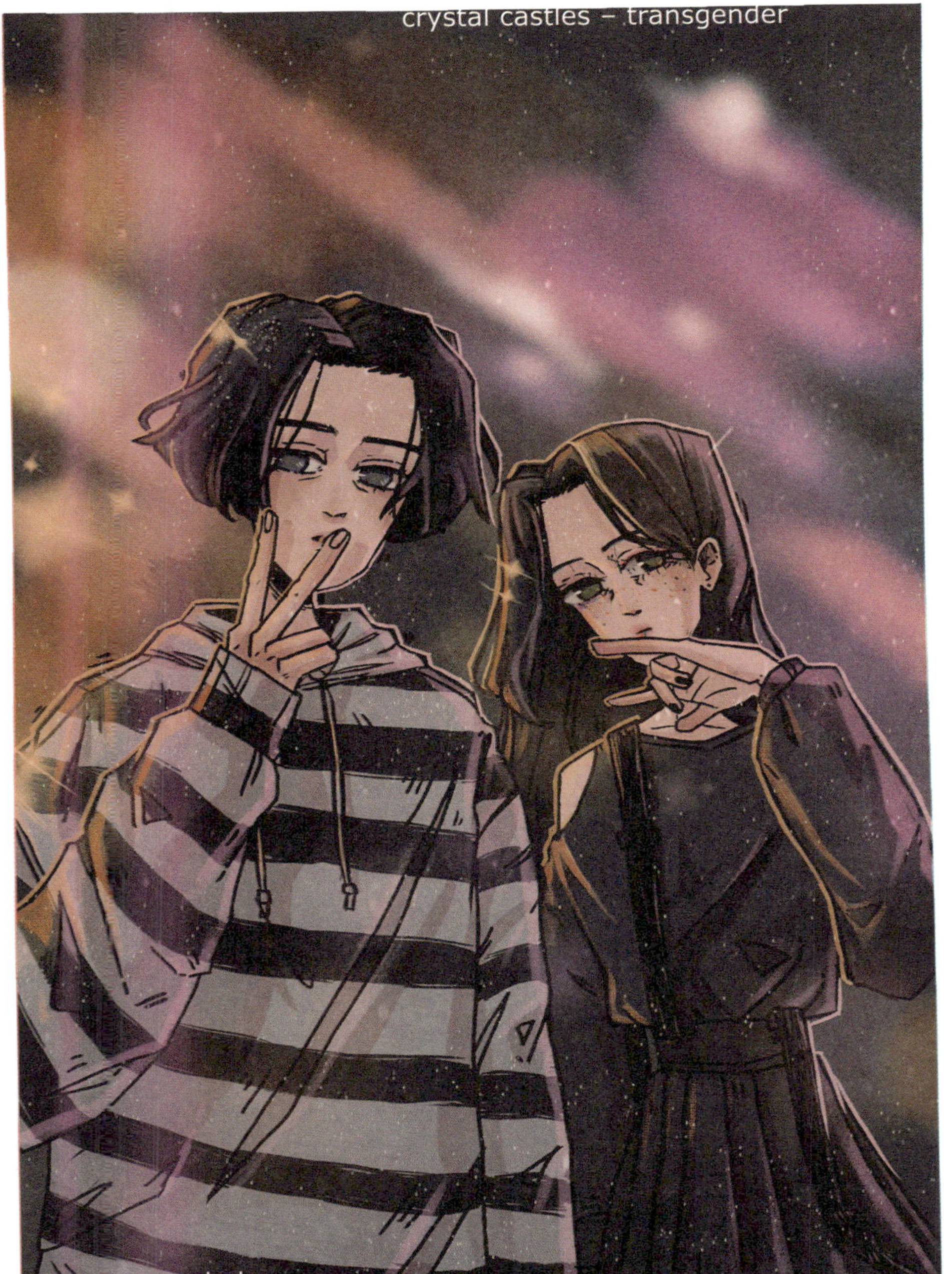
crystal castles – transgender
lil peep – crybaby

q (`Д´●)
(#`皿´)<怒怒怒怒怒怒!!!

pia (29.06.2008 22:48):
absturz konzert

momo (29.06.2008 22:49):
joar

pia (29.06.2008 22:50):
man mich ärgert das voll >_<

momo (29.06.2008 22:50):
geht jedem so ...

pia (29.06.2008 22:50):
maaaaan die haben sich ja nichtmal angestrengt ホレ(ﾟДﾟ)ノ⌒*

pia (29.06.2008 22:51):
das war doch so fürn arcsg

pia (29.06.2008 22:51):
*arsch

momo (29.06.2008 22:51):
schon

momo (29.06.2008 22:53):
sucktsuckt

pia (29.06.2008 22:53):
hdföoer

pia (29.06.2008 22:53):
feiwhgfeior..geürpg

pia (29.06.2008 22:53):
man wie ich abkotz

pia (29.06.2008 22:53):
neyyyyyy -.- rausgeschmissenes geld und verschwendete zeit, was mach ich denn jetzt schon zuhause??

(T▽T*)

momo (29.06.2008 22:55):
jetzt bräuchte man so ne stunde sex, um sich zu ablunekn en und ruhig schlafen zu könn ;)

momo (29.06.2008 22:56):
hunde-blick

pia (29.06.2008 22:56):
hä ich könnte jetzt keinen sex haben

pia (29.06.2008 22:57):
niemals

pia (29.06.2008 22:57):
dreck

momo (29.06.2008 22:57):
xD

pia (29.06.2008 22:57):
fuck

pia (29.06.2008 22:57):
mist

pia (29.06.2008 22:57):
scheiß

momo (29.06.2008 22:58):
*bier

(｡-`ω-)ン—

_ _|||)

pia (29.06.2008 22:58):
fu

pia (29.06.2008 23:29):
ich sagte

pia (29.06.2008 23:29):
FU

momo (29.06.2008 23:42):
ja, du weißt doch, dass du mich jederzeit ficken darfst ^^

pia (29.06.2008 23:43):
du dich

momo (29.06.2008 23:43):
ok ^^

momo (29.06.2008 23:43):
wir sind ja eins

momo (29.06.2008 23:43):
hrhr

(*˚-˚)σ(;-.-)

momo (29.06.2008 23:43):
so oder so

momo (29.06.2008 23:44):
wir haben sex

momo (29.06.2008 23:44):
muahahar

momo (29.06.2008 23:44):
^^

pia (29.06.2008 23:44):
nein xD

pia (29.06.2008 23:44):
wir sind cshon eins

pia (29.06.2008 23:44):
und können deshalb keinen sex haben#

momo (29.06.2008 23:44):
kommt aufn versuch an, würd cih sagen

momo (29.06.2008 23:47):
[] ja ; [] nein ; [] später

momo (29.06.2008 23:47):
xD

pia (29.06.2008 23:49):
,mmmmoooooommmooooooo

momo (29.06.2008 23:49):
ja bitte?

momo (29.06.2008 23:54):
*kraul

momo (30.06.2008 00:42):
hunger -.-

pia (30.06.2008 00:42):
iss was

(×3×) = 3

momo (30.06.2008 00:42):
gibt nix

pia (30.06.2008 00:42):
n888

momo (30.06.2008 00:42):
was man kalt essen könnte

momo (30.06.2008 00:43):
n9

momo (30.06.2008 00:43):
n8

momo (30.06.2008 00:46):
verdammt, niemand wil mit mir um die ihrzeit zum mc gehn ^^

pia (30.06.2008 00:46):
doch ich

(^0^) / U☆U \ (^_^)

momo (30.06.2008 00:46):
^^

momo (30.06.2008 00:46):
cool

momo (30.06.2008 00:46):
dann komm her ;P

pia (30.06.2008 00:46):
neee, du! hab keinen bock zu dir zu laufn

momo (30.06.2008 00:47):
und ich hab kB von den nutten vor deiner tür angelabert zu werden

pia (30.06.2008 00:48):
püüh pech gehoobt

momo (30.06.2008 00:48):
tz

momo (30.06.2008 00:48):
*knuff

pia (30.06.2008 00:48):
eemooo

momo (30.06.2008 00:48):
*heul

momo (30.06.2008 00:49):
hunga HuNgA hUnGa HUNGA

pia (30.06.2008 00:49):
fuuu

momo (30.06.2008 00:50):
böses!

momo (30.06.2008 00:50):
in hals beiß

pia (30.06.2008 00:51):
naaaaaaiiiiiinnn geh wegggggggg >.< beiß dich selbst in deinen hals laaaan

pia (30.06.2008 00:51):
^^

momo (30.06.2008 00:51):
lol

ホレ! (^–^)/(((((((((●~☆

Ihr Herz schlug bis zum Hals, wenn Lucas im Flur an ihr vorbeilief und ihr vielsagende Blicke zuwarf, und just in diesem Moment hatte es einen kleinen Aussetzer, als er sie in ICQ fragte, ob sie vorm Schlafengehen noch ein bisschen telefonieren sollten ... Sonst war sie immer diejenige, die danach fragte, obwohl sie Telefonieren eigentlich hasste und soziale Situationen wie diese sie überforderten (weil sie nie abschätzen konnte, wann sie mit Reden dran war oder wie sie überhaupt mit jemandem kommunizieren sollte, ohne gleichzeitig seine Mimik lesen zu können). In ihrer Magengegend kribbelte es vor freudiger Erregung, denn hier handelte es sich schließlich um Lucas. Der Typ, der sie regelmäßig mit seinen eisblauen Augen in Schockfrost versetzte und mit dem sie in letzter Zeit jeden Tag Nachrichten austauschte. Lucas. Der Typ, der das erste Mal, als sie ihn gesehen hatte, die Hand von Marie gehalten hatte und somit für sie vollkommen außer Reichweite lag. Lucas. Der Typ, der sie ihre eigenen Prinzipien übern Haufen werfen ließ.
Am 22. Mai hatte sie es ihm gesagt, ebenfalls am Telefon.
„Ich glaube, ich hab mich in dich verliebt", war es irgendwann aus ihr rausgeplatzt, weil sie es nicht mehr aushielt, diesen hinter ihrer Stirn pulsierenden Gedanken zurückzuhalten. Dann folgte eine viel zu lange, noch unerträglichere Stille, bis er (und sie hörte, dass er lächelte) „Schon?" erwiderte. Ihre Anspannung löste sich jedoch erst, als er noch hinzufügte: „Ich hab mich aber auch in dich verknallt ...".
Tausend Sterne und glitzernde Kristallherzen sprengten ihre Sorgen weg und ein Feuerwerk der Erleichterung ging in ihr hoch. Er mochte sie, nicht nur das, er war verknallt in sie. Sie gefiel ihm, er hatte Gefühle für sie, unglaublich, aber wahr. Sie wollte ihn unbedingt immer besser kennenlernen, so viel wie möglich über ihn erfahren ... wie er aufgewachsen war, was sein Lieblingsfilm war und warum, welche Musik er gern hörte, wenn er traurig war, und wovon er träumte, wenn man ihn nach der Zukunft fragte – all das und mehr wollte sie wissen und keine Zeit mehr verlieren. Er sollte Dinge mit ihr teilen, die sonst niemand von ihm wusste; sie wollte den Schlüssel zu seinen geheimsten Kopfkisten haben und mit seiner Erlaubnis darin

herumstöbern. Sie wollte jemand Besonderes sein im Leben von Lucas mit den Eisfachaugen. Es war bereits zu spät, um sich selbst von den Argumenten zu überzeugen, die dagegen sprachen, eine engere Beziehung mit ihm einzugehen. Sie war schon zu tief drin im Gefühlssumpf, benebelt von seinem Duft und eingenommen von seiner Aura. Er lief so aufrecht und stark, als wäre er zu jeder Zeit zu allem bereit und voller Energie, das war ihr direkt aufgefallen. Sein Blick war fesselnd, einerseits konnte sie ihm kaum standhalten, andererseits wollte sie nicht von ihm ablassen. Wenn er sprach, ruhig und gelassen, hing sie an seinen Lippen, und das Bedürfnis, diese zu küssen, wuchs mit jeder Begegnung. Genauer gesagt hatte sie sich so wenig unter Kontrolle, dass sie jede sich ihr bietende Gelegenheit nutzte, um ihn *zufällig* zu berühren. Mal legte sie, wenn sie im Kreis zusammensaßen, ein Bein auf seinen Schoß, andere Male sprang sie ihn von hinten an, um eine nun schon vertraute Rauferei herbeizuführen. All das jedoch nur, wenn Marie nicht in der Nähe war, denn Lucas war immer *ihr Ding* gewesen. Ihr Boytoy, ein hübsches Accessoire und nicht viel mehr – aber diese Verbindung genügte, um Pia ein schlechtes Gewissen zu machen und ihr das Gefühl zu geben, sich fernhalten zu müssen.
Seit April hatten Lucas und Pia was am Laufen, aber niemand wusste davon, es war ihr kleines Geheimnis. Sie trafen sich während der Stunden auf Schultoiletten oder schwänzten gemeinsam in Lucas' Keller; sie wusste selbst nicht, wie sie es so lange geheim halten konnten – was sie jedoch genau wusste, war, wie sehr Lucas Marie anhimmelte und dass sie quasi ein von ihr markiertes Revier betrat ... und doch hatte er sie gesehen, trotzdem wollte er sich ihr nähern und sie hatten bereits so viele Mauern durchbrochen – sie konnte es gar nicht abwarten, gleich mit ihm zu sprechen, während sie beide in dunklen Zimmern im Bett lagen, mit schläfrigen Stimmen und leise, als wären sie ganz nah beieinander. Vielleicht könnte sie irgendwann mehr für ihn sein als Marie, vielleicht konnte sie ihn genauso verzaubern, wie er sie verzaubert hatte. Ein Blick auf die Uhr: zwei Uhr in der Früh. Eigentlich hatten sie Mitternacht ausgemacht, aber für ihn würde sie auch die ganze Nacht warten.

pia (30.06.2008 19:10):
momz

pia (30.06.2008 19:10):
mooooooooooomz

momo (30.06.2008 19:10):
piz

momo (30.06.2008 19:10):
piiiizzzzzz

pia (30.06.2008 19:10):
war lucas heut in´d schule?

momo (30.06.2008 19:10):
nö

pia (30.06.2008 19:10): o(>▽<)o ウキャキャウキャキャ
ahahahah

pia (30.06.2008 19:10):
hhahahhahahahahahah

pia (30.06.2008 19:11):
haha wie geil^^

pia (30.06.2008 19:11):
schonborn gestresst?

momo (30.06.2008 19:11):
hab ne 4 in der ethik arbeit xD

pia (30.06.2008 19:11):
oha

momo (30.06.2008 19:11):
nö

pia (30.06.2008 19:11):
weißt was ich hab?

momo (30.06.2008 19:11):
nö

pia (30.06.2008 19:11):
wer hat unsere arbeiten?

momo (30.06.2008 19:11):
der lehrer

pia (30.06.2008 19:12):
schw0ll -.-

pia (30.06.2008 19:12):
was haben ana und so?

(￣～￣;) ? ?

momo (30.06.2008 19:12):
kA

momo (30.06.2008 19:12):
wayne

pia (30.06.2008 19:12):
die brülln das doch immer rum^^

momo (30.06.2008 19:12):
ja aber da hör ich nich hin

(*￣ω￣)

pia (30.06.2008 19:12):
eeen

pia (30.06.2008 19:18):
MOMZ

momo (30.06.2008 19:19):
?

pia (30.06.2008 19:19):
iiiii caaaaan*t taaahahaaake seeeeeiiing yooou with hihiiim

pia (30.06.2008 19:19):
cause i know ewaaaactly what uuu beee

pia (30.06.2008 19:20):
in his gaaaalleerrrryyy

pia (30.06.2008 19:25):
ey

momo (30.06.2008 19:28):
hm?

pia (30.06.2008 19:30):
sims

pia (30.06.2008 19:30):
ich hol mir das

momo (30.06.2008 19:32):
^^ wo willst das spieln, auf deinem drecks-pc im zimmer?

pia (30.06.2008 19:33):
ich komm einfach immer zu dir. eeend guuuut

□_ヾ(￣∀￣*) ｶﾀｶﾀ...ﾊﾟｸﾘ中

Aus einem kurzen Anruf vorm Schlafengehen war ein vierstündiges Telefonat geworden, das auch erst um halb drei begonnen hatte, weil Lucas vorher unbedingt noch Instanzen bei WoW raiden musste. Seine Stimme war so soft, wenn seine Müdigkeit sich wie eine warme Decke über ihn legte, und sie sprach mit ihm in ihrer zartesten Engelsstimme, damit er bereitwillig den Weg zu seiner Seele freilegte, was er auch tat.
Er las gerne Romane von Jack London, konnte sich gut mit Martin Eden identifizieren (der sich bilden wollte, um höheren Gesellschaftsschichten zu imponieren); und momentan war er vertieft in „Catcher in the Rye", was sehr kontrovers sei (die meisten mochten es nicht, weil sie es nicht nachvollziehen konnten, also die Denkweise, sagte er). Er hingegen mochte es sehr (aber konnte die Abneigung niemandem verübeln, das würde einem nur gefallen, wenn man nicht ganz normal sei) und Pia für ihren Teil mochte *ihn*; sie mochte all diese kleinen Details, die sie aus dem fischen konnte, was er ihr von sich erzählte ... für sie war er einer dieser wenigen, besonderen Menschen, bei denen es einen mit Stolz erfüllte, dass sie sich einem in voller Pracht zeigten.
Sie hatte es auch diesmal nicht lassen können, ihn auf seine Flirtereien mit anderen Mädchen anzusprechen. Lucas hatte diverse weibliche Bekanntschaften, die für ihn *Babe*, *Sweety* oder *Honey* waren, und dass er ihr immer wieder sagte, blockiert zu sein und gerade keine Beziehung eingehen zu können, machte das nicht leichter für Pia. Wenn sie es wenigstens offiziell machen würden, könnte sie es vielleicht verkraften und seine Flirts nicht so ernst nehmen – in der momentanen Situation hatte sie aber einfach nur Angst, dass er auf vielen Gleisen gleichzeitig fuhr und sich verschiedenste Möglichkeiten offenhalten wollte.
Am Ende des Gesprächs hatte er ihr versichert, nicht erneut zu schwänzen und ganz sicher aufzustehen, letztendlich waren sie dann aber beide zu Hause geblieben (weil sie nicht aus dem Bett gekommen waren) und Pia hatte sich schon wieder einen Platz im PC-Raum gesichert. Hier standen nur vier alte Tower mit Windows XP drauf und zwei von den dicken Röhrenbildschirmen flackerten,

was sie jedoch nicht davon abhalten konnte, jede freie Minute hier zu verbringen. Anstrengend wurde es dann, wenn hinter einem jemand wartete, um auch mal dran zu können, und einem über die Schulter schielte – deshalb hatten die Heimleiterinnen vor Kurzem erst einen Plan neben die Tür gehängt, auf dem jeder sich offiziell bloß eine Stunde pro Tag eintragen durfte. Es war echt nicht leicht, diese Stunde effizient zu nutzen, entweder sie layoutete Blogeinträge, schrieb auf *kwick* Gästebucheinträge bei ihren Freunden, surfte auf MySpace und sah sich Bilder von Jeffree Star an, oder hing auf ICQ (und schrieb dort meistens mit Lucas oder Momo). Das Problem war nur, dass beide leidenschaftliche WoW-Zocker waren, somit die meiste Zeit das Game auf Vollbild und nur ab und zu ihren ICQ-Status nicht auf beschäftigt hatten.

(*¯▽¯)

pia (01.07.2008 22:30):
wo kann man sich nochma filme im inet anschaun?

momo (01.07.2008 22:44):
www.joox.n3t glaub

momo (01.07.2008 22:44):
k, da nich

momo (01.07.2008 22:44):
hm, wow

momo (01.07.2008 22:45):
alle movie sieten die bisher gut gefunst haben sin down

momo (01.07.2008 22:45):
http://www12.alluclumy.oяg/alluc/ des hier geht auch irgnedwie, aber kA wies funzt

:;,。・★ﾗﾘﾎｰ☆・:.,; (v_v) ｹｱﾙ(*ﾟ-^)ﾉ｡･｡･ﾟ･:*｡･:*:･ﾟ'☆♪

Sie sah Marie schon von Weitem, irgendwie fiel sie ihr immer direkt auf, weil so vieles an ihr Pias Aufmerksamkeit erregte. Vielleicht war es der fransige Pony, der ihr frech ins Gesicht hing. Ihr außergewöhnlicher Kleidungsstil oder ihre helle Porzellanhaut vielleicht, ohne jegliche Unreinheiten, obwohl sie so viel rauchte. Pias Haut hatte eine ähnliche Beschaffenheit, sie hatte durch ihre Feinporigkeit allerdings oft mit fiesen Mitessern zu kämpfen, die zu hartnäckigen Malen wurden, weil sie nicht widerstehen konnte, sie aufzukratzen.
In der Pause hielt Marie sich oft im Hinterhof der Schule auf, wo man sich in jeder Fünf-Minuten-Pause zum Rauchen traf. Als sie sie entdeckte, lief sie gerade an Pias Lieblingsbaum vorbei und strich mit ihrer Handfläche sanft über die Rinde, eine Kippe in der Hand, mit verträumter Miene und ihre derzeit beste Freundin neben sich, die richtig bemüht war, wie Marie auszusehen. Aber wer könnte es ihr verübeln? Wer hätte nicht auch schon zumindest kurz das Bedürfnis verspürt, Marie zu sein?
Vielleicht färbte ihr Licht ja ab, wenigstens ein bisschen, wenn man neben ihr lief. Leider sah die Frisur bei ihrer Freundin irgendwie wie eine Perücke aus, das Make-up passte nicht zu ihren Gesichtszügen (schmeichelte ihr überhaupt nicht, als würde es ihre natürlichen Proportionen, anstatt sie zu unterstreichen, zu etwas anderem machen sollen, und sie deshalb unvorteilhaft verschoben wirken lassen ...). Dabei wäre sie sicher hübsch gewesen, wenn sie nicht unbedingt wie ihre Freundin hätte sein wollen, sondern ihre eigene Schönheit anerkennen würde.
Maries Blick traf den von Pia und die fühlte sich ertappt. Die Peinlichkeit, die gerade noch in der Luft geschwebt hatte, wich aber schnell einem elektrisierenden Kribbeln in ihren Fingerspitzen, als Marie ihr ein zartes Lächeln schenkte und eine schwarze Haarsträhne hinter ihr Ohr klemmte.
„Kennst du die?", raunte Ana ihr zu und kniff die Augen zusammen, als Pia sich noch mal umdrehte und Marie hinterherschaute, die mit ihrem Möchtegern-Zwilling im Flur verschwand.
„Vom Sehen ..."
Anas Augenbrauen schnellten in die Höhe und sie schnalzte mit der

Zunge. „Hab die in Lucas' Fotoalbum gesehen ...". Ana war nur selten in der Stadt unterwegs, weil sie weit außerhalb Richtung Ludwigsburg lebte, und kannte dementsprechend von der Wiese (einem beliebten Treffpunkt all jener Jugendlichen, die Pia interessant fand) nur die Leute, die auch hier zur Schule gingen.
Pia hätte näher darauf eingehen können, wer Marie war – die Marie, die sie aus der Ballettschule und von der Wiese kannte. Aber irgendwie wollte sie es für sich behalten. Sie wollte ihr ihren Zauber nicht nehmen, mochte nicht ihr Geheimnis um ihre Gedanken zu ihr lüften. Außerdem ging es ihr gegen den Strich, dass Ana anscheinend Lucas' Profile stalkte. Sie würde später in Ethik nur wieder unentwegt in Olgas Ohr schnattern, ihr ihre neuesten Beobachtungen und ergatterten Informationen mitteilen und Pia währenddessen verstohlene Blicke zuwerfen. Die beiden machten nicht mal ein Geheimnis draus, wenn sie über sie redeten; Pia glaubte, dass sie dabei von ihr beobachtet wurden, war ein wesentlicher Teil des Kicks, den Ana dabei verspürte. Sie schien es zu genießen, andere zu unterdrücken und sie wie Laborratten zu bespielen, sie zu verunsichern und in Unklarheit über ihre Freundschaft zu belassen. War man ihr nun wichtig oder nicht? Mochte sie oder war sie gegen einen? Eine Puppenspielerin, die Freunde nur dazu benutzte, um sie zu triezen und so sich selbst aufzuwerten.
Pia war immer allzu empfänglich für solche Charaktere gewesen, sie brauchte Bestätigung von ihnen, sie brauchte das Gefühl, zu den Starken und Coolen zu gehören, egal ob im Klassenraum oder auf der Wiese. In der Vorstellungsrunde am ersten Schultag, als jeder etwas über sich erzählen sollte, hatte Ana gesagt, dass sie in der letzten Schule immer wie der Teufel höchstpersönlich dargestellt worden war, aber sie eigentlich gar nicht so schlimm sei, wie sie auf den ersten Blick schien. Sie erzählte es so, als wäre sie diejenige gewesen, auf die ihre alte Klasse es abgesehen hatte, und Pia dachte noch, dass sie doch total zahm und schüchtern wirkte und ihre Klassenkameraden sich vielleicht wirklich zu sehr von ihrer aufgebrezelten Fassade hatten täuschen lassen ... Eingebildete Zicke und mehr nicht, Stempel drauf, Schublade zu.

Zu Pia war sie direkt total nett gewesen, bis sie angefangen hatte, sich mit ihr wohlzufühlen – und das war ungefähr ab dem dritten Tag (weil sie wahrscheinlich dachte, sie ab da komplett eingeschätzt und durchschaut zu haben). Danach war sie für Ana nicht mehr als ein Mäuschen zum Spielen, das ermöglichte ihr Pias zurückhaltende Art ...
Und Pia hatte keine Ahnung von ihrer Ausstrahlung, sie wusste nicht, was sie Menschen über sich mitteilte, ohne es zu wollen. Sie sah aus wie ein verletztes Reh, wenn sie so zerstreut durch die Gänge schwebte und ihre langen schwarzen Haare ihr strähnig ins Gesicht hingen, als würde sie sich dahinter verstecken wollen. Sie pustete sie aus ihrem Blickfeld und murmelte: „Keinen Bock auf Spanisch ...".
„Streck halt mal öfter, so schwer ist das auch nicht!", giftete Ana Pia: „Du hast Vorteile beim Lernen, weil du Rumänisch kannst."
„Bist du dumm? Das sind zwei vollkommen unterschiedliche Sprachen?!"
„Ich mein ja nur, du bist mehr in diesem Sprachen-lernen-Ding drin", entgegnete Pia kleinlaut.
Auf der letzten Schule hatte Ana mit Sicherheit auch Freundinnen wie Olga und sie gehabt, Pia glaubte sogar, solche Charaktere in ihren Online-Gästebucheinträgen entdeckt zu haben.
Mit manchen Menschen war Kommunikation das reinste Kinderspiel, wenn alle Anwesenden ihre echten Gedanken authentisch nach außen trugen und kreativ hinaussprudeln ließen, was sie in sich fühlten ... Dann war es ein aufregendes Verknüpfen von Seelen. Andere nutzten ihre Kommunikation leider nur zum Manipulieren ihrer Umwelt und trauten sich nie, ihr wahres Gesicht zu zeigen – so jemand war Ana. Von Menschen wie Ana ließ Pia sich freiwillig benutzen, weil Ana zwar viel zu oberflächlich in ihren Verhaltensmustern gefangen war, als dass man tiefergehend anknüpfen könnte, aber Pia trotzdem die Bestätigung gab, die sie brauchte. Eigentlich wollte sie überhaupt nicht über all das nachdenken, sie hatte einfach nur eine Butterbrezel kaufen wollen.

pia (02.07.2008 20:23):
momö

momo (02.07.2008 21:20):
pipi

momo (02.07.2008 21:26):
gabs was wichtiges in der schule?#

pia (02.07.2008 21:27):
ja

momo (02.07.2008 21:27):
auser dir

pia (02.07.2008 21:28):
haah

pia (02.07.2008 21:28):
ja nuur^^

pia (02.07.2008 21:28):
nö kp

momo (02.07.2008 21:28):
^^

ヾ(*>ω・*)ノおかえり~

Immer, wenn Pia durch den Hauptbahnhof lief, fühlte sie sich wie eine kleine verirrte Ameise, verloren im Chaos der Großstadt. Irgendwie liebte sie es auch, dass ihr alle um sie herum fremd waren und sie einfach nur da war, mittendrin, in diesem Moment, allein und mit der Wirkung, die sie aus purer Naivität und Kindlichkeit unbewusst ausstrahlte. Sie bildete sich gern ein, eine abgeklärte und toughe Braut zu sein, die man respektiere und deren starke Aura für eine gewisse Distanz sorgte. Sie lief schnell und in großen Schritten, zielstrebig und betont lässig, provozierte regelmäßig Blickduelle in der Bahn und zog stets verbissen ihre Augenbrauen zusammen, um die starke Hülle zu suggerieren, die sie gern gehabt hätte . .

In Wirklichkeit war sie aber einfach nur ein kleines Mädchen, das irgendwie einen Platz in dieser Welt suchte. Die große Suche, die Suche nach der Bestimmung, nach Zugehörigkeit und Geborgenheit. Diese Suche war nicht leicht, und sie war noch immer nicht angekommen, das fühlte sie, aber ihr momentanes Leben war trotzdem das Beste, was ihr bisher passiert war. Manchmal hatte sie Angst, dass es das bereits gewesen sein könnte, dass es besser als so nie werden würde und tiefere Verbindungen zu anderen Menschen lediglich Märchen waren, um einen hoffen zu lassen.

Alle von der Wiese waren wohl heute im *Prag*, und weil sie niemanden mehr als oberflächlich kannte, hatte ihr auch niemand Bescheid gesagt. Pia war daran gewöhnt, nirgends je so wirklich dazuzugehören. Sie stand immer außerhalb des Kreises und schaute von draußen hinein, beobachtete alles, was sie sich sehnlichst wünschte, aber selbst nicht hatte. Sie störte zwar nie, aber wenn sie nicht da war, merkte es auch niemand so wirklich. Sie wurde nicht vermisst.

Pia hatte ein paar Minuten allein am See verbracht, um Enten mit Zigarettenstummeln anzulocken (die laut schnatternd wieder davonstoben, kaum dass sie den Schwindel erkannt hatten ...), als ihr etwas klar wurde: Wenigstens hatte sie *sich*. Allein zu sein fühlte sich nicht qualvoll an, eher befreiend – denn lieber war sie für sich und ohne jegliche Anspannung, als in Gesellschaft verzweifelt zu versuchen, sich anzupassen.

momo (06.07.2008 19:49):
pipi!

pia (06.07.2008 19:50):
momo!

momo (06.07.2008 19:50):
darfst mich daddy nenn

momo (06.07.2008 19:50):
bin grad erst aufgewacht Oo

ﾊﾟｼｨ!!(　￣－￣)ﾉ☆(*_ _)｡oO

pia (06.07.2008 19:50):
xD

pia (06.07.2008 19:50):
ne mama

momo (06.07.2008 19:51):
öhm

momo (06.07.2008 19:51):
k

momo (06.07.2008 19:51):
in dem fall solltest du echt ma deine mama besuchen komm , weil der is langweilig nun, die ganze nacht ^^

pia (06.07.2008 19:52):
wie hässlich ich es fänd grad erst aufgewacht zu sein..
gar keinen sonntag gehabt

momo (06.07.2008 19:52):
joar

pia (06.07.2008 19:53):
plöd

momo (06.07.2008 19:54):
ja... was mach ihn nun die ganze nacht ... so allein ... ohne e ne pia die durch mein fenster klettert und illegale substanzen mit mir einnimmt oder wenigstens n film schaut..

momo (06.07.2008 19:55):
lol

★=(–.⌒)

pia (06.07.2008 19:55):
solosex

momo (06.07.2008 19:56):
solosex is boring

pia (06.07.2008 19:58):
tja dein problem^^

momo (06.07.2008 19:58):
nö, mir is das doch wayne ^^

momo (06.07.2008 19:59):
ich will nur kraulen..
für sex isses eh zu warm

pia (06.07.2008 19:59):
haha

momo (06.07.2008 20:02):
warst im prag?

pia (06.07.2008 20:02):
nee

Einmal, als Pia noch sehr klein gewesen war, hatte sie großen Hunger gehabt und ihr Opa wollte ihr den Gefallen tun, ein Brot für sie zu schmieren. Ihre Großeltern hatten immer den unterschiedlichsten Aufschnitt gehabt: geräucherten Schinken mit Fettrand, den man nicht richtig durchbeißen konnte und dessen lange Fäden einem manchmal im Hals stecken blieben (deshalb machte sie den Rand immer ab und legte ihn ihrer Schwester aufs Brettchen, die ihn genüsslich verschlang), sehnigen Schweinebraten und auch irgendeine Mischwurst mit Aspik-Rand (das war so glibberiges Gelee-Zeug, das aus Fleisch hergestellt wurde). Pia fand allein den Anblick davon schon immer äußerst ekelerregend; es in den Mund zu stecken, kam für sie daher erst recht nicht infrage.
Ihre Großeltern kamen aus einer Zeit, in der es nicht selbstverständlich war, genügend zu essen zu haben, weshalb sie bei Fleischgerichten immer so wenig Sehniges oder Knorpeliges wie möglich entfernten, um nichts zu verschwenden. Pia hatte also von klein auf beim Mittagessen regelmäßig Würgereize unterdrücken müssen, die sie immer dann überkamen, wenn sie aus Versehen auf eine Sehne biss, einen Knorpel erwischte oder irgendwas Glibberiges sich in ihrer Mundhöhle befand. Man aß alles auf, was auf dem Teller lag, sonst würde am nächsten Tag die Sonne nicht scheinen, und eher wurde man auch nicht vom Tisch entlassen – das war die Regel und da wurde keine Ausnahme gemacht.
An diesem besagten Tag jedenfalls, als ihr Opa ihr ein Brot geschmiert hatte, war diese scheußliche Mischwurst mit Aspik-Rand auf ihrem Brettchen gelandet, die sie sich niemals selbst ausgesucht hätte, und ihr waren direkt Tränen in die Augen gestiegen. Wieso hatte er sie nicht gefragt? Hatte er gar nicht daran gedacht, dass sie wählerisch war und manche Sachen einfach nicht mochte? Oder war es ihm einfach egal?
Ihr Opi war für sie stets ein weiser und gerechter Mann gewesen, vor dem sie sehr viel Respekt hatte. Er bestand auf gewissen Dingen, wie zum Beispiel: dass man am Tisch seine Haare aus dem Gesicht tragen sollte, am besten mit einem Zopfgummi zusammengebunden, und dass man kein Essen verschwenden durfte. Pia wusste

also, als sie das Glibber-Brot erblickte, dass sie es essen musste, wenn sie nicht Gefahr laufen wollte, dass er mit der Faust auf den Tisch schlagen und „JETZT IST ABER GENUG!“ donnern würde.
Es folgte ein Drama in vier Akten:

I. Akt: Pia weigerte sich mutig, das Brot zu essen.

II. Akt: Ihr Opa bestand darauf und verhängte Fernsehverbot, bis alles aufgegessen war.

III. Akt: Pia saß mit verschnodderter Nase am Küchentisch und lauschte dem Fernseher im Wohnzimmer, auf dem ihre artige Schwester gerade das Kinderprogramm anschaute.

IV. Akt: Nach ewigem Aussitzen entließ ihr Opa sie gnädig und aß das Brot selbst auf.

Damals hatte ihr Uropa auch noch mit in dem Haus gewohnt, in der Wohnung in der ersten Etage, wo auch das Kinderzimmer ihrer Mama war. Mittlerweile hatte diese die Wohnung bezogen.
In Gedanken ging Pia die Treppe hoch, vorbei an der schwarzen Makramee-Eule, deren Augen zu jener Zeit mit den ihren auf einer Höhe gewesen waren, was sie noch bedrohlicher wirken ließ. Wenn man ihren Uropa besuchen wollte, musste man sich immer ankündigen, indem man im Flur an einer Makramee-Kordel bimmelte, in die drei kleine Kuhglocken eingeknotet waren (damit er nicht erschrak, wenn man plötzlich in seinem Zimmer stand).
Für sie existierte ihr Uropa immer nur in dem Sessel seiner kleinen Wohnstube, wo er meistens die Sportschau auf dem Fernseher in der gegenüberliegenden Ecke laufen ließ. Sie hatte ihn nie stehen sehen, geschweige denn seine Beine erblicken können, die unter einer kratzigen Wolldecke versteckt waren, aus der lediglich seine Pantoffeln hervorblitzten. Ihren Uropa besuchte sie immer nur kurz, die meiste Zeit verbrachte sie mit ihrem Opa, einem belesenen und wortgewandten Mann, der gern Geschichten aus der Vergangenheit erzählte und sie oft mit Denkspielen und Rätseln forderte.
Vorsichtig tastete sie mit der Zunge das Einstichloch ihres Piercings ab, an dem sie immer sehr energisch herumbiss, wenn sie in Gedanken war, und schmeckte Blut. Sie dachte an die Blutwurst, die ihr Uropa immer zusammen mit einem Brettchen, einem kleinen Messer

und einem Schälchen mit Pistazien auf dem runden Beistelltisch neben sich liegen hatte. Wenn er ihr eine Scheibe abschnitt und vor die Nase hielt, nahm sie sie dankend an und aß sie brav auf, nie hatte sie es abgelehnt. Sie schmeckte würzig und irgendwie metallisch, so wie das Blut, das sich nun auf ihrer Zungenspitze ausbreitete. Vielleicht hatte sie sich diesen Blutgeschmack aber auch immer nur eingebildet, weil sie wusste, dass Blutwurst echtes Blut enthielt. Das war zwar gruselig, aber irgendwie machte es das auch aufregend, und sie fühlte sich ganz schön erwachsen, wenn sie darauf herumkaute. Manchmal fühlte sie sich auch wie ein kleiner Vampir, aber mehr als eine Scheibe wollte sie nie haben.
Vor einem Jahr hatte Marie ihr den Lippenring gestochen, das war das erste Mal, dass sie von ihr wahrgenommen wurde. Sie hatte etwas abseits mit Momo im Gras gesessen, als Marie einfach ihre Hand genommen und sich mit ihr auf einen Raubzug begeben hatte. Erst hatten sie bei *Claire's* allerlei Ohrstecker mitgehen lassen (nur des Nervenkitzels wegen, Marie hatte mehr als genug Taschengeld) und sich dann auf der Wiese gegenseitig die Unterlippe gepierct. Pia war froh, dass Marie keinen Gesichtsnerv getroffen hatte und sie nicht gelähmt worden war, noch froher war sie aber über die Tatsache, dass Marie ihre Gegenwart bemerkt und von allen dort Anwesenden ausgerechnet sie für diese Mission auserwählt hatte.
Als Pia das nächste Mal ihre Familie besuchte, musste sie sich natürlich allerhand Kommentare anhören, etwa dass sie sich bald sicher Knochen durch die Ohren stecken würde (wie es einige Urvölker in der Wildnis taten). Selbst, wenn sie nur roten Nagellack trug, fragte ihr Opa sie jedes Mal, ob sie eine Maus geschlachtet habe.
Niemand meinte es wirklich böse, aber die Ablehnung war dennoch sehr deutlich spürbar und Pia war nicht selbstsicher genug, um daraufhin nicht dicht zu machen.
Was sagte Maries Familie wohl zu ihrem Auftreten, hatte sie eine gute Bindung zu ihren Großeltern? Sie wirkte derart selbstsicher, dass Pia überzeugt davon war, dass sie viel Rückhalt und Geborgenheit erlebte. Außerdem hatte Marie von allen, die sie kannte, immer am meisten Geld zur Verfügung und durfte auch mehr als alle anderen, ohne

dass es je so wirkte, als würde sie vernachlässigt oder ihre Liebe von ihren Eltern erkauft werden.
Manchmal erzählte Marie auch davon, wie sehr ihre Eltern sich liebten und was sie alles zusammen unternahmen. Pia hatte das ein oder andere Mal gelauscht und enttäuschende Vergleiche gezogen. Überhaupt eine Bindung oder etwas, das man Beziehung nennen konnte, hatte sie nur zu ihrer Mutter, und auch die war nicht sonderlich von Zärtlichkeit oder offenen Gesprächen geprägt. Sie wusste, dass ihre Mutter mit Erfolg versucht hatte, es besser als ihre eigenen Eltern zu machen, aber man merkte ihr trotzdem an, wie sie aufgewachsen war. So war das bestimmt mit jeder Generation: Es wurde immer ein bisschen besser, und trotzdem musste man auch die Fehler der Vorfahren mit sich herumschleppen. Die Erwachsenen in ihrem Leben hatten sie zwar irgendwie großgekriegt, aber nie versucht, sie wirklich kennenzulernen.
Ihr Handy piepste und sie schaute auf die Vorschau der SMS:
„Komm Wiese! xx Marie"

momo (10.07.2008 21:31):
In einer kleinen Stadt namens Inglis in dem schönen Ländchen flori-
da, wurde Satan für illegal erklährt

momo (10.07.2008 21:56):
und der erfinder des Egg Mc Muffins ist gestorben btw

momo (10.07.2008 21:56):
falls dich das intressiert

momo (10.07.2008 21:56):
xD

pia (10.07.2008 21:57):
wer des?

momo (10.07.2008 21:57):
Egg

momo (10.07.2008 21:57):
MC

momo (10.07.2008 21:57):
MUFFIN

momo (10.07.2008 21:58):
!!!111einseins

(￣ 3)彡旦~

Marie schaute ihr direkt in die Augen, ihr Blick war warm und das stand im krassen Gegensatz zu ihrer frechen Ausstrahlung.
„Hä, kann's sein, dass deine Mum dir irgendwie gar nichts erzählt?"
Pia sagte nichts. Gerade hatte Marie sie gefragt, ob ihre Eltern noch Kontakt hatten, und Pia konnte wie so oft nur mit den Schultern zucken und beschämt zu Boden schauen. In ihrer Familie redete man nicht über so was, generell redete man nie über irgendwelche persönlichen Dinge.
Als sie klein war, hatten Pia und ihre Schwester schon einmal mit ihren Eltern im Haus ihrer Großeltern mütterlicherseits gelebt; die jedoch hatten irgendwann die Nase voll gehabt von ihrem Nichtsnutz von Schwiegersohn, der jegliche Verantwortung auf ihre Tochter, Pias Mutter, abgewälzt hatte, und hatten ihn rausgeschmissen. Ihre Eltern hatten sich scheiden lassen, als sie fünf Jahre alt gewesen war, waren dann aber kurze Zeit später wieder zusammengekommen. Ihre Mutter hatte sich offenbar irgendwie von ihren Schwiegereltern bequatschen lassen, die ihr ein schlechtes Gewissen eingeredet hatten, da Pias Vater ja nur für sie nach Stuttgart gezogen war, weil sie dort ein unschlagbares Jobangebot bekommen hatte.
Die Eltern ihres Vaters lebten in einer Realität, in der ihr Sohn ohne Pias Mutter besser dran gewesen wäre und nur ihretwegen nichts auf die Reihe bekam – sie wurde nur noch mehr zum Teufel für sie, als sie es in Betracht zog, ihre Kinder ohne einen Vater aufwachsen zu lassen ... Sie hatten ihr wohl erfolgreich einreden können, dass er nun auf ihre Unterstützung angewiesen war, sie es ihm schuldig war und die Kinder ihren Vater brauchten, um nicht verkorkst zu werden. Also hatte sie nachgegeben. Vermutlich hatte sie auch Mitleid mit ihm gehabt und wollte zumindest für ihre Töchter an dieser Familienillusion festhalten, weshalb sie eine Wohnung in der Stadt gesucht hatte, in die sie ihn mit hatte einziehen lassen.
„Ich mein nur, wirkt so, als wäre deine Mum ein Mysterium. Kann natürlich auch sein, dass du einfach nicht gern darüber redest."
Marie brauchte nicht viel Zeit, um aufzutauen, sie war einnehmend und gab einem sehr schnell das Gefühl, die wichtigste Person in ihrem Kosmos zu sein. In den letzten Tagen waren Pia und Marie jede

Mittagspause zusammen gewesen und Maries Klassenkameraden riefen sie wegen der plötzlichen Unzertrennlichkeit und der unleugbaren Ähnlichkeit der beiden nur noch mit ‚Mapi'.
„Hm. Ich weiß selbst nicht so richtig, wer meine Mutter überhaupt ist. Irgendwie hat sie immer alles von uns ferngehalten." Vielleicht wollte sie uns auch einfach nur beschützen, dachte Pia. Sie wollte immer stark für ihre Kinder sein und nicht zeigen, dass sie Kummer hatte oder was genau in ihr vorging. Sie dachte sicher, sie würden es nicht verstehen oder unnötig davon belastet werden.
„Das ist dumm, mitbekommen hast du doch trotzdem alles, oder?", hakte Marie nach, unsensibel und direkt, wie sie nun einmal war.
„Schon." Pia hoffte, dass Marie das Thema bald auf sich beruhen lassen würde, weil es ihr unangenehm war, wie wenig sie wirklich wusste. Alles hatte sie sich durch Beobachtungen sowie die Kommentare einzelner Personen zusammenflicken müssen.
„... Und wenn man dann nicht offen mit dem Kind drüber redet, endet es traumatisch. Meine Mama hat in ihrer Schwangerschaft so'n Buch darüber gelesen, dass Kinder einfach nur kleine Erwachsene sind und mehr erfassen, als man denkt, weshalb man immer so offen wie möglich zu ihnen sein sollte, damit sie nicht sozial inkompetent werden."
Pias Wangen glühten und sie kickte verlegen ein Steinchen vor ihren Füßen her. In letzter Zeit wurde immer deutlicher für sie, dass Filme und Fernsehen viel mehr ihre Realität geformt hatten als ihre Eltern. Sie war immer auf der Suche nach Liebe gewesen, und um die zu bekommen, versuchte sie nachzuahmen, was die Popkultur ihr beibrachte. Gab es überhaupt so etwas wie eine gemeinsame Realität, auf die alle sich einigen konnten, oder war jeder so verwirrt wie sie?
„Es ist so crazy, dass eure Eltern zehn Jahre gemeinsam in einer Wohnung gelebt haben, ohne zusammen zu sein. Wie funktioniert so was überhaupt?"
Pia zuckte mit den Schultern. „Wir haben zwar unter einem Dach gelebt, aber eher nebeneinander her als zusammen. Jeder war den ganzen Tag in seinem Zimmer, und jedes Mal, wenn man sich über den Weg gelaufen ist, hat es gekracht."

Marie schien alles, was von ihren eigenen Erfahrungen abwich, interessiert aufzusaugen, um sich eine Meinung dazu zu bilden. „Und nur deine Mum hat gearbeitet? Was hat er dann überhaupt dazu beigetragen?"
„Sie kam immer erst um 18 Uhr nach Hause und hat dann noch einen Großteil vom Haushalt geschmissen. Mit meinem Dad hatte sie den Deal, dass er uns Mittagessen zubereitet und halt für uns da ist, wenn wir aus der Schule kommen."
„Also 'ne schlecht funktionierende WG?", fragte Marie.
„Bin mir mittlerweile auch sicher, dass beide nebenher Affären gehabt haben. Mein Dad hat, glaub ich, eine in der Kneipe kennengelernt und meine Mum ging irgendwann immer öfter mit ihrem Arbeitskollegen ins Theater." Pia biss auf ihrer Lippe herum, was sie immer tat, wenn sie in Gedanken war. „Aber ich bin froh, dass diese Zeit vorbei ist; wenigstens muss ich nicht mehr sehen, wie sie sich keines Blickes würdigen."
„Gab's denn irgendeinen Auslöser für die endgültige Trennung?", hakte Marie interessiert nach.
„Meine Mum hat gesehen, wie mein Vater die Hand gegen mich erhoben hat." Pia erinnerte sich an den Moment zurück. „Also wirklich nur *erhoben*, zum Schlag kam es nicht mehr." Für sie war es keine besonders außergewöhnliche Situation gewesen; er hatte sie ständig geschlagen, geschubst, gewürgt oder gedemütigt – aber zum ersten Mal geschah es vor den Augen ihrer Mutter, und die hatte sich daraufhin vor ihm aufgebaut wie eine starke Löwin. ‚Wenn du *meine* Tochter noch einmal anfasst, wirst du mich kennenlernen!', hatte sie mit fester Stimme gesagt und ihm dabei entschlossen in die Augen gesehen.
Pia hatte sich nie getraut, ihrer Mutter von der Gewalttätigkeit zu erzählen, weil sie ihr nicht noch mehr Kummer bereiten wollte. Ihre Mutter machte so viel für sie, außerdem hatte Pia immer das Gefühl, es irgendwie ertragen zu müssen, weil andere es noch viel schwerer hatten.
Marie bemerkte die düstere Stimmung und wechselte unbeschwert das Thema: „Also, ihr geht heute bowlen mit dem Schonborn?"

„Ich will keine Fehlstunde bekommen, aber Bock hab ich nicht", entgegnete Pia, erleichtert, wieder über unverfänglichere Dinge sprechen zu können.
„Lass dich bloß nicht wieder von dieser Ana rumkommandieren, die hat's grad nur auf dich abgesehen, weil sie auf deine ehrliche Art nicht klarkommt."
Pia freute diese Einschätzung von Marie, es beflügelte ihr Selbstbewusstsein und erleichterte die eben noch so schweren Gedanken.
In den letzten Tagen war es besonders schlimm mit Ana gewesen; seit Pia so sehr auf Marie fixiert war und jede freie Minute in der Schule mit ihr verbrachte, hatten sich die Mädchen aus ihrer Klasse regelrecht gegen sie verschworen. Bei jeder Gelegenheit ließen sie sie spüren, dass sie ihnen ein Dorn im Auge war und keine Freundlichkeit von ihnen zu erwarten hatte.
Im Klassenraum konnte sie sich wenigstens zu den Jungs setzen. Aber wie sollte sie den Mädchen beim Bowlen aus dem Weg gehen, ohne wie eine Außenseiterin am Rand stehen zu müssen? Sie hasste Bowlen so oder so schon genug und war alles andere als gut darin. Ihr Opa väterlicherseits war darin ein echter Profi, genauso wie darin, Fröhlichkeit auszustrahlen und lustig zu sein, obwohl es hinter der Fassade ganz anders aussah. Die kleinste Abweichung, die gegen seinen Willen ging, konnte innerhalb von wenigen Sekunden zu Wutausbrüchen und cholerischen Anfällen führen. Einmal hatte ihre Oma keine Frikadellen gemacht, auf die er sich bereits gefreut und mit denen er ganz fest gerechnet hatte – da war er explodiert, als hätte sie ihm seine Finger abgeschnitten und in der Pfanne in seinem eigenen Blut für ihn zubereitet. Wenn man aus Versehen etwas fallen ließ oder beschädigte, donnerte er los und eskalierte von null auf hundert wegen Nichtigkeiten. Pia wusste, dass sie all das auch in sich trug, denn das war das Verhalten, mit dem sie konfrontiert wurde, seit sie ein Kind gewesen war. Genauso wie ihr Vater. Seiner Familie war immer nur die Außenwirkung wichtig gewesen; Geld verdienen, Erfolge verzeichnen, sich größer darstellen können, als man eigentlich war, einfach jemand sein. Hinter den Kulissen war jedoch alles heruntergekommen und verkümmert.

Ihre Großeltern waren geizig, hatten zwar einiges an Geld angehäuft in ihrem Leben, aber lebten damit lieber allein in ihrem großen Haus mit Pool, anstatt ihren Kindern und Kindeskindern damit irgendwas zu ermöglichen. Pia war zwar oft mit Plastikspielzeug überhäuft worden, aber niemals hätten sie sie auf Reisen mitgenommen oder ihr einen Malkurs finanziert. Jedes Weihnachtsfest in ihrer Kindheit war wegen dem Geschenkehaufen unter dem Baum wie ein Traum gewesen, bis sie irgendwann alt genug war, um die passiv-aggressive Stimmung zwischen ihrem Vater und ihrem Großvater zu bemerken. Alle betranken sich mit Bier und Champagner, und je später der Abend, desto lauter und gereizter wurden die Gespräche. Als Pia zwölf Jahre alt gewesen war, hatte ihr Vater mal einen Bierkrug nach ihrem Opa geworfen und war ihm vor versammelter Mannschaft an die Gurgel gegangen. Sie konnte sich nur noch wage daran erinnern, aber ausgelöst wurde es definitv dadurch, dass ihr Opa sich als Oberhaupt, als Boss von allem aufgespielt hatte und niemanden sonst ernstnehmen konnte, erst recht nicht ihren Vater, der für ihn eine einzige Enttäuschung sein musste.
Die Familie ihrer Mutter war ganz anders, es war ein Wunder, dass ihre Eltern jemals zusammengefunden hatten, fand Pia. Sie waren sehr naturverbunden, gebildet und bescheiden; allerdings auch ziemlich verschlossen, und niemand von ihnen wusste so wirklich, wie man über Gefühle sprach oder einander Zuneigung zeigte. Pia musste vieles mit sich allein ausmachen, alles eigentlich, hatte nie ihren Gedankenpalast mit erwachsenen Vertrauenspersonen abgleichen können und war deshalb ein fehlgeleitetes und oberflächliches Kind gewesen, fand sie rückblickend. Ihre Beziehungen basierten auf dem, was sie aus Serien lernte, und sie selbst versuchte darzustellen, was in Musikvideos suggeriert wurde, weil das die Welt war, in der sie sich gerne verlor und mit der sie sich identifizierte – kein Wunder, dass sie sich verachtete, sobald sie ihre alten Tagebucheinträge durchblätterte. Sie sah dort nichts weiter als ein verunsichertes und flaches Kind, das sich an irgendwas festhalten wollte und keinerlei Anhaltspunkt hatte, was es wirklich suchte, geschweige denn, wie es das finden konnte.

pia (17.07.2008 19:56):
scheiß schwänzer

momo (17.07.2008 20:22):
lol, du warst die woche auch erst einmal in der schule ;P und wenn du mal da bist hängst du in jeder freien minute bei marie ab also maul

pia (17.07.2008 21:07):
fick dich, 2 mal

momo (17.07.2008 21:07):
wer andren in die möse beißt ist böse meist

momo (17.07.2008 21:08):
merks dir

(｡_ﾟ)☆\(—_—)

momo (17.07.2008 21:08):
^^

pia (17.07.2008 21:08):
pft

momo (17.07.2008 21:08):
was ging huete ausflug mäßig?

pia (17.07.2008 21:09):
bowlen

pia (17.07.2008 21:09):
war scheiße

momo (17.07.2008 21:09):
rofl

momo (17.07.2008 21:09):
tja

momo (17.07.2008 21:09):
gehts morgen schön frühstücken ?

momo (17.07.2008 21:09):
in rw

momo (17.07.2008 21:09):
^^

pia (17.07.2008 21:09):
jaaaap hab marmelade gekauft

momo (17.07.2008 21:09):
lol

momo (17.07.2008 21:10):
und am montag brav filmchen schaun und aktivity spieln ?

pia (17.07.2008 21:10):
nein nur film

momo (17.07.2008 21:11): "(^-^)/且☆且\(^-^)"
^^

momo (17.07.2008 21:12):
ziehst in den ferien zu mir? ich brauch jmd der mir kalte getränke bringt und was zu essen macht, fürs kraulen herhält oder gegebenenfalls auch mich krault

pia (17.07.2008 21:12):
fu

pia (17.07.2008 21:12):
ich arbeite doch, schon vergessen?

momo (17.07.2008 21:12):
^^

momo (17.07.2008 21:12):
als was?

pia (17.07.2008 21:22):
praktikum

pia (17.07.2008 21:22):
plattenfirma

momo (17.07.2008 21:24):
achja, schön

pia (17.07.2008 21:24):
willst du butterfliegen sehn?

pia (17.07.2008 21:26):
http://i20.tinypiclu.кom/j5czt5.jpg

momo (17.07.2008 21:26):
hübsch

pia (17.07.2008 21:35):
i know

pia (17.07.2008 21:58):
hallo

momo (17.07.2008 21:58):
hi

pia (17.07.2008 21:59):
wie gehts dir eigentlich ritzi?

momo (17.07.2008 21:59):
hm... kA, darüber denk ich kaum nach

momo (17.07.2008 21:59):
und dir?

pia (17.07.2008 22:00):
hm momentan bin ich nur mal wieder von mir selbst genervt. is ne miese sache, weil man kann sich selbst unglücklicherweise nich ausm weg gehen

momo (17.07.2008 22:00): ε= (-ω-; ;)
stimmt wohl

momo (17.07.2008 22:00):
dafür wurden zum glück die schlafmittel erfunden

pia (17.07.2008 22:01):
hab ich nich

pia (17.07.2008 22:01):
mannn ich mach immer alles kaputt

pia (17.07.2008 22:01):
weißt du

pia (17.07.2008 22:01):
eigtl versteh ich mich ja gut mit alles

pia (17.07.2008 22:02):
allem

pia (17.07.2008 22:02):
allen

pia (17.07.2008 22:02):
mein gott xD

pia (17.07.2008 22:02): ヾ(@† ▽ †@)ノ
und dann fang ich an zu zicken

pia (17.07.2008 22:02):
boah

momo (17.07.2008 22:02):
da erzählst du mir nix neues aber sowas repariert sich von selbst

pia (17.07.2008 22:03):
nein das is scheiße weil iwann nervts

pia (17.07.2008 22:03):
auch die andern

momo (17.07.2008 22:03):
hm

pia (17.07.2008 22:03):
ich geh glaub ich mal besser schlafen, scheiße wie ich mit einem satz die ganze gute stimmung kaputt machen und jedem auf den sack gehen kann

pia (17.07.2008 22:03):
ich kann so nervig sein

pia (17.07.2008 22:04):
bye schlaf gut

(ノД`)・゜・。

momo (17.07.2008 22:04):
*kraul

momo (17.07.2008 22:04):
u2

pia (17.07.2008 22:04):
ich hasse mich grad voll

pia (17.07.2008 22:04):
töte mich^^

pia (17.07.2008 22:04):
.................nee lieber doch nich

pia (17.07.2008 22:04):
bye

o(_ _)o ショボーン

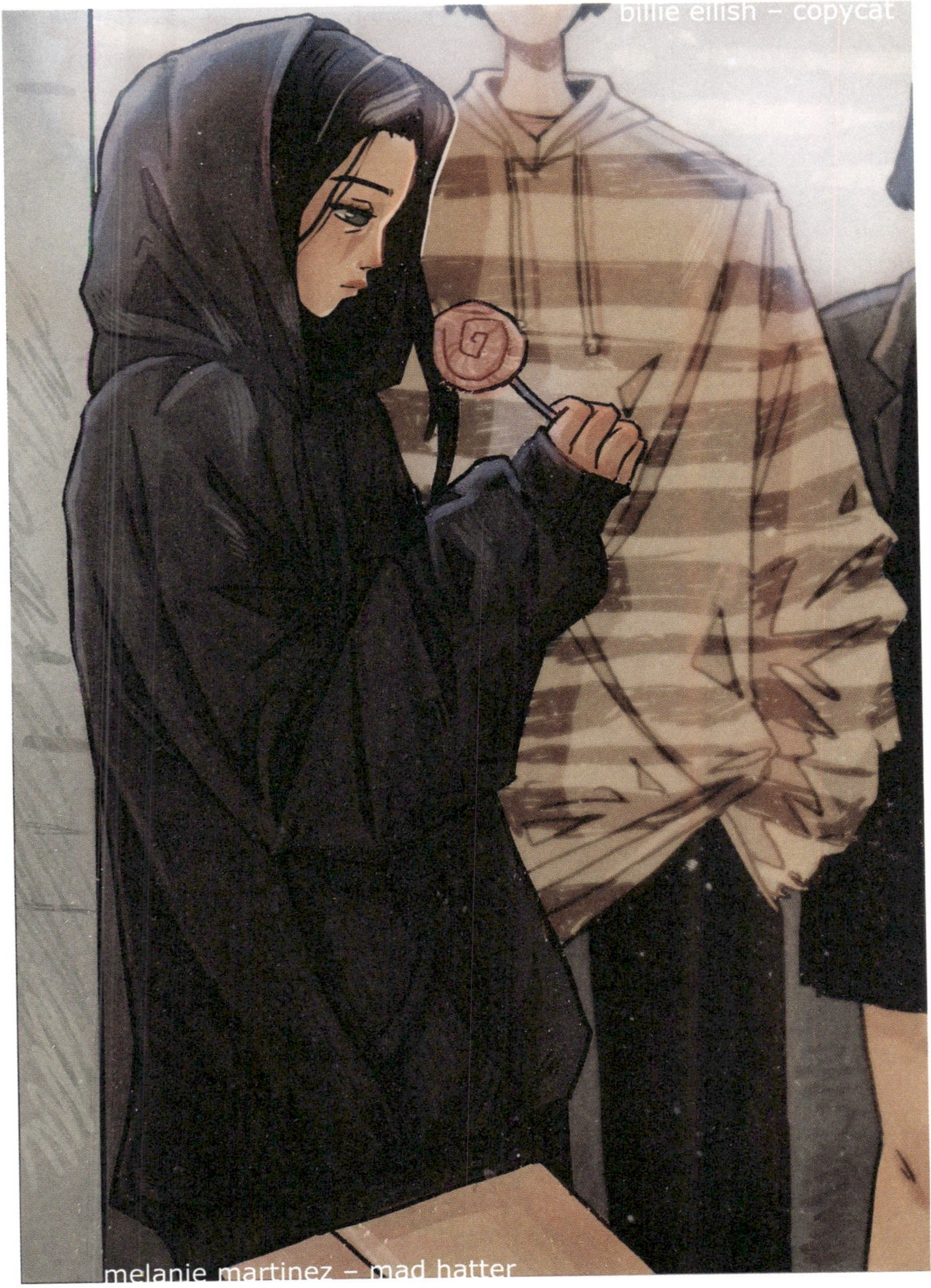
billie eilish – copycat
melanie martinez – mad hatter

Umständlich hielt sie die Stäbchen zwischen ihren Fingern und stocherte im Reis herum, versuchte vergeblich, etwas zu fassen zu kriegen, und ließ ihren Blick verstohlen zu Marie rüberwandern, die sich gekonnt eine Ladung nach der anderen in den Mund schaufelte und zufrieden grinste. Sie hatte doch wieder geschwänzt, entgegen aller guten Vorsätze. Maries Stufe war heute freigestellt worden (weil an vielen Universitäten Tag der offenen Tür war); sie wollte sich unbedingt Kunsthochschulen anschauen und hatte Pia dazu überredet, sie zu begleiten. Davor waren sie noch schnell in die Innenstadt gefahren, um sich mit einer Gemüse-Box beim Asiaten zu stärken.

„Ich will aufhören mit Ballett", schmatzte Marie mit vollem Mund.

Pia runzelte die Stirn. „Wieso?"

„Keinen Bock, ich bin irgendwie mehr Street als Classic, fühlst du?"

Pia dachte kurz darüber nach und kam zu dem Schluss, dass sie selbst bei Klassik gut aufgehoben war – und es gefiel ihr nicht ... sie fühlte sich langweilig, im direkten Vergleich mit Marie noch mehr als eh schon, und sie konnte nicht anders, als sich zu vergleichen.

„Aber Daddy will nicht, dass ich aufhöre. Ich glaube, das Bild von der Ballerina-Tochter gefällt ihm einfach zu sehr." Sie grinste breit. „Er hängt sich auch so gern die Fotos von meinen Auftritten im Büro auf." Theatralisch verdrehte sie ihre Augen. „Ich schwöre, Image ist so wichtig für meinen Dad."

Pia wurde bewusst, dass sie gerne gewusst hätte, was ihrem Vater wichtig war. Sie beneidete ihre Freundin darum, dass ihr Vater zu allen Auftritten kam und sogar Fotos davon behielt; danach hätte sie selbst sich vergeblich gesehnt.

„Aber deine Eltern toppen alle Craziness, die ich bisher erleben durfte ... Menschen sind so geisteskrank, Alter, was für abgefuckte Aktionen die einfach bringen, nur weil sie sich in so Filmen verlieren ... So 'ne kranke Scheiße, ey."

Marie standen alle Türen dieser Welt offen, sie war schön, geschmackvoll, mutig, selbstsicher, begabt, sie wurde unterstützt, Geld war kein Problem und alle würden sich um sie reißen.

Wer war Pia schon neben einem Mädchen wie Marie?

momo (19.07.2008 01:55):
wie wars frühstück?

pia (19.07.2008 01:55):
war nich in der schule

momo (19.07.2008 01:55):
xD

momo (19.07.2008 01:55):
*brav

pia (19.07.2008 01:55):
^^

Einen Monat war es her, dass sich ein stechender Schmerz vom Unterleib aus einmal durch ihren ganzen Körper zog, sie Lucas' Hand noch ein bisschen fester drückte, sich mit der anderen in seinen Rücken krallte und die Augen zusammenkniff ...
Eine stille Träne stahl sich aus ihrem Augenwinkel ihre Wange hinunter und benetzte ihre strähnigen, verschwitzen Haare. Lucas suchte ihren Blick, um sich kurz zu vergewissern, dass alles in Ordnung war; als Antwort drückte sie ihm ihr Becken entgegen und er grinste sie durch die Dunkelheit hindurch an.
Ein paar Mal bewegte er sich noch in ihr, bis sie sein Glied pulsieren spürte und alles auf einen Schlag vorbei war. Das war er also, dieser berühmt-berüchtigte Sex. Ernüchternd, irgendwie aber auch ziemlich schön ... denn immerhin war es Lucas, der sich jetzt erleichtert auf ihr niederließ und tief durchatmete. „Tat's weh?"
Sie versuchte, sich zu sammeln, aber es fiel ihr nicht leicht. Sie hatte es tatsächlich getan, mit diesem bezaubernden Eisfachaugenjungen. „Ja, ziemlich."
Seine Augen weiteten sich und er erhob sich von ihr. „Was? Wieso hast du nichts gesagt?", fragte er schockiert, während er sie ansah.
„Was hätte das geändert?"
„Dann hätte ich langsamer gemacht!"
„Du hast doch schon voll langsam und vorsichtig gemacht ..."
Es war kein schlimmer Schmerz gewesen; es war intensiv und spannend und sie wollte ihn einfach nur spüren. Doch all das konnte sie ihm gerade irgendwie nicht mit Worten sagen, deshalb zuckte sie nur mit den Schultern und lächelte ihn an.
Seine Gesichtszüge entspannten sich wieder, er schüttelte seufzend den Kopf und rollte das Kondom von seinem erschlafften Penis. Vorsichtig öffnete er ihre Zimmertür, lugte raus auf den erleuchteten Flur und tapste barfüßig, seinen Penis in der einen und das Kondom in der anderen Hand, in Richtung der Toiletten, am Ende des Flurs.
Als sie so dalag, fühlte sie in ihren Schritt und überprüfte das feuchte Laken. Sie begutachtete ihre Hand, die nun durch den schmalen Türspalt erleuchtet wurde. Kein Blut. Seltsam.
„Du machst Marie echt Konkurrenz mit deinen Blowjobs", lachte

Lucas, als er die Tür wieder hinter sich schloss und ihr eine Handvoll Klopapier entgegenstreckte. „Sicher, dass du vor mir noch nie 'nen Schwanz im Mund hattest?"

In ihrem Hals bildete sich ein Kloß, und sie versuchte, sich darauf zu konzentrieren, das Gröbste an Flüssigkeiten mit dem Papier trocken zu bekommen.

„Oder hat sie es dir gezeigt?", hakte er nach.

Musste er sie immer wieder miteinander vergleichen?

Nur eine andere Person geküsst hatte sie bereits, als das mit Lucas anfing; alles, was sie wusste, kannte sie aus Pornos. Zum ersten Mal hatte sie mit zwölf einen gesehen, als sie nachts heimlich Fernsehen geschaut hatte; sie wusste also, wie sie sich zu verhalten hatte, wie sie sich geben musste, was Männern wichtig war ... *dachte* sie zumindest. Bei Lucas schien es zu funktionieren, und sie hatte lediglich versucht, genauso zu sein, wie sie sich vorstellte, dass es ihm gefiel. Sie hatte vieles zum ersten Mal mit ihm gemeinsam erlebt, und den Gedanken, dass es für ihn nicht so besonders wie für sie gewesen war, konnte sie nicht zulassen, weshalb sie ihn in die hinterste Ecke ihres Bewusstseins schob und sich einfach nur freuen wollte, soeben zur Frau geworden zu sein.

Irgendwie fühlte sie sich verrucht und ziemlich erwachsen, wenn sie jetzt so an diesen Moment zurückdachte. 22.06.08, schönes Datum fürs erste Mal. Pia waren Zahlen wichtig, sie suchte sich schöne Daten für besondere Augenblicke aus. 22 war zum Beispiel eine schöne Zahl, 19 eher nicht so. Seit 104 Tagen war sie in Lucas verliebt, und um ihn halten zu können, war dieser Schritt nötig gewesen.

Natürlich hatte sie es auch gewollt, aber dass sie glaubte, das Interesse von jemandem wie Lucas nur so aufrechterhalten zu können, hatte sicherlich ebenfalls mit reingespielt.

Kurz danach schien es fast, als wäre es endgültig vorbei zwischen ihnen; mittlerweile telefonierten sie aber wieder jeden Abend miteinander und neuerdings brachte er sogar ein „Ich liebe dich" hervor, sehr selten zwar, aber es passierte. Sie hatte sich an ihn *verschenkt*; wenn es jetzt nichts werden würde zwischen ihnen, würde sie sich auf ewig verachten, da war sie sich sicher.

momo (25.07.2008 17:18):
tschuldigung…figgn?

pia (25.07.2008 17:19):
tschuldigung... ne?

momo (25.07.2008 17:19):
^^

pia (25.07.2008 17:19):
hab dich lieb momi

ﾅｶﾏ!(((^–^)爻(^–^)))ﾅｶﾏ!

Letzte Nacht hatten Marie und Lucas von der Straße aus versucht, Steinchen gegen Pias Fenster zu werfen – kein einziger von ihnen hatte jedoch auch nur den Balkon erreicht, also waren sie irgendwann dazu übergegangen, ihren Namen in die laue Sommernacht hinaus zu brüllen.
Es versetzte ihr einen kleinen Stich, ausgerechnet diese beiden Menschen zusammen zu sehen, die sie jeden für sich so verehrte.
Aber so hatte sie sie auch die meiste Zeit erlebt: zusammen.
Insgeheim fürchtete sie, dass die beiden füreinander bestimmt waren und sie selbst nur eine Alternative, ein seltsames Spielzeug beider war, der Plan B oder vielleicht auch bloß eine nette Abwechslung.
Lucas hatte an diesem Tag erst erfahren, dass er sitzenbleiben würde, und alles, woran Pia denken konnte, war, dass er in seiner neuen Klasse neue Mädchen kennenlernen würde und dass sein Klassenzimmer nicht mehr auf demselben Flur wie ihres war.
Zu dritt waren sie schließlich Hand in Hand durch den Bahnhof gerannt, und Lucas hatte ein Spiel daraus gemacht, ihnen Sekt einzuflößen, von dem jedoch die Hälfte es nicht in den Mund schaffte und stattdessen den Boden des Zugabteils verklebte.
Ziemlich angeheitert und aufgedreht waren sie durchs Dorf getollt und irgendwann im Whirlpool von Maries Vater gelandet; die genoss es sichtlich, Lucas immer wieder abzuweisen und ihm lachend einen Vogel zu zeigen, als dieser deutliche Anspielungen auf einen Dreier machte. Um noch einen draufzusetzen, fing sie hingebungsvoll an, Pia zu küssen, ihr Gesicht zu streicheln und ihm demonstrativ den Rücken zuzudrehen. Pia gab sich komplett hin und fühlte sich gar nicht wirklich anwesend. Dass sie die Aufmerksamkeit und Liebe dieser beiden Menschen spürte, gefiel ihr, es konnte jedoch nicht die Tatsache überschatten, dass sie sich benutzt fühlte.
Als Marie kurz von ihr abließ, um ein anderes Programm für die Luftdüsen auszuwählen, stellte Lucas sich plötzlich einnehmend zwischen Pias Beine und packte mit festem Griff ihren Po, während er seine Erregung gegen sie presste. Sie waren sich noch nie zuvor in Anwesenheit anderer so nah gewesen, erst recht vor Marie hatten

sie es niemals gewagt, einander ihre Zuneigung zu zeigen, weshalb ihr Herz wild zu schlagen anfing und ihre Kopfhaut vor Aufregung kribbelte. Obwohl ihre Armhaare nass waren, stellten sie sich auf und sie bekam eine Gänsehaut am ganzen Körper. Ihre Lippen waren mittlerweile blau und sie bibberte leicht.

Pia wollte nicht, dass Marie von ihren Gefühlen für Lucas wusste; aber sie wollte, dass sie von *seinen* wusste. Bisher hatte es immer irgendwie zum Nervenkitzel dazugehört, dass es ihr Geheimnis war, und sie wusste nicht, wie ihre Freundin darauf reagieren würde.

Er stupste verspielt mit seiner Nasenspitze die ihre an und sie hatte nur betreten die Wassertropfen auf seiner wohlgeformten Brust fixiert, als Marie sich wieder umdrehte. Lucas erwiderte ihren verwirrten Blick mit einer kalkulierten Kälte, drückte sich schwungvoll aus dem Pool, hob Pia ebenfalls heraus und zog sie mit den Worten „Lass nach Hause, wenn Maries Daddy uns morgen früh in ihrem Bett entdeckt, gibt's Hausarrest." in Richtung des Gartentors.

Marie hatte den beiden wie bestellt und nicht abgeholt hinterhergestarrt und man hatte ihr die Verwirrung deutlich angemerkt. Lucas hatte es nie zuvor gewagt, sie so vor den Kopf zu stoßen – und dann hatte er auch noch Pia mit reingezogen!

All das war gestern gewesen, und nun lagen sie in ihrem Wohnheimzimmer auf dem Fußboden, weil Pias Bett so klein war und auf diese Weise wenigstens niemand fallen musste, wenn er von der Matratze rollte. Sie spielte mit einer ihrer Haarsträhnen und ordnete die Ereignisse der letzten Nacht.

„Sollen wir es vielleicht offiziell machen?", fragte sie, nachdem sie sich eine gefühlte Ewigkeit Mut dazu hatte einreden müssen.

„Ich möchte im Moment keine Freundin haben", entgegnete er wie aus der Pistole geschossen mit leiser, aber bestimmter Stimme, während er sein Gesicht noch im Kissen vergrub. „Frag mich noch mal, wenn dein Praktikum vorbei ist."

Er wollte sicher bloß Zeit schinden, wollte sehen, ob er Marie mit seinen Spielchen doch noch für sich gewinnen konnte, er wollte frei sein für andere, Alternativen warmhalten und zusätzlich noch ihre absolute Hingabe genießen. All das wollte er und Pia wollte nur ihn.

pia (05.08.2008 13:11):
bäm.

momo (05.08.2008 15:14):
xD

momo (05.08.2008 15:14):
bäm

pia (05.08.2008 15:14):
selber

pia (05.08.2008 15:14):
aaaaai

momo (05.08.2008 15:14):
hab gerade festgestellt, dass cih voll das schöne dach hab

momo (05.08.2008 15:14):
setzt mich so raus un chiill

pia (05.08.2008 15:14):
ich vermiss dein dach

Uo-ɪ-oU ポッ♪

pia (05.08.2008 15:14):
dich eher nich so hihi

momo (05.08.2008 15:15):
und stell leider fest dass ich absolut keine beschäftigung im rl hab

momo (05.08.2008 15:15):
^^

momo (05.08.2008 15:15):
ich brauchn laptop

pia (05.08.2008 15:16):
raff ich

pia (05.08.2008 15:16):
ich brauch au ein

pia (05.08.2008 15:16):
kaufst mir einen?

カタカタ (*¯▽)o'_/|

momo (05.08.2008 15:17):
wenn du mirn ferienjob beschaffst bei dem cih nix tun muss dann ja ^^

pia (05.08.2008 15:17):
pfff

pia (05.08.2008 15:17):
ich arbeite grad stör nicht die viel beschäftigten hart arbeitenden menschen

momo (05.08.2008 15:18):
^^, ja ich seh schon

momo (05.08.2008 15:18):
workaholic un so

pia (05.08.2008 15:18):
nein aber ich tu was für mein geld ^-^

pia (05.08.2008 15:19):
*proud

momo (05.08.2008 15:19):
*gg

momo (05.08.2008 15:22):
wieviele wochen jobbst nochma?

pia (05.08.2008 15:22):
4 -.-

pia (05.08.2008 15:22):
und das is mein 2. tag momo hilfe

pia (05.08.2008 15:22):
ich kotz jetzt schon ab

momo (05.08.2008 15:22):
hard

pia (05.08.2008 15:22):
ja schon

pia (05.08.2008 15:22):
lös mich mal ab

pia (05.08.2008 15:23):
is eh den ganzen tag nur pc

pia (05.08.2008 15:23):
codes machen

momo (05.08.2008 15:23):
unentgeldlich?

pia (05.08.2008 15:26):
fu

(；￣ェ￣) _|[PC]| 検索中・・・

momo (05.08.2008 15:26):
Oo

momo (05.08.2008 15:26):
bekommst also kein geld

pia (05.08.2008 15:26):
klar man

pia (05.08.2008 15:26):
550

pia (05.08.2008 15:26):
fuu glaubst du ich tu mir das ohne bezahlung an und verschenke meine ferien in denen ich viel lieber besoffen auf der wiese oder m prag wär?

momo (05.08.2008 15:26):
kA bei dir weiß man ja nie^^

☆○(*σ。σ)oパンチッ！！

momo (05.08.2008 15:28):
*brav

pia (05.08.2008 15:28):
ääätz

pia (05.08.2008 15:28):
ätz ätz

momo (05.08.2008 15:28):
ich tu dann mal haushaltliche dinge tun

pia (05.08.2008 15:28):
aahja -.-

pia (05.08.2008 15:29):
und ich muss hart arbeiten pfff

pia (05.08.2008 15:29):
und das geld heim bringen

pia (05.08.2008 15:29):
typisch

momo (05.08.2008 15:29):
joa *musik so laut aufdreh, dass ich ohne ipod staubsaugn kann*

momo (05.08.2008 15:29):
joa

pia (05.08.2008 15:29):
joa

momo (05.08.2008 15:29):
so is das in diesem jahrtuasend ;P

pia (05.08.2008 15:29):
tja sind wir selbst schuld

momo (05.08.2008 15:30):
und wehe du willst nach so nem arbeitstag keine unterhaltung am abend über meine spannenden erlebnisse beim kochen und putzen >:((

pia (05.08.2008 15:30):
omfg

momo (05.08.2008 15:31):
*kraul - afk

momo (05.08.2008 16:21):
haribo cola mit coke

momo (05.08.2008 16:21):
das frühstück deer champions

pia (05.08.2008 16:22):
^-^

pia (05.08.2008 16:22):
muss nurnoch 40 min

momo (05.08.2008 16:22):
gz

momo (05.08.2008 16:22):
du schaffst es !1!

pia (05.08.2008 16:22):
yeah i know =D

pia (05.08.2008 16:56):
yeeeaaaaahhh frreeee

momo (05.08.2008 16:56):
nice, ich zieh mich schonmal aus ;P

pia (05.08.2008 16:57):
xD

☆(ﾟωﾟ☆)(☆ﾟωﾟ)☆ｶﾞﾝﾊﾞ♪

Er fand wohl, dass ihr Praktikum eine gute Gelegenheit war, um Abstand voneinander zu gewinnen und sich anderweitig die Hörner abzustoßen. Vielleicht überdachte er auch seine Prioritäten und erkannte, dass Pia ihm gar nicht fehlte und ihre Abwesenheit keinen großen Unterschied machte. Diese beiden Möglichkeiten gab es, und etwas anderes fiel Pia ganz einfach nicht ein, das begründen konnte, wieso Lucas sich seit dem Beginn ihres Praktikums so rar gemacht hatte. Jeden Abend hatte sie allein in ihrem Wohnheimzimmer verbracht und sich tot gestellt, wenn eine ihrer Mitbewohnerinnen geklopft hatte. Hier im Wohnheim unternahmen die meisten Mädchen viel miteinander, sie kochten zusammen, sahen fern, gingen shoppen oder feiern ... aber Pia war eine von denen, die nur selten die Tür öffneten.
Sie spielte mit dem Gedanken, bei Momo vorbeizuschauen. Seit sie keine Nachbarn mehr waren, hatten sie hauptsächlich online miteinander Kontakt, und wenn sie ehrlich war, fehlte er ihr sehr ... Bestimmt würde er aber genau wie Lucas kaum von seinem Bildschirm ablassen können, und sie musste sich langweilen, während er irgendwelche Quests in WoW durchspielte.
Wieso wurden die alle derart eingesaugt von dieser Parallelwelt? Lucas hätte wahrscheinlich eh keinen Bock, bei ihr zu übernachten, wenn sie morgens so früh raus musste. Vielleicht war er gerade auch bei Marie, vielleicht hatte er sie wirklich mit ihr eifersüchtig machen können.
Pia hatte sich nach der Nacht im Whirlpool nicht mehr getraut, ihr unter die Augen zu treten, und so wie sie Marie einschätzte, sah die es vermutlich als Pias Pflicht an, nach so einer Aktion den ersten Schritt auf sie zuzugehen.
Ausgerechnet jetzt, als sie einander näherkamen, verduftete Pia mit ihrem Boytoy. Niemand hatte sie gezwungen, mit Lucas zu verschwinden, sie hätte ihn nicht mit nach Hause nehmen müssen, ihre Loyalität hätte genauso gut einer anderen Person gelten können ... sollen.
Was wäre passiert, wenn Pia dageblieben wäre und Lucas in den Wind geschossen hätte? Wäre vielleicht noch mehr zwischen Marie

und ihr passiert? Wäre sie dadurch wieder interessanter für Lucas geworden und er würde ihr jetzt hinterherrennen, anstatt sie zu ignorieren?
Ihr Selbsthass wuchs, je mehr sie darüber nachdachte, was für eine Person sie bisher gewesen war und was für ein Bild Menschen wohl von ihr haben mussten. Sie hatte nicht das Gefühl, sich jemals wirklich authentisch nach außen transportiert zu haben, geschweige denn in Kontakt mit sich selbst gewesen zu sein ... Als wäre sie immer nur auf Autopilot gelaufen und hätte nichts unter Kontrolle. Aktion und Reaktion. War sie ein offenes Buch? Der Blick zurück gefiel ihr nicht, die Gegenwart war verwaschen und die Zukunft vernebelt.
Sie sehnte sich nach menschlichen Kontakten, und gleichzeitig war sie viel zu überfordert damit, sich ihnen zu stellen. Wie absurd, dass sie einfach nur Interesse zeigen und dazu stehen müsste, dass sie Nähe suchte, und genau das ihr Angst machte. Sie hatte nie gelernt, wie das ging. Sie wollte das Spiel nicht verlieren, sie wollte nicht die Bespielte sein, wollte nicht die sein, die fühlte, und deshalb verlor

pia (06.08.2008 10:24):
fu

pia (06.08.2008 10:25):
.

momo (06.08.2008 10:26):
ja darfst du

pia (06.08.2008 10:26):
nein du dich selbst

momo (06.08.2008 10:27):
yay ^^

momo (06.08.2008 10:27):
du sagtest wir sind quasi eins

momo (06.08.2008 10:27):
ergo

momo (06.08.2008 10:27):
darf ich dich ficken

pia (06.08.2008 10:27):
das maaagst du wohl σ (θoθ)

momo (06.08.2008 10:27):
thx

momo (06.08.2008 10:27):
^^

pia (06.08.2008 10:27):
ey

pia (06.08.2008 10:27):
xD

pia (06.08.2008 10:27):
das is geemaaaiiiinnn

momo (06.08.2008 10:28):
lol

momo (06.08.2008 10:39):
eine stunde noch... dann geh ich mir ne dönerpizza hohln - ess sie - geh endlich penn ^^

pia (06.08.2008 10:40):
aarschi ich hab auf deine unterhaltung gezählt heute

momo (06.08.2008 10:40):
hmmm lecker pizza <3

momo (06.08.2008 10:40):
hmmm 14 stunden schlafen <3

pia (06.08.2008 10:40):
fu

momo (06.08.2008 10:41):
^^

(¯、¯@) z z z

„Marie hat letztens von der Minusaktion von Lucas erzählt ..."
Pia schluckte vor Schreck eine große Portion gecrushtes Eis hinunter, und es fühlte sich an, als würde ihr Gehirn schockgefrostet. Nik war spontan nach Feierabend bei ihrem Praktikumsplatz aufgetaucht und hatte sie zu Starbucks eingeladen – weil er sie auf der Wiese vermisste, das war seine Begründung. Pia sagte nie *Nein* zu einem Frappuccino, aber hätte sie gewusst, dass das Gespräch in diese Richtung gehen würde, hätte sie sich eine Ausrede überlegt.
„Was meinte sie denn genau ...?", hakte sie vorsichtig nach.
„Dass der euch dazu bringen wollte, mit ihm rumzumachen, und ernsthaft denkt, sie mit dir eifersüchtig machen zu können ..." Ein erzwungenes Lächeln kräuselte sich auf Pias Lippen. „Meinte auch, du hättest dich wie ein Küken von ihm mitziehen lassen, typisch verpeilter Pia-Move." Nik lachte laut und warf sein Haar aus der Stirn. Pia reimte sich langsam einen Eindruck von Maries Perspektive zusammen. Vielleicht war die gar nicht sauer auf sie, sondern schob ihren Abgang eher auf den Alkohol und die konfuse Situation. Hielt sie es womöglich für derart abwegig, dass zwischen Pia und Lucas was lief?
„Wir vermissen dich voll, wieso kommst du abends nicht mal wieder vorbei?" Nik schielte prüfend zu ihr rüber und schlürfte die Sahne aus seinem Plastikbecher.
Nervös strich sie sich eine Haarsträhne hinters Ohr und lächelte ihn an. „Hab voll Bock, war nur so stressig die letzten Tage ... Mit dem Praktikum und so, alles ist neu und ich bin irgendwie immer müde ... keine Ahnung."
„Klar, versteh ich", entgegnete er, „herbe Angelegenheit."
Pia fragte sich, ob er wohl wirklich verstand. War ihm klar, wie wichtig ihr die Meinung anderer war und wie viel Angst sie davor gehabt hatte, was für ein Bild Marie jetzt wohl von ihr hätte? Ahnte er, dass sie sich so viele Sorgen deshalb gemacht hatte, dass sie es nicht mehr wagte, zur Wiese zu gehen und ihr unter die Augen zu treten? Niemand verstand wirklich, niemand würde je wirklich verstehen können, und Erklärungen könnten das nicht ändern, sie machten es nur noch komplizierter.

pia (11.08.2008 10:13):
scheiße

pia (11.08.2008 10:13):
du bist verdammt nochmal der EINZIGE auf meiner liste der on ist

pia (11.08.2008 10:14):
und du pennst wahrscheinlich auch noch oO

momo (11.08.2008 10:17):
ich bin der einzige für dich

momo (11.08.2008 10:17):
klingt gut

pia (11.08.2008 10:17):
ne jetzt ist franzi auch on

pia (11.08.2008 10:17):
aber egal

pia (11.08.2008 10:17):
wie geehts ritzi

momo (11.08.2008 10:17):
bin seit 19 uhr wach ^^ ε=(￣。￣;)ﾌ

pia (11.08.2008 10:17):
wtf

momo (11.08.2008 10:17):
aber ganz gut und selbst?

pia (11.08.2008 10:17):
guut

pia (11.08.2008 10:17):
also im mom

pia (11.08.2008 10:17):
sitz ich hier so

pia (11.08.2008 10:18):
hab alle codes gemacht

pia (11.08.2008 10:18):
und warte

pia (11.08.2008 10:18):
dass jmd kommt

pia (11.08.2008 10:18):
und mir was gibt

pia (11.08.2008 10:18):
was ich machen soll

momo (11.08.2008 10:18):
xD

pia (11.08.2008 10:18):
aber ich glaub

pia (11.08.2008 10:18):
die haben mich vergessen

pia (11.08.2008 10:18):
hahaha

momo (11.08.2008 10:18):
goldig ^^

pia (11.08.2008 10:18):
warum goldig -.-"

(○ﾟε^○)

momo (11.08.2008 10:19):
kA, das wort is mir gestern eingefalln und da hab cih mir gedacht das könnte man mal usen

pia (11.08.2008 10:19):
jez hast dus getan ^-^

momo (11.08.2008 10:19):
i now

momo (11.08.2008 10:19):
+k

pia (11.08.2008 10:19):
+k

momo (11.08.2008 10:20):
;P

pia (11.08.2008 10:20):
seeehr gut wir haben uns wieder ^-^

ｷﾞｬｰ(*0*((◎――――――(°O°;)ﾊｯ!ｱﾃﾃｼﾓﾀ!

momo (11.08.2008 10:20):
yay *hüpf*

pia (11.08.2008 10:20):
hey das nervt mihc

pia (11.08.2008 10:20):
*mich
>.<

momo (11.08.2008 10:20):
hm?

pia (11.08.2008 10:20):
dass die gar nich kommen

pia (11.08.2008 10:20):
und sagen was ich machen soll

pia (11.08.2008 10:21):
ich will diese woche bestimmt nich nomml 2000 codes linken

momo (11.08.2008 10:21):
vllt solltest du mal zu denen gehen

pia (11.08.2008 10:21):
ja ich bin ja wieder zu meinem „arbeitsplatz"

pia (11.08.2008 10:21):
und der jüngere typ, david, is da

pia (11.08.2008 10:21):
der ältere nich

pia (11.08.2008 10:21):
auf den wart ich eig

momo (11.08.2008 10:21):
aha

momo (11.08.2008 10:21):
david isn ossi stimmts?

pia (11.08.2008 10:22):
neeeee wird englisch ausgesprochen aber wieso ossi?

momo (11.08.2008 10:22):
is son klischee gerücht das so rumgeht

pia (11.08.2008 10:22):
ders glaub jamaicaner oderso xD

momo (11.08.2008 10:23):
wiso um alles in der welt is der dann ausgerechnet hier Oo

pia (11.08.2008 10:23):
öööh kp

pia (11.08.2008 10:24):
lädt mich immer auf so reggae partys ein

momo (11.08.2008 10:24):
nice ♪(┌・。・)┌ ♪ ┐(・。・┐) ♪

pia (11.08.2008 10:24):
wenn ich jetzt noch dreads hätte xD weißt noch, als ich mir die eine bei dir gemacht hab, mein vater sie dann einfach abgeschnitten hat und ich ewig mit so nem loch in meinen haaren rumlaufen musste?

momo (11.08.2008 10:24):
ja^^

pia (11.08.2008 10:24):
bin so froh das arschloch nicht mehr sehen zu müssen

pia (11.08.2008 10:25):
er hat uns letztens n bild von seiner neuen geschickt, wie die sich auf so nem hässlichen teppich räkelt

pia (11.08.2008 10:25):
so assi, das macht mich wüütäääänd

pia (11.08.2008 10:25):
>_<

momo (11.08.2008 10:25):
rofl

(｡ -`ω´-)

pia (11.08.2008 10:25):
oO

momo (11.08.2008 10:26):
scheiß auf ihn, er hat jetzt bestimmt seine seelenverwandte gefunden ;)

pia (11.08.2008 10:26):
fu

pia (11.08.2008 10:26):
will gar nichts von der dummen tuss mitbekommen.

momo (11.08.2008 10:26):
öffne einfach nichts mehr, was von ihm kommt *patpat*

pia (11.08.2008 10:26):
TT_TT

momo (11.08.2008 10:28):
so, ich geh ma eben zur videotek vllt gibt ja mal gutes entertainment

momo (11.08.2008 10:28):
afk *kraul (back in 30.)

momo (11.08.2008 10:58):
re

momo (11.08.2008 10:58):
exact 30 min

momo (11.08.2008 10:58):
ich bin sowas von gut

pia (11.08.2008 10:59):
ui

momo (11.08.2008 10:59):
gibt keine filme

momo (11.08.2008 10:59):
nun

momo (11.08.2008 10:59):
is mir langweilig

momo (11.08.2008 10:59):
...

momo (11.08.2008 10:59):
cs?

pia (11.08.2008 10:59):
wtf

momo (11.08.2008 10:59):
^^

pia (11.08.2008 10:59):
nein

momo (11.08.2008 11:00):
lol

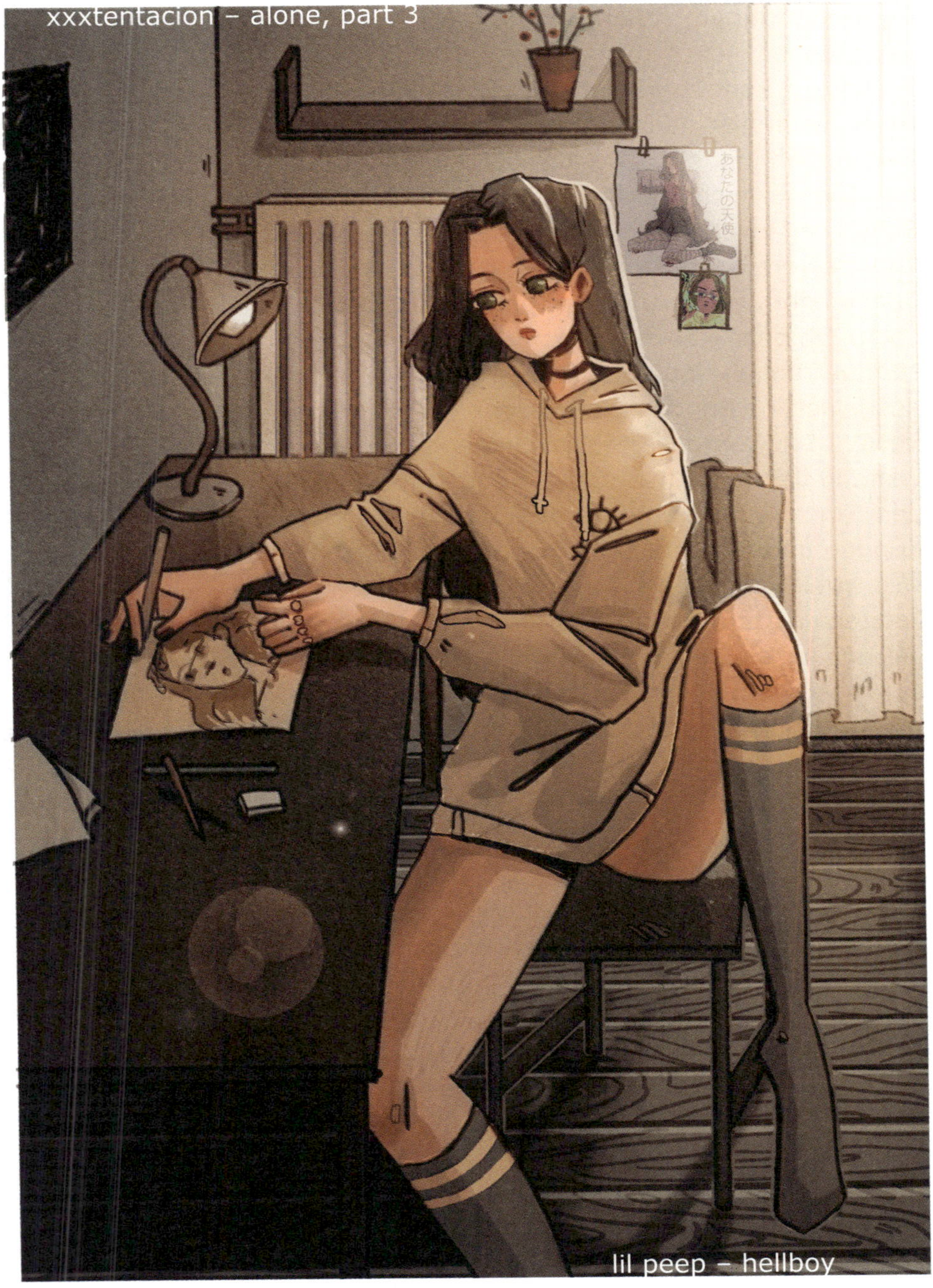
xxxtentacion – alone, part 3
あなたの天使
lil peep – hellboy

Genüsslich nippte sie am 43er mit Milch, den sie sich soeben zusammengemischt hatte, und lauschte der Musik, die aus dem Radio dröhnte. Alkohol beruhigte sie nicht nur, er betäubte ihre innere Unruhe, die immer dann aufkam, wenn sie allein mit ihren Gedanken war und anfing, sich und ihre derzeitige Lebenssituation zu reflektieren. Sie war nicht bereit dazu, wollte das unbedingt ausbremsen.
Schon seit zwei Stunden hatte sie extremen Hunger und ihr Magen knurrte verzweifelt, trotzdem konnte sie sich einfach nicht dazu überwinden, in die Küche zu gehen, um sich was zu Essen zu machen. Ein paar Mädchen aus ihrem Wohnheim hatten sich gemeinsam betrunken und miteinander gekocht; es schien eine fröhliche, ausgelassene Runde zu sein, denn Pia hörte sie lautstark singen und lachen. Sie würde warten, bis die angeheiterte Gruppe sich irgendwann in den Aufenthaltsraum verkroch, und dann wie ein Ninja über den Flur huschen, um ungesehen zu ihrem Kühlschrankfach vorzudringen und hoffentlich niemandem mehr zu begegnen, mit dem sie sich wohlmöglich noch unterhalten musste.
Letztens hatte das Mädchen aus dem Zimmer neben ihr neugierig gefragt, ob sie das sei, die immer so laut sang. Pia wäre vor Scham am liebsten im Erdboden versunken und hatte vor lauter Überforderung nur „N-Nee ..." rausgestottert. Aber ihre Zimmernachbarin war sich sicher, dass der Gesang aus ihrem Zimmer gekommen war, weshalb Pia hastig hinzudichtete: „Meine Freundin kann singen und übt manchmal hier." Kaum ausgesprochen, biss sie sich von innen auf die Lippe, weil es so unglaubwürdig klang und die Situation noch peinlicher machte, als sie eh schon war. Sie hörte viel Radio beim Zeichnen und sang leidenschaftlich gern und sehr laut mit.
„Klang jedenfalls voll schön", sagte das Mädchen noch und lächelte ihr aufmunternd zu, bevor sie sich umdrehte und Richtung Aufenthaltsraum schlurfte.
Am allerliebsten wollte Pia hier gänzlich anonym und ungestört hausen, ohne dass je irgendwer irgendetwas von ihr mitbekam.
Die Tatsache, dass sie sich nicht komplett in ihrer Höhle verstecken und vollkommen geräuschlos und ungestört vor sich hin existieren konnte, fand sie äußerst bedrückend.

pia (13.08.2008 10:50):
hey nerd

momo (13.08.2008 10:51):
hey elb

pia (13.08.2008 10:51):
oi du mobbst mich wegen meinen ohren >_<

momo (13.08.2008 10:52):
och..... würde doch nie fies zu dir sein *liebschau...in-hals-beiss*

pia (13.08.2008 10:52):
oO

pia (13.08.2008 10:52):
was geht hier vor sich

pia (13.08.2008 10:52):
momo wie lange am stück bist du schon wieder breit?

pia (13.08.2008 10:52):
und lüg nicht! xD

momo (13.08.2008 10:52): (@_@;)
^^ öhm...

pia (13.08.2008 10:54):
momi ich vermiss dich.

pia (13.08.2008 10:54):
gehts dir gut...

pia (13.08.2008 10:54):
eigentlich?

momo (13.08.2008 10:55):
hm

momo (13.08.2008 10:55):
über sowas sollte man nicht nachdenken

momo (13.08.2008 10:55):
nacher stellt man fest das es einem dreckig geht

momo (13.08.2008 10:55):
und dann

momo (13.08.2008 10:55):
is die stimmung am arsch

momo (13.08.2008 10:55):
^^

pia (13.08.2008 10:56):
hm richtig

momo (13.08.2008 10:58):
neues 3 doors down album schon gehört?

pia (13.08.2008 10:58):
ney

momo (13.08.2008 10:59):
tja

pia (13.08.2008 11:03):
unterhalte mich

momo (13.08.2008 11:03):
ähm

momo (13.08.2008 11:03):
*tanz ~(・▽・~)

pia (13.08.2008 11:03):
nein

pia (13.08.2008 11:04):
erzähl was

momo (13.08.2008 11:19):
einmal im sommer

momo (13.08.2008 11:20):
da bin ich fahrrad gefahrn und hab mit ca 20kmh mit der vorderbremse gebremst und voll das coole salto gemacht (tja das wusstest du noch nicht über mich, was?)

momo (13.08.2008 11:21):
bzw vertikalen teneighty

pia (13.08.2008 11:21):
du bist so weird

momo (13.08.2008 11:22):
thx u2

pia (13.08.2008 11:22):
vielen dank!

momo (13.08.2008 11:23):
<< schamöhr

momo (13.08.2008 11:25):
gentlemen quasi

momo (13.08.2008 11:25):
aka casanova

pia (13.08.2008 11:25):
^-^ja voll

momo (13.08.2008 11:26):
^^

pia (13.08.2008 11:26):
..nicht

momo (13.08.2008 11:26):
tz

pia (13.08.2008 11:26):
tztz

momo (13.08.2008 11:26):
das sagst du nur weil du keine gefühle zeigen kannst ;P

pia (13.08.2008 11:27):
klar kann

pia (13.08.2008 11:27):
ich

momo (13.08.2008 11:27):
^^

momo (13.08.2008 11:27):
ich find ja

momo (13.08.2008 11:27):
ein wahrer gefühlsausbruch wäre

momo (13.08.2008 11:28):
wenn du mein aktmodel sein wollen würdest

momo (13.08.2008 11:28):
....find ....ich...

pia (13.08.2008 11:28):
vllt hab ich ja schon nacktfotos

momo (13.08.2008 11:28):
ja toll, aber ICH nich

pia (13.08.2008 11:28):
dann mach welche

momo (13.08.2008 11:29):
k

momo (13.08.2008 11:29):
außerdem will ich eine fotos

momo (13.08.2008 11:29):
ich will mit fingerfarben malen

momo (13.08.2008 11:29):
yay!!11!!

momo (13.08.2008 11:30):
(meine k-taste hängt - musst dir öfters mal ein k wo dazu denken)

pia (13.08.2008 11:30):
ok^^

pia (13.08.2008 11:30):
du willst dich mit fingerfarben bemalen?

momo (13.08.2008 11:31):
auch

momo (13.08.2008 11:31):
aber auch anderes

momo (13.08.2008 11:31):
hunde z.b.

momo (13.08.2008 11:31):
und katzen

pia (13.08.2008 11:31):
oO

momo (13.08.2008 11:31):
und natürlich andere menschen

momo (13.08.2008 11:31):
und elben

pia (13.08.2008 11:32):
..... ^-^

momo (13.08.2008 11:32):
elben !!

momo (13.08.2008 11:32):
yAy

momo (13.08.2008 11:33):
einmal war mir langweilig und da wurde der kindergarten ausgebaut

momo (13.08.2008 11:34):
da hab ich den angezündet ~●, .. ⌒ ヽ(｀∀´ヽ) ｱﾘｯ!!

momo (13.08.2008 11:34):
und da kamen dann ganz viele tatütatas

pia (13.08.2008 11:35):
warte mal, trollst du oder is das dein ernst??

momo (13.08.2008 11:35):
jo aber wir waren zu dritt

pia (13.08.2008 11:35):
was hältst du noch alles geheim vor mir? das meld ich den bullen.

momo (13.08.2008 11:35):
so anzünd - zur tanke lauf - essen kauf - zurück lauf - show genieß

momo (13.08.2008 11:36):
da warn wir 10

pia (13.08.2008 11:36):
voll gestört

pia (13.08.2008 11:36):
du hast die biografie eines psychopaten

momo (13.08.2008 11:36):
ja ich weiß

momo (13.08.2008 11:37):
aber kann man nix machen ^^

pia (13.08.2008 11:38):
zurück zum thema

pia (13.08.2008 11:38):
aktfotos

momo (13.08.2008 11:39):
ja

momo (13.08.2008 11:39):
die kann man auch in auftrag geben

momo (13.08.2008 11:39):
da gehst dann zu jmd so allein oder zu 2

momo (13.08.2008 11:39):
oder zu 3

momo (13.08.2008 11:39):
4

momo (13.08.2008 11:39):
5

pia (13.08.2008 11:39):
5

pia (13.08.2008 11:39):
6

(−ɛ−)

pia (13.08.2008 11:39):
7

pia (13.08.2008 11:39):
bla bla

momo (13.08.2008 11:39):
und kannst dann coole posen machen

pia (13.08.2008 11:40):
aktfotos mit pornografie verwechselt?

momo (13.08.2008 11:40):
nein

momo (13.08.2008 11:40):
das gleiche wollt ich dich grad fragen

momo (13.08.2008 11:40):
in pornos gehts nich um posen

momo (13.08.2008 11:40):
da gehts um fleisch ! mauhahr

momo (13.08.2008 11:41):
aber das is ja boring

momo (13.08.2008 11:41):
so richtig stylische fotos sind cool

pia (13.08.2008 11:42):
ja stimmt *^-^*

momo (13.08.2008 11:44):
hätte schöne bilder im kopf aber da fehlen die ressourcen ^^ ne schlange, n albino schäferhund und ein ganz schwarzer, ein wasserfall und vllt noch 3-5 pferde für den hintergrund

momo (13.08.2008 11:46):
ne e-gitarre is auch sexy

pia (13.08.2008 11:57):
oO viel zu überladen

pia (13.08.2008 11:57):
ja gitarre ist sexy

pia (13.08.2008 11:57):
und dann nackt

pia (13.08.2008 11:58):
und ganzkörper bemalt <__<

momo (13.08.2008 11:58):
joa das nice

pia (13.08.2008 12:05):
bmth <3

momo (13.08.2008 12:06):
macht nich paul grad ausbildung zum professionellen fotograf?

pia (13.08.2008 12:06):
ja, voll geil

pia (13.08.2008 12:06):
ich wünsch mir zu weihnachten ne spiegelreflex.

pia (13.08.2008 12:06):
werd ich eh nicht bekommen aber egal haha

pia (13.08.2008 12:07):
[12:43] Michele: pia?
[12:44] kitty: michele?
[12:44] Michele: ich muss dir was beichten...
[12:44] Michele: ich bin sexuell anders orientiert
[12:44] Michele: ...
[12:44] Michele: als du
[12:44] kitty: xD

momo (13.08.2008 12:07):
xD

pia (13.08.2008 12:07):
dein bruder is so hängengeblieben

momo (13.08.2008 12:07):
da erzählst mir nix neues

pia (13.08.2008 12:08):
audrey kitching omg ich liebe siiiiee

pia (13.08.2008 12:09):
-

pia (13.08.2008 12:13):
gnihihi

pia (13.08.2008 12:14):
bleib mal da

pia (13.08.2008 12:14):
was machst du nebenher?

momo (13.08.2008 12:14):
nerden

momo (13.08.2008 12:14):
in WoW

pia (13.08.2008 12:15):
omfg

pia (13.08.2008 12:16):
lass das gefälligst >.<

momo (13.08.2008 12:16):
hm, sollte mich ma im fitnesstudio anmelden und model werden

pia (13.08.2008 12:16):
ja besser

pia (13.08.2008 12:16):
wir können uns zsm anmelden

pia (13.08.2008 12:16):
ich muss sport machen

pia (13.08.2008 12:16):
viel zu fett

momo (13.08.2008 12:17):
halt dein maul pia.

momo (13.08.2008 12:17):
wollt mich anfang märz anmelden

momo (13.08.2008 12:17):
dann dacht ich mir anfang august is besser

momo (13.08.2008 12:17):
und nu

┐(￣ヘ￣)┌ ﾌｩｩ～

momo (13.08.2008 12:17):
hab ich mich seit sonntag nur vom bett zum pc bewegt

pia (13.08.2008 12:18):
hör auf wow zu spieln

momo (13.08.2008 12:18):
bin grad nur rein um auszuloggen

momo (13.08.2008 12:18):
extra für dich

pia (13.08.2008 12:18):
ok :}

pia (13.08.2008 12:25):
das is n gutes bild

momo (13.08.2008 12:28):
welches?

pia (13.08.2008 12:29):
na daaas

momo (13.08.2008 12:29):
wieder vom kleb genascht?

pia (13.08.2008 12:30):
sammal bekommsu den link nicht?? oO

momo (13.08.2008 12:30):
scheint so

pia (13.08.2008 12:30):
jetzt?

momo (13.08.2008 12:30):
nope

pia (13.08.2008 12:30):
krank.

pia (13.08.2008 12:32):
http://ug2.kwick.d3/ug/0291/8005/26470735_full,r,470x470no.jpg

momo (13.08.2008 12:32):
hm

pia (13.08.2008 12:32):
und den?

momo (13.08.2008 12:32):
jo

pia (13.08.2008 12:32):
aaarggghhhh geile zauuuuu *-*

momo (13.08.2008 12:32):
hast n foto von mir gefunden :S

pia (13.08.2008 12:33):
xD

pia (13.08.2008 12:34):
http://ug1.kwick.d3/ug/0279/6085/47085363_full,r,470x470.jpg

pia (13.08.2008 12:34):
wie du dich aufs bild drängst haha

momo (13.08.2008 12:35):
:P

pia (13.08.2008 12:38):
http://ug1.kwick.d3/ug/0279/6085/47168058_full,r,470x470.jpg

pia (13.08.2008 12:38):
das is eh das geilste ＼(★´−｀)人(´▽｀★)／

momo (13.08.2008 12:38):
lol, marie und du seid echt siamesische zwillinge

pia (13.08.2008 12:38):
http://ug1.kwick.d3/ug/0279/6085/47185647_full,r,470x470.jpg

momo (13.08.2008 12:39):
siehst aus wie ein morgenmensch ^^

pia (13.08.2008 12:40):
das war um 19 uhr ^-^

momo (13.08.2008 12:40):
und? ich steh eit wochen nich vor 16 uhr auf

momo (13.08.2008 12:41):
und bin nun schon wieder 21 stunden wach

momo (13.08.2008 12:41):
^^

pia (13.08.2008 12:41):
du bist auch gestört

momo (13.08.2008 12:41):
nö, ich übertreibs nur gerne ^^

momo (13.08.2008 12:41):
lange schlafen is top

momo (13.08.2008 12:42):
lange wach sein auch

momo (13.08.2008 12:42):
hab von mo auf di 20 stunden geschlafen ^^

O0。。(＿ ＿)）ヽ(^ ^) 起き

momo (13.08.2008 12:42):
das war genial

pia (13.08.2008 12:42):
mein rekord war 18

momo (13.08.2008 12:43):
is geil ne?

pia (13.08.2008 12:43):
ja aber iwie auch nicht

pia (13.08.2008 12:43):
verwirrt mich immer

momo (13.08.2008 12:43):
ja, das is lustig

pia (13.08.2008 12:43):
nein ich mags nich so

pia (13.08.2008 12:43):
denk dann ich hab was weiß ich nich alles verpasst

pia (13.08.2008 12:44):
und bin voll unausgeglichen

momo (13.08.2008 12:44):
lol

momo (13.08.2008 12:44):
unausgeglichen xD

momo (13.08.2008 12:44):
so ein frauenzustand

pia (13.08.2008 12:44):
....

pia (13.08.2008 12:44):
so ein gelaber ^-^

momo (13.08.2008 12:45):
so wie diese ganzen VERDAUUNGS werbespots

momo (13.08.2008 12:45):
mit frauen

momo (13.08.2008 12:45):
wtf

momo (13.08.2008 12:45):
„ich fühl mich so aufgebläht"

momo (13.08.2008 12:45):
mimimi

momo (13.08.2008 12:45):
bei männer heißt das

momo (13.08.2008 12:45):
„brauch n bier"

(//∇//) テレテレ

pia (13.08.2008 12:46):
klischees ftw xD

pia (13.08.2008 12:46):
bier würds noch schlimmer machen

pia (13.08.2008 12:46):
du checkst's nich momo

momo (13.08.2008 12:46):
männer würdens halt rauslassen

momo (13.08.2008 12:47):
frauen schlucken irgnedn scheissdreck

pia (13.08.2008 12:47):
was rauslassen

momo (13.08.2008 12:47):
na alles was bläht

pia (13.08.2008 12:48):
xD sowas machen frauen nicht

pia (13.08.2008 12:48):
iiiieeehhh

momo (13.08.2008 12:48):
schonkla

pia (13.08.2008 12:48):
wenn frauen poopoo machen kommen orchideenblüten raus

momo (13.08.2008 12:48):
joa^^

pia (13.08.2008 12:48):
is so

(*/∇*) ｷｬ

momo (13.08.2008 12:49):
ich werds nich überprüfen ^^

pia (13.08.2008 12:49):
brauchst auch nich, glaub deiner guten alten pia

momo (13.08.2008 13:08):
vanilliepudding <3

pia (13.08.2008 13:08):
canon eos 450D <3

momo (13.08.2008 13:08):
^^

momo (13.08.2008 13:08):
kaufst dir?

pia (13.08.2008 13:08):
will

pia (13.08.2008 13:09):
600 euro

momo (13.08.2008 13:09):
wenn du mir 6 monate täglich 2 mahlzeiten machst bekommst 600

pia (13.08.2008 13:10):
xD

(^-^)_旦~~

pia (13.08.2008 13:10):
aaahhhrrgg

pia (13.08.2008 13:10):
haha

pia (13.08.2008 13:10):
hab ne bessere idee

pia (13.08.2008 13:10):
4 monate komplett auf deine kosten leben

pia (13.08.2008 13:10):
dann ahb ichs selbst zusammen

momo (13.08.2008 13:11):
^^

momo (13.08.2008 13:11):
joa, dieses drecks reallife verschlingt unmengen an geld, danke papi

pia (13.08.2008 13:12):
ja verdammte scheiße

momo (13.08.2008 13:13):
komplett mit essen und trinken versorgt werden bringt schon 60% ^^

momo (13.08.2008 13:13):
alle freundschafften kündigen und man hat nochmal 30% gesparrt

momo (13.08.2008 13:13):
dann bleibt nurnoch internet ^^

pia (13.08.2008 13:13):
richtig

pia (13.08.2008 13:13):
dann wär man iwann reich

momo (13.08.2008 13:14):
joa

pia (13.08.2008 13:15):
http://www.amazonien.d3/gp/product/customer- images/B00131W8IW/ref=cm_ciu_pdp_images_2?ie=UTF8&index=2#gallery

pia (13.08.2008 13:15):
kaufst du mir die bitte?

pia (13.08.2008 13:15):
du sparst sogar 200 euro

momo (13.08.2008 13:15):
ja, sobald ich mitm studium fertig bin und mit der ausbildung

momo (13.08.2008 13:16):
und ne wohnung hab

momo (13.08.2008 13:16):
und n hund ne katze und full hd tv

pia (13.08.2008 13:16):
-.-

pia (13.08.2008 13:16):
dann bist du aber

~(=^･ω･^)ﾉ◎~

pia (13.08.2008 13:16):
zu einem geizhals geworden

pia (13.08.2008 13:16):
und kaufst sie mir auch nich mehr

pia (13.08.2008 13:16):
außerdem gibts dann schon viel bessere+

momo (13.08.2008 13:16):
ich werde niemals geizen

momo (13.08.2008 13:17):
das is glaub cih mein problem ^^

momo (13.08.2008 13:19):
http://www.tee-online-shop.d3/teeonline/productDetail&ref=se&pro-duct=41795
wenn du mir den kaufst

pia (13.08.2008 13:20):
tz

momo (13.08.2008 13:29):
http://cgi.ebuy.d3/Schottenrock-Herrenrock-Kilt-Herren-Rock-got-hic- Schotte_W0QQitemZ140255863502QQcmdZViewI-tem?hash=item140255863502 hätt ich lust drauf ^^

pia (13.08.2008 13:29):
baaaaaaaaaaaaah

momo (13.08.2008 13:30):
kann man rumhüpf0rn

momo (13.08.2008 13:30):
freiheit und so

pia (13.08.2008 13:30):
tja mädchen habens gut

momo (13.08.2008 13:30):
schnickschnack

momo (13.08.2008 13:31):
ich sprech von freiheit für die eier

momo (13.08.2008 13:31):
das macht wneigstens sinn

momo (13.08.2008 13:32):
zu welchem zweck sollten frauen überhaupt röcke tragen

momo (13.08.2008 13:32):
ihr habt hotpants

pia (13.08.2008 13:32):
tzzz

momo (13.08.2008 13:32):
damn, hätten die sschotten doch nur mal n krieg gewonnen

momo (13.08.2008 13:32):
aber egal

momo (13.08.2008 13:33):
so schottenstyle geht auch als partnerlook

pia (13.08.2008 13:33):
>_<

pia (13.08.2008 13:47):
ftw

momo (13.08.2008 13:47):
^^

(#+_+) \ (^_^;;

pia (13.08.2008 13:48):
das heißt nicht for the win, hab ich grad entschieden

momo (13.08.2008 13:48):
nerd

pia (13.08.2008 13:48):
for the what!!!

pia (13.08.2008 13:48):
for the what!!!

pia (13.08.2008 13:48):
for the what!!!

pia (13.08.2008 13:48):
xD xD+

momo (13.08.2008 13:49):
böses mitty

momo (13.08.2008 13:49):
finger weg vom kleb

pia (13.08.2008 13:49):
k

pia (13.08.2008 13:49):
kkkk

momo (13.08.2008 13:49):
*mitty = kitty ☆(ﾟωﾟ☆)(☆ﾟωﾟ)☆

momo (13.08.2008 13:49):
k

momo (13.08.2008 13:49):
k

momo (13.08.2008 13:49):
k

momo (13.08.2008 13:49):
käkkse

pia (13.08.2008 13:49):
aaaiiiiiggghht

momo (13.08.2008 13:53):
fliegt n fisch zu nem kaktus und fragt ihn ob er wasser hat

momo (13.08.2008 13:53):
ahahahaha

momo (13.08.2008 13:53):
verstehst?

pia (13.08.2008 13:53):
ich will auf dein dach und selbstgemachte limonade trinken + weed

momo (13.08.2008 13:53):
n kaktus kann doch garnich reden

momo (13.08.2008 13:53):
wie soll er denn antworten

momo (13.08.2008 13:53):
ahahahha

momo (13.08.2008 13:53):
ha

momo (13.08.2008 13:53):
ha

momo (13.08.2008 13:54):
a

momo (13.08.2008 13:54):
weed also? das kitty wird erwachsen

pia (13.08.2008 13:54):
tchihihi ^-^

momo (13.08.2008 13:58):
♪ somewhere over the rainbow □

momo (13.08.2008 13:58):
die chillige originalversion

momo (13.08.2008 13:58):
nich so ne technoscheisse

pia (13.08.2008 13:59):
grüne augenbrauen

momo (13.08.2008 14:01):
hast du? machst du dir?

momo (13.08.2008 14:01):
wär bestimmt unterhaltsam

pia (13.08.2008 14:02):
hatte die tuss die in den 90ern die technoversion davon gemacht hat

momo (13.08.2008 14:03):
ok, DU merkst dir zuviel WAYNE-stuff

pia (13.08.2008 14:03):
ja und

pia (13.08.2008 14:03):
wayne stuff is cool

momo (13.08.2008 14:03):
^^

Σ(° □° ;)!!

pia (13.08.2008 14:03):
sowas merk ich mir am liebsten

pia (13.08.2008 14:03):
sowas behalte ih auch generell immer und sofort

momo (13.08.2008 14:04):
ja ich auch, aber nur lustigen wayne stuff

momo (13.08.2008 14:04):
nich sowas hard-etf-wayneiges

momo (13.08.2008 14:04):
;P

momo (13.08.2008 14:05):
sagmal m jo er soll mal vorbeikomm mit zeugs un so

momo (13.08.2008 14:06):
damit ich endlich mit kiff0rn aufhörn kann ^^

pia (13.08.2008 14:06):
ok :D

momo (13.08.2008 14:07):
weil sonst verraff cih das nächste jahr ^^

momo (13.08.2008 14:08):
machst du eigtl keine mittagspause?

momo (13.08.2008 14:08):
bzw arbeitest du überhaupt was?

momo (13.08.2008 14:08):
oder atm?

momo (13.08.2008 14:08):
und vorallem

pia (13.08.2008 14:08):
schreib grad sms an jo also psst

momo (13.08.2008 14:08):
was hast du gerade an und drunter?

momo (13.08.2008 14:08):
xD, nice ^^

pia (13.08.2008 14:08):
mom beantworte gleich alles

pia (13.08.2008 14:10):
so

pia (13.08.2008 14:10):
muss CDs sortieren aber damit wär ich in ner halben stunde fertig

pia (13.08.2008 14:10):
muss noch bis 5 bleiben

pia (13.08.2008 14:10):
also zieh ichs in die länge

pia (13.08.2008 14:10):
und mach seit 2 std pause

pia (13.08.2008 14:10):
ne seit 3

pia (13.08.2008 14:11):
drunter hab ich nichts

(o° ε° o)ﾌﾟｯ!!

momo (13.08.2008 14:11):
dacht ich mir, da cih ja auch nix drunter hab und mich fragte wiso

pia (13.08.2008 14:13):
ey

pia (13.08.2008 14:13):
du banause

momo (13.08.2008 14:13):
bitte?

pia (13.08.2008 14:16):
ba

pia (13.08.2008 14:16):
nau

pia (13.08.2008 14:16):
se

momo (13.08.2008 14:16):
zi

momo (13.08.2008 14:16):
ck

momo (13.08.2008 14:16):
e

pia (13.08.2008 14:16):
danke

momo (13.08.2008 14:17):
bitte

pia (13.08.2008 14:22):
ich glaube

pia (13.08.2008 14:22):
egal

momo (13.08.2008 14:22):
aha

pia (13.08.2008 14:23):
jo will was von dir

momo (13.08.2008 14:24):
geil

pia (13.08.2008 14:24):
ich glaub der hat die sms nich geblickt

momo (13.08.2008 14:24):
mein handy is aber aus

pia (13.08.2008 14:24):
ruf ihn mal an

v (>w<*)

momo (13.08.2008 14:24):
und ich müsste mit meinem stuhl 50 cm nach links rolln um ans ladekabel ranzukommen und das ist quasi eine unüberwindbare hürde für mich

pia (13.08.2008 14:24):
tja

momo (13.08.2008 14:25):
ok, aber nur weil ich dein hals so toll finde

pia (13.08.2008 14:25):
laber??

momo (13.08.2008 14:25):
nö, find den eigtl echt ganz nett

momo (13.08.2008 14:25):
*denk

pia (13.08.2008 14:26):
freut mich.

momo (13.08.2008 14:26):
^^

pia (13.08.2008 14:27):
http://ug1.kwick.d3/ug/0279/6085/35680494_full,r,470x470.jpg

pia (13.08.2008 14:27):
chihihihi ^-^

momo (13.08.2008 14:27):
wer hatn da an dir rumgesaugt?^^

pia (13.08.2008 14:28):
....

pia (13.08.2008 14:28):
da war ich 15 ehmmm daniel, erinnerst du dich? ヽ(。_°)ノ ?

pia (13.08.2008 14:30):
.fsefjbrabbelbrabbel

momo (13.08.2008 14:31):
^^ leider ja, hass den typ

pia (13.08.2008 14:31):
ey

pia (13.08.2008 14:31):
lass das

pia (13.08.2008 14:31):
ich muss lachen

pia (13.08.2008 14:32):
und dann fällts auf dass ich nich arbeite

momo (13.08.2008 14:32):
rofl

pia (13.08.2008 14:32):
laaasss daaaaas

momo (13.08.2008 14:34):
*goldig ^^

pia (13.08.2008 14:34):
mir ist kalt

momo (13.08.2008 14:34):
blutarmut un so

pia (13.08.2008 14:34):
nein fenster offen und so

momo (13.08.2008 14:35):
drausen is doch warm

pia (13.08.2008 14:36):
nein hier nicht iwi

pia (13.08.2008 14:38):
fuck

momo (13.08.2008 14:38):
würdest halt mal nich so halbnackt rumlaufen du

momo (13.08.2008 14:38):
stück

momo (13.08.2008 14:39):
lol

pia (13.08.2008 14:39):
oO

pia (13.08.2008 14:39):
hoodie und jeans

momo (13.08.2008 14:39):
lüg nich rum ^^

momo (13.08.2008 14:50):
hm 25 min auf handy telefoniert

pia (13.08.2008 14:50):
mit jo?

momo (13.08.2008 14:51):
jop

pia (13.08.2008 14:51):
wieso so lang???

momo (13.08.2008 14:51):
wir erzählen uns gerne dinge

pia (13.08.2008 14:51):
toll

momo (13.08.2008 14:51):
ok... wir haben „ich sehe was was du nicht siehst" gespeilt -.-

momo (13.08.2008 14:52):
aber verrats keinem

pia (13.08.2008 14:52):
IS EUCH IIIWIE LAANGWEILIG??? >_<

momo (13.08.2008 14:52):
lol

momo (13.08.2008 14:52):
niemals

momo (13.08.2008 14:52):
wir ham ja gespielt ^^

momo (13.08.2008 14:54):
schenkst du mirn dudelsack zum nikolaus?

momo (13.08.2008 14:55):
hm, ich laber zunehmenst müll^^

momo (13.08.2008 14:55):
ich werd ma penn gehn

pia (13.08.2008 14:55):
make das

momo (13.08.2008 14:55):
nacht *kraul *beiß

☆ミ(o*・ω・)ノイッテキマース!!

„Es ist aus, dass ich mit dir geschlafen hab, war ein Fehler".
Eine Woche, nachdem sie ihr erstes Mal mit ihm gehabt hatte, verkündete er ihr, dass er es bereute ... *„Ich will halt nichts mehr von dir. Du lernst neue Leute kennen, ich lern neue Leute kennen und wir haben uns irgendwie nichts mehr zu sagen."* Die Worte waren wie ein Schwert gewesen, das ihr Herz durchbohrt hatte. *„Im Moment nervst du mich nur noch."* – All das schrieb er ihr in ICQ, während noch vier andere Mädchen im PC-Raum saßen und Pia die Tränenwand nur schwer zurückhalten konnte, weshalb sie fluchtartig in ihr Zimmer verschwand und dort von Panik überrollt wurde.
Als er sie danach anrief und ihr Wimmern und Schluchzen hörte, was jegliche Worte verschluckte, merkte sie ihm an, dass er nicht damit gerechnet hatte, dass es ihr so nah ging. Er hätte bei dieser Entscheidung natürlich auch an sie gedacht und sei zu dem Schluss gekommen, dass es ihr gegenüber nur fair sei, weil sie wahrscheinlich nie zusammen sein würden. Sie dachte noch immer daran.
So lange hatte er sich jetzt nicht mehr gemeldet, und alles, woran sie denken konnte, waren diese Worte. Lieber wollte sie *irgendwer* für ihn sein als niemand mehr, dachte sie nun, als sie den Fahrstuhl betrat. Er war so klapprig, dass sie sich kurz Sorgen machte, stecken zu bleiben und bis zum nächsten Tag auf Hilfe warten zu müssen, weil der Notschalter bestimmt auch seine funktionstüchtigen Tage lang hinter sich hatte. Solange es ging, hatte sie den Weg in den Keller hinausgezögert, nun hatte sie keine saubere Wäsche mehr und auch endlich genügend 50-Cent-Stücke zusammengekratzt, weshalb ihr nichts anderes übrig blieb, als den dunklen Gang entlang zu huschen (so schnell sie konnte und ohne einen Blick in die düsteren Kellerräume zu werfen, die sie links und rechts in ihren Augenwinkeln wahrnahm). Der Einfachheit halber trennte sie, seit sie alleine wohnte und sich selbst darum kümmern musste, nichts mehr nach Farben. Alles wurde bei der gleichen Temperatur gewaschen, sie trug eh fast nur schwarz und Grauschleier hatten sie noch nie gestört! Ganz im Gegensatz zu dem gruseligen Kellergewölbe ...
Laut zu singen und Lärm zu machen half wenigstens ein bisschen, die Angst zu überwinden, die in ihr hochkroch.

pia (15.08.2008 10:40):
hallo du arsch

momo (15.08.2008 17:00):
hey suße

pia (15.08.2008 17:00):
oha

pia (15.08.2008 17:00):
muss dir

pia (15.08.2008 17:00):
was zeigen

pia (15.08.2008 17:00):
xD

pia (15.08.2008 17:00):
[15:02] Enrico: heeyyy maus
[15:03] kitty: yo
[15:03] Enrico: naa alles oki schatzy ?
[15:03] Enrico: ^^
[15:03] kitty: ._.
[15:03] Enrico: hab dich soo vermisst
[15:03] Enrico: maus
[15:04] kitty: ok. wo warst denn?
[15:06] Enrico: im urlaub soo weit weg von dir schatz
[15:06] kitty: cool, wo?
[15:06] Enrico: hatte voll die große sehnsucht nach dir
[15:06] Enrico: ach nur nordsee 12 tage ...abba trotzdem
[15:07] kitty: o.o mit wem denn?
[15:38] Enrico: mutta ^^
[15:38] kitty: ah, war's gut?
[15:39] Enrico: joaaa

ε=ε=ε=ε=┏(;￣▽￣)┛

[15:39] kitty: schön
[15:40] Enrico: ...wäre soo gern mit dir da gewesen pia
[15:40] kitty: was ging da so?
[15:41] Enrico: hatte großes bett da^^ och joa viele parties un so
[15:41] kitty: ziemlich cool
[15:42] Enrico: joaa
[15:46] Enrico: ich liebe dich...
[15:47] kitty: was???
[15:47] Enrico: hehe jo
[15:47] kitty: lol wie kannst du das wissen?
[15:47] Enrico: kp ....du beeindruckst mich voll
[15:49] kitty: wieso??
[15:52] Enrico: du bist soo süß lieb toll und meine traumfrau ^^
[15:53] kitty: du kennst mich doch garnicht xD
[15:54] Enrico: doooch schreiben reicht bei dir schon

pia (15.08.2008 17:01):
LOOOOOOOL!!!

momo (15.08.2008 17:03):
lol

pia (15.08.2008 17:03):
ps: ich hab kp wer das is aber cooool

pia (15.08.2008 17:03):
der hat mich letztens random angeschrieben (ich glaub der kennt mich von der wiese?!)

momo (15.08.2008 17:03):
tja^^

pia (15.08.2008 17:03):
und ich hab erst 2 mal aus langeweile mit dem geschrieben, weil ich mir dachte „ok, why not. vllt is er ja nett"

momo (15.08.2008 17:03):
rofl

pia (15.08.2008 17:04):
ja das findest du witzig xD

pia (15.08.2008 17:04):
ich muss gar nichts machen, die typen lieben mich schon wenn ich „hey" schreibe. random einfach. fühle mich auf jeden fall ernstgenommen ~.~

pia (15.08.2008 17:04):
entweder troll oder komplett dumm.

momo (15.08.2008 17:05):
solltest diva werden ^^

pia (15.08.2008 17:05):
als er geschrieben hat „ich liebe dich"

pia (15.08.2008 17:05):
völlig zusammenhangslos

pia (15.08.2008 17:05):
wtf.

momo (15.08.2008 17:06):
hast du gewusst, dass menschen deren gedaneknsprünge man beim chatten nicht folgen kann, meistens an shizophrenie leiden?

pia (15.08.2008 17:06):
so wie du also

momo (15.08.2008 17:07):
....verdammt

(●´ | `●)

pia (15.08.2008 17:07):
du bist auch so ein kandidat

momo (15.08.2008 17:07):
wie jetzt^^?

momo (15.08.2008 17:07):
mir kann man doch folgen ^^

pia (15.08.2008 17:07):
laberst auch oft völlig zsmhangsloses zeug, tu nicht so überrascht

pia (15.08.2008 17:07):
dann denk ich: hä? wtf?? lol! hahahahah

momo (15.08.2008 17:07):
ja

pia (15.08.2008 17:08):
nein ich denke nicht in nerd-sprache <.<

momo (15.08.2008 17:08):
aber ich bin mir dessen bewusst was ich schreib, also bin ich höchstens leicht neben der spur aber noch nicht schizo ^^

momo (15.08.2008 17:08):
oh doch

momo (15.08.2008 17:08):
tust du

pia (15.08.2008 17:08):
jaja, was immer du sagst ritzi..
ich muss los :x

pia (15.08.2008 17:08):
mein bus

pia (15.08.2008 17:08):
und ich muss noch aufs klo

pia (15.08.2008 17:08):
omg

pia (15.08.2008 17:08):
wtf

momo (15.08.2008 17:08):
viel spass

pia (15.08.2008 17:08):
LOL

pia (15.08.2008 17:09):
xD

momo (15.08.2008 17:09):
schönes we

momo (15.08.2008 17:09):
bist wahrscheinlich wieder die ganze zeit mit marie, oder?^^

pia (15.08.2008 17:09):
hä woher wusstest du?? xD

momo (15.08.2008 17:09):
weil das ja auch so schwer zu erraten war, seh dich gar nicht mehr ohne sie

(*ﾟ ∇ﾟ)*。_。)*ﾟ ∇ﾟ)*。_。)ウンウン

Pia hatte seit mehreren Tagen nichts gegessen, weil sie schön sein wollte. Sie führte die Weinflasche zum Mund und hoffte, dass sie heute noch kotzen würde.
Sie musste einfach nur so dünn werden, dass Lucas' Beschützerinstinkt geweckt würde und er nicht länger von ihrer zarten Erscheinung ablassen konnte – das dachte sie, während sie nach den Ketten der Schaukel griff und sich weit nach hinten lehnte; ihr Blick ging zu den Sternen und ihre langen Haare strichen sanft durch den Sand unter ihr. Ihr war ganz schwummrig und das fühlte sich gemütlich an. Sie mochte keinen Wein, eigentlich fand sie Alkohol im Allgemeinen ziemlich abscheulich, außer er war stark verdünnt. Es war, als würde sie Gift trinken, aber irgendwas brauchte man ja zum Abschalten und was anderes hatte sie sich bisher noch nicht getraut. Sie hatten heute Unterwäsche bei H&M geklaut, die war nie gechipt und man konnte sie einfach drunterziehen und unbemerkt aus dem Laden spazieren. Vor ihrer Freundschaft mit Marie hatte Pia so was nie gemacht; sie fühlte sich gesegnet, dass Marie sie mochte, weil sie sein wollte wie sie; und dass Marie Potenzial in ihr gesehen hatte, hatte die Hoffnung in Pia entflammt, dass sie nicht ganz so beschissen war, wie sie immer dachte.
Marie hatte sich aus einem kleinen Plastiktütchen weißes Pulver auf ihren Zeigefinger gestreut, hielt ihn an ihr Nasenloch und zog tief ein. „Urgh, es ist so widerwärtig bitter ..."
Neben ihr auf der Schaukel hatte sich einer der Typen niedergelassen, die sie erst an diesem Abend auf dem Spielplatz kennengelernt hatten, auf dem sie seit Kurzem öfter chillten. Seine Augen klebten förmlich an ihr.
„Ey, Pia!" Marie schniefte und schaute sie aus halb geöffneten Augen an. „Wahrheit oder Pflicht?"
Sie setzte sich wieder auf und gönnte sich einen weiteren Schluck aus der Weinflasche. „Pflicht."
Die beiden Mädchen spielten das schon das ganze Wochenende und waren dadurch in die absurdesten Situationen gekommen. Pia vertraute ihrer Freundin, sie würde *alles* tun, was sie ihr auftrug.
„Küsst euch."

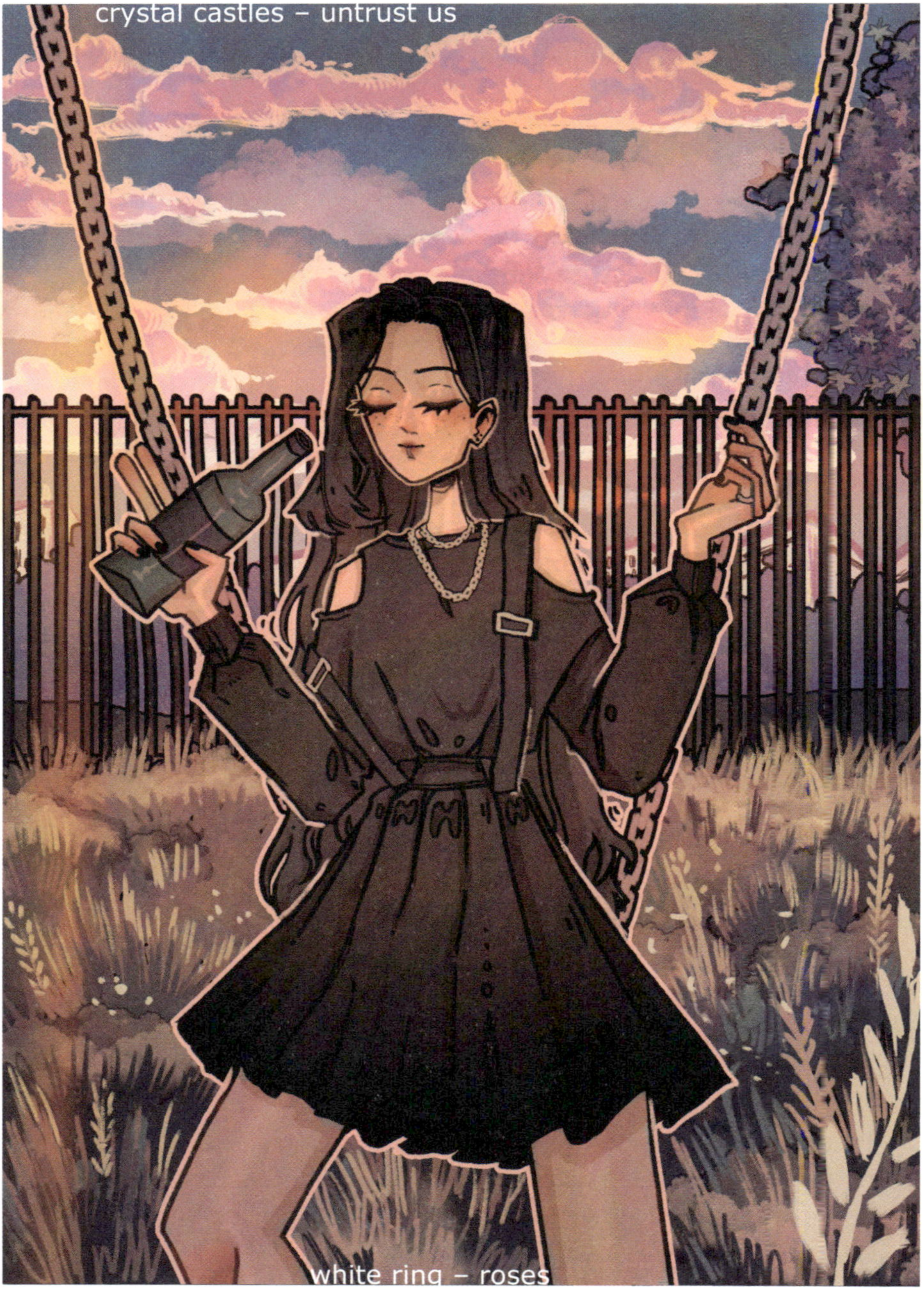
crystal castles – untrust us
white ring – roses

momo (20.08.2008 10:04):
naa? immernoch fleißig am arbeiten?

pia (20.08.2008 10:05):
natürlich!!

momo (20.08.2008 10:06):
^^

pia (20.08.2008 10:07):
im gegensatz zu dir, fauli

momo (20.08.2008 10:09):
ich arbeite 24/7

momo (20.08.2008 10:09):
an einer besseren welt

momo (20.08.2008 10:09):
xD

pia (20.08.2008 10:10):
seit wann das ôO

momo (20.08.2008 10:11):
tja, da kannste mal sehn

momo (20.08.2008 10:11):
ich werde einfach immer unterschätzt

momo (20.08.2008 10:11):
^^

pia (20.08.2008 10:12):
du bisch ein huhnd

momo (20.08.2008 10:13):
loyal und ein prima kopfkissen? U￣-￣U ニヤリ

pia (20.08.2008 10:14):
nein sabbernd, unnütz und will immer gekrault werden

momo (20.08.2008 10:14):
*sob

momo (20.08.2008 10:14):
^;P

pia (20.08.2008 10:15):
für was steht die abk. schon wieder?

momo (20.08.2008 10:16):
sowas wie n zerknirschtes seufzen

pia (20.08.2008 10:16):
oha ja, macht sinn

momo (20.08.2008 10:22):
s gibt schon pullover zu kaufen oder?

momo (20.08.2008 10:23):
mirs nämlich langweilig, also muss man was kaufen gehn ^^

momo (20.08.2008 10:23):
daher kauf ich halt was fürn winter ^^

pia (20.08.2008 10:25):
-.- wie kannst du mich im august schon an meine bevorstehenden winterdepressionen erinnern, momo ey, wieso schreib ich überhaupt mir dir..

momo (20.08.2008 10:51):
so, ich geh dann ma zu ersten mal seit ca 7 jahren so guthaben kauf0rn fürs handy ^^

pia (20.08.2008 10:55):
oO nicht wahr

momo (20.08.2008 11:22):
doch hatte doch immer vertrag un so

momo (20.08.2008 11:22):
aber hab gefailed gerade^^

pia (20.08.2008 11:23):
how?

momo (20.08.2008 11:23):
weil handy nich dabei un so

pia (20.08.2008 11:23):
du bisch so doooooof

pia (20.08.2008 11:23):
xD

momo (20.08.2008 11:23):
tz, wtf, seit wann muss ich den pfeifen meine handynr sagen damit dies direct drauftun könn

pia (20.08.2008 11:24):
septum piercing is so geil

。(>_<;=;>_<)。

momo (20.08.2008 11:24):
jetzt hab ich wieder die motivation verlorn fürn jahr ^^

momo (20.08.2008 11:24):
hm?

momo (20.08.2008 11:25):
was ist ein septum und wie shcmeckt das?

pia (20.08.2008 11:25):
nasenscheidewand

pia (20.08.2008 11:26):
http://de.wikipendium.oяg/wiki/Bild:Septum.jpg

pia (20.08.2008 11:26):
da siehts scheiße aus

momo (20.08.2008 11:29):
^^

pia (20.08.2008 11:29):
was?

momo (20.08.2008 11:30):
ja sieht scheisse aus

pia (20.08.2008 11:30):
aber das is sau geil

momo (20.08.2008 11:30):
naja

momo (20.08.2008 11:30):
find augenbraue und zunge besser

pia (20.08.2008 11:31):
naaaiiiiinnnn

pia (20.08.2008 11:31):
am geilsten in lippe, dann nasenflügel

pia (20.08.2008 11:31):
dann septum

momo (20.08.2008 11:33):
naja

momo (20.08.2008 11:33):
^^

pia (20.08.2008 11:33):
und ohr ish geil

pia (20.08.2008 11:33):
und bauchnabel

momo (20.08.2008 11:38):
bauchnabelpiercings kommen ja erst so richtig zur geltung wennde schwanger bist

momo (20.08.2008 11:38):
dann sticht das quasi ins auge

(ミ￣ー￣ミ) ニャ

momo (20.08.2008 11:38):
olo (ironisches lol, just sayin und so, falls du es vergessen haben solltest)

pia (20.08.2008 11:38):
-.-

pia (20.08.2008 11:38):
garkein

pia (20.08.2008 11:49):
äy

momo (20.08.2008 11:49):
jo

pia (20.08.2008 11:50):
unterhalt mich mal

pia (20.08.2008 11:50):
bist mal wieder der einzige nerd

pia (20.08.2008 11:50):
der on is

momo (20.08.2008 11:50):
*tanz ヘ(￣－￣ヘ)(ノ￣－￣)ノ♪

pia (20.08.2008 11:50):
gääääääääääääääähn

pia (20.08.2008 11:50):
woh kim ish on xD

momo (20.08.2008 11:51):
lame immortelle is so hart schlecht

pia (20.08.2008 11:52):
scheiße who cares bout them?

momo (20.08.2008 11:52):
kA

momo (20.08.2008 11:53):
wollte ich halt mal anmerken

momo (20.08.2008 11:53):
damit du das weißt

momo (20.08.2008 11:53):
denn wissen is nacht

pia (20.08.2008 11:53):
thx

momo (20.08.2008 11:53):
und dummheit is tag

(/*・・)/☆

momo (20.08.2008 11:53):
deswegen sollt cih ma penn gehn lol

pia (20.08.2008 11:53):
naaaiiiin mooomooo

pia (20.08.2008 11:55):
hey!!!

momo (20.08.2008 11:55):
^^

pia (20.08.2008 11:55):
>_<

pia (20.08.2008 11:55):
wusstest du

momo (20.08.2008 11:55):
ja

pia (20.08.2008 11:56):
nein

momo (20.08.2008 11:56):
wusst ich

pia (20.08.2008 11:56):
>_<

momo (20.08.2008 11:56):
habs aber vergessen

pia (20.08.2008 11:56):
lass mich ausreden

momo (20.08.2008 11:56):
deswegen weiß cihs ncihmehr

pia (20.08.2008 11:56):
du arsch!!

pia (20.08.2008 11:56):
nein

momo (20.08.2008 11:56):
rofl

pia (20.08.2008 11:56):
lass mich

pia (20.08.2008 11:56): (T▽T*)
endlcih

pia (20.08.2008 11:56):
ausreden

pia (20.08.2008 11:56):
finger weg

pia (20.08.2008 11:56):
also

pia (20.08.2008 11:56):
wusstest du

pia (20.08.2008 11:56):
dass italienisches blut

pia (20.08.2008 11:56):
durch meinen adern fließt

pia (20.08.2008 11:56):
wenn auch

pia (20.08.2008 11:56):
stark verdünnt!

pia (20.08.2008 11:57):
wusstest du das?

momo (20.08.2008 11:57):
ja, wusst ich

momo (20.08.2008 11:57):
weil

pia (20.08.2008 11:57):
._.
woher

momo (20.08.2008 11:57):
als ich mal nachts durch dein fenster geflogen bin und dir in oberschenkel gebissen hab

momo (20.08.2008 11:57):
hab ich das rausgeschmeckt

pia (20.08.2008 11:58):
oO

pia (20.08.2008 11:58):
lügner

\(°o°;)/ウヒャー

momo (20.08.2008 11:58):
garnich! hab ich früher ständig gemacht, als wir noch nachbarn waren. hast halt n festen schlaf.

pia (20.08.2008 11:58):
wohl lügner

momo (20.08.2008 11:59):
*kraul

momo (20.08.2008 11:59):
italienisch also

pia (20.08.2008 11:59):
jaaaa

momo (20.08.2008 12:00):
freut mich,
gz un so

pia (20.08.2008 12:00):
ich esse brot

pia (20.08.2008 12:00):
hab ich mir gestern

pia (20.08.2008 12:00):
gejauft

pia (20.08.2008 12:00):
aber

pia (20.08.2008 12:01):
das schmeckt so abartig

pia (20.08.2008 12:01):
toll

pia (20.08.2008 12:01):
was soll ich jetzt mit dem ganzen drecksbrot machen?

momo (20.08.2008 12:01):
enten füt0rn

(*^◇^)_旦~~ イラッシャーイ

momo (20.08.2008 12:01):
+t

pia (20.08.2008 12:01):
und ich???

momo (20.08.2008 12:01):
du isst dann die enten

momo (20.08.2008 12:01):
is doch logisch

momo (20.08.2008 12:03):
oder weichs in milch auf und gibt gewürze dazu

momo (20.08.2008 12:03):
und sag mir dann wies schmeckt ^^

pia (20.08.2008 12:03):
alles viel zu kompliziert

momo (20.08.2008 12:03):
tja, dann musst wohl schlucken

pia (20.08.2008 12:04):
nein da seh ich keine zweideutigkeit drin

momo (20.08.2008 12:04):
ja , wo denn auch

pia (20.08.2008 12:04):
sag ich ja

pia (20.08.2008 12:06):
SCHREIB!

momo (20.08.2008 12:06):
kritzel

pia (20.08.2008 12:06): φ(〃゜-゜〃) ｻｲﾝ♪
naaaaaiiiiiiiiin

pia (20.08.2008 12:06):
schreib mir momo ich sterbe vor langeweile

momo (20.08.2008 12:06):
ich mag nich mehr in reallife gehn

momo (20.08.2008 12:07):
hab ich voll dran gewöhnt vom pc ins bett u vom bett an pc zu gehn

pia (20.08.2008 12:08):
krank.

pia (20.08.2008 12:08):
ich find das so scheiß-öde, wie kannst du so leben ritzi? wie nur

momo (20.08.2008 12:08):
spart aber geld

┐(－｡－;)┌ﾔﾚﾔﾚ

momo (20.08.2008 12:09):
und nerven

pia (20.08.2008 12:09):
ja aber

pia (20.08.2008 12:09):
reallife ist zu geil

momo (20.08.2008 12:09):
reallife is ungesund

momo (20.08.2008 12:09):
im reallife bin ich ständig besoffen

pia (20.08.2008 12:09):
nervenkitzel und so

momo (20.08.2008 12:10):
wo denn?

pia (20.08.2008 12:10):
naya man lebt gefährlich im reallife

momo (20.08.2008 12:10):
ja aber unbewusst

pia (20.08.2008 12:11):
dann musst du es halt bewusster wahrnehmen

momo (20.08.2008 12:11):
ne, das nennt man dann paranoia und angst- bzw panikattacken

momo (20.08.2008 12:11):
dann muss ici weideer zum arzt

momo (20.08.2008 12:11):
das is doof

momo (20.08.2008 12:11):
^^

pia (20.08.2008 12:11):
omg

momo (20.08.2008 12:12):
lol

pia (20.08.2008 12:12):
weißt du

pia (20.08.2008 12:12):
menschen

momo (20.08.2008 12:12):
ja

pia (20.08.2008 12:12):
sind halt

pia (20.08.2008 12:12):
menschen

pia (20.08.2008 12:12):
du weißt schon

pia (20.08.2008 12:12):
aber du

momo (20.08.2008 12:12):
xD

pia (20.08.2008 12:12):
bist echt eine eigenartige fraktion

momo (20.08.2008 12:13):
in der welt die ich sehe

momo (20.08.2008 12:13):
...

momo (20.08.2008 12:13):
bin ich der einzige der noch zurechnungsfähig ist

pia (20.08.2008 12:13):
ja ich sag ja

pia (20.08.2008 12:13):
krank

momo (20.08.2008 12:14):
die welt... ja

(*´; ェ; `*)

pia (20.08.2008 12:14):
ja

pia (20.08.2008 12:14):
but u2

momo (20.08.2008 12:15):
ja.. hab mich angepasst

pia (20.08.2008 12:15):
no u didn't

momo (20.08.2008 12:16):
who can tell 4 sure...

pia (20.08.2008 12:16):
dunno

pia (20.08.2008 12:23):
hey du

momo (20.08.2008 12:23):
ja my lady?

momo (20.08.2008 12:24):
erzähl mal

o(^・x・^)wニャオン

momo (20.08.2008 12:24):
was hast die letzten nächte so geträumt?

momo (20.08.2008 12:24):
^^

pia (20.08.2008 12:25):
in einer nacht

pia (20.08.2008 12:25):
dass meine grundcshulliebe

pia (20.08.2008 12:25):
dieser eine, mit dem ich ab und zu noch kontakt hab

pia (20.08.2008 12:25):
ganz plötzlich voll hinter einer her war

pia (20.08.2008 12:25):
bei uns ausm grafikdesign

pia (20.08.2008 12:25):
und das hat mich iwie voll gestört

pia (20.08.2008 12:26):
obwohl der kerl mir am arsch vorbeigeht

pia (20.08.2008 12:26):
fand ich scheiße

pia (20.08.2008 12:26):
dass er nicht mehr hinter mir her war

pia (20.08.2008 12:26):
weird

momo (20.08.2008 12:26):
xD

momo (20.08.2008 12:26):
süß^^

pia (20.08.2008 12:26):
gar nicht

pia (20.08.2008 12:27):
vorallem die wollte nichts von ihm

pia (20.08.2008 12:27):
aber hat sich dann doch drauf eingelassen

pia (20.08.2008 12:27):
obwohl sie keinen bock hatte ^^

pia (20.08.2008 12:27):
tat mir iwie leid

pia (20.08.2008 12:27):
weil ers nich geblickt hat

pia (20.08.2008 12:27):
und ich war dann voll sauer auf die

momo (20.08.2008 12:29):
vllt wollte der traum dir mitteiln dass du sex mit frauen habn solltest

pia (20.08.2008 12:29):
-.-

momo (20.08.2008 12:29):
lol, sry

(· ·) —*— (· ·)

pia (20.08.2008 12:29):
nein?

momo (20.08.2008 12:33):
mittwoch heute?

momo (20.08.2008 12:33):
hm

pia (20.08.2008 12:33):
yaaayyyy

momo (20.08.2008 12:33):
wayne eigtl^^

pia (20.08.2008 12:33):
great !!

pia (20.08.2008 12:33):
nein nich wayne

pia (20.08.2008 12:33):
muss nurnoch ehmmm

pia (20.08.2008 12:34):
8 tage arbeiten

momo (20.08.2008 12:34):
yay

momo (20.08.2008 12:34):
dann kommst vorbei und wir fangen nachts katzen um ihnen falsche namensbänder umzuhängen

momo (20.08.2008 12:35):
nich?

(=`ェ´=) ム!

pia (20.08.2008 12:36):
wieso??

momo (20.08.2008 12:37):
kA, so ne katze fang, kraulen, nach 5 minuten n namen geben und lieb haben

momo (20.08.2008 12:37):
...war ja auch nur ne idee

pia (20.08.2008 12:37):
ja gute idee

momo (20.08.2008 12:37):
^^

pia (20.08.2008 12:38):
nein echt

momo (20.08.2008 12:39):
freut mich

pia (20.08.2008 12:39):
do u see my away message?

momo (20.08.2008 12:40):
joa

momo (20.08.2008 12:40):
wenn du nun away bist, dann geh ich in bett

pia (20.08.2008 12:40):
was steht da

pia (20.08.2008 12:40):
nein bin ich nich oO

momo (20.08.2008 12:41):
nix

pia (20.08.2008 12:41):
wohl

momo (20.08.2008 12:42):
sei denn du meinst das was eh 4 ever da steht „bei marie bla..."

pia (20.08.2008 12:42):
oh gott

pia (20.08.2008 12:42):
was

pia (20.08.2008 12:43):
-.-

pia (20.08.2008 12:43):
öde

pia (20.08.2008 12:43):
warum ändert sich das niiiie >_<

momo (20.08.2008 12:44):
weil icq verbuggt is

pia (20.08.2008 12:44):
so ein drecksfuck

pia (20.08.2008 12:44):
D0N'TC0MPR0MISEY0URSELF____
Y 0 U A R E A L L Y 0 U , V E G 0 T
<3

momo (20.08.2008 12:46):
nonsense?

pia (20.08.2008 12:46):
no it isnt

momo (20.08.2008 12:46):
seems 2 b

momo (20.08.2008 12:46):
oder halt so emo-gedöns ^^

pia (20.08.2008 12:49):
dein bruder hatte gestern wieder langeweile

pia (20.08.2008 12:49):
[16:46] Michele: 3 wochen malochen omg
[16:47] Michele: kitty ich bin nicht fürs arbeiten geschaffen
[16:47] Michele: ich und du passen gut zusammen
[16:47] Michele: du verdienst das geld
[16:47] Michele: ich gebs auf
[16:47] Michele: arbeitsteilung
[16:47] Michele: nennt mann sowas
[16:47] kitty: naaaiiiin ich maaag nicht arbeiten oO
[16:48] Michele: wohl
[16:48] Michele: faules stück
[16:48] kitty: hast wohl vergessen wer ich bin
[16:48] Michele: pi
[16:48] Michele: pi
[16:49] Michele: pipi

(; ^∇^)σ

[16:50] Michele: harter arbeitstag
[16:50] kitty: was machsu denn nochmal??
[16:51] Michele: schafe hirten
[16:51] kitty: das heißt hüten du vogel
[16:51] Michele: warum heißt es dann hirte und nicht hürte DU vogel!!! hab einen hirtenhund der heißt pia (oder wie du sagst hürtenhund hihi) du dummerchen... hürtenhund ;D kleines süsses kitty

momo (20.08.2008 12:50):
lol

pia (20.08.2008 12:51):
[12:50] Enrico: die duscht immer mit ihrem hund ...un dann will sie imma dass ich vorbeikomme und zugucke ^^ ....voll mega verrückt ......naja da die soo aufdringlich un energisch is komm ich manchmal zu ihr ....abba kein sex lol da kann ich mich beherrschen ^^
[12:50] kitty: O.O looooooooolll wtf laberst du
[12:51] Enrico: alte kranke porno sau ^^ ....total wahnsinnig^^ naja hehe

momo (20.08.2008 12:52):
enrico hat ne lebhafte fantasy

pia (20.08.2008 12:52):
hilfe

momo (20.08.2008 12:53):
ab diesem punkt definitv troll

momo (20.08.2008 13:06):
schikcedenhier> Boa, meine Freundin regt mich so auf, ein halbes Jahr lang ist die schon ständig am rumnörgeln
<mipmipmip> wieso????
<schikcedenhier> Ich soll den Weihnachtsbaum raustragen

pia (20.08.2008 13:07):
xD

pia (20.08.2008 13:09):
weißt du was in einem jahr, einem monat und paar tagen iiiiiisssst?

momo (20.08.2008 13:09):
du bist 18 und wir machen aktfotos ^^

pia (20.08.2008 13:10):
wtf

(￣～￣；) ウーン

pia (20.08.2008 13:10):
wie hast du das so schnell gewusst

momo (20.08.2008 13:10):
ich bin das internet

momo (20.08.2008 13:10):
auserdem, hab ich connections zu den stimmen in deinem kopf^^

pia (20.08.2008 13:11):
oha

momo (20.08.2008 13:15):
Pfirsichknutsch> wie würdest du reagieren, wenn ich dir sagen würde, dass ich dich liebe? =)
<QNO> ehrliche antwort?
<Pfirsichknutsch> ja bitte =)
<QNO> ich würde dich in den arm nehmen, deine haare wegschieben und dir ins ohr flüstern „ich mag dich auch, aber mich interessieren nur hübsche frauen"
<Pfirsichknutsch> arschloch -.-`

pia (20.08.2008 13:15):
boooh wie miiiies o((・_・彡 ・_・))o ｷｮﾛｷｮﾛｯ

momo (20.08.2008 13:16):
ehrliche antwort halt ^^

pia (20.08.2008 13:16):
aber die arme

pia (20.08.2008 13:17):
wer is schon hübsch

momo (20.08.2008 13:18):
tja

momo (20.08.2008 13:18):
liegt ja bekanntlich im auge des betrachters ^^

pia (20.08.2008 13:18):
wie würdest du denn reagieren wenn ich sagen würde, dass ich dich liebe??

momo (20.08.2008 13:18):
ehrliche antwort?

pia (20.08.2008 13:18):
ja bitte xD

pia (20.08.2008 13:18):
haha

momo (20.08.2008 13:19):
„kino? ich zahl"

pia (20.08.2008 13:20):
lügner

momo (20.08.2008 13:20):
ne, was soll man denn sonst sagen? wir kennen uns seit jahren, wie sollte ich schon reagieren?

pia (20.08.2008 13:20):
würde sagen: bist du dir sicher dass du dir das gut überlegt hast?

momo (20.08.2008 13:21):
das is auch nich schlecht

pia (20.08.2008 13:21):
normale reaktion meinerseits

momo (20.08.2008 13:27):
eigtl nich mit einem satz beantwortbar (wenn ich da mal so drüber nachdenk ^^)

pia (20.08.2008 13:28):
wieso

momo (20.08.2008 13:29):
naja, wenn dir wer (den du kennst, nich ne random person) sagt sie liebt dich, dann wird ziemlich sicher n dialog draus ^^

pia (20.08.2008 13:30):
okay wir könnten es nachspielen

momo (20.08.2008 13:32):
z.b.: auf „bist du dir sicher dass du dir das gut überlegt hast?“
folgt ein „ja, hab ich“

pia (20.08.2008 13:32):
hm dann würde ich sagen: wieso ich?

momo (20.08.2008 13:34):
loves strikes unpredictable

pia (20.08.2008 13:34):
hm right.. für den fall dass ich die liebe des werten herren (oder dame wer weiß) nicht erwidern würde: „tut mir echt leid aber ich..

pia (20.08.2008 13:35):
hasse dich.“ (*`･з･)ノ))ｲｯﾃﾗｯﾀｲ♪

pia (20.08.2008 13:35):
...

pia (20.08.2008 13:35):
schiiipaaassss

momo (20.08.2008 13:36):
dann dreht er durch und tötet deine haustiere oder sowas ^^

momo (20.08.2008 13:36):
vor allem

momo (20.08.2008 13:36):
macht dat ja keinen sinn

momo (20.08.2008 13:37):
würdest also ne freundschaft beenden^^?

pia (20.08.2008 13:38):
nein

pia (20.08.2008 13:38):
war nur spaß du schimpanse

momo (20.08.2008 13:39):
weiß ich ^^

momo (20.08.2008 13:39):
bist ja kein assi *patpat+ (。。;)\(゜o゜#;ｱﾎｶｯ!

pia (20.08.2008 13:40):
right

pia (20.08.2008 13:40):
aber wär schon blöd weil ich mir sicher wär, dass er mich nur oberflächlich liebt und mich nicht richtig kennt. niemand der mich kennt würd sich in mich verlieben, is einfach so lol

momo (20.08.2008 13:47):
naja, ich bleib trotzdem beim kino und danach was trinken bevor ich yay oder omg sagen würd ^^, man muss ja rausfinden obs laufen könnte oder nicht

pia (20.08.2008 13:48):
„yay"
omg haha

momo (20.08.2008 13:48):
^^

momo (20.08.2008 14:05):
Simm> meine muddi eh
<sl33ve> was ist mit der?
<Simm> ich geh gestern nachm duschen durch den flur und wollt in mein zimmer
<Simm> da fällt mein handtuch gerade dann runter als meine mutter da steht
<Simm> und sie guckt an mir runter und sagt „na, kalt geduscht?"
<sl33ve> looool und haste kalt geduscht?
<Simm> ne...

pia (20.08.2008 14:05):
hahahahahaha

momo (20.08.2008 14:20):
Thorn> 2 Meter rechts von dir ist eine Raubkatze... was machst du?
<tbanus> einen bug melden
<tbanus> eine raubkatze hat in meinen buero nix zu suchen

momo (20.08.2008 14:20):
nerd^^

momo (20.08.2008 14:31):
wusstest du schon?

pia (20.08.2008 14:31):
ja

momo (20.08.2008 14:31):
an deinem 5. geburtstag is mein meerschweinchen gestorben
aber da kannten wir uns ja noch nicht ^^

pia (20.08.2008 14:32):
krank

pia (20.08.2008 14:32):
warum weißt du sowas oO

momo (20.08.2008 14:34):
öhm... ich hab das vieh halt beerdigt und so kreuz draugesteckt und datum draugeschrieben und davon dann n foto gemacht (wertvolle erinnerung un so^^) das foto hab ich dann letztens wiedergefunden

pia (20.08.2008 14:34):
ôO

momo (20.08.2008 14:34):
ja kA, is mir grad so eingefalln Oo

pia (20.08.2008 14:36):
goil

momo (20.08.2008 14:37):
Benjamin> hihi *hat grad ne geforce 4 nackig gesehen*
<Benjamin> wenn man keine freundin hat wird man sonderbar

momo (20.08.2008 14:37):
musst ich lachn

momo (20.08.2008 14:37):
ne geforce 4 is ne grafikkarte btw ^^

pia (20.08.2008 14:38):
omg momo

momo (20.08.2008 14:40):
ich weiß -.-

pia (20.08.2008 14:44):
xD

momo (20.08.2008 14:49):
ich würd ma sagen ich geh schlafen ey... ich les seit 2 stunden chat-zitate Oo...wie unbeschäftigt kann man eigentlich sein ^^

pia (20.08.2008 14:50):
wo liest du die alle?

momo (20.08.2008 14:50):
http://www.german-bashh.oяg/action/random
und da immer links auf „zufall"

pia (20.08.2008 14:51):
ahso

momo (20.08.2008 14:53):
<xenocide> wie nennt man das wenn frauen sich einen runterholen?
<clubo> „shoppen"

pia (20.08.2008 14:53):
hahahah yeeeeh ⌒☆ヽ(。◇°)ノ

momo (20.08.2008 15:00):
<sprechender Arsch> Ich hab dich als Süßer umbenannt, wie heiße ich bei dir?
<sevon> Ist ein Geheimniss

momo (20.08.2008 15:00):
ahahahaa

pia (20.08.2008 15:00):
geil xD

pia (20.08.2008 15:02):
<muschi> hast du lider auf pc???
<YaZo> nein nur auf den augen -.-

momo (20.08.2008 15:02):
^^

pia (20.08.2008 15:02):
<HaHannes> ich mach doch grad praktikum in ner hauptschule...
<c0RnhOLi0> jo
<HaHannes> und heut in geschichte frag der lehrer:„die Juden lebten isoliert in ghettos. was bedeutet isoliert?“ dann der hauptschüler (ernsthaft!!): „hmm...dass da in den wänden was drin ist dass es warm bleibt wo die sind!“
<c0RnhOLi0> omfg

momo (20.08.2008 15:03):
lol

(＊・○・）＝3はぁー

pia (20.08.2008 15:06):
<jupp> booor ne man muss morgen nachsitzen
<Müller> lol watt haste wieda angestellt
<jupp> lehrer meint so zu mir: besser dich mal über die Ferien, ich war voll gestresst: ach, hdf huso
<Müller> omg du heehl
<jupp> ja scheiße man war mir garnit bewusst was ich gesagt habe erst so 3 sekunden später
<Müller> der weis doch garnit was das bedeutet
<jupp> ja dat hab ich auch gedacht weil der nix dazu gesagt hat aba heut kam der so: ich hab auch n sohn der WOW spielt un schickt mich zum direktor

momo (20.08.2008 15:07):
rofl

momo (20.08.2008 15:07):
suckt ^^

pia (20.08.2008 15:09):
<aleks> frage: wenn das vertrauen ersmal hergestellt ist.. ist man offnener miteinander weil man sich nicht mehr so nahe ist? zb kmmunukation über inet.. man verrät irgendwem den man gut „kennt" sachen, die man nem real life freudn vlt nie sagen würde, weil die gefahr da ist das ers halt dumm findet oder so.. beim inet bekannten kann das zwar passieren aber es is nich so tragisch, weil man den ja nich live sieht.. ist es so? was meint ihr?
<Lex> ja
<Lex> man mein sack juckt heute wieder abnormal.. o.O
<aleks> meienr juckt jeden tag voll krank.. grrr
<Lex> du hast den witz nicht verstanden..

momo (20.08.2008 15:11):
Lol

momo (20.08.2008 15:14):
<Ukee> Ich hatte gestern Versöhnungssex.
<sylist> warum? hast du dich mit deinem vater gestritten?

momo (20.08.2008 15:14):
hehe

pia (20.08.2008 15:14):
>_<

pia (20.08.2008 15:26):
<Tyx> was heißt egal auf englisch?
<Tiryara> wayne?

pia (20.08.2008 15:26):
xD

momo (20.08.2008 15:26):
xD

momo (20.08.2008 15:36):
<none> mach mal eben ein senkrechten strich bitte ;)
<starseeker> |
<none> thx
<Oxdeadbeef> Pong?
<Oxdeadbeef> . |
<starseeker> | °
<Oxdeadbeef> o |
<Oxdeadbeef> Der Ball wird immer größer...
<starseeker> .|
<starseeker> mist
<Oxdeadbeef> Yay! キャハハ o(>▽<o)(o>▽<)o キャハハ

pia (20.08.2008 15:47):
<Syko> argh muss mal wieder festplatte aufräumen...
<Bacon> woran merkste? ich wenn ich was neues installieren will^^
<Syko> an meinen ordnerpfaden
C:\Dokumente und Einstellungen\Syko\Desktop\Kram\Noch mehr Kram\ABC\2ABC\zu viel Kram\Prüll\Müll\ARGH\
in jedem ornder ab Kram sind durchschnittlich 20 verknüpfungen zu irgendwelchen proggis, games oder zu anderen ordnern >.<
<Bacon> omfg °____°

momo (20.08.2008 15:49):
lol, joa, kenn ich ^^

pia (20.08.2008 16:03):
<kotknusperer> hmm, hab mir eben cornflakes geholt
<kotknusperer> die haben irgendwie den geschmack vom holzschrank angenommen wo die drin warn...
<kotknusperer> ey, ihr wisst nicht wie geil unser schrank schmeckt
<prötze> -.- freak

momo (20.08.2008 16:04):
^^ wie ich

pia (20.08.2008 16:08):
Grammatik is offline
<Vegtam> oh Grammatik offline die ist
<Vektar> lol
<Vegtam> jetzt kaum verstehen man mich kann
<Kadoffel> ROFL

pia (20.08.2008 16:08):
omg^^

momo (20.08.2008 16:09):
dumm das ^^

momo (20.08.2008 16:11):
Killy> Manchmal bin ich derb verpeilt. -.-
<Killy> Geh ich gestern aus'm Haus Richtung Bahnhof, gedanken-versunken, blablubb ... und komm am Ende wieder bei mir zuhause an.
<Isadora> Hehe, ist mir auch schon mal ähnlich passiert. =)
<Killy> Auch ohne Schuhe?

momo (20.08.2008 16:11):
ich glaub killy is jo ^^

momo (20.08.2008 16:11):
wegen dem blalbubb ^^

momo (20.08.2008 16:11):
und der rest würde auch passen

pia (20.08.2008 16:11):
jA stimmt

pia (20.08.2008 16:11):
xD

pia (20.08.2008 16:12):
<Doggi> du bist pervers
<Doggi> ich mag dich

pia (20.08.2008 16:12):
wie wir

momo (20.08.2008 16:12):
xD

pia (20.08.2008 16:14):
<nick> ROFL, is echt scheiße, wennde alleine wohnst
<nick> hab grad wen angerufen, da merk ich, dass ich HEISER bin
<nick> hab heute noch kein wort geredet, wusste nicht, dass ich keine stimme hab

pia (20.08.2008 16:14):
kenn ich ^-^

pia (20.08.2008 16:16):
<Dark_Rain> Fuck ich bin in 7 channels oder so gebannt. Ich brauche dringend einen neuen nicknamen und eine neue identität...

momo (20.08.2008 16:17):
lol

momo (20.08.2008 16:17):
boa, jetzt mus sich nachher redbull kaufn gehn

momo (20.08.2008 16:17):
weil

momo (20.08.2008 16:17):
mich das zitat vorhin an jo erinnert hat hab cih ihn mal angerufen

momo (20.08.2008 16:18):
nu kommt der gegen 20 uhr vorbei

pia (20.08.2008 16:18):
omg

momo (20.08.2008 16:18):
dann bin ich 25 stunden wach -.-

pia (20.08.2008 16:18):
xD

(´^—^`)ニヤァリ

pia (20.08.2008 16:20):
<nick> Ich will nicht in Würde alt werden, ich weiß ja noch nicht mal wo das liegt!?

momo (20.08.2008 16:20):
XD

pia (20.08.2008 16:20):
<dornbusch> ich schreib in meiner englisch klausur: „the only man who can stop obama is mike huckabee, because he is supported by chuck norris."
<dornbusch> kommentar der lehrerin: „and as we all know chuck norris is the only true weapon of mass destruction"
<mikC> lool

momo (20.08.2008 16:21):
LOL

momo (20.08.2008 16:21):
sowas würd cih unsrem englischlehrer auch zutraun

Thalia

Thalia Bücher

Breite Straße 15-17
18055 Rostock
Tel. +49 381 492120
Fax. +49 381 4921210
thalia.rostock@thalia.de

Quittung

BFF~!! (or 'til death do
9783960960737 20,00 1

SUMME (1)	€	20,00
Geschenkkarte	€	20,00

63940200251818792
Betrag enthält 1,31 € MWSt:
1: 7% = 1,31 Netto: 18,69

Steuernummer: 321/5801/0669
Ust-Idnr.: DE815584781

Kassierer:	5134	Kasse:	00001
LadeNr:	0001	BonNr:	00830
Datum:	29.04.19	Uhrzeit:	14:08

Vielen Dank für Ihren Einkauf!
Bitte beachten Sie unsere
aktuellen Sonderangebote

*Verkauf im Namen/auf Rechnung der DPAG
Bonn, StNr.: 5205/5777/1510

pia (20.08.2008 16:28):
<sXe>also ich hab nen plan ...
<sXe>... wie du hier her kommst!
<Xqlusíve>?! Sach an ...
<sXe>iIch bestell ne Pizza bei Kismet und du gehst da hin und fragst den Fahrer ob du da mitfahren kannst

pia (20.08.2008 16:29):
voll gute idee, lass das auch mal probiern

momo (20.08.2008 16:32):
hast ja nie zeit für mich tz

momo (20.08.2008 16:32):
lol, grad kommt meine mum so rein: „kannst du mal an meinem fahrrad so dinger-- -bla---wall-of-txt---bla-sabber-red-talk-wörter-aneinenader-reih-was ich da so tun soll" ich schau sie die ganze zeit an und nick und sag ja, k, k, mach ich, jo, ... sie sagt „schreibs dir auf" - ich „k," *zettel nehm aufschreib „morgen mal in die garage gehn"

pia (20.08.2008 16:33):
xD

ﾅｶﾏｯ(＊^ｰ^)人(ﾟ.ﾟ＊)ﾀﾞﾚﾀﾞｯｹ?

pia (20.08.2008 16:33):
man momo

pia (20.08.2008 16:33):
iwie bist du so cool

momo (20.08.2008 16:33):
^^

pia (20.08.2008 16:37):
<Konsti> boar alter

<Konsti> was isn deine ex für ne bitch
<qu@tscher> wieso ?^^
<Konsti> macht die per sms schluss
<qu@tscher> ka, mein handy is seit 2 wochen aus...
<qu@tscher> aber thx für die info^^

momo (20.08.2008 16:38):
lol

pia (20.08.2008 16:47):
scheiße musste grad voll lachen

pia (20.08.2008 16:47):
peinlich

momo (20.08.2008 16:47):
lol

pia (20.08.2008 16:47):
die denken auch „die pia arbeitet ja echt gut!"

momo (20.08.2008 16:48):
xD ja schon

pia (20.08.2008 16:48):
als ob ich wegen codes lachen würde

pia (20.08.2008 16:48):
sau peinlich, scheiße

momo (20.08.2008 16:48):
rofl

pia (20.08.2008 16:48):
ih kanns nich unterdrücken

pia (20.08.2008 16:48):
damn

pia (20.08.2008 16:48):
hör auf

momo (20.08.2008 16:48):
suckt wa? ^^

pia (20.08.2008 16:49):
LASS DAS

pia (20.08.2008 16:49):
schreib nich mehr

pia (20.08.2008 16:49):
egal was du schreibst

pia (20.08.2008 16:49):
ich muss lachen

pia (20.08.2008 16:49):
lass es

pia (20.08.2008 16:49):
bitte

pia (20.08.2008 16:49):
DANKE

momo (20.08.2008 16:50):
nixschreib

pia (20.08.2008 16:50):
omg das is der verdammte horror

pia (20.08.2008 16:50):
die tuss sitzt gegenüber von mir

pia (20.08.2008 16:50):
was denkt die jetzt

pia (20.08.2008 16:51):
ich muss die ganze zeit die hand vorn mund pressen

momo (20.08.2008 16:51):
fang einfach schnell an mit dem ncihts zu reden

pia (20.08.2008 16:51):
fuck und mach unterdrücktes lachen geräusche

momo (20.08.2008 16:51):
am besten streichelst du noch eine unsichtbare katze

momo (20.08.2008 16:51):
dann bekommt sie angst vor dir und verpetzt dich nciht ^^

momo (20.08.2008 16:51):
aber wegen was musstest eigtl so lachen ^^?

pia (20.08.2008 16:52):
wegen dir

pia (20.08.2008 16:52):
keine ahnung

(≧∇≦) ぶぁっはっはっ！！

momo (20.08.2008 16:52):
xD

pia (20.08.2008 16:52):
ich muss imemr lachen wenn ich mit dir schreibe scheißße

pia (20.08.2008 16:52):
ich sollte das lassen

momo (20.08.2008 16:52):
ich bin gesund ^^

pia (20.08.2008 16:52):
zumindest in meiner arbeitszeit

pia (20.08.2008 16:52):
ich ersticke

pia (20.08.2008 16:52):
omg das is mittlerweile so auffälluig

momo (20.08.2008 16:53):
in 7 minuten is feierabend ^^

momo (20.08.2008 16:53):
sag einfach das war die vorfreude

pia (20.08.2008 16:53):
ja daaamn zum glück

pia (20.08.2008 16:53):
hey

pia (20.08.2008 16:53):
lass das

pia (20.08.2008 16:53):
bitte

pia (20.08.2008 16:53):
ich lach schon wieder

pia (20.08.2008 16:53):
fuck

pia (20.08.2008 16:54): (Ψ▽Ψ*)
omg ist das peinlich

pia (20.08.2008 16:54):
bitte hör auf

pia (20.08.2008 16:54):
ich muss schon lachen wenn ich seh dass du tippst

momo (20.08.2008 16:56):
dann bin cih mal gemeinnnnnnnnnnnnnnnnnnnnnnnnnnnnnnnnnn nnnnnnnnnnnnnnnnnnnnnnnnnnnnnnnnnnnnnnnnnn nnnnn nnnnnnn nnnnnnnnnnnnnnnnnnnnnnnnnnnnnnnnnnnnnnnnnnnnnnnnnnnnnnnnn nnnnnnnnnnnnnnnnnnnnn nnnnnnnnnnnnnnnnnnnnn nnnnnnnnnnnnn nnnnnnnnnnnnnnnnnnnnnnnnnnnnnnnnnnnnnnnnnnnnnnnnnnnnnnnnnn nnnnnnnnnnnnnn nnnnnnnnnnnnnnnnnnnnnnnnnnnnnnnnnnn nnnnn nnnnnnnnnnnnnnnnnnnnnnnnnnnnnnnnnnnnnnnnnnn und tipp ewiiii-iiiiiiiiiiiiiiiiiiiiiiiiiiiiiiiiiiiiiiiiiiiiiiiiiiiiiiiiiiiiiiiiiiiiiiiiiiiii iiiiiiiiiiiiiiiiiiiiiiiiiiiiiiiiiiiiiiiiiiiiiiiiiiii-iiiiiiiiiiiiiiiiiiiiiiiiiiiiiiiiiiii iiiiiiiiiiiiiiiiiiiiiiiiiiiiiiiiiiiiiiiiiiiiiiiiiiiiiiiiiiiiiiiiiiiiiiiiiiiiiiiiiiiiiiiiggggg gggggggggggggggggggggggggggggggggggggggggggggggggggg ggg

pia (20.08.2008 16:57):
kann meiner gesichtsmimik die freiheit gewähren

pia (20.08.2008 16:57):
für kurze zeit

momo (20.08.2008 16:57):
gz^^

pia (20.08.2008 16:57):
scheiße wie peinlich

pia (20.08.2008 16:58):
ich muss echt immer lachen wenn ich mit dir schreib wie gesagt ich lach schon wenn du bloß tippst womit habe ich das bloß verdient omfg

pia (20.08.2008 16:58):
das liegt wahrscheinlich an meiner blühenden phantasie

pia (20.08.2008 16:58):
stell mir schon immer vor was als nächstes kommen könnte

pia (20.08.2008 16:58):
super, wenn ich allein bin oderso is das auch nich schlimm

pia (20.08.2008 16:59):
aber kacke.. nich wenn ich „arbeite"

momo (20.08.2008 16:59):
lol

momo (20.08.2008 16:59):
du bist gut für mein ego ^^

momo (20.08.2008 16:59):
thx

pia (20.08.2008 16:59):
xD

*:゜・☆ヾ(TωT。)

pia (20.08.2008 16:59):
bitte

pia (20.08.2008 16:59):
das ist so verdaaaaammt auffällig

pia (20.08.2008 17:00):
die merken langsam auch dass ich seit letztem freitag gar keine aufgabe mehr hab und nur meine zeit absitze was mache ich eigentlich hier WOW

momo (20.08.2008 17:00):
rofl

('-'*) フフッ・・

pia (20.08.2008 17:01):
ja wirklich -.-°

momo (20.08.2008 17:01):
krass^^

pia (20.08.2008 17:01):
die juckts nich

pia (20.08.2008 17:01):
aber ich hab mir überlegt

pia (20.08.2008 17:01):
ich sag erst am montag was

momo (20.08.2008 17:01):
lol

momo (20.08.2008 17:01):
*brav ^^

pia (20.08.2008 17:02):
4 wochen praktikum 1 woche davon chillen

momo (20.08.2008 17:03):
muss so sein

pia (20.08.2008 17:03):
ja

pia (20.08.2008 17:04):
nurnoch 10 tage dann bin ich wieder frei *-* herrlich

pia (20.08.2008 17:04):
und jetzt werd ich gehn hab nämlich feierabeeeend =D

momo (20.08.2008 17:04):
hast die letzte woche zeit?

pia (20.08.2008 17:04):
jaaaaa =)

momo (20.08.2008 17:04):
nice ^^ nadann schönen FA

pia (20.08.2008 17:04):
meine sommerferien ist diese eine letzte woche

pia (20.08.2008 17:05):
*sind

momo (20.08.2008 17:05):
gut zu wissen ^^

pia (20.08.2008 17:06):
also bis morgäääähn sei um 10 uhr bereit für mich

momo (20.08.2008 17:06):
lol,k ^^

(*`・з・)ノ))ｲｯﾃﾗｯﾀｲ♪

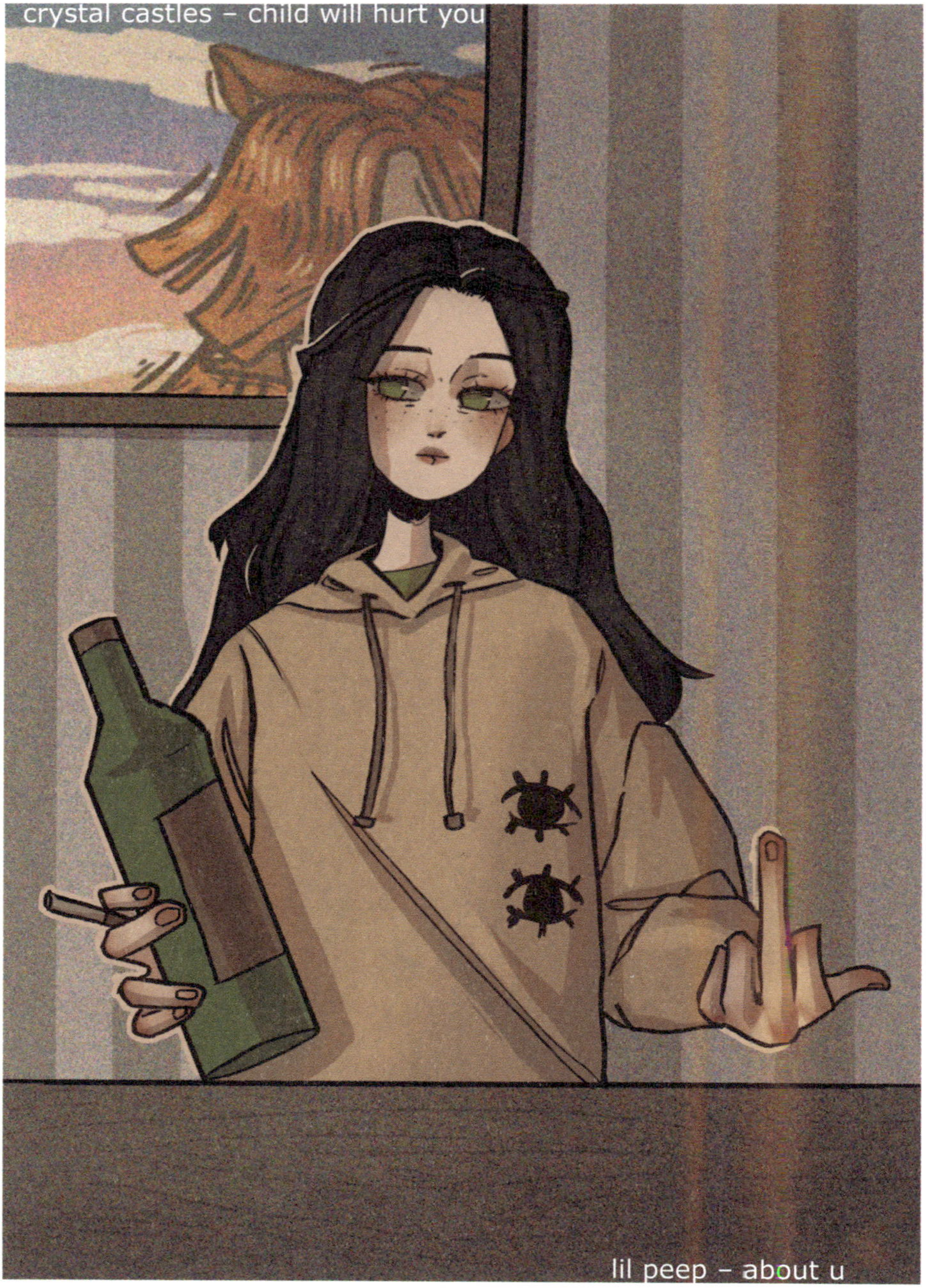
crystal castles – child will hurt you
lil peep – about u

Seit Lucas über Umwege erfahren hatte, dass Pia und Marie gemeinsam um die Häuser und das Interesse von einigen Typen auf sich zogen, hatte er sie plötzlich wieder zu sich eingeladen, und Pia war glücklich über jede Gelegenheit, ihm nah zu sein.
Sie hatte den Abend mit einer Weinflasche vor ihrem alten PC ohne Internetanschluss verbracht, als sie seine SMS erhielt. Ohne große Umschweife begann sie sofort, sich für ihn zurechtzumachen. Es war, als hätte sie auf heißen Kohlen gesessen und nur darauf gewartet, dass er sich dazu herabließ, sie zu empfangen.
Duschen, Komplettenthaarung (alles unterhalb des Halses), Haare auf dem Kopf glätten, den ganzen Körper eincremen, Pickel abdecken und Mascara waren die Standardprozedur.
Er holte sie nicht mal vom Bahnhof ab, meist durfte sie erst spät am Abend zu ihm fahren und lief dann allein durch das dunkle Dorf.
Pia spürte dieses tief verwurzelte Gefühl, dass sie es nicht wert war, dass man sich wirklich um sie sorgte. Sie wusste, dass etwas mit ihr nicht stimmte, dass sie um Aufmerksamkeit kämpfen und sich Liebe erst verdienen musste.
Im Endeffekt reagierte sie viel mehr, als selbst aktiv zu werden; was andere in ihr sahen, war wichtiger, als in sich hineinzuhorchen und herauszufinden, wer sie wirklich war und was sie wollte.
Marie fand, dass Lucas ein Loser war, der sein Leben nicht auf die Reihe bekam, die meiste Zeit in WoW hing und seiner Mutter auf der Tasche lag. Sie ließ schon lang kein gutes Haar mehr an ihm, was es Pia nur noch mehr erschwerte, offen ihr gegenüber zu sein und ihre Gefühle ihn betreffend mit ihr zu teilen.
In letzter Zeit ergaben sich immer öfter Momente, in denen sie kurz davor war, sich Marie anzuvertrauen, und hätte Lucas sich heute nicht bei ihr gemeldet, wäre sie fast so weit gewesen.
Gerade hatte er WoW pausiert und eine Folge South Park angemacht, als er sein Bauzeug aus dem Schrank holte.
Geschickt rollte er ein dünnes Blättchen zwischen seinen Fingern hin und her, während sie ihm den Filter zu einer kleinen Spirale drehte. Nachdem sie ihn lang genug dabei beobachtet hatte, wollte sie es irgendwann selbst ausprobieren.

Die ersten Male hatte sie sich ziemlich ungeschickt angestellt, aber wegen ihrer kleinen Finger konnte sie schon nach kurzer Zeit die schönsten Tips bauen; sie hatte seine Technik quasi perfektioniert, obwohl sie selbst noch nie geraucht hatte.
Die fein gegrindete Pflanze verteilte sich gleichmäßig und er strich das Blatt mit dem Daumen glatt, bevor er den Rand mit der Zunge befeuchtete und ihn am Ende zusammendrehte.
Seine Joints waren recht dünn, aber sehr elegant.
Seufzend stopfte er sich sein Kopfkissen in den Nacken und machte es sich auf dem Bett bequem, als er ihn anhaute. Pia vergrub ihr Gesicht an seinem nackten Oberkörper, schloss die Augen und atmete seinen Duft ein. Es gab keinen Ort, an dem sie sich so wohl und sicher fühlte wie hier.
„Ich liebe dich", flüsterte sie.
„Ich dich auch", erwiderte er zu ihrer Überraschung. Sie hob ihren Blick und blitzte ihn skeptisch an. „Das kannst du nicht einfach so unbedacht nebenher sagen! Schau mich an dabei."
Lucas tat, wie ihm befohlen, und den glühenden J zwischen den Lippen wiederholte er: „Ich liebe dich." Er aschte in ein Wasserglas neben seinem Bett und fügte hinzu: „So langsam denk ich, du glaubst mir nicht."
Sie biss sich auf der Lippe herum und versuchte, die richtigen Worte zu finden, um sich zu erklären. Am Ende des Tages kam es immer auf diese eine Tatsache zurück.. „Ja, ich weiß nicht ... Du willst nicht mit mir zusammen sein."
Er bließ den Rauch aus. „Das heißt aber doch nicht, dass ich dich nicht trotzdem lieben kann!"

pia (21.08.2008 10:00):
boah

momo (21.08.2008 10:02):
ey

momo (21.08.2008 10:02):
du sagst es...

pia (21.08.2008 10:02):
xD

momo (21.08.2008 10:02):
mein ipod is am arsch

momo (21.08.2008 10:02):
gibt nurnoch rechts sound

momo (21.08.2008 10:03):
egal welche kopfhörer

momo (21.08.2008 10:03):
tz

pia (21.08.2008 10:03):
haha

momo (21.08.2008 10:04):
fu

pia (21.08.2008 10:04):
der wievielte is heut

momo (21.08.2008 10:05):
21.

(;_;)

momo (21.08.2008 10:05):
du sitz an nem pc ^^

momo (21.08.2008 10:05):
der weiß sowas

pia (21.08.2008 10:05):
jaja kB nachzuschaun

\(*´Q`*)/~ooo

momo (21.08.2008 10:06):
nur 5 stunden gepennt nachdem ich 25 wach war

momo (21.08.2008 10:07):
das sind definitiv mangelerscheinungen

pia (21.08.2008 10:07):
wie wars mit jo

momo (21.08.2008 10:07):
ich brauch sex

momo (21.08.2008 10:07):
hilf mir !

momo (21.08.2008 10:07):
^^

momo (21.08.2008 10:07):
der kam ja nichmal

momo (21.08.2008 10:07):
ich wär eigtl um 17 uhr penn gegan

momo (21.08.2008 10:07):
aber wart halt so auf jo

pia (21.08.2008 10:07):
ja geil^^

momo (21.08.2008 10:08):
20uhr...21 uhr.... anruf* ..."ah, verrafft ich komm nihc sry"

momo (21.08.2008 10:08):
was sagt uns das?

momo (21.08.2008 10:08):
brich alle kontakte zum reallife ab, das is viel zu anstrengend!

pia (21.08.2008 10:10):
xD

pia (21.08.2008 10:10):
naaaaiiiinnn

momo (21.08.2008 10:10):
penn dann um 21.30 ein und wach um kurz nach 2auf

pia (21.08.2008 10:12):
wieso zur hölle wachst du auf??

momo (21.08.2008 10:14):
kA

pia (21.08.2008 10:15):
wer wacht auf wenn er so wnig schlaf hat wie du?

oO0o。。。.(_",''_) zZZ Z

(=¯¯ ¯¯=) Z z z z · · ·

pia (21.08.2008 10:15):
ich hätte 2 tage durchgeschlafen

pia (21.08.2008 10:16):
und mich hätte niemand wach bekommen

momo (21.08.2008 10:16):
^^

momo (21.08.2008 10:16):
männer schlafen schlechter

momo (21.08.2008 10:16):
wenn sie allein shclafen ^^

pia (21.08.2008 10:17):
tjaaaa

pia (21.08.2008 10:17):
ich schlaf besser wenn ich allein schlaf xD

momo (21.08.2008 10:17):
damn ^^

pia (21.08.2008 10:17):
nein ernsthaft

pia (21.08.2008 10:18):
ich schlaf zwar lieber mit einem starken mann an meiner seite

pia (21.08.2008 10:18):
aber

(ー。ー;)zzz♪おやすみ★

pia (21.08.2008 10:18):
besser schlaf ich eig allein

momo (21.08.2008 10:18):
das sagten die von galileo auch ^^

pia (21.08.2008 10:19):
echt jez???

pia (21.08.2008 10:19):
was genau wurde gesagt

pia (21.08.2008 10:24):
talk to me - i can be - what u need - uh baby

pia (21.08.2008 10:24):
nein das ist nur ein songtext

pia (21.08.2008 10:24):
bilde dir nichts drauf ein xD

momo (21.08.2008 10:26):
zu spät ^^

momo (21.08.2008 10:26):
die meinten, dass männer in rudeln besser schlafen u frauen in ruhe

pia (21.08.2008 10:27):
ja das liegt daran

pia (21.08.2008 10:27):
hmm

pia (21.08.2008 10:27):
ich brauch bewegungsfreiheit

pia (21.08.2008 10:27):
zwar mag ich es zu zweit einzuschlafen

(=o=) ファー (=。=) アフ

pia (21.08.2008 10:27):
aber danach

pia (21.08.2008 10:27):
ist es störend ^^

momo (21.08.2008 10:27):
^^ja

pia (21.08.2008 10:27):
andauernd werd ich ausm bett geschoben

pia (21.08.2008 10:27):
oder mir wird die decke weggenommen

momo (21.08.2008 10:28):
lol

pia (21.08.2008 10:28):
oder ein arm liegt quer über meinem face

momo (21.08.2008 10:28):
den fehler nur eine decke zu haben hab cih nur einmnal gemacht ^^

pia (21.08.2008 10:28):
manchmal liegt auch ein großer kräftiger körper auf mir und ich drohe zu ersticken (_ _)ヾ('ロ') ペチペチ

pia (21.08.2008 10:28):
alles nich so schön

momo (21.08.2008 10:29):
und hab ja direct vorm bett son futong teil liegen damit man sich im zweifelsfall abseilen kann ^^

momo (21.08.2008 10:29):
lol

momo (21.08.2008 10:29):
für sowas gibts handschellen

pia (21.08.2008 10:30):
haha nein nich beim schlafen der arme xD

momo (21.08.2008 10:31):
warum den „der arme“ ^^

pia (21.08.2008 10:31):
unbequem

momo (21.08.2008 10:31):
frau wird an herd gefesselt , irgnedwann schläft sie schon ein, wenn die müdigkeit überhand nimmt

momo (21.08.2008 10:31):
und weils unbequem is wacht sie früh genug auf um frühstück zu machen (－.－)Zzz・・・(°_°) ぱちっ 寝てた！！

pia (21.08.2008 10:32):
-______-

momo (21.08.2008 10:32):
xD

pia (21.08.2008 10:32):
fu

pia (21.08.2008 10:33):
ich komme aus H0LLYW00D

momo (21.08.2008 10:36):
ähm gz ^^

pia (21.08.2008 10:37):
kennsch du xandir?

momo (21.08.2008 10:37):
ja

pia (21.08.2008 10:38):
„sei stark xandir, sei stark!!!“ TT_TT

momo (21.08.2008 10:38):
lol nerd

pia (21.08.2008 10:39):
ich liebe den

pia (21.08.2008 10:43):
guckst du das eigtl?

momo (21.08.2008 10:43):
nur durch zufall

pia (21.08.2008 10:43):
ja ich auch

pia (21.08.2008 10:43):
aber dafür rel. oft

momo (21.08.2008 10:43):
ich vermeide tv immer mehr ^^

momo (21.08.2008 10:43):
weils immer dümmer wird

pia (21.08.2008 10:43): (´ ▽｀).。o♪♪ ボケ〜
is doch geil

momo (21.08.2008 10:49):
ling ling würde die show gewinnen wenn sie n ende hätte ^^

momo (21.08.2008 10:50):
so bin ma in der garage xD

pia (21.08.2008 10:50):
da gibts nichs zu gewinnen oO

momo (21.08.2008 10:50):
du hast bigbrother nie verstanden oder Oo?

pia (21.08.2008 10:51):
mooooooh

pia (21.08.2008 10:51):
bei drawn together aber nich

pia (21.08.2008 10:51):
das ist es doch gerade

momo (21.08.2008 10:52):
daher sind in meinem satz vorhin auch die wörter „würde" und „wenn" versteckt ;P

momo (21.08.2008 10:52):
naja afk ^^

pia (21.08.2008 10:52):
-.-

momo (21.08.2008 11:02):
ich find ja , ich bin gut in meiner rolle als sohn ^^

momo (21.08.2008 11:03):
mutter bittet mich um gefallen, ich schaus mir an, häng n zettel dran: geht nich <3

momo (21.08.2008 11:03):
die griff-dinger vom nem neuen fahrrad abziehn, das hat bei meinem fahrrad 2 jahre gedauert bis ich die abziehn konnte ^^

momo (21.08.2008 11:03):
naja wayne

momo (21.08.2008 11:04):
ich versuch ma zu penn , n8 <3

pia (21.08.2008 11:04):
oO naaaaaaaiiin

momo (21.08.2008 11:04):
doch

pia (21.08.2008 11:04):
nein blei

pia (21.08.2008 11:04):
b

momo (21.08.2008 11:04):
sklaventreiberin ;P

pia (21.08.2008 11:05):
egal

pia (21.08.2008 11:05):
bleib

momo (21.08.2008 11:05):
mein ipod is is am arsch
-.-

momo (21.08.2008 11:05):
JETZT werd cih ganz sicher nicht mehr rausgehn ^^

momo (21.08.2008 11:05):
auch nixmehr schule

momo (21.08.2008 11:05):
weil

momo (21.08.2008 11:05):
ohne musik

momo (21.08.2008 11:05):
rofl

momo (21.08.2008 11:05):
wie solln das gehn

pia (21.08.2008 11:05):
haha

momo (21.08.2008 11:06):
naja n8

momo (21.08.2008 11:06):
^^

momo (21.08.2008 11:07):
17 uhr will jo vorbei komm^^

pia (21.08.2008 11:08):
-.-

(；_；)/~~キット　マタアイマショ

pia (21.08.2008 11:08):
ja toll

Verträumt schaute sie auf ihr Handy, weil sie den Blick aus dem Fenster des Busses schon in- und auswändig kannte. Pia hoffte so sehr auf eine Nachricht von Lucas. Sie hatten abgemacht, dass sie sich auf *keine anderen* mehr einlassen würden, nachdem er begriffen hatte, wie begehrt Pia mittlerweile auf der Wiese war. Plötzlich hatte er Besitzansprüche ihr gegenüber und war wieder so viel aufmerksamer als vorher – all das gefiel ihr, sie fragte sich nur, ob er sich auch selbst an die Abmachung halten würde ... Eine Nachricht blinkte auf ihrem Handybildschirm auf, zu ihrer Enttäuschung kam sie von ihrer Tante: *„Meld dich doch mal!"*
Pia hatte keinerlei Bindung zu ihr, die wollte eh nur oberflächlich tratschen und immer, wenn jemand aus ihrer Familie sich bei ihr meldete, ging es darum, dass Pia sich öfter melden sollte. Wenn sie ihr aber doch selbst nichts zu sagen hatten, was erwarteten sie dann wiederrum von Pia? Was genau erwartete man von ihr?
Sie verstand diese sozialen Regeln ihrer Familie nicht, bei denen die jüngeren Familienmitglieder anscheinend dazu verpflichtet waren, sich in regelmäßigen Abständen bei den älteren zu melden, um irgendwie die Illusion aufrechtzuerhalten, dass sie eine richtige Familie waren, in der man wusste, was der jeweils andere machte und dachte. Bei ihr hatte sich auch nie jemand gemeldet; was bedeutete *sich melden* überhaupt? Und jetzt, da Pia nicht mehr bei ihrer Mutter wohnte, hatten alle plötzlich Erwartungen, die sie selbst noch nie hatten erfüllen können. Waren sie sich nicht bewusst, dass sie es ihr vorgelebt hatten, dass jeder sich nur um sich selbst kümmerte?
Pia hatte bisher nicht das Gefühl gehabt, dass irgendwer aus ihrer Familie wirklich den Weg unterstützte, den sie für sich gehen wollte; es ging immer nur darum, ungeschriebenen Gesetzen zu folgen, echtes Interesse zeigte niemand. Sie konnte nicht kontrollieren, mit welcher Energie Menschen auf sie einwirkten, aber *was* sie kontrollieren konnte, war, wen sie in ihren Kreis kommen ließ. Es gab zu viele Menschen in Pias Leben, die, anstatt sich selbst hochzubringen und sich an ihrer eigenen Energiequelle zu bedienen, immer nur die Energie anderer saugten und sie dadurch unten hielten. Sie musste sich davon befreien, sonst würde sie auf ewig festsitzen.

pia (25.08.2008 10:18):
hi! God is dead...so you took his place.

momo (25.08.2008 14:29):
xD

pia (25.08.2008 14:31):
gar nicht witzig

momo (25.08.2008 14:31):
was denn?

pia (25.08.2008 14:32):
raaawwwrrr

momo (25.08.2008 14:32):
*schnurr

pia (25.08.2008 14:34):
garkein

momo (25.08.2008 14:34):
hast wieder ne aufgabe bekomm?

pia (25.08.2008 14:35):
nope

pia (25.08.2008 14:35):
also doch

pia (25.08.2008 14:35):
zwischendurch

~ξヾ(^–x–^)ブリブリ

pia (25.08.2008 14:35):
hatte ich mal wieder was

pia (25.08.2008 14:35):
aber jez nemme

pia (25.08.2008 14:35):
nurnoch 4 tage nach diesem

pia (25.08.2008 14:36):
JUHUU

momo (25.08.2008 14:36):
yay *hüpf

pia (25.08.2008 14:39):
freiii miii

momo (25.08.2008 14:43):
ich geh mal ins bettileinchen olo

pia (25.08.2008 14:44):
nein

momo (25.08.2008 14:44):
nacht *kraul

pia (25.08.2008 14:44):
naaaaaaiiiiiiiiiiiiiinnnnnn

momo (25.08.2008 14:44):
aber

momo (25.08.2008 14:44):
muss schlafen

momo (25.08.2008 14:44):
schlafen is gesund

pia (25.08.2008 14:44):
argh >_< FUFUFUFUFU

momo (25.08.2008 14:47):
*tröst, wenn dir der gedanke hilft, bei der sehnsucht die du hast: kannst dich nächste woche die ganze zeit neben mich setzen und dich kraulen lassen ^^

pia (25.08.2008 14:47):
nev0r -.-

momo (25.08.2008 14:48):
^^

momo (25.08.2008 14:49):
also bin ma off ; P

pia (25.08.2008 14:49):
pzztt

｡･ﾟﾟ･o（ｉДｉ）o･ﾟﾟ･｡うぇぇん

pia (25.08.2008 14:49):
-.-

momo (25.08.2008 14:49):
dafür bin dann morgen schon ab 10 wach ^^

pia (25.08.2008 14:49):
jaja!!!!!! eh nicht >_<

pia (25.08.2008 14:50):
im stich lasser

momo (25.08.2008 14:50):
würd cih nie tun , gute nacht <3

Voller Verachtung blickte sie das Foto auf ihrem Handybildschirm an. Nach Monaten der Funkstille war eine MMS ihres Vaters eingetrudelt, in der seine neue Freundin ihr braungebrannt entgegen grinste.
Er machte wohl gerade Campingurlaub mit ihr in dem Wohnwagen, den ihre Mutter gekauft hatte. Damals war er nie mit ihnen in den Urlaub gefahren, er hatte weder Geld aufbringen können, noch seinen sich immer wiederholenden Tagesablauf, bestehend aus Kneipenbesuchen und Computerspielen, unterbrechen wollen. Und nun saß diese Assi-Braut neben ihm, gebleichte Haare und Zähne und ledrige Haut von Jahrzehnten im Solarium. Sie konnte ihrer Mutter nicht das Wasser reichen, und Pia war sich sicher, dass ihr Vater das genauso sah, eingestehen würde er sich das aber sicher nicht. Nun hatte er wahrscheinlich endlich genau den Menschen an seiner Seite, den er brauchte, um glücklich zu sein. Jemanden, der zu ihm aufschaute, für den er schlau und stark sein konnte, beeindruckend und männlich. Bei ihrer Mutter hatte er all das schon lang nicht mehr sein können, sie hatte ihn schnell überholt, war Alleinversorgerin gewesen, gebildeter und verantwortungsbewusster als er.
Wieso schickte er Pia das Bild dieser *Ollen*? Wollte er ihr wehtun, wollte er nachtreten, wollte er zeigen, dass es ihm jetzt besser ging, dass er *ihr* all das geben konnte, was er *ihnen* nie geben wollte? Oder dachte er einfach gar nicht darüber nach, wie sie es sich bei dem Kindskopf, der er war, ebenfalls gut vorstellen konnte?
„What the fuck, was für ein Huso", murmelte sie in den Ärmel ihres übergroßen Pullis, mit dem sie sich gerade eine stumme Träne von der Wange gewischt hatte.
Immer, wenn ihr Vater sie verprügelt hatte, tat er schon wenige Augenblicke später so, als wäre nie etwas vorgefallen. Er hatte sich nicht entschuldigt, es nicht thematisiert, es war, als wäre es nie passiert, und Pia hatte sich oft gefragt, ob sie es sich vielleicht tatsächlich nur eingebildet oder schlimmer in Erinnerung hatte, als es eigentlich war. „Er hat mich gewürgt, dieser Wichser, und jetzt lächelt er und ist glücklich." Sie schniefte und löschte die MMS von ihrem Handy.

pia (26.08.2008 11:31):
brrrraaammmm

momo (26.08.2008 11:58):
horido

momo (26.08.2008 12:00):
hatte einen idylischen morgen

pia (26.08.2008 12:00):
super

pia (26.08.2008 12:00):
du arscg

pia (26.08.2008 12:00):
h

pia (26.08.2008 12:00):
es is 12

Oo。(・。・*)y-~~ プハー

momo (26.08.2008 12:00):
0.5 liter cherrymilk + n apfel + n salat + bild zeitung + beethofe + morgensonne ^^ ich lebe den traum pia ich kann es dir nur noch schwören

momo (26.08.2008 12:01):
bin seit 5 wach ;P

pia (26.08.2008 12:02):
fuuu

pia (26.08.2008 12:02):
und dann redest nicht mit mir

momo (26.08.2008 12:03):
tz, ich war bis kurz vor elf am pc du warst nich on

momo (26.08.2008 12:03):
dann bin cih zum media markt und hab mein ipod abgegeben

pia (26.08.2008 12:03):
tzööö

momo (26.08.2008 12:03):
*anschnurr

momo (26.08.2008 12:21):
was machst so?

pia (26.08.2008 12:21):
hahaahh lachflash

momo (26.08.2008 12:22):
an was denkst so?

momo (26.08.2008 12:22):
was hast so an?

momo (26.08.2008 12:22):
wie geths so?

momo (26.08.2008 12:22):
un sonst so?

momo (26.08.2008 12:23):
mir unglaublich langweilig

pia (26.08.2008 12:23):
muahaha

pia (26.08.2008 12:23):
zu geil

pia (26.08.2008 12:23):
kleine welt

pia (26.08.2008 12:23):
viel zu kleine welt

pia (26.08.2008 12:23):
is ja unglaublich

momo (26.08.2008 12:23):
wi-so?

pia (26.08.2008 12:24):
na ich hab im studi vz leute gefunden

pia (26.08.2008 12:24):
die mit meinen bekannten aus ms

pia (26.08.2008 12:24):
UND mit denen aus stuttgart befreundet sind

pia (26.08.2008 12:24):
krank

momo (26.08.2008 12:24):
^^

momo (26.08.2008 12:24):
ja, internet halt (ノ≧∀≦)ノ・・・…━━━★ ピキューン！

momo (26.08.2008 12:26):
hab von winter 06 bis sommer 07 mit so nem typ gezockt online

momo (26.08.2008 12:26):
komm in die schule, trag pullover mit meinem online namen drauf, sagt der nik: „lol, so heißt einer in der frnd-list von nem kumpel"

pia (26.08.2008 12:26):
xD geil

momo (26.08.2008 12:36):
geilo, pc-sessel aus leder + oberkörperfrei + warm = lustiges „prickeln" an der haut beim bewegen

momo (26.08.2008 12:36):
wollt cih ma festgestellt haben

momo (26.08.2008 12:36):
damit du das auch wissen tust

pia (26.08.2008 12:38):
nice danke

pia (26.08.2008 12:39):
4 info

momo (26.08.2008 12:39):
np^^

momo (26.08.2008 12:40):
♪ Bob Marley - I shot the sheriff □
d(∗・ω・∗)b♪

„Du musst unbedingt mitkommen", sagte Harry mit funkelnden Augen, „am Samstag läuft da, glaub ich, Dancehall, magst du das?". Pia konnte sich darunter nichts vorstellen, sie recherchierte nicht nach Genres und hörte einfach, was ihr spontan gefiel. Also zuckte sie mit den Schultern und lächelte verlegen. Sie mochte es nicht, Wissenslücken zu offenbaren oder ungebildet in einer Thematik zu wirken, die für ihr Gegenüber sehr präsent war.
Harry war südländischer Herkunft, hatte kastanienbraune Augen, schwarze Locken und sah irgendwie überhaupt nicht aus wie ein Harry. Er war seit einigen Wochen öfter mit seinen Freunden auf der Wiese, die alle gemeinsam Parkour machten. Sie zogen mit einer Kamera bewaffnet durch die Stadt, kletterten über Häuser und drehten gemeinsam *Showreels*, die sie dann auf ihrem YouTube-Crew-Kanal hochluden. Marie hatte sie irgendwann mal angequatscht und seitdem trafen sie sich öfter zum Chillen.
In Gesprächen mit ihrer Freundin bezeichnete Pia Harry als *sweet*, und irgendwie schmeichelte es ihr, wie interessiert er an ihr war. Seit einer Stunde versuchte er, sie dazu zu bringen, ihn zu einer Party im *Rockers* zu begleiten, und das obwohl sie ihn vor Kurzem erst wegen Lucas vollgeheult hatte. Es war eine nette Abwechslung, sich so begehrt zu fühlen und derart viel Aufmerksamkeit von jemandem zu bekommen; sie war das überhaupt nicht gewohnt. Sein Kumpel Jakob machte gerade einen Salto über ihren eingezogenen Kopf, um bei Marie Eindruck zu schinden, als Pia endlich zusagte: „Okay, ich komme."
Harry zeigte eine Reihe strahlend weißer Zähne und blinzelte ihr glücklich entgegen. Würde er mit ihr tanzen wollen, würde sie ihn nicht abblitzen lassen; würde er sie küssen wollen, würde sie drauf eingehen. Wenn Lucas wirklich dachte, sie würde wie ein braves Hausmütterchen auf ihn warten, während er jedem Mädchen schöne Augen machte, hatte er sich geschnitten. Ab jetzt würde sie sich öfter mit Menschen umgeben, die ihr das Gefühl gaben, interessant zu sein – wenn er ihr das nicht geben konnte, musste sie sich eben anderweitig umschauen, so einfach war das, und zumindest in diesem Moment glaubte sie an diese neu gewonnene Stärke!

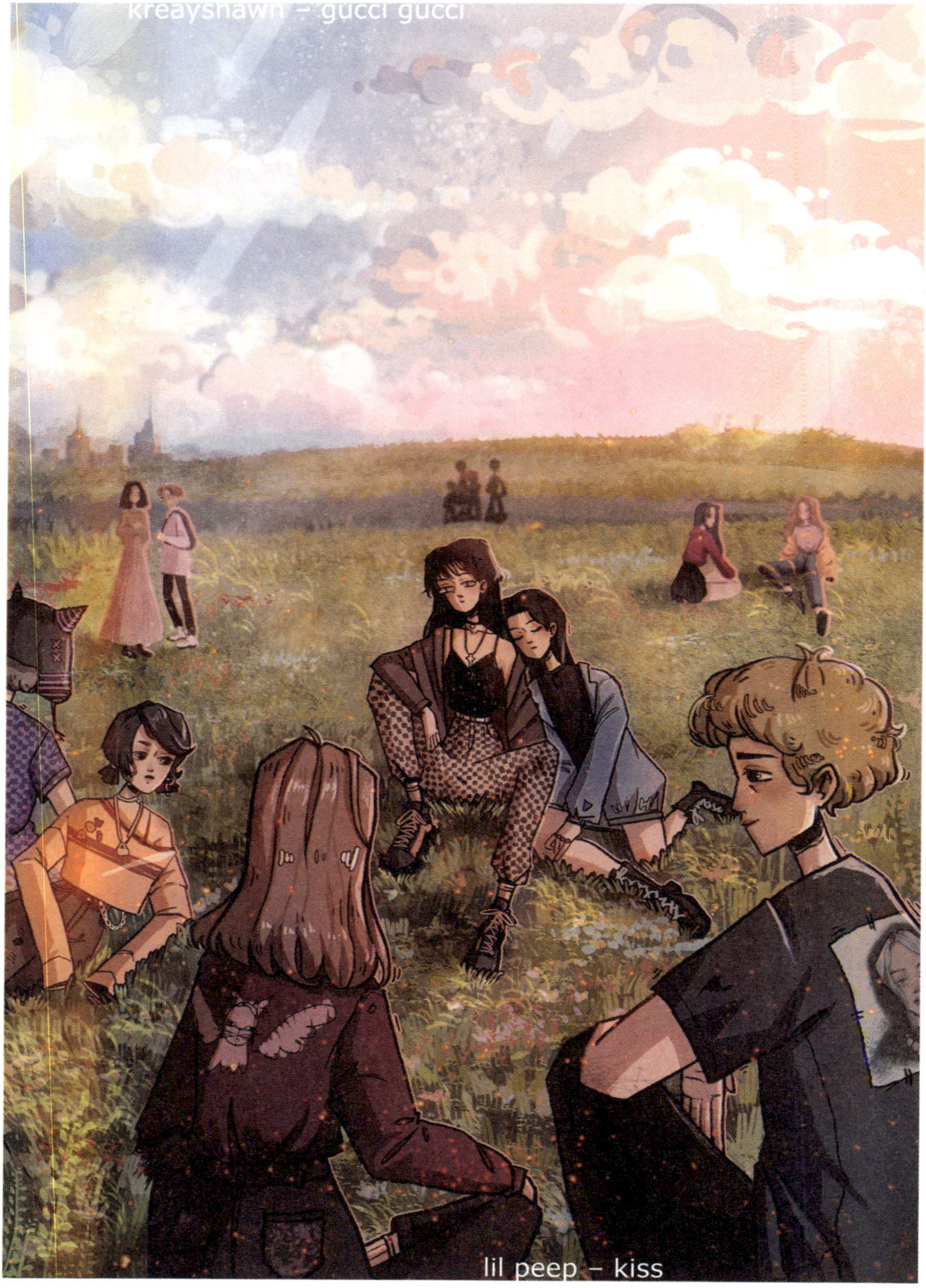
kreayshawn – gucci gucci
lil peep – kiss

pia (27.08.2008 09:52): ﾂﾝﾂﾝ♡ (^▽^)σ)~0~)ｱﾊﾊ ; ;
BÄM

momo (27.08.2008 09:58):
bums

pia (27.08.2008 09:59):
whazzz uppp

momo (27.08.2008 09:59):
könnt ich dir zeigen ^^

pia (27.08.2008 09:59):
mach doch

momo (27.08.2008 09:59):
nö

pia (27.08.2008 10:00):
tja

momo (27.08.2008 10:00):
kannst die bilder die cih dir schick ja eh nie ganz öffnen ^^

momo (27.08.2008 10:01):
bzw laden

pia (27.08.2008 10:01):
right

momo (27.08.2008 10:02):
noch 3 tage

pia (27.08.2008 10:03):
jaaaa sau gaaaiiääääl

φ(..) メモメモ
((φ(･д･。)ﾎｫﾎｫ

pia (27.08.2008 10:03):
hihihi

pia (27.08.2008 10:12):
schreib

pia (27.08.2008 10:12):
schreib

pia (27.08.2008 10:12):
schreib

pia (27.08.2008 10:12):
schreub

pia (27.08.2008 10:13):
ups

pia (27.08.2008 10:13):
*i

momo (27.08.2008 10:13):
ich überleg mir 100 euro für alle star wars teile auszugeben
ピキーン ☆━━━━(☆_☆)━━━━☆ ピキーン

pia (27.08.2008 10:14):
ich mag star wars.

momo (27.08.2008 10:14):
joa

pia (27.08.2008 10:14):
bin quasi

pia (27.08.2008 10:14):
damit aufgewachsen

momo (27.08.2008 10:14):
vor allem will ich die mal auf englsch sehn

momo (27.08.2008 10:14):
wer is das nicht ^^?

pia (27.08.2008 10:14):
ich war beim 3. im kino

pia (27.08.2008 10:14):
mit meiner muuum

momo (27.08.2008 10:15):
^^

pia (27.08.2008 10:15):
häy

pia (27.08.2008 10:15):
sag nix

(｡ -`ω´-)

pia (27.08.2008 10:15):
gegen meine mum

pia (27.08.2008 10:15):
verstanden

momo (27.08.2008 10:15):
mach ich doch ned

pia (27.08.2008 10:15):
aldoar

momo (27.08.2008 10:15):
lol

pia (27.08.2008 10:15):
laaan

pia (27.08.2008 10:15):
reiß dich mal zusammen

momo (27.08.2008 10:16):
dreck, ich bekomm nie den batman bei den nesquik-knusper-frühstück zeugs -.- das is so ne verarsche, wahrscheinlich ist der super rare

pia (27.08.2008 10:17):
was denn stattdessen? xD

U^I^U

momo (27.08.2008 10:18):
hab den joker und son komischen den ich nihc kenn

momo (27.08.2008 10:18):
weil cih den teil noch nich gesehn hab ^^

pia (27.08.2008 10:22):
tjaaa aber der joker is kuhl

pia (27.08.2008 10:22):
weil

pia (27.08.2008 10:22):
du weißt schon

momo (27.08.2008 10:22):
joa, der is sympathisch

momo (27.08.2008 10:23):
und hat immer ein lächeln übrig

pia (27.08.2008 10:23):
aufgemalt

momo (27.08.2008 10:23):
naund?

momo (27.08.2008 10:24):
der gedanke ist alles was zählt ^^

pia (27.08.2008 10:24):
nee

momo (27.08.2008 10:26):
ich brauch mal leute ohne internet

momo (27.08.2008 10:26):
die gehn wenigstnes ab un zu ins kino^^

momo (27.08.2008 10:26):
aber die chancen stehn schlecht, dass ich die find

momo (27.08.2008 10:27):
weil ich ja nur im internet bin

momo (27.08.2008 10:27):
quasi paradoxe-ironie ums mal klug zu scheissen

pia (27.08.2008 10:28):
man man

pia (27.08.2008 10:28):
momo

pia (27.08.2008 10:28):
was is nur los mit dir ?(° _。)?(。_°)?

pia (27.08.2008 10:28):
ich geh auch mal ins kino

momo (27.08.2008 10:29):
ja toll, aber ned mit mir -.^

pia (27.08.2008 10:29):
riiiggghhhttt

pia (27.08.2008 10:29):
^^

pia (27.08.2008 10:29):
wie hieß dieser eine film noch

pia (27.08.2008 10:29):
mhhh

pia (27.08.2008 10:29):
superhero

pia (27.08.2008 10:29):
da war ich zuletzt drin

momo (27.08.2008 10:30):
ach fraungedöns ;P

momo (27.08.2008 10:30):
willst bestimmt auch in „don´t mess with zohan"

pia (27.08.2008 10:31):
hey!! der bläst dich weg! ﾌｫ━━━━ヾ(*●Д●)ﾉﾞ ━━━!!!!

pia (27.08.2008 10:31):
marie u ich haben interessante bilder vorm pappaufsteller gemacht

momo (27.08.2008 10:31):
Oo

momo (27.08.2008 10:35):
machen wir mal ne liste mit dvd filmen für dies sich lohnt geld auszugeben :

momo (27.08.2008 10:35):
hm

pia (27.08.2008 10:35):
mhhh snatch

pia (27.08.2008 10:35):
pearl harbour

momo (27.08.2008 10:35):
snatch joa

pia (27.08.2008 10:35):
titanic

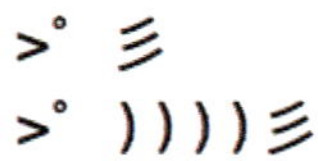

pia (27.08.2008 10:35):
american history x

momo (27.08.2008 10:36):
der hat n kopierschutz den cih nich knacken konnte den mus cih mir echt kaufen

momo (27.08.2008 10:36):
pearl habour stinkt

momo (27.08.2008 10:36):
titanic is so „vorhersehbar"

momo (27.08.2008 10:36):
american history is gut, fand cih aber immer scheisse, weil den die nazis in meiner klasse so geil fanden

momo (27.08.2008 10:37):
die habn den film wohl nie so ganz durschahut

momo (27.08.2008 10:37):
naja^^

(°0°)☆\(^^;) バキ!

momo (27.08.2008 10:37):
faszinierend, das sich exakt

momo (27.08.2008 10:37):
die gleiche unterhaltung gestern hatte

momo (27.08.2008 10:37):
mit , bis auf pearl habour, sogar den gleichen filmen ^^

momo (27.08.2008 10:38):
*gruselig

momo (27.08.2008 10:38):
naja, american beauty würd ich mir noch kaufn für 5-7 euro, kann man mal machen

pia (27.08.2008 10:38):
jaaap

pia (27.08.2008 10:38):
abaer warte

pia (27.08.2008 10:38):
mhh

pia (27.08.2008 10:39):
wie heißt denn nochmal

pia (27.08.2008 10:39):
lass mich überlegen

momo (27.08.2008 10:40):
die quentin tarentino box würd ch mir kaufn

momo (27.08.2008 10:40):
ohne kill bill aber

pia (27.08.2008 10:40):
city of god

pia (27.08.2008 10:41):
blood in blood out

q (｀Д´●)
(#｀皿´)<怒怒怒怒怒怒！！！
(。-`ω´-)
(-_-怒))

momo (27.08.2008 10:41):
ne, keine süd-ami dramen

momo (27.08.2008 10:41):
blood in blood out is doch mit van dame

momo (27.08.2008 10:41):
bin ich schwul oda was

pia (27.08.2008 10:41):
VATOS LOCOOOOS

momo (27.08.2008 10:41):
was?

pia (27.08.2008 10:42):
blood in blood out

momo (27.08.2008 10:42):
k, kenn ich nich

pia (27.08.2008 10:42):
wie heißt dieser film

pia (27.08.2008 10:42):
aah

pia (27.08.2008 10:42):
mit diesen 2 typen （＞ｏ＜）・　・　・　（°ε°　）ｽｲｶﾉﾀﾈｰ！！

momo (27.08.2008 10:42):
superbad

momo (27.08.2008 10:43):
oder harold und kumar

pia (27.08.2008 10:43):
der blutige pfad gottes

momo (27.08.2008 10:43):
hab cih schon

pia (27.08.2008 10:43):
hmm

pia (27.08.2008 10:43):
mindhunters

momo (27.08.2008 10:43):
hab ich auch

pia (27.08.2008 10:43):
ehm ehm

pia (27.08.2008 10:43):
ein zuhause am ende der welt

momo (27.08.2008 10:44):
Oo

momo (27.08.2008 10:44):
keine dramen!

pia (27.08.2008 10:44):
bisschen gay

pia (27.08.2008 10:44):
aber ganz gut

pia (27.08.2008 10:44):
mhh oder big fish

momo (27.08.2008 10:44):
ich hab schon thirteen ders schon genug drama

momo (27.08.2008 10:44):
big fish hab cih immer verpasst wenner kam

pia (27.08.2008 10:44):
du hast dreizehn?? xD

momo (27.08.2008 10:44):
joa

momo (27.08.2008 10:44):
^^

pia (27.08.2008 10:44):
witzig.

momo (27.08.2008 10:44):
ich weiß^^

pia (27.08.2008 10:45):
aber big fish is echt gut

momo (27.08.2008 10:45):
hab cih mal aufgeschrieben

momo (27.08.2008 10:45):
napoleon dynamite find cih auch nirgens

pia (27.08.2008 10:45):
kenn ich nich

momo (27.08.2008 10:46):
eben den kennt keiner

pia (27.08.2008 10:53):
ich suche grad

pia (27.08.2008 10:53):
xandir

pia (27.08.2008 10:53):
in myspace

momo (27.08.2008 10:53):
wirst n 12 jährigen emo finden

pia (27.08.2008 10:54):
nein hab „ihn" grad gefunden

momo (27.08.2008 10:58):
und? isser emo?

pia (27.08.2008 10:58):
nein ein cartoonzeichner

momo (27.08.2008 10:58):
DAS is ein und das selbe

pia (27.08.2008 10:59):
der aus spaß auf myspace so tut

pia (27.08.2008 10:59):
als wär er xandir

momo (27.08.2008 10:59):
....hm....wieviel sinn macht es wohl

pia (27.08.2008 11:00):
steht zumindest so im blog

momo (27.08.2008 11:00):
so zu tun ....als sei man jmd fiktives....

momo (27.08.2008 11:00):
aber mal wieder typisch myspace emos

pia (27.08.2008 11:00):
-.-

pia (27.08.2008 11:00):
kein emo

momo (27.08.2008 11:01):
oh doch

momo (27.08.2008 11:01):
DU bist leider emo

ギャー(*0*((◎――――――(°°;) スッポヌケ~

momo (27.08.2008 11:01):
aber bist dir deiner rolle noch nicht bewusst

momo (27.08.2008 11:01):
das kommt noch

momo (27.08.2008 11:01):
steht dann in deinem perso am 18

momo (27.08.2008 11:01):
„emo“

momo (27.08.2008 11:01):
„plx don´t hurt“

pia (27.08.2008 11:02):
bist du bescheuertßßß

momo (27.08.2008 11:02):
rofl

pia (27.08.2008 11:02):
du bist selber ein verfickter emo ok

momo (27.08.2008 11:02):
ok

(* ´д `)??
σ(´∀`me)??

pia (27.08.2008 11:02):
gut.

momo (27.08.2008 11:03):
da is es nur wiede rkurz mit mir durchgegangen

momo (27.08.2008 11:03):
passiert öfters

momo (27.08.2008 11:03):
manchmal passiert das gegenteil und ich geh einfach afk ^^

pia (27.08.2008 11:03):
du huhnd

pia (27.08.2008 11:03):
jetzt seh ich mal

pia (27.08.2008 11:03):
was du über mich denkst

momo (27.08.2008 11:03):
lol

momo (27.08.2008 11:03):
gestern war ich ja im mediamarkt

momo (27.08.2008 11:03):
beim service dings

momo (27.08.2008 11:03):
um den mein problem zu schildern

momo (27.08.2008 11:04):
geh so hin : „hi" - „hallo" - „ähm hier bei dem ipod kommt nur noch auf einer seite sound aus den ....

momo (27.08.2008 11:04):
~ 4 sekunden nur ins gesicht der servicemenschen gestarrt und weggetreten war ~

☆.。.:*・°☆.。.:*・°☆.。.:*・°☆.。.:*

momo (27.08.2008 11:04):
.... kopfhöhrern"

pia (27.08.2008 11:04):
omg

momo (27.08.2008 11:05):
den ganzen hiemweg lachflsah unterdrücken müssen^^

pia (27.08.2008 11:05):
endwitzig^^

momo (27.08.2008 11:06):
ja... drecks reallife^^

pia (27.08.2008 11:06):
garkein

pia (27.08.2008 11:07):
voll gut

momo (27.08.2008 11:09):
yeah firefox ! update am ziehn... mit 10 kb seit 20 minuten
[PC]ヾ(−Д−*)ｳｰﾝ...

momo (27.08.2008 11:10):
gogo

pia (27.08.2008 11:10):
blaaaahh

momo (27.08.2008 11:10):
i know

momo (27.08.2008 11:10):
hauptsache was gesagt

momo (27.08.2008 11:11):
deswegen geh cih auch gleich ma zockn

momo (27.08.2008 11:11):
damit du in ruhe abreiten kannst

pia (27.08.2008 11:11):
nein

(´; д; `)イジメル? ?

momo (27.08.2008 11:11):
deinen pflichten nachkommen

pia (27.08.2008 11:11):
nicht

momo (27.08.2008 11:11):
un so

pia (27.08.2008 11:11):
gehn

momo (27.08.2008 11:12):
aber muss

pia (27.08.2008 11:12):
garkein!!! >_<

momo (27.08.2008 11:14):
doch denn

momo (27.08.2008 11:14):
nur weil du nix zu tun hast^^

momo (27.08.2008 11:14):
muss ich ja nich auch nix tun ^^

momo (27.08.2008 11:14):
;P

pia (27.08.2008 11:14):
doch wohl

momo (27.08.2008 11:14):
hrhr, hab heute wieder n guten asshole day

momo (27.08.2008 11:14):
<3 myself

pia (27.08.2008 11:15):
fu

momo (27.08.2008 11:16):
omfg huso firefox

pia (27.08.2008 11:16):
nein

momo (27.08.2008 11:16):
löscht hier den browser dings teil

momo (27.08.2008 11:17):
dreck

pia (27.08.2008 11:18):
selbst schuld

pia (27.08.2008 11:18):
alles deine schuld

。:゜(;´∩`;)゜:。

pia (27.08.2008 11:18):
alles

momo (27.08.2008 11:18):
stimmt

momo (27.08.2008 11:18):
wer updates zulässt hat schon verlorn

momo (27.08.2008 11:19):
das fatalste update war dieser scheiss von wegen

momo (27.08.2008 11:19):
gleichberechtigung und mehr rechte für fraun

momo (27.08.2008 11:19):
aka der untergang der zivilen welt

momo (27.08.2008 11:19):
muahahar

pia (27.08.2008 11:19):
oO

momo (27.08.2008 11:19):
sry

momo (27.08.2008 11:19):
da wars wieder

pia (27.08.2008 11:20):
kein problem

pia (27.08.2008 11:20):
glaub ich

momo (27.08.2008 11:20):
*kraul

pia (27.08.2008 11:20):
tu was

momo (27.08.2008 11:21):
ich zock ja gleich

pia (27.08.2008 11:21):
NAAAAAIIIINNN >_<

momo (27.08.2008 11:21):
lol, nich sehr familienfreundlich das neue firefox

momo (27.08.2008 11:22):
steht nun in dem scroll browser teil immer drunter was man auf der seite findet die da steht ^^ mir is das ja wayne, aber wenn cih 12 wär

momo (27.08.2008 11:22):
würds mich abficken

momo (27.08.2008 11:22):
opera ftw

pia (27.08.2008 11:22):
ich mag opera nicht

momo (27.08.2008 11:23):
ich auch nich

pia (27.08.2008 11:23):
explorer

momo (27.08.2008 11:23):
aber jetzt wohl schon

pia (27.08.2008 11:24):
i love internet explorer <3

momo (27.08.2008 11:24):
olo

momo (27.08.2008 11:24):
der zu langsam

momo (27.08.2008 11:25):
drecks server down...kann nich zocken

momo (27.08.2008 11:25):
xD

pia (27.08.2008 11:25):
yaaaayyyy

(° 0°)
(° –°)!
(*_*;;

pia (27.08.2008 11:25):
schicksal

momo (27.08.2008 11:26):
tz

pia (27.08.2008 11:26):
du MUSST hier bleiben

pia (27.08.2008 11:26):
das ist ein zeichen

momo (27.08.2008 11:26):
als ob ich nur ein game hab

pia (27.08.2008 11:26):
fu?

pia (27.08.2008 11:28):
http://i20.tinypiclu.кom/5vy9ab.jpg

pia (27.08.2008 11:28):
geile beine

momo (27.08.2008 11:29):
ka das is so ne jeans drüber

pia (27.08.2008 11:29):
?! die ish hauteng

momo (27.08.2008 11:30):
und?

momo (27.08.2008 11:30):
trotzdem rau und blau

pia (27.08.2008 11:30):
ja da zeichnen sich die beine gut ab?!

momo (27.08.2008 11:30):
was daran geil

(○ﾟεﾟ○)ﾌﾟｯ!!

momo (27.08.2008 11:30):
ach schnickschnack

momo (27.08.2008 11:30):
NACKT zeichent die beine gut ab

pia (27.08.2008 11:31):
hotpants

momo (27.08.2008 11:31):
nein

momo (27.08.2008 11:31):
n

momo (27.08.2008 11:31):
a

momo (27.08.2008 11:31):
c

momo (27.08.2008 11:31):
k

momo (27.08.2008 11:31):
t

pia (27.08.2008 11:31):
ja da sind die beine doch auch nackt

momo (27.08.2008 11:32):
ansichtssache

pia (27.08.2008 11:32):
ich bin auch schon halbnackt zur schule gekommen lol

momo (27.08.2008 11:33):
halbnackt wäre entweder obenrum oder unterum komplett frei

momo (27.08.2008 11:33):
alles anderes is kindisches getuschel von komischen „menschen"

pia (27.08.2008 11:33):
oder oben und unten wenig

momo (27.08.2008 11:33):
„uhh die läuft hier ja halb nackt rum"

momo (27.08.2008 11:33):
will ja keine namen nennen ^^

(ρ°∩°) ウウッ
o(´^｀)o ウー

pia (27.08.2008 11:34):
was

pia (27.08.2008 11:34):
wurde über mich gesagt??? (ノ_・。) クスン

pia (27.08.2008 11:35):
das wurde über mich gesagt oder was?

momo (27.08.2008 11:36):
joa

momo (27.08.2008 11:37):
umgibst dich immer mit so komischen leuten

pia (27.08.2008 11:37):
tzzz (゚ ＿、゚ ；) どよどよどよ～ん

momo (27.08.2008 11:37):
da drängt sich mir die frage auf ^^

pia (27.08.2008 11:37):
alles klar dann weiß ich eh schon wer das war..

momo (27.08.2008 11:37):
wo sitz du denn dieses jahr?

pia (27.08.2008 11:37):
ka ich dachte eig so wie immer

pia (27.08.2008 11:37):
is mir ja wayne

momo (27.08.2008 11:38):
tja

pia (27.08.2008 11:39):
NEIN

pia (27.08.2008 11:39):
du gehts zocken

pia (27.08.2008 11:39):
ich seh das

momo (27.08.2008 11:44):
lol

momo (27.08.2008 11:46):
aber nur counter strike uuuuuuuuuuuuuuuund da ghen die runden mega schnell außerdem bin ich eh die halbe zeit quasi da weil multi-tasking ^^

pia (27.08.2008 11:47):
-.-

momo (27.08.2008 11:51):
und du schreibst eh nix!

pia (27.08.2008 11:52):
doch wohl!

momo (27.08.2008 11:52):
aha

pia (27.08.2008 11:52):
jaaaa

momo (27.08.2008 11:55):
yeah wow is weider on

pia (27.08.2008 11:56):
wow omg

pia (27.08.2008 11:56):
das is das letzte ich hasse es so

momo (27.08.2008 11:56):
ja

momo (27.08.2008 11:56):
isn scheiss game

momo (27.08.2008 11:56):
aber gut zum zeit vertreiben

pia (27.08.2008 11:56):
ich hass es eiglt nur weil alle süchtig sind

momo (27.08.2008 11:56):
ich hab wieder mit wow angefangen weil

momo (27.08.2008 11:57):
ich sogar lieber hausaufgaben mach als das zu zocken

pia (27.08.2008 11:57):
dann lass es doch ganz

pia (27.08.2008 11:57): (ノ`⌒´)ノ
is doch ne blöde logik

momo (27.08.2008 11:57):
hab ja bis januar wow gezockt und bis dahin hatte ich meistens meine hausaufgaben und vokabeln und alles, sehr strebsam und vorbildlich

momo (27.08.2008 11:57):
dann hab ich aufgehört wow zu zocken

momo (27.08.2008 11:58):
und bin dann nur noch sinnlos abgeflackt bis ich eingepennt bin

momo (27.08.2008 11:58):
total unlogisch ich weiß, aber es scheint so zu sein wie ist ^^

momo (27.08.2008 11:58):
+s

pia (27.08.2008 11:59):
ja dann solltest du es vllt spielen

pia (27.08.2008 11:59):
in deinem fall wärs vllt gut^^

momo (27.08.2008 12:00):
^^

momo (27.08.2008 12:01):
12 schon

momo (27.08.2008 12:01):
krass, in 5 stunden brauch ich schon n redbull um nich einzupenn

pia (27.08.2008 12:01):
und ich geh dann

pia (27.08.2008 13:54):
http://fakemypiclu.dз/?i=1240309

pia (27.08.2008 13:54):
geh ma drauf du huhnd

momo (27.08.2008 14:12):
un nu?

momo (27.08.2008 14:15):
talk!

momo (27.08.2008 14:57):
ich komm da nich aufs pic sondern werd auf die main weitergeleitet

pia (27.08.2008 16:25):
ahahahah

momo (27.08.2008 16:47):
hm?

pia (27.08.2008 16:47):
raste

pia (27.08.2008 16:47):
war in der

pia (27.08.2008 16:47):
versandabteilung

momo (27.08.2008 16:47):
k

momo (27.08.2008 16:47):
wars gut?

pia (27.08.2008 16:47):
ja zeit ging voll schnell rum

pia (27.08.2008 16:47):
hab so ne labertante an der backe kleben

pia (27.08.2008 16:48):
die is cool

momo (27.08.2008 16:49):
^^

【(v^△°)(^U°*)】

pia (27.08.2008 16:49):
morgen geh ich ins archiv

pia (27.08.2008 16:49):
CDs sortieren

pia (27.08.2008 16:49):
und freitag bring ich einfach einen kuchen mit

pia (27.08.2008 16:50):
dann brauch ich bestimmt nichts mehr arbeiten

pia (27.08.2008 16:50):
letzter tag und so

momo (27.08.2008 16:58):
xD

pia (27.08.2008 16:58):
ääääyyyyyy yayayayaya

momo (27.08.2008 17:03):
dann hast eine ganze woche ferien ^^

pia (27.08.2008 17:05):
ja zum glück

momo (27.08.2008 17:06):
gz

„Ich will mich neu erfinden“, sagte Pia, während sie den Rauch der Zigarette ausbließ, die ihre Freundin ihr gerade gereicht hatte. „Der Mensch, der ich die ganze Zeit über war, hängt mir zum Hals raus.“
„So was kannst du nicht einfach entscheiden, steggsch halt drin und musst das Beste draus machen“, entgegnete Marie schulterzuckend und blickte durch den Maschendrahtzaun vor ihnen in die Ferne, wo die Sonne gerade unterging. „Die Welt würde so viel geiler aussehen ohne die ganzen menschlichen Bauten, die ficken so hart in meine Ästhetik rein, dass ich mir manchmal gern die Augen ausstechen würde.“
Pia nickte zustimmend und ihre Freundin fuhr fort: „Stell dir mal vor, man könnte das alles niederwalzen und es gäbe nur noch neue Gebäude, bei denen sich die Architekten an der örtlichen Natur orientieren würden, was Rohstoffe und Formen angeht.“
Pia knibbelte den Dreck unter ihren Fingernägeln hervor und schnippte ihn in die Luft. „So ’ne Enttäuschung, oder?“
„Was denn?“, fragte Marie.
„Irgendwie ist man als Kind so beschäftigt damit, alles um einen herum aufzusaugen, dass man automatisch davon ausgeht, dass man in einer Welt aufwächst, die die Erwachsenen bis ins kleinste Detail ausgeklügelt haben.“ Sie biss auf ihrer Lippe herum und stoppte nicht, als sie Blut schmeckte. „Alles hat so seine Richtigkeit und ist perfekt durchdacht. Is aber nich so, hab das Gefühl, grad in ’ner Phase zu sein, in der ich das langsam checke.“ Sie reichte ihrer Freundin die Zigarette und die nahm einen tiefen Zug.
„Ist schon miese, dass man diese kindliche Unbeschwertheit niemals wiederhaben kann. Mit jedem gelebten Tag schwindet sie ein bisschen mehr und man vergisst, wie es war, als im Kopf noch nicht so viele Abzweigungen waren, die alles verkomplizieren.“
Pia hatte seit zwei Tagen nicht mehr mit Lucas geschrieben und für sie fühlte es sich an wie eine Ewigkeit, ihn dagegen juckte es sicher gar nicht. Sie wurde aus ihren Gedanken gerissen, als Marie ruckartig aufstand, sich die Erde vom Rock klopfte und ihr die Hand entgegenstreckte. „Komm schon, Zäune sind dafür gemacht, um rüberzuklettern. Niemand kann uns unsere Aussicht nehmen.“

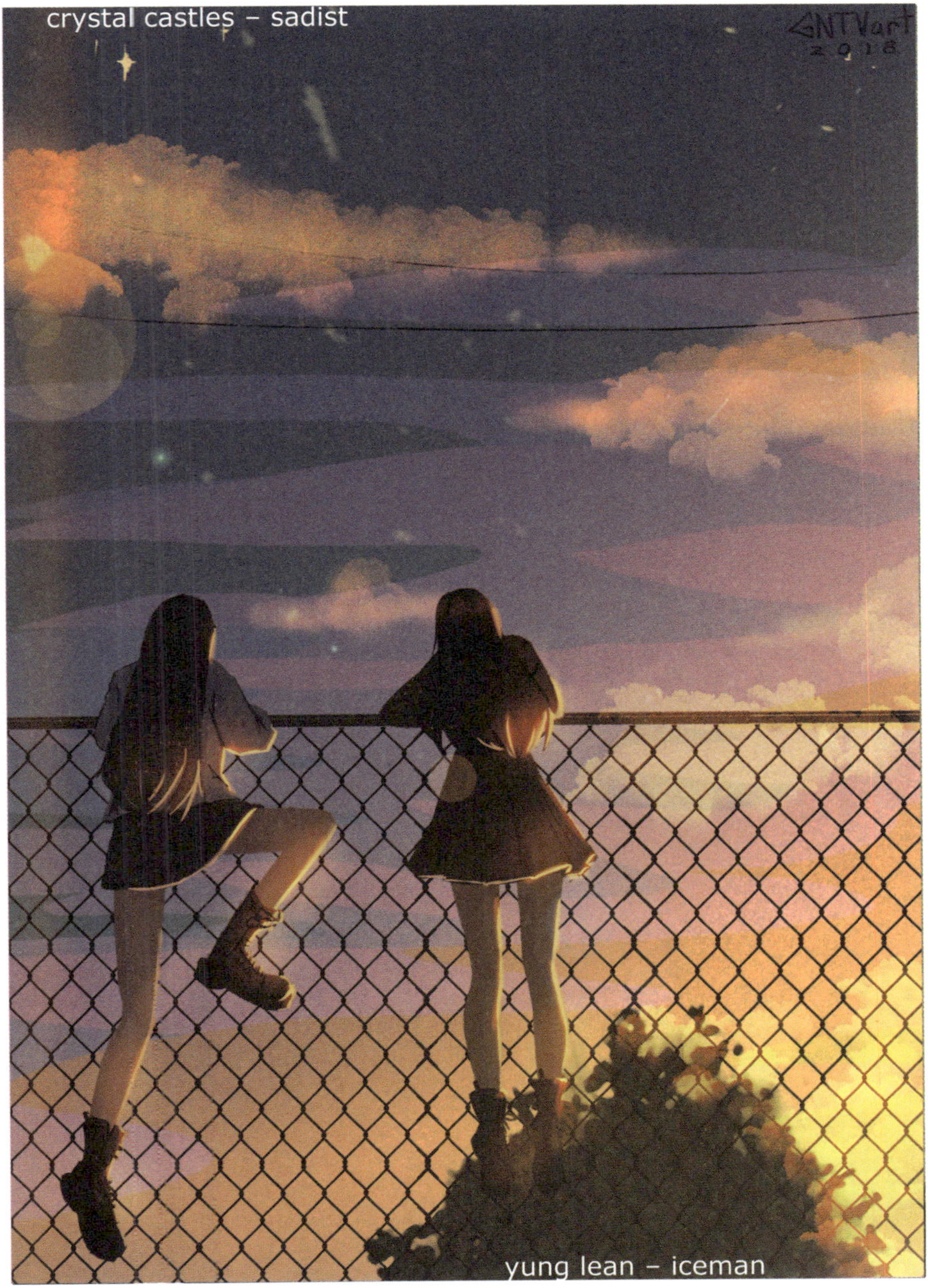
crystal castles – sadist
GNTVart
2018
yung lean – iceman

momo (28.08.2008 09:59):
Katze! ~(=^･ω･^)ﾉ◎~

momo (28.08.2008 11:21):
da-da-da daaaa daaaaaa - da da da daaaa daaa~ da-da-da daaaa daaa~ da-da-da-da ..... star wars hexalogie ftw ich liebe diese filme woah

pia (28.08.2008 11:21):
yeah

pia (28.08.2008 11:21):
ich müsste heut eigtl ins archiv

momo (28.08.2008 11:22):
aber weigerst dich weil ich online bin ^^, lieb von dir

pia (28.08.2008 11:22):
nein

pia (28.08.2008 11:22):
dieses mädel meinte

pia (28.08.2008 11:22):
es gäbe nichts zu tun

pia (28.08.2008 11:22):
und ich brauch nich kommen oO

momo (28.08.2008 11:22):
xD

momo (28.08.2008 11:23):
ihr geht bald insolvent

momo (28.08.2008 11:23):
ihr habt eindeutig zu wenig zu tun

pia (28.08.2008 11:23):
xD xD

momo (28.08.2008 11:32):
ist es zufall, dass alle 6 star wars teile zusammen genau 777 minuten gehn Oo

pia (28.08.2008 11:33):
is nich so

pia (28.08.2008 11:33):
will ne katze

pia (28.08.2008 11:33):
http://ug4.kwick.dз/ug/0115/5037/47676861_full,r,470x470.jpg

pia (28.08.2008 11:34):
so eine wie das emomädchen da

momo (28.08.2008 11:34):
yaa

momo (28.08.2008 11:34):
aber dies doch ned emo

momo (28.08.2008 11:34):
das is j-pop style

momo (28.08.2008 11:35):
dasn großer unterschied hab ich mir sagen lassen, sei vorsichtig wen du emo schimpfst

pia (28.08.2008 11:35):
alles das gleiche?! oO wenn ich nächstes jahr in ne eigene wohnung zieh hol ich mir eine, sie wird pechschwarz sein und blaue augen haben und ich werde sie lieben wie ein kind

momo (28.08.2008 11:35):
nerv...need auch eigene wohnung

momo (28.08.2008 11:35):
nennst die katze dann hund?

pia (28.08.2008 11:36):
ja vllt =)

pia (28.08.2008 11:36):
oder hmmm

pia (28.08.2008 11:36):
kitty!!!!!

momo (28.08.2008 11:36):
lol

pia (28.08.2008 11:36):
kitty

pia (28.08.2008 11:36):
kitty

pia (28.08.2008 11:36):
kitty

momo (28.08.2008 11:36):
ich nenn meine katze hund

momo (28.08.2008 11:36):
kitty oder kitthey?

momo (28.08.2008 11:37):
kitäy... kittöy

pia (28.08.2008 11:37):
oder kitthen

pia (28.08.2008 11:39):
kitthäy

momo (28.08.2008 11:39):
^^

pia (28.08.2008 11:53):
mömöö

momo (28.08.2008 11:53):
püpüü

pia (28.08.2008 11:54):
whazz up whazz up

pia (28.08.2008 11:54):
:B

momo (28.08.2008 11:58):
gehst mirn salat kaufn?

pia (28.08.2008 12:00):
mhhhh nö

pia (28.08.2008 12:00):
hier gibts nichts

momo (28.08.2008 12:00):
damn

momo (28.08.2008 12:00):
hab noch dieses 7 kräuter zeugs hier liegen

momo (28.08.2008 12:04):
http://www.schlbanlu.dз/wp-content/uploads/2008/05/goth02.jpg
katze ^^

pia (28.08.2008 12:05):
hhaahah looooooolll kanns einfach wieder nicht öffnen

pia (28.08.2008 12:05):
ah jetzt

pia (28.08.2008 12:05):
eeeeh öde

momo (28.08.2008 12:05):
^^

momo (28.08.2008 12:17):
http://icanhascheezburgerslu.кom/2008/01/funny-pictures-cat-sleeps-dog-bed.jpg kittey und huhnd

pia (28.08.2008 12:17):
oh suiiiiit =)

(^ · x · ^)
(U · x · U)

momo (28.08.2008 16:45):
in 24 stunden hast feriähn ^^

pia (28.08.2008 16:45):
yaaaaayyyy

Bald würde sie zum letzten Mal diesen Computer ausschalten, zum letzten Mal die Treppe hinunterhüpfen, und zum letzten Mal mit dem Bus die Strecke nach Hause fahren. Heute war ihr letzter Praktikumstag, und der Abteilungsleiter war eben da gewesen, um sich bei ihr zu bedanken und ihr einen Haufen CDs auf den Tisch zu legen, von denen sie sich drei hatte aussuchen dürfen, als Dankeschön quasi. Dankeschön für was?, fragte sie sich. Jeder wusste, dass sie nicht wirklich irgendwas getan hatte, aber niemand schien das Bedürfnis zu verspüren, eine unangenehme Situation zu erschaffen, indem man es ansprach.
Der Zeiger der großen Uhr über der Tür bewegte sich in Zeitlupe, so wie in der Schule. Zeit war ein seltsames, nicht greifbares Ding, das immer gegen einen arbeitete. Wenn man einen Moment festhalten wollte, war er schneller vorbei, als man blinzeln konnte, und sobald man etwas hinter sich haben wollte, verging sie langsamer. Pia erinnerte sich daran, wie sie damals vorm Fernseher darauf gewartet hatte, dass die Sesamstraße anfing, und es sich angefühlt hatte wie eine Ewigkeit, in der dieser N3-Nachrichtensprecher irgendwelche Dinge erzählte, die sie nicht verarbeiten konnte. Nur noch eine Minute würde sie warten müssen, das hatte ihre Mutter ihr versichert, aber Pia wusste nicht, wie lang so eine Minute war, sie wusste nur, dass sie sich ewig zog, wie ein zähes Hubba-Bubba-Kaugummi.
Ihr Opa hatte ihr oft gesagt, dass sie ihre Kindheit genießen solle, weil sie zu schnell vorüberging. Sie fand diese Aussage lächerlich, denn ihr erstes Jahrzehnt hatte sich extrem lang angefühlt – als wäre das Erwachsensein noch unendlich weit weg. Aber je älter man wurde, desto schneller verstrich die Zeit. Ein Monat hatte sich damals mehr wie ein Jahr angefühlt, würde er sich irgendwann wie eine Woche anfühlen, vielleicht sogar wie ein Tag? Dieser Gedanke machte ihr Angst und mittlerweile glaubte sie, den Rat ihres Opas besser zu verstehen. Die Zeit verging viel schneller, wenn nicht mehr jeder Tag ein wildes Abenteuer war, an dem man haufenweise Dinge zum ersten Mal machte und die Welt ein einziger Spielplatz war. Sobald man das verstand, war es aber schon zu spät; Kindheit vorbei, in einem einzigen Augenaufschlag.

momo (29.08.2008 14:15):
nix mit früher gehn ^^?

pia (29.08.2008 14:16):
haaaa doch geh gleich einfach

pia (29.08.2008 14:17):
oh yeah oh yeah

pia (29.08.2008 14:17):
fuckin retarded

momo (29.08.2008 14:18):
k^^

pia (29.08.2008 14:18):
yeah yehay hehdhashd

pia (29.08.2008 14:18):
oh yeeeaaaaahhhh

pia (29.08.2008 14:18):
freeeedddoooommm

pia (29.08.2008 14:18):
yeah yeah

pia (29.08.2008 14:18):
i am freeee

pia (29.08.2008 14:18):
free liiike the wiiiiind

pia (29.08.2008 14:18):
i am freee

pia (29.08.2008 14:18):
lalalaaaaalalalaaaaaaaa

pia (29.08.2008 14:20):
YA GENAU DU jez bleibsch gefälligst mol hier

momo (29.08.2008 14:21):
besoffen bei der arbeit....ich mag dich xD

pia (29.08.2008 14:21):
garkein besoffen

私バカよねえ~♪(*´○`)o¶~~♪

pia (29.08.2008 14:21):
voll nüchtern laaaaannn

pia (29.08.2008 14:22):
BLEIB DA

pia (29.08.2008 14:22):
DU

momo (29.08.2008 14:22):
nö

pia (29.08.2008 14:22):
SCHEISSSS

pia (29.08.2008 14:22):
ZOCKER

pia (29.08.2008 14:23):
ey

pia (29.08.2008 14:23):
lan

pia (29.08.2008 14:23):
ald0ar

pia (29.08.2008 14:23):
ich hab

pia (29.08.2008 14:23):
herrenkuchen

pia (29.08.2008 14:23):
hier うぃ～白\(θ_+)土産じゃ～

momo (29.08.2008 14:23):
gut

pia (29.08.2008 14:23):
willsch vorbeikommen

pia (29.08.2008 14:23):
bist eingeladen

pia (29.08.2008 14:23):
official invitation

momo (29.08.2008 14:23):
ne, das zu weit

pia (29.08.2008 14:23):
boooh

pia (29.08.2008 14:23):
miiies

pia (29.08.2008 14:24):
du scheiß opfer aldaaaa

pia (29.08.2008 14:24):
ja genau

pia (29.08.2008 14:25):
jez bist da

momo (29.08.2008 14:25):
k

pia (29.08.2008 14:25):
bleib

momo (29.08.2008 14:25):
letzte nacht zu viel mit sinan und arbin abgehangen oda was?

pia (29.08.2008 14:25):
xD

pia (29.08.2008 14:25):
haha

pia (29.08.2008 14:25):
cüüüs

pia (29.08.2008 14:25):
nein maaan laaan

pia (29.08.2008 14:25):
is doch nur schipasss

pia (29.08.2008 14:25):
hab die beiden schon vollkommen verdrängt lol

momo (29.08.2008 14:26):
aso, spackst einfach son n bissle ^^

momo (29.08.2008 14:26):
*patpat

pia (29.08.2008 14:26):
garkein lan

pia (29.08.2008 14:26):
will nu

pia (29.08.2008 14:26):
r

pia (29.08.2008 14:26):
bissll

pia (29.08.2008 14:26):
aufmerksamkeit genießen

momo (29.08.2008 14:27):
aso

pia (29.08.2008 14:28):
also

pia (29.08.2008 14:28):
gib

pia (29.08.2008 14:28):
sie mir

momo (29.08.2008 14:28):
*aufmerksamkeit geb

pia (29.08.2008 14:29):
-.-

momo (29.08.2008 14:29):
ja lol

momo (29.08.2008 14:29):
online

momo (29.08.2008 14:30):
kann man nur auf gespräche zurückgreifen

momo (29.08.2008 14:30):
da wir aber kaum eins führer atm

momo (29.08.2008 14:30):
*führen

momo (29.08.2008 14:30):
is nix mit aufmerksamkeit

momo (29.08.2008 14:30):
im reallife wär das anders

pia (29.08.2008 14:31):
super pff

momo (29.08.2008 14:32):
was sollte das uns sagen? (! _!)ノ。・?★? ・。?☆?

momo (29.08.2008 14:32):
wir brauchen ein gespräch

momo (29.08.2008 14:32):
gespräch 101 :

pia (29.08.2008 14:32):
ja richtig

momo (29.08.2008 14:32):
thema

pia (29.08.2008 14:32):
hmmm

pia (29.08.2008 14:32):
und wieder weg

pia (29.08.2008 14:32):
ey ich glaubs ja nicht

momo (29.08.2008 14:36):
mom, bin gleich ganz für dich da ^^

momo (29.08.2008 14:38):
so sweetheart

pia (29.08.2008 14:38):
yayayaya

pia (29.08.2008 14:38):
du alter schleimer

momo (29.08.2008 14:38):
man hats oder man hats nich ^^

momo (29.08.2008 14:40):
verbringst die letzte woche bei deiner mom oder im wohnheim?

pia (29.08.2008 14:40):
bish du verrückt, bei meiner mom??

pia (29.08.2008 14:40):
du dachplatt

momo (29.08.2008 14:41):
irgnendwie is das keine antwort ^^

pia (29.08.2008 14:41):
klar

momo (29.08.2008 14:41):
also im wohnheim

pia (29.08.2008 14:41):
ich hab doch gesagt zuhause

pia (29.08.2008 14:42):
und ob du verrückt bist weil du meine mom in erwägung ziehst

pia (29.08.2008 14:42):
du DACHPLATT! xD

momo (29.08.2008 14:42):
^^

momo (29.08.2008 14:42):
hätt ja sein könn, das es da was gibt was du magst Oo

momo (29.08.2008 14:42):
;P

pia (29.08.2008 14:43):
ja schon aber in stuttgart gibts mehr was ich mag

momo (29.08.2008 14:44):
und in feuerbach erst

(*ToT)人(T-T*) おおっ友よ

pia (29.08.2008 14:45):
nee da hält mich nichts!!! ahahah

momo (29.08.2008 14:45):
^^

pia (29.08.2008 14:45):
sschipassss

pia (29.08.2008 14:48):
HUHND!

momo (29.08.2008 14:48):
KITTHEY!

momo (29.08.2008 14:49):
montag batman?^^

pia (29.08.2008 14:49):
montag muss ich kuchen backen

pia (29.08.2008 14:49):
ernst!

momo (29.08.2008 14:49):
schnickschnack

pia (29.08.2008 14:49):
und dann nach schdf

momo (29.08.2008 14:50):
sagst ngruß

pia (29.08.2008 14:50):
wem?

＼(｀O´)お! (｀ロ´)/は! └(｀・´)┘っ!

momo (29.08.2008 14:51):
irgnedwem den du in schdf triffst

pia (29.08.2008 14:51):
ahso yoah

pia (29.08.2008 14:53):
waa gayyyt

momo (29.08.2008 14:54):
irgnedwie komm cih nich dazu star wars zu schaun

momo (29.08.2008 14:54):
weil

momo (29.08.2008 14:54):
nur filme anzuschuan die man eh schon kennt

momo (29.08.2008 14:55):
is zu wenig beschäftigung

pia (29.08.2008 14:55):
ja schon

momo (29.08.2008 14:55):
nebenher zocken suckt, da kannst n tv gleich auslassen

momo (29.08.2008 14:55):
nebenher saufen

momo (29.08.2008 14:55):
wäre ok, brauch ich aber ein komplizen

momo (29.08.2008 14:55):
muss cih also wieder zum chris

momo (29.08.2008 14:55):
das is so weit und cih bin so faul ^^

momo (29.08.2008 14:55):
da läuft man fast 10 min

pia (29.08.2008 14:56):
ruf jo an

momo (29.08.2008 14:56):
na, der geht wenn dann auch zum chris

momo (29.08.2008 14:56):
weil hier is doch nichraucher

pia (29.08.2008 14:56):
aah ;D

momo (29.08.2008 15:02):
und ohne ipod is draußen eh hart doof

momo (29.08.2008 15:02):
wird man von komischen leuten angesprochen

momo (29.08.2008 15:02):
die ein irgnedn scheiss fragen

momo (29.08.2008 15:03):
....ich kenn mich hier nich aus....ich leb im internet.....

momo (29.08.2008 15:03):
das mach cih mir aufs shirt

pia (29.08.2008 15:03):
möchtest du manchmal

pia (29.08.2008 15:03):
ein andres leben?

momo (29.08.2008 15:03):
joa

momo (29.08.2008 15:04):
aber steggsch halt drin xD

momo (29.08.2008 15:04):
drogen helfen

momo (29.08.2008 15:04):
für n paar jahre

momo (29.08.2008 15:05):
dann wird auch das langwielig

pia (29.08.2008 15:05):
hart. du bist ja auch schon sooo alt und so^^

momo (29.08.2008 15:05):
nun mal schaun wies ohne is ^^

momo (29.08.2008 15:05):
das ganze gelaber von wegen „das wird besser wenn du älter wirst“

momo (29.08.2008 15:05):
is ne lüge^^

pia (29.08.2008 15:06):
ja eben

(–ε–)

pia (29.08.2008 15:06):
wird schlimmer

pia (29.08.2008 15:06):
deshalb bin ich froh dass ich bald erst 17 bin

pia (29.08.2008 15:06):
aber

pia (29.08.2008 15:06):
bin schneller 30 als ich gucken kann

momo (29.08.2008 15:06):
seidenn du stirbst ^^

pia (29.08.2008 15:08):
ja

pia (29.08.2008 15:08):
so

pia (29.08.2008 15:08):
hab ich mal ernsthaft überlegt

pia (29.08.2008 15:08):
jung sterben

pia (29.08.2008 15:08):
is eig voll gut

momo (29.08.2008 15:08):
ja hat was

momo (29.08.2008 15:08):
aber s gibt nur schrottige methoden

pia (29.08.2008 15:09):
?

pia (29.08.2008 15:09):
why

momo (29.08.2008 15:10):
naja, sofern du nicht absolut jeden menschen auf der welt abgrundteif hasst, wärs schon nett wenn man einen nich in stückchen beerdigen muss, daher fällt ein hochhaus und n zug schonmal raus

momo (29.08.2008 15:11):
und der rest funst nicht

momo (29.08.2008 15:11):
außer heroin

momo (29.08.2008 15:11):
aber wenn das fehlschlägt bist süchtig ^^

momo (29.08.2008 15:11):
das suckt dann noch mehr

pia (29.08.2008 15:11):
ja

pia (29.08.2008 15:11):
ich glaub das is cool

(#^.^#) ニョホ

pia (29.08.2008 15:11):
nein schau mal

pia (29.08.2008 15:11):
drogen sind voll gut für selbstmord

pia (29.08.2008 15:11):
man hat noch voll viel spaß bevor man stirbt

pia (29.08.2008 15:12):
naya wenn man pech hat muss man anschaffen gehn

pia (29.08.2008 15:12):
aber wenn man eh vollgepumpt is mit drogen

pia (29.08.2008 15:12):
is das nich so schlimm

momo (29.08.2008 15:12):
drogen sind doch gar nich so teuer wie im tv immer heißt^^

momo (29.08.2008 15:12):
extasy kostet grad ma 10 euro

pia (29.08.2008 15:13):
heroin aber shawn

pia (29.08.2008 15:13):
also

(-｡-;)y-° ° °

pia (29.08.2008 15:13):
hab mich ja gebildet noe

momo (29.08.2008 15:13):
^k

momo (29.08.2008 15:13):
das mit dem spaß fällt aus

momo (29.08.2008 15:13):
weil die dosis so hoch sein muss

momo (29.08.2008 15:13):
da fällst direct um

pia (29.08.2008 15:14):
nein vorher kann man noch süchtig werden

pia (29.08.2008 15:14):
und voll fun haben

momo (29.08.2008 15:14):
axo^^

pia (29.08.2008 15:14):
und dann iiwann

momo (29.08.2008 15:14):
joa right

pia (29.08.2008 15:14):
wenn du so abhängig bist dass du nurnoch auf turkey bist

pia (29.08.2008 15:14):
dann isses ja nemme schön ^^

pia (29.08.2008 15:14):
dann nimmst du ne überdosis

pia (29.08.2008 15:14):
eig voll die gute idee

momo (29.08.2008 15:15):
ja

momo (29.08.2008 15:15):
wennde pech hast wirst halt gefunden in n raum gesperrt und darfst die nächsten wochen erstmal mit deiner scheisse und kotze spieln yay

momo (29.08.2008 15:15):
hast trainspotting gesehn ?

pia (29.08.2008 15:15):
nein hast wir kinder vom bhf zoo gelesen?

momo (29.08.2008 15:15):
nö

pia (29.08.2008 15:16):
gutes buch

pia (29.08.2008 15:16):
aber bei mir eher schlecht

pia (29.08.2008 15:16):
hat das gegenteil ausgelöst was es eig auslösen sollte

momo (29.08.2008 15:16):
hm?

pia (29.08.2008 15:16):
nämlich dass man denkt „oh gott schreckliche drogen lass bloß die finger davon" (zumindest denke ich, dass meine mutter es mir deshalb gekauft hat)

pia (29.08.2008 15:16):
bei mir is das gegenteil der fall

momo (29.08.2008 15:17):
xD ja das war bei mir auch immer der fall

momo (29.08.2008 15:17):
isses immernoch *denk

pia (29.08.2008 15:17):
ja schon

pia (29.08.2008 15:17):
also

pia (29.08.2008 15:17):
is halt scheiße

pia (29.08.2008 15:17):
aber

pia (29.08.2008 15:17):
mit dem abhängig werden

pia (29.08.2008 15:17):
mh

pia (29.08.2008 15:17):
also bin ja noch ein komplett unbeschriebenes blatt was drogen angeht^^

pia (29.08.2008 15:18):
ok außer weed und alkohol nur das zählt ja iwi nich

pia (29.08.2008 15:18):
aber ich würds probieren

momo (29.08.2008 15:19):
genau nach dem gedankengang hab ich mitm regelmäßig kiffen und später mit pilzen angefangen ...

pia (29.08.2008 15:19):
und machst es immernoch

(*¯-¯)y─┛~~

pia (29.08.2008 15:19):
das ist das problem

momo (29.08.2008 15:19):
ne, shrooms nehm ich grad nichmehr

momo (29.08.2008 15:19):
rauchen tu cih nurnoch wenn ich besoffen bin

momo (29.08.2008 15:20):
oder nachm textverarbeitungsunterricht

pia (29.08.2008 15:20):
und meistens ist es doch so, dass man sich erst nicht eingesteht dass man süchtig ist und meint man hat alles unter kontrolle. aber man wird schneller abhängig als man denkt

momo (29.08.2008 15:20):
kiffen is eigentlich nun auch so gut wie weg ^^

momo (29.08.2008 15:20):
joa

pia (29.08.2008 15:20):
trotzdem

momo (29.08.2008 15:20):
aber wayne ^^

pia (29.08.2008 15:20):
würde mich das nicht davon abhalten

pia (29.08.2008 15:20):
ja richtig

pia (29.08.2008 15:21):
ich weiß dass es dumm ist so zu denken^^

pia (29.08.2008 15:21):
aber was will man machen noe

momo (29.08.2008 15:23):
naja, bei hero denk ich mir schon das der trip an sich interessant wär, aber das drumrum is zu lästig ^^

pia (29.08.2008 15:24):
was meinst du

momo (29.08.2008 15:24):
hiv

momo (29.08.2008 15:24):
oder anderen mist

pia (29.08.2008 15:24):
achso ja wieso

pia (29.08.2008 15:24):
ich mein

pia (29.08.2008 15:25):
hero´musst du nicht zwanghaft spritzen

momo (29.08.2008 15:25):
ja,k

momo (29.08.2008 15:25): ♪へ＼(*゜0゜)ノ スゴイッ!!!
aber

pia (29.08.2008 15:25):
schnupfen wenn mans halt nich aufkocht (ich bin jetzt profi wie du sicher gemerkt hast)

momo (29.08.2008 15:25):
das wirst wenns ne weile geraucht hast

pia (29.08.2008 15:25):
was?

pia (29.08.2008 15:25):
den satz hab ich nicht gepeilt

momo (29.08.2008 15:25):
das is ja mit den drogen

momo (29.08.2008 15:26):
die natur der sache „hm, schöner rausch....aber wenn cihs so und so mach könnte der rausch noch besser werden"

momo (29.08.2008 15:26):
kommt natürlich alles aufs umfeld an würd cih sagen

pia (29.08.2008 15:26):
ja und dann spritzen

pia (29.08.2008 15:27):
aber

pia (29.08.2008 15:27):
du kannst dein eignes spritzbesteck nehmen

pia (29.08.2008 15:27):
solltest hat nich so ne verdreckte scheiße von inem penner anpacken^^

pia (29.08.2008 15:27):
aber wenn du auf turkey bist würdest du bestimmt alles nehmen

momo (29.08.2008 15:28):
^^

pia (29.08.2008 15:29):
wir sind schon bischen krank

momo (29.08.2008 15:30):
ansichstssache

pia (29.08.2008 15:31):
ja schon aber (ノ￣▽￣)ノ~~~┻━┻

pia (29.08.2008 15:31):
wir reden darüber wie man sich am besten umbringt

momo (29.08.2008 15:31):
ich find leute die sich nicht über alles gedanken machen können, verstöhrter ^^ die sind doch vollkommen neben sich und blockiert oder keine ahnung was

pia (29.08.2008 15:31):
ja stimmt auch wieder

momo (29.08.2008 15:31):
ich red überraschend oft über sowas btw

pia (29.08.2008 15:32):
ich nicht aber denk überraschend oft über sowas nach

momo (29.08.2008 15:33):
darf ich fragen warum?

pia (29.08.2008 15:33):
tod und drogen und so zeug?

momo (29.08.2008 15:33):
ja

pia (29.08.2008 15:33):
hm gute frage. hauptgrund is dass ich angst vorm alt werden hab

pia (29.08.2008 15:34):
wenn ich alte menschen sehe denk ich dass das nicht zu mir passt mal so zu sein

pia (29.08.2008 15:34):
ich denk iwie dass ich jung bleiben muss aber nicht durch ops oder son schnickschnack

pia (29.08.2008 15:35):
auf der einen seite mag ích das leben wirklich

pia (29.08.2008 15:35):
also ich hege eiglt keine selbstmordgedanken so

pia (29.08.2008 15:35):
aber ich möchte auch nicht alt werden

momo (29.08.2008 15:37):
dann solltest du das, was du am jung sein so toll findest, so oft machen bis dus ok finden würdest das weniger zu machen

momo (29.08.2008 15:37):
altern is ja schleichend

momo (29.08.2008 15:37):
vergleichbar mit drogensucht

momo (29.08.2008 15:37):
man merkt erst später das man alt ist ^^

momo (29.08.2008 15:37):
und dann ists ok für einen glaub ich

pia (29.08.2008 15:37):
ja aber weißt du ich als alter mensch das passt für mich nicht zusammen

pia (29.08.2008 15:37):
das geht nicht

pia (29.08.2008 15:38):
und das war bei mir schon früh so

pia (29.08.2008 15:38):
mit 14 hab ich gedacht ich will nicht mehr älter werden, da wo alle sich auf den 16. gefreut haben

pia (29.08.2008 15:38):
mit 15 das gleiche

pia (29.08.2008 15:38):
und mit 16

pia (29.08.2008 15:38):
und auch wenn alle sich auf den 18. freuen, ich mich nicht so

pia (29.08.2008 15:39):
ich hab schon horror davor wenn ich 20 bin. keine 1 mehr davor..

pia (29.08.2008 15:39):
sondern ne 2. vllt hätt ich als kind sterben müssen

momo (29.08.2008 15:40):
du hast probleme ^^

pia (29.08.2008 15:41):
wieso?

momo (29.08.2008 15:41):
machst dein leben von ner zahl abhängig

pia (29.08.2008 15:42):
nein aber dann bin ich kein kind mehr

pia (29.08.2008 15:42):
ich weiß nich warum ich das hab

pia (29.08.2008 15:42):
peter pan syndrom oderso

momo (29.08.2008 15:43):
gibts bestimmt

pia (29.08.2008 15:43):
ja wie man an mir sieht

momo (29.08.2008 15:44):
im prinzip bleibst du immer ein kind von irgnedwem

momo (29.08.2008 15:44):
was ist also der vorteil daran ein teeny zu sein?

pia (29.08.2008 15:44):
weiß nicht

pia (29.08.2008 15:45):
ich will nur nicht alt sein

pia (29.08.2008 15:45):
auch wenn das andere vorteile hat

pia (29.08.2008 15:45):
will nie verantwortung haben

pia (29.08.2008 15:45):
klein, zart, glatt, jung

pia (29.08.2008 15:45):
und unbeschwert

pia (29.08.2008 15:45):
kA das leben macht einen doch kaputt

momo (29.08.2008 15:46):
ja, deswegen muss man sich einen ausgleich schaffen etwas was einen aufbaut

momo (29.08.2008 15:46):
das dann an das alter anpassen

momo (29.08.2008 15:46):
immer wieder

momo (29.08.2008 15:46):
und irgendwann gelangweilt sterben ^^

pia (29.08.2008 15:47):
das leben is scheiße wenn man älter ist

pia (29.08.2008 15:47):
was hat denn meine mutter zB für ein leben?

pia (29.08.2008 15:47):
die arbeitet 40 std in der woche, wohnt bei meinen großeltern aufm grundstück, ist geschieden

pia (29.08.2008 15:47):
kann sich keinen urlaub leisten

pia (29.08.2008 15:47):
weil sie alles für ihre 2 töchter gibt

pia (29.08.2008 15:47):
echt alles

pia (29.08.2008 15:48):
und die zeit fliegt an ihr vorbei

pia (29.08.2008 15:48):
eben war sie noch 23 und schwanger

pia (29.08.2008 15:48):
und jetzt ist sie 44 und wo sind sie 20 jahre hin??

pia (29.08.2008 15:48):
was hat sie da gemacht außer arbeiten, ihre zeit an meinen vater verschwenden und kinder großziehen?

momo (29.08.2008 15:49):
glaubst du denn, dass es ihr keinen spaß gemacht hat (zumindest manchmal) ihre kinder großzuziehn

momo (29.08.2008 15:49):
?

pia (29.08.2008 15:49):
doch und ich glaub auch nicht dass meine mutter schlecht von ihrem leben denkt

pia (29.08.2008 15:50):
aber sie opfert sich total und das is doch

pia (29.08.2008 15:50):
ich weiß nicht

momo (29.08.2008 15:50):
ja, heißt ja nciht dass du exact genauso leben wirst

pia (29.08.2008 15:50):
sie machts bestimmt gern für uns aber das tut mir total leid

momo (29.08.2008 15:52):
muss es nicht

momo (29.08.2008 15:52):
wenn sie so entschieden hat

momo (29.08.2008 15:52):
isses für alle beteiligten ok

pia (29.08.2008 15:52):
ungewollte schwangerschaft, ehe die absolut nicht hätte sein müssen, weitere schwangerschaft um diese zu retten.. und studium hingeschmissen

pia (29.08.2008 15:53):
die hat sich ihr leben auch nich so vorgestellt

pia (29.08.2008 15:53):
hätte auch anders laufen sollen naya

momo (29.08.2008 15:54):
ja, aber isses nich

pia (29.08.2008 15:54):
eben

momo (29.08.2008 15:54):
kann niemand was für

pia (29.08.2008 15:54):
hm oder alle

momo (29.08.2008 15:55):
ne, das wäre ja dann schicksal

momo (29.08.2008 15:55):
und das gibts ja hoffentlich nich

momo (29.08.2008 15:55):
zufall is schon nervig genug, schicksal wäre ne qual ^^

pia (29.08.2008 15:56):
haha bisschen glaub ich an sowas

momo (29.08.2008 15:57):
süß ;P

pia (29.08.2008 15:57):
aber ich glaub auch dran dass man es selbst beeinflussen kann

momo (29.08.2008 16:00):
nur in nem gewissen zeitrahmen

pia (29.08.2008 16:01):
hmm

momo (29.08.2008 16:09):
naja, bin dann ma wieder zocken ^^

pia (29.08.2008 16:10):
okay

pia (29.08.2008 16:10):
have fun

momo (29.08.2008 16:10):
wow

momo (29.08.2008 16:10):
*brav

momo (29.08.2008 16:10):
*kraul

momo (29.08.2008 16:10):
thx

pia (29.08.2008 16:10):
biddeschein

momo (29.08.2008 16:10):
schönen letzten feierabend un so^^

pia (29.08.2008 16:10):
danke

(*`・з・)ノ))ｲｯﾃﾗｯﾀｲ♪

Verzweifelt versuchte sie, das Kaugummi aus ihren Haaren zu friemeln, das fest mit einer Strähne verwoben war, als Harry an der Klokabine klopfte. „Pia, ich hab 'n Kamm für dich organisiert!"
Sie war kurz davor, in Tränen auszubrechen, und sehr verunsichert von der Tatsache, dass jemand ihr das tatsächlich angetan hatte. Wer machte so was, wer war derart hasserfüllt und bösartig, dass er einem anderen Menschen auf der Tanzfläche, wo alle eigentlich ausgelassen sein wollten, sein Kaugummi in die Haare klebte?
„Das war Olga, die Bitch!", hörte Pia ihre beste Freundin Marie und sperrte daraufhin die Kabinentür auf. Vor ihr stand Harry mit seinen unschuldigen Rehaugen und einem Kamm in der Hand, Marie lehnte im Türrahmen des Mädchenklos, die Arme vor der Brust verschränkt. „Hast du nicht gesehen, wie die dich schon den ganzen Abend angegafft hat?" Sie griff nach dem Kamm und drückte Pia zurück in die Kabine, während sie an Harry gerichtet sagte: „Frag mal an der Bar nach 'ner Schere; ich glaub nicht, dass das hiermit was wird." Dann schloss sie die Tür wieder. „Lass mich mal, Beby, bevor du es schlimmer machst."
Pia spürte, wie ihre Augen glasiger wurden, und sie brauchte all ihre Energie, um die aufsteigende Tränenflüssigkeit drin zu behalten; sie wollte niemandem die Genugtuung geben, deshalb jetzt loszuheulen, diese Person wollte sie einfach nicht sein.
Es war peinlich genug, dass Harry sie jetzt als jemanden wahrnahm, der offenbar Feinde hatte – den andere so wenig leiden konnten, dass sie ihm den Abend versauen wollten.
„Ich könnte diesen Fotzen den Hals umdrehen", knirschte Marie, als sie vorsichtig versuchte zu retten, was zu retten war.
Hätte Pia gewusst, dass die *Schräglage* so was wie Olgas Stammclub war, wäre sie nicht mitgekommen oder hätte darauf bestanden, dass sie woanders hingehen. Es klopfte erneut und eine Schere wurde unter der Tür durchgeschoben. Marie seufzte. „Oky poopoo, es tut mir leid, aber ich bezweifle, dass du weiterhin mit diesem vollgespeichelten Ding rumrennen willst ..."
Es machte *ratsch!* und im nächsten Moment hielt sie Pia ein an nicht gerade wenig Haaren baumelndes Kaugummi vors Gesicht.

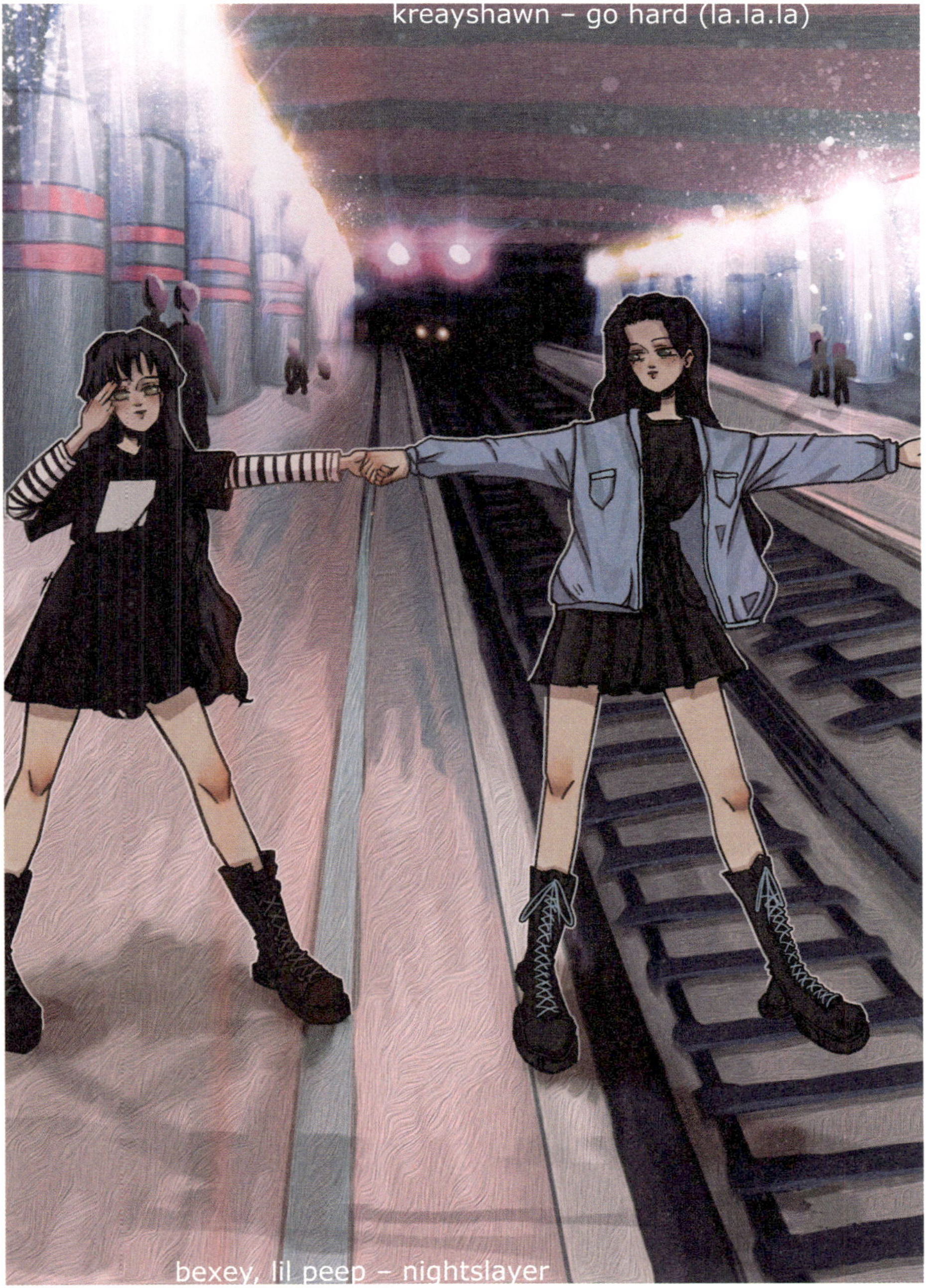
kreayshawn – go hard (la.la.la)
bexey, lil peep – nightslayer

pia (02.09.2008 17:52):
momo du arsch

momo (02.09.2008 18:18):
hm?

pia (02.09.2008 18:19):
heute.. voll karnk

pia (02.09.2008 18:19):
krank

momo (02.09.2008 18:21): Σ(っ゜Д゜；)っ
wiso?

pia (02.09.2008 18:21):
warte schick dir das gespräch mit kim, der hab ichs auch schon erzählt dann muss ich nicht so viel tippen lol

pia (02.09.2008 18:21):
[16:38] pia: moah heute
[16:38] pia: gings mir so schlecht oO
[16:38] pia: krass iwas stimmt nich mit mir
[16:38] pia: ich bin aufgestanden
[16:39] pia: und hab mich voll schwach gefühlt
[16:39] pia: denk so jaaa kein wunder^^
[16:39] pia: gestern nichts gegessen
[16:39] pia: vorgestern nichts gegessen
[16:39] pia: so und dann wollte ich runter zum essen
[16:39] pia: dachte mir so hey du musst echt was zu dir nehmen
[16:39] pia: aber
[16:39] pia: das war so krank
[16:39] pia: ich bin immer fast ohnmächtig geworden
[16:39] pia: hab so gedacht scheiße
[16:39] pia: ich kratz ab ^^

[16:39] KIM: waaaaaaaas???
[16:39] pia: xD
[16:40] pia: ja ich konnte mich nicht anziehen
[16:40] pia: weil ich so schwach war lol
[16:40] pia: dann hab ich ne halbe stunde dafür gebraucht
[16:40] pia: hab mich immer wieder hingelegt
[16:40] KIM: oh mein gooooootT piiii oO

pia (02.09.2008 18:22):
[16:40] pia: nur gedacht: hey pia du musst es bloß runter schaffen und was essen
[16:40] pia: xD
[16:40] pia: und dann stand ich vorm spiegel
[16:41] pia: und mir wurde voll schlecht
[16:41] pia: hitzewallung
[16:41] pia: blut rauschen im kopf
[16:41] pia: denk nur naaaiiiin kacke xD
[16:41] pia: und dann isses passiert
[16:41] pia: voll ins waschbecken gekotzt
[16:41] pia: obwohl ich nichts im magen hatte
[16:41] KIM: oh mein gooooooooooooooooooott
[16:41] pia: kam nur wasser raus
[16:41] pia: aber wie viel das war xD
[16:41] KIM: du pi, nimmst du eigetlich die pille??
[16:41] pia: nein
[16:42] KIM: wann hattest das letze ma deine tage ? xD
[16:42] pia: ich denk so ja immerhin isses jetzt draußen. lol. das wasser xD
[16:42] KIM: nachher biste schwanger
[16:42] pia: nein hatte letztens erst
[16:42] pia: also
[16:42] KIM: ahso okeee

pia (02.09.2008 18:22):
^^

momo (02.09.2008 18:22):
omfg wall of text

pia (02.09.2008 18:22):
ja so das wars aber auch

pia (02.09.2008 18:22):
jetzt lies

pia (02.09.2008 18:22):
und lach mich aus

pia (02.09.2008 18:22):
^^

momo (02.09.2008 18:22):
ich lach dich auch so aus wenn du willst ^^

pia (02.09.2008 18:22):
liiiies

pia (02.09.2008 18:22):
!!

momo (02.09.2008 18:24):
xD

pia (02.09.2008 18:24):
ah fertig? ^^

momo (02.09.2008 18:24):
pipi is scheinschwanger xD

pia (02.09.2008 18:24):
gute geschichte stimmts

pia (02.09.2008 18:24):
nein
mooaaaahhh

pia (02.09.2008 18:25):
seit 3 tagen nich mehr richtig gegessen

pia (02.09.2008 18:25):
kein appetit gehabt

pia (02.09.2008 18:25):
und es dadurch voll verpennt

momo (02.09.2008 18:25):
lol

momo (02.09.2008 18:25):
wieder mal erschreckend

momo (02.09.2008 18:25):
denn

momo (02.09.2008 18:25):
<< same here

momo (02.09.2008 18:25): (|| ×m×)ｵ､ｵｪ··
^^

momo (02.09.2008 18:26):
seit sonntag nixmehr gegessn , nur chocopopps mit milch vorhin mal ^^

momo (02.09.2008 18:26):
aber essen wird ja auch total überbewertet

momo (02.09.2008 18:26):
heutzutage

momo (02.09.2008 18:26):
von daher

momo (02.09.2008 18:26):
mach dir nix draus

pia (02.09.2008 18:26):
aber du bist zu dünn

pia (02.09.2008 18:26):
bei mir geht das schonmal klar^^

momo (02.09.2008 18:27):
ich bin zu dünn...

momo (02.09.2008 18:27):
joa stimmt eigtl^^

pia (02.09.2008 18:27):
jaa

pia (02.09.2008 18:27):
ich weiß^^

momo (02.09.2008 18:27):
ich bin einfach zu faul da jeden tag 1-2 mal mich drum zu kümmern dass cih was zu essen hab

momo (02.09.2008 18:28):
ich brauch jmd der kocht
:(

momo (02.09.2008 18:28):
und keinerlei dank und gegenleistung erwartet

pia (02.09.2008 18:28):
hast du nie hunger?

momo (02.09.2008 18:29):
doch, aber man kann nur ein unangenehmes gefühl zur selben zeit haben und da cih ständig kopfshcmerzen hab ...

pia (02.09.2008 18:29):
zu viel am pc

C= C= C= C= C= C= ┌(;·_·)┘))

momo (02.09.2008 18:29):
merk ichs nich^^

momo (02.09.2008 18:29):
ne radiowecker

momo (02.09.2008 18:29):
hab den ausgesteckt sonntag nacht und seit gestern gehts wieder

momo (02.09.2008 18:29):
WÄR ICH DAMAL VOR 5 WOCHEN DRAUF GEKOMMEN EY

momo (02.09.2008 18:29):
!!!

momo (02.09.2008 18:29):
!!

momo (02.09.2008 18:29):
!!
!

momo (02.09.2008 18:29):
!!

momo (02.09.2008 18:29):
!

pia (02.09.2008 18:30):
xD

pia (02.09.2008 18:30):
du bist so doof

pia (02.09.2008 18:30):
mein gott

pia (02.09.2008 18:30):
zu faul für alles

momo (02.09.2008 18:30):
ich weiß da was, zu dem ich mich immer aufraffen kann

momo (02.09.2008 18:31): .+゜わくわく.+゜(o(。・д・。)o).+゜ぅきぅき.+゜
...schlafen! ... mein ich

momo (02.09.2008 18:31):
geht immer ^^

momo (02.09.2008 18:31):
bin ich nie zu faul zu

momo (02.09.2008 18:31):
quasi ein workaholic

pia (02.09.2008 18:31):
musst dich dazu auch nicht aufraffen

momo (02.09.2008 18:31):
auf dem gebiet

pia (02.09.2008 18:31):
xD

momo (02.09.2008 18:31):
wohl!

momo (02.09.2008 18:31):
muss vom pc in bett

pia (02.09.2008 18:31):
huhnd

momo (02.09.2008 18:32):
das sind mindestens 50 cm von A nach b hey

momo (02.09.2008 18:33):
und warum hast nun eigtl gekotzt?^^

momo (02.09.2008 18:33):
nur weild nix gegessn hattest Oo

pia (02.09.2008 18:33):
ja wahrscheinlich

pia (02.09.2008 18:34):
kam nur wasser raus xD

momo (02.09.2008 18:34):
nerdig ^^

pia (02.09.2008 18:35):
ja

pia (02.09.2008 18:35):
bah.. wobei, hatte an nem apfel-lolli geleckt.. die säure.

pia (02.09.2008 18:35):
aber dafür echt

pia (02.09.2008 18:35):
glaub

pia (02.09.2008 18:35):
alles was in meinem körper war

pia (02.09.2008 18:35):
ganz schön viel wasser ^^

momo (02.09.2008 18:36):
^^

momo (02.09.2008 18:38):
hast lucas n gruß gesagt?

pia (02.09.2008 18:38):
wieso lucas

momo (02.09.2008 18:38):
ka

momo (02.09.2008 18:38):
warst doch gestern da oder so *denk

pia (02.09.2008 18:38):
ey

pia (02.09.2008 18:38):
das hab ich garnich gesagt

momo (02.09.2008 18:38):
nich

momo (02.09.2008 18:38):
?

momo (02.09.2008 18:39):
sicher ^^?

pia (02.09.2008 18:39):
ja nur gesagt fahr nach schdf ._.

pia (02.09.2008 18:39):
was da in der klasse immer über mich gelabert wird....

momo (02.09.2008 18:39):
ja dorhin wo lucas lebt , soweit ich weiß

pia (02.09.2008 18:39):
du kriegst das eh mit..

(*□*;) ギョギョ

momo (02.09.2008 18:39):
wiso?

momo (02.09.2008 18:39):
was für ne klasse?

pia (02.09.2008 18:39):
jaja

momo (02.09.2008 18:40):
k, kann dir nich folgen

momo (02.09.2008 18:40):
aber np

pia (02.09.2008 18:41):
ja warum soll ich ausgerechnet dort gewesen sein^^

momo (02.09.2008 18:41):
kA

momo (02.09.2008 18:41):
war ja nur so gedacht

pia (02.09.2008 18:41):
jaja

momo (02.09.2008 18:43):
hast zuflig lust auf eine schauspielerische meisterleistung?

momo (02.09.2008 18:44):
hab sa in ner woche behindi klassentreffen

pia (02.09.2008 18:44):
..?

momo (02.09.2008 18:44):
du gehst da hin

momo (02.09.2008 18:44):
und gibts dich als mich aus

momo (02.09.2008 18:44):
^^

pia (02.09.2008 18:44):
omg

pia (02.09.2008 18:44):
das glaubt mir jeder

momo (02.09.2008 18:44):
kla

momo (02.09.2008 18:44):
der chris bestätigt das dann un so

pia (02.09.2008 18:44):
jaja^^

momo (02.09.2008 18:45):
k, dann geh ich nich hin

pia (02.09.2008 18:46):
doch

pia (02.09.2008 18:46):
wohl

pia (02.09.2008 18:46):
ich will nich

pia (02.09.2008 18:46):
wohin überhaupt

momo (02.09.2008 18:46):
na zu dem klassentreffen

momo (02.09.2008 18:47):
hier

momo (02.09.2008 18:47):
feuerbach

momo (02.09.2008 18:47):
treffen sich in so ner behindibar
((8-(o'▽')o□☆□o('▽'o)-8))乾杯♪

pia (02.09.2008 18:47):
oh nö

momo (02.09.2008 18:47):
so reudig , dass sowas immer von den strebern organisiert wird

momo (02.09.2008 18:47):
und deswegen immer scheisse is^^

pia (02.09.2008 18:47):
hihi du kannst es ja mal orga.

momo (02.09.2008 18:47):
könnte ich

momo (02.09.2008 18:48):
aber ich hab keinerlei interesse daran die schabracken zu sehn

momo (02.09.2008 18:48):
ich weiß nichmal mehr wie die heißen

pia (02.09.2008 18:48):
xD

pia (02.09.2008 18:48):
oh man

pia (02.09.2008 18:48):
du bist doof

momo (02.09.2008 18:48):
nein, ich finds nur überflüssig

momo (02.09.2008 18:50):
werd da eh rotzevoll vor mich hin dösen ^

pia (02.09.2008 18:50):
opfer

(。・・)_θ 胃薬どうぞ

momo (02.09.2008 18:50):
wiso?

pia (02.09.2008 18:50):
das machen nur opfer

momo (02.09.2008 18:50):
ansichtssache

momo (02.09.2008 18:51):
ich würde sagen nur opfer unterhalten sich mit menschen die keinerlei bedeutung haben

momo (02.09.2008 18:52):
hehe, jetzt redest ncihtmehr mit mir

momo (02.09.2008 18:52):
owned

pia (02.09.2008 18:52):
whatever

momo (02.09.2008 18:52):
lol

pia (02.09.2008 18:52):
[18:51] momo: ich würde sagen nur opfer unterhalten sich mit menschen die keinerlei bedeutung haben
[18:51] pia: ja wie auch immer ^^

pia (02.09.2008 18:52):
is nur nich angekommen

momo (02.09.2008 18:53):
aha

pia (02.09.2008 18:54):
yeah

momo (02.09.2008 18:55):
hier dings, ich brauch 2 pullover , aber mein ipod is ja kaputt, weswegen ich unmöglich längere zeit im freien sein kann
..ergo

(*・.・)ノ ﾖﾛｼｸﾆｬﾝ・:*:・゜'★.｡・:*:・゜'☆♪

momo (02.09.2008 18:55):
kaufst mir mal n paar pullover

momo (02.09.2008 18:55):
bringst die her

momo (02.09.2008 18:55):
ich such mir 2 aus und den rest

momo (02.09.2008 18:55):
bringst wieder zurück

pia (02.09.2008 18:55):
xD

momo (02.09.2008 18:55):
thx schonmal

pia (02.09.2008 18:56):
nein garkein

momo (02.09.2008 18:56):
damn

pia (02.09.2008 18:57):
ha!

momo (02.09.2008 18:57):
ich hab ja so nen need aufn slave

pia (02.09.2008 18:57):
nimm jo

momo (02.09.2008 18:58):
ne, den frag ich auch ab un zu solche sachen

momo (02.09.2008 18:58):
der will dafür geld

momo (02.09.2008 19:00):
und klamotten ausm int0rnet sucken immer

pia (02.09.2008 19:00):
gar nicht

momo (02.09.2008 19:00):
ja, aber manchmal

pia (02.09.2008 19:01):
nein

pia (02.09.2008 19:01):
nev0r
^^

momo (02.09.2008 19:02):
doch, wenn man auf so ner designseite rumtüfftelt und das ergebnis dann scheisse ausieht wenn mans erstmal in händen hällt

momo (02.09.2008 19:03):
http://www.emp.lu.d3/bin/shop.php?prog=shop&mid=&artic-le=137949&funktion=PRODUCTINFO&bildru b=search mit kittyohren ^^

pia (02.09.2008 19:05):
voll süüüüzzz ^^

pia (02.09.2008 19:05):
bestells mir

momo (02.09.2008 19:05):
nur wenn ich mir auch was bestell und du dein teil zahlst ^^

pia (02.09.2008 19:05):
eeeh

pia (02.09.2008 19:05):
nein ich bin nich volljährig

pia (02.09.2008 19:06):
kann keine

pia (02.09.2008 19:06):
internet bestellung

pia (02.09.2008 19:06):
und du kannst kreditkarte von deiner mum stibitzen

momo (02.09.2008 19:06):
ja, ich würds ja bestelln wenn dus selbst zahlst dann danach

momo (02.09.2008 19:06):
u know?

momo (02.09.2008 19:07):
nix fersten?

pia (02.09.2008 19:08):
nur die hälfte

pia (02.09.2008 19:08):
^^

momo (02.09.2008 19:09):
naja, macht ja nix, bist ja blond ^^

pia (02.09.2008 19:09):
jbhkuqödfihwf

pia (02.09.2008 19:09):
ikdpahfwdäsvs

pia (02.09.2008 19:09):
dvsikvf

pia (02.09.2008 19:09):
NEIN

pia (02.09.2008 19:09):
hab direkt wieder schwarz gemacht

(´д｀) え～

pia (02.09.2008 19:09):
mochte das nicht, war mir nicht weiß genug

momo (02.09.2008 19:09):
^^

pia (02.09.2008 19:09):
willsch sehn

pia (02.09.2008 19:09):
?

momo (02.09.2008 19:10):
ja zeich ma

pia (02.09.2008 19:10):
bild wo ich böse schau?

momo (02.09.2008 19:10):
ich hohl dich auch von der haltestelle ab ^^

momo (02.09.2008 19:10):
aso bild xD

pia (02.09.2008 19:10):
das is krank belichtet

pia (02.09.2008 19:10)ﾓｼﾓｼ♪(｡6_6｡)⊃————————⊂(｡δ_δ｡)ﾓｼﾓｼ♪
http://ug1.kwick.dз/ug/0279/6085/51006067_full,r,470x470.jpg

momo (02.09.2008 19:11):
xD

momo (02.09.2008 19:11):
böses *rrr*

pia (02.09.2008 19:11):
kann

pia (02.09.2008 19:11):
an wänden laufen

pia (02.09.2008 19:11):
eh

pia (02.09.2008 19:11):
krabbeln

pia (02.09.2008 19:11):
und so

pia (02.09.2008 19:11):
du weißt schon

momo (02.09.2008 19:12):
joa so : http://www.spiderschwein.info/

pia (02.09.2008 19:12):
und jetzt muss ich dir ein geständnis machen

pia (02.09.2008 19:12):
ICH

pia (02.09.2008 19:12):
oO

pia (02.09.2008 19:12):
bin spidergirl

pia (02.09.2008 19:12):
http://ug1.kwick.de/ug/0279/6085/50755330_full,r,470x470.jpg

momo (02.09.2008 19:12):
geilo

momo (02.09.2008 19:12):
lol

pia (02.09.2008 19:14):
yeah!#

momo (02.09.2008 19:20):
hm, gibt nich wirklich was, was ich will

momo (02.09.2008 19:21):
weil ab 70 euro frachtfrei un so^^

pia (02.09.2008 19:21):
wäwuwi

pia (02.09.2008 20:01):
sdpjk

pia (02.09.2008 20:01):
skdlvnsd

pia (02.09.2008 20:01):
sdgvpjfsvk

pia (02.09.2008 20:01):
dfvpkdfbojdfüa

momo (02.09.2008 20:01):
achso

pia (02.09.2008 20:02):
schreib

pia (02.09.2008 20:02):
mit+

pia (02.09.2008 20:02):
mir

momo (02.09.2008 20:02):
joa

pia (02.09.2008 20:03):
mehr

⌒☆ヽ(｡◇°)ノドテッ!!

momo (02.09.2008 20:04):
ja, also

momo (02.09.2008 20:05):
einmal , da war ich so unterwegs auf reisen

momo (02.09.2008 20:05):
und dann kam da ein hirsch

momo (02.09.2008 20:05):
der wollte dass ich ihm folge

momo (02.09.2008 20:05):
was ich tat

momo (02.09.2008 20:05):
er führte mich auf eine lichtung

momo (02.09.2008 20:06):
dort war ein baum

momo (02.09.2008 20:06):
drumherum war ein

momo (02.09.2008 20:06):
zaun

momo (02.09.2008 20:06):
dann wachte ich auf und merkte es war nur ein traum

momo (02.09.2008 20:06):
und die moral von der geschicht

momo (02.09.2008 20:06):
hirsche gibt es, oder nicht

pia (02.09.2008 20:06):
hirschen vertraut man nicht

momo (02.09.2008 20:07):
xD

pia (02.09.2008 20:07):
xD

momo (02.09.2008 20:07):
lol, yay ^^

momo (02.09.2008 20:08):
knusperyogurt !

momo (02.09.2008 20:08):
aka

momo (02.09.2008 20:08):
der yogurt mit der ecke

momo (02.09.2008 20:08):
der ecke mit was drin

momo (02.09.2008 20:08):
rofl @ rtl2

momo (02.09.2008 20:09):
jeder 12te jugendliche wandert regelmäßig

momo (02.09.2008 20:09):
ahahaha

momo (02.09.2008 20:09):
wandern!!!!

pia (02.09.2008 20:09):
xD

pia (02.09.2008 20:09):
gäy

momo (02.09.2008 20:09):
lol

momo (02.09.2008 20:10):
aber echtma

momo (02.09.2008 20:10):
^^

pia (02.09.2008 20:11):
ja total

momo (02.09.2008 20:11):
yay, wings kommt ins kino

momo (02.09.2008 20:11):
alter

(‡▼_▼)
(`A´)

momo (02.09.2008 20:12):
passiert sonst nix in der welt

momo (02.09.2008 20:12):
dass man so n scheiss senden muss

pia (02.09.2008 20:12):
was is das

momo (02.09.2008 20:13):
so ne girlie-zeichentrick scheisse, zielgruppe 5-8 jahre

pia (02.09.2008 20:14):
aaah

pia (02.09.2008 20:14):
ich weiß

pia (02.09.2008 20:14):
du meinst

pia (02.09.2008 20:14):
haha

pia (02.09.2008 20:14):
du meinst winx

pia (02.09.2008 20:14):
lol

momo (02.09.2008 20:14):
ja oder so

momo (02.09.2008 20:14):
LOL, wie dus kennst ^^

pia (02.09.2008 20:14):
das ist so

pia (02.09.2008 20:14):
verdammtr

pia (02.09.2008 20:14):
-r

pia (02.09.2008 20:14):
SCHLECHT, ekelhafter zeichenstil imo

momo (02.09.2008 20:14):
xD

pia (02.09.2008 20:17):
klar kenn ichs franzi hat n einen kleinen bruder

pia (02.09.2008 20:17):
dem es egal is

pia (02.09.2008 20:17):
ob er ne mädchenserie schaut

momo (02.09.2008 20:17):
jaaa

pia (02.09.2008 20:17):
hauptsache zeichentrick kacke

momo (02.09.2008 20:17):
jetzt ausreden suchen

pia (02.09.2008 20:18):
ich schau im wohnheim nie fernsehen nur dvd okay xD

pia (02.09.2008 20:19):
bin sofort wieder da! (; ﾟ(I)ﾟ) ｱｾｱｾ

momo (02.09.2008 20:20):
bring mir n bier mit

~>°)~~~

pia (02.09.2008 20:20):
muss nur pc wechseln

pia (02.09.2008 20:22):
dgwöiodf

momo (02.09.2008 20:23):
aso

momo (02.09.2008 20:24):
boa

momo (02.09.2008 20:24):
hab ich mich grad erschrocken

momo (02.09.2008 20:25):
während diesen paar ruhigen sekunden

momo (02.09.2008 20:25):
bei nem liedwechsel

momo (02.09.2008 20:25):
hör ich so kinderstimmen

momo (02.09.2008 20:25):
schau so zu tv

momo (02.09.2008 20:25):
is gemuted

(×□×;)

momo (02.09.2008 20:25):
hm

momo (02.09.2008 20:25):
seltsam

momo (02.09.2008 20:25):
angst

momo (02.09.2008 20:25):
ach lol, rolladen unten aber fenster offen

pia (02.09.2008 20:26):
xD

pia (02.09.2008 20:26):
omg

pia (02.09.2008 20:29):
hab ne kreative anmache gehört

pia (02.09.2008 20:29):
wagen hält: hey wir sind vom adac

pia (02.09.2008 20:29):
solln wir euch abschleppen?

pia (02.09.2008 20:29):
ha

pia (02.09.2008 20:29):
ha

momo (02.09.2008 20:29):
ha^^

pia (02.09.2008 20:30):
;9

pia (02.09.2008 20:30):
oh

pia (02.09.2008 20:30):
)

pia (02.09.2008 20:30):
du weißt schon

pia (02.09.2008 20:30):
^^

momo (02.09.2008 20:30):
ja^^

pia (02.09.2008 20:31):
Phantasie ist wichtiger als Wissen, denn Wissen ist begrenzt.

momo (02.09.2008 20:33):
lol, sprüche ausm kindergarten ^^

pia (02.09.2008 20:33): ε=(･o･*) ﾌｩ
:D

momo (02.09.2008 20:34):
Ich kann das auch warte, lass mich überlegen.. Das Leben ist... ein Krankheit, die durch Geschlechtsverkehr erzeugt wird und immer tödlich endet

momo (02.09.2008 20:34):
+e

pia (02.09.2008 20:35):
keu keu

momo (02.09.2008 20:41):
ich brauchn neues desktopbild

pia (02.09.2008 20:44):
was hast im mom

momo (02.09.2008 20:46):
sagt dir victoria francés was?

pia (02.09.2008 20:46):
ja

pia (02.09.2008 20:47):
die malt

pia (02.09.2008 20:47):
diese

pia (02.09.2008 20:47):
abgefuckten

pia (02.09.2008 20:47):
bilder

momo (02.09.2008 20:47):
xD

pia (02.09.2008 20:47):
die sich

momo (02.09.2008 20:47):
genau^^

pia (02.09.2008 20:47):
gothic mädchen

pia (02.09.2008 20:47):
ins zimmer hängen

momo (02.09.2008 20:47):
lol

momo (02.09.2008 20:47):
ja, und ich habs zur zeit als dektop und steh dazu ;P

pia (02.09.2008 20:48):
aaaaaaaahhhhcchso

pia (02.09.2008 20:48):
welches denn

momo (02.09.2008 20:48):
http://joeth1912lu.googlepages.lu.кom/VictoriaFrances08.jpg/

pia (02.09.2008 20:50):
welches

pia (02.09.2008 20:50):
welches

pia (02.09.2008 20:50):
welches

pia (02.09.2008 20:50):
spaß

momo (02.09.2008 20:50):
Oo (｡ o_o｡) ヌッ

pia (02.09.2008 20:50):
ist schön

pia (02.09.2008 20:50):
ich verbinde mit der automatisch dieses vampirmädelbild

pia (02.09.2008 20:51):
aber sie kann echt schön zeichnen

momo (02.09.2008 20:52):
ja

momo (02.09.2008 20:54):
http://i174.photobucket.lu.кom/albums/w88/wallnerd/Monument_Valley_1920.jpg so, das hab ich nun, weil schöne auflösung und chillig ^^

momo (02.09.2008 20:54):
k, is zu gewöhnlich, langweilt mich jetzt schon ^^

pia (02.09.2008 20:57):
ja is öde

pia (02.09.2008 20:57):
http://ru.youtube.кom/watch?v=a6zdhHLvT7k

pia (02.09.2008 20:57):
gutes video

pia (02.09.2008 20:57):
schaus dir ganz an

momo (02.09.2008 20:57):
nev0r

momo (02.09.2008 20:57):
rihanna sieht scheisse aus

pia (02.09.2008 20:59):
das sagen iwie alle oO

momo (02.09.2008 20:59):
dann muss es stimmen

momo (02.09.2008 20:59):
und sie macht hirnlos-girlie mucke

momo (02.09.2008 21:00):
wenn ichs könnte würd ichs verbieten

pia (02.09.2008 21:00):
wieso

pia (02.09.2008 21:00):
gutes video

pia (02.09.2008 21:01):
gutes

pia (02.09.2008 21:01):
video

momo (02.09.2008 21:01):
warum?

momo (02.09.2008 21:01):
gut sind dinge die ich gern seh

momo (02.09.2008 21:02):
das video hat so

momo (02.09.2008 21:02):
nix

momo (02.09.2008 21:02):
keine handlung

momo (02.09.2008 21:02):
einfach nur 4 minuten lang hackfresse

momo (02.09.2008 21:04):
evanesence hat schöne videos

momo (02.09.2008 21:04):
sogar avril lavigne hat gute videos (manchmal)

momo (02.09.2008 21:05):
aber rihanna war immer nur getanze

pia (02.09.2008 21:05):
diesmal nicht

pia (02.09.2008 21:05):
ne psychotante

pia (02.09.2008 21:06):
psychO!

momo (02.09.2008 21:06):
behindert!

pia (02.09.2008 21:07):
moah

pia (02.09.2008 21:07):
heul doch

pia (02.09.2008 21:07):
nimm dir nen strick

momo (02.09.2008 21:07):
ne, mirs das doch wayne

momo (02.09.2008 21:07):
find nur rihanna is eins der schlechtesten dinge die im tv rumeiern

pia (02.09.2008 21:07):
kennst

pia (02.09.2008 21:07):
du

momo (02.09.2008 21:07):
aber du darfst das gerne hörn

momo (02.09.2008 21:08):
bin ja da nich so

momo (02.09.2008 21:08):
^^

pia (02.09.2008 21:08):
lyoner

momo (02.09.2008 21:08):
ja

momo (02.09.2008 21:08):
fleisch

pia (02.09.2008 21:08):
gut

pia (02.09.2008 21:08):
ich bekomm gleich

pia (02.09.2008 21:08):
ein brot

pia (02.09.2008 21:08):
mit lyoner

momo (02.09.2008 21:08):
gz

pia (02.09.2008 21:08):
was heißt das schon wieder?

momo (02.09.2008 21:09):
gz = gratz = congratz = congratulations

momo (02.09.2008 21:09):
= glückwunsch

momo (02.09.2008 21:09):
so zu sagen

momo (02.09.2008 21:09):
internet <3

pia (02.09.2008 21:10):
danke^^

pia (02.09.2008 21:10):
also

pia (02.09.2008 21:10):
muss off

pia (02.09.2008 21:10):
byby ~~~ヾ(○゜▽゜○) マッタネーン♪

pia (02.09.2008 21:10):
:y333

pia (02.09.2008 21:10):
ah

pia (02.09.2008 21:10):
ich mein

pia (02.09.2008 21:10):
<333

pia (02.09.2008 21:10):
^^

momo (02.09.2008 21:10):
*wink

momo (02.09.2008 21:10):
<3

momo (02.09.2008 21:10):
*kraul

momo (02.09.2008 21:10):
n guten

ﾅｶﾏｯ(*^ｰ^)人(ﾟ.ﾟ*)ﾀﾞﾚﾀﾞｯｹ?

Sie würde sich überall einmischen, hatte er gesagt. Seine Freunde seien nicht ihre Freunde und sie solle sich nicht so einzecken, hatte er gesagt. Sie und Matt würden gut zusammenpassen, weil der auch so drauf sei und ständig seine Mädchen anschreiben und sein Glück bei ihnen versuchen würde. All das hatte Lucas gesagt, und nun saß Matt neben ihr, weil Lucas nicht in Sicht war (vor seinen Augen schmiss er sich nicht an Mädchen ran, die Lucas im Visier hatte, bloß hinter seinem Rücken, doch das sehr hartnäckig).
„Ich komm dich demnächst mal besuchen, muss mir doch angucken, wie du so lebst", sagte Matt und kaute geräuschvoll sein Kaugummi. Pia lächelte und strich sich eine Strähne hinters Ohr.
„Lucas lässt sich immer seltener auf der Wiese blicken, ne?" Er gluckste und wartete vermutlich auf eine Antwort, sie wusste jedoch nichts zu erwidern. „Hast du gesehen: Der trägt immer noch Maries Ring an der Kette, so süß die beiden ...".
Matt wusste nicht, dass zwischen Lucas und ihr mehr lief, zumindest nicht offiziell, ahnte aber offensichtlich, dass Pia an Lucas interessiert war, und drückte deshalb regelmäßig Sprüche, um seine eigenen Chancen bei ihr zu verbessern. „Ist nur 'ne Frage der Zeit, bis die wieder zusammenkommen, niemand passt so gut wie die ..." Er warf ihr einen verstohlenen Blick zu, um ihre Reaktion zu sehen; sie ließ sich allerdings nichts anmerken und knibbelte weiter an ihrer Nagelhaut herum. „Was machst du jetzt eigentlich am Wochenende?", fragte er nun, um das Gespräch am Laufen zu halten.
„Nichts bisher", sagte sie endlich.
„Hast du Bock, dass ich vorbeikomme?"
„Klar, why not."
„Ich bring Bier mit und wir können Filme schauen, im berühmt-berüchtigten Aufenthaltsraum."
Wieder einmal war ihr die Aufmerksamkeit von irgendwem lieber, als daran denken zu müssen, dass dieser *eine* sie ignorierte. Sie kannte auf der Wiese viele, aber keinen so richtig. Gesehen fühlte sie sich von Lucas schon, weil er so mies zu ihr war, wie sie glaubte, es zu verdienen. Warum nur hing sie ausgerechnet an demjenigen, der ihr am wenigsten Zuneigung zeigen konnte? Brauchte sie das?

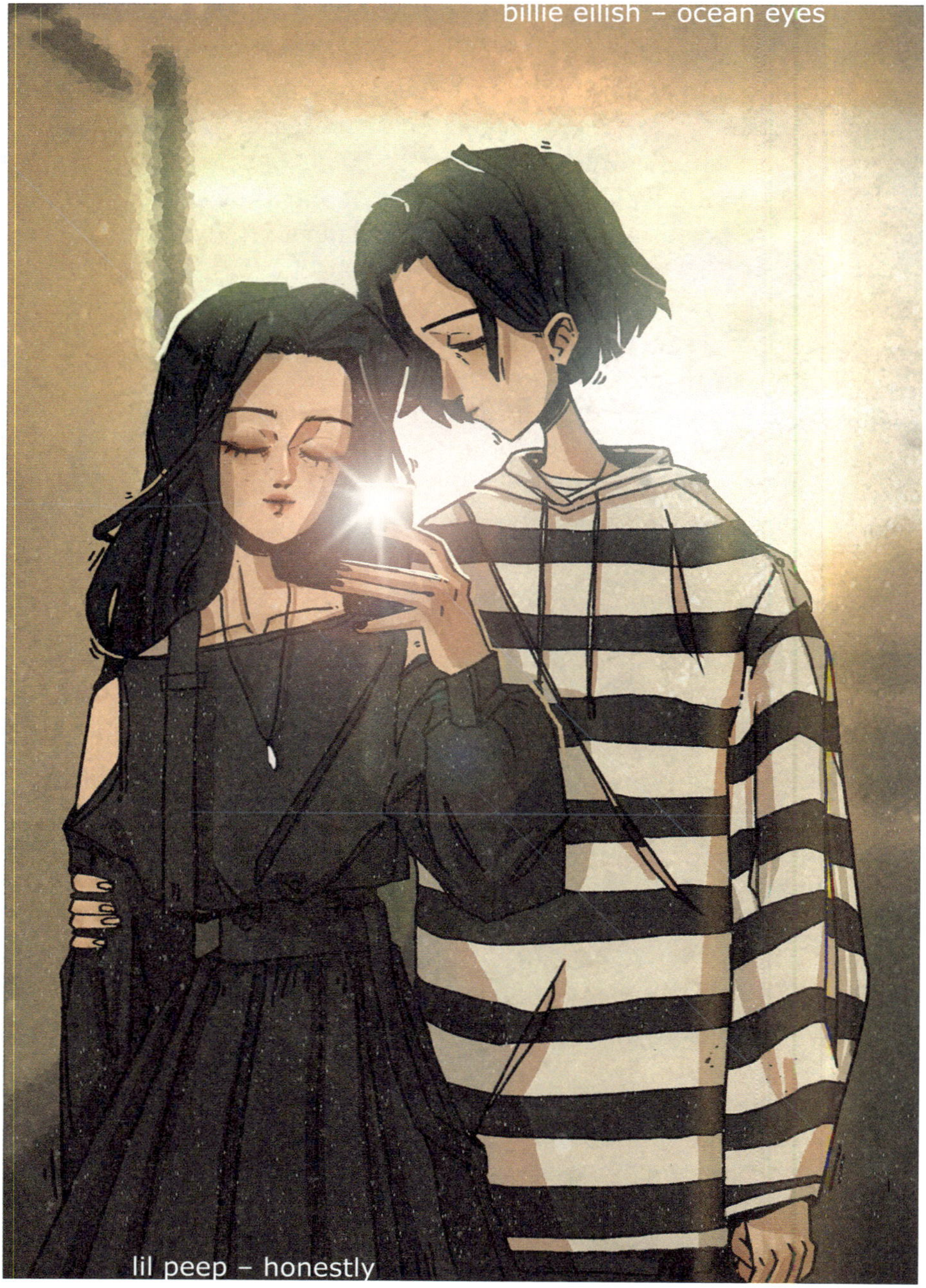
billie eilish – ocean eyes
lil peep – honestly

momo (04.09.2008 19:14):
hi, solln wir ma zusammen lernen ? wir gehn in die videothek leihn uns antigone und kabale und liebe aus und schon haben wir die deutsch hausi fertig

pia (04.09.2008 19:14):
voll gut#

momo (04.09.2008 19:15):
^^

pia (04.09.2008 19:17):
nein echt gude idee

pia (04.09.2008 19:17):
ich hab die bücher noch nichtmal

pia (04.09.2008 19:17):
gekau^ft^^

momo (04.09.2008 19:17):
lol

momo (04.09.2008 19:18):
nadann^^ kommst vorbei

momo (04.09.2008 19:18):
bringts was zu essen mit

pia (04.09.2008 19:18):
wann denn

(*ﾟ▽ﾟ)ノノ・・☆　||ヾ(^▽^*))) ﾊｰｲ

momo (04.09.2008 19:19):
immer zwischen 12 und 24 uhr^^

momo (04.09.2008 19:19):
auser samstag weil ich depp da n zahnarzttermin gemacht hab Oo

pia (04.09.2008 19:19):
hahahahahahahahahahahahah

pia (04.09.2008 19:19):
hhahahah

(- _ -;) /))

pia (04.09.2008 19:19):
aahaahaha

momo (04.09.2008 19:19):
hätt ich auch auf montag legen könne

pia (04.09.2008 19:19):
LOOOOOL

pia (04.09.2008 19:20):
SAMSTAG zahnarzt

pia (04.09.2008 19:20):
hahahahah

momo (04.09.2008 19:20):
i know

o (° ^°) O☆

momo (04.09.2008 19:20):
aber was solls^^

momo (04.09.2008 19:21):
hab zwar keine probleme mit den zähnen aber vllt findet der was , was verantwortlich ist für meine permanenten und unerträglichen kopfshcmerzen

momo (04.09.2008 19:22):
anyway

momo (04.09.2008 19:22):
ich hab lust was zu essen

momo (04.09.2008 19:22):
zu was!

momo (04.09.2008 19:22):
*zu = tu

momo (04.09.2008 19:24):
wenn man fraun essen könnte.... *denk

pia (04.09.2008 19:24):
O.O

pia (04.09.2008 19:24):
hihi

pia (04.09.2008 19:24):
nö

pia (04.09.2008 19:24):
hab nix

momo (04.09.2008 19:29):
das isn prob

momo (04.09.2008 19:29):
denn ohne essen

momo (04.09.2008 19:29):
tu man sterben

momo (04.09.2008 19:29):
nach 70 tagen ca

momo (04.09.2008 19:29):
damn

pia (04.09.2008 19:29):
so ein gelaber

momo (04.09.2008 19:29):
es bleibt nurnoch wenig zeit

pia (04.09.2008 19:29):
das geht doch schneller

momo (04.09.2008 19:30):
ja denk ich auch

momo (04.09.2008 19:30):
aber in der BILD zeitung stand

momo (04.09.2008 19:30):
„2 mädchen hungerten sich 70 tage lang zu tode"

momo (04.09.2008 19:30):
und wenn die bild das sagt
dann muss das ja so sein

<(ﾟﾛﾟ;)>ﾉｫｵｵｵｫｵ!!

pia (04.09.2008 19:31):
krank

momo (04.09.2008 19:31):
nicht umsonst fängt das wort gottes aka Bibel und die Bild beides mit B an

pia (04.09.2008 19:31):
^-^ wahnsinn

momo (04.09.2008 19:31):
genau^^

momo (04.09.2008 19:31):
apropos wahnsinn

momo (04.09.2008 19:32):
gehn wir morgen mal unterwäsche kaufen?

pia (04.09.2008 19:32):
hab letztens erst

momo (04.09.2008 19:32):
verdammt

pia (04.09.2008 19:32):
meine ist teuer^^

pia (04.09.2008 19:32):
kauf immer

pia (04.09.2008 19:32):
extravagante lol

momo (04.09.2008 19:32):
yeah^^

pia (04.09.2008 19:32):
keine omaschlüpper vom grabbeltisch

momo (04.09.2008 19:33):
lol

momo (04.09.2008 19:33):
war vorhin ma schaun was feuerbach zu bieten hat in der richtung

momo (04.09.2008 19:33):
...

momo (04.09.2008 19:33):
nichts

momo (04.09.2008 19:33):
es gibt keine unterwäsche in feuerbach

pia (04.09.2008 19:33):
musst zu mir kommen

ヾ(*≧ω・*)ノおかえり～

momo (04.09.2008 19:34):
joa

momo (04.09.2008 19:34):
bei den sexshops in deiner straße

momo (04.09.2008 19:34):
aber ich war erst gestern in der city

momo (04.09.2008 19:34):
wegen pullover

momo (04.09.2008 19:34):
nur um festzustelln dass die 80er wieder in mode komm

momo (04.09.2008 19:35):
und ich mag die 80er nich

pia (04.09.2008 19:35):
ja richtig, besonders bei h&m

momo (04.09.2008 19:35):
drecks fashion

pia (04.09.2008 19:35):
du hängst eh immernoch in den 90ern

momo (04.09.2008 19:36):
ich versuche nirgends zu hängen

momo (04.09.2008 19:36):
außerdem warn 90er baggies

momo (04.09.2008 19:36):
hast mich mal in baggies gesehn?

momo (04.09.2008 19:36):
ich denke nich

momo (04.09.2008 19:36):
zumindest seit 2003

pia (04.09.2008 19:37):
nein ende 90er waren diese hemden

(´ ▽`).。o♪♪ ボケ〜

pia (04.09.2008 19:37):
die du trägst

momo (04.09.2008 19:37):
Oo

momo (04.09.2008 19:37):
aso

momo (04.09.2008 19:37):
hm

momo (04.09.2008 19:37):
mag sein

momo (04.09.2008 19:38):
immernoch besser als emo, oder karro und sonstige streifen

momo (04.09.2008 19:38):
dreck

momo (04.09.2008 19:38):
ich will fkk

momo (04.09.2008 19:38):
FKK

momo (04.09.2008 19:38):
!!!

momo (04.09.2008 19:38):
*hüpf

pia (04.09.2008 19:38):
wär das beste ja

momo (04.09.2008 19:42):
und im internet gibts nur kaputzenpullies

momo (04.09.2008 19:42):
entweder schwarz oder blau

momo (04.09.2008 19:42):
is doch militant

momo (04.09.2008 19:43):
kauf ich mir halt dochn kilt

momo (04.09.2008 19:43):
dann geht das auch in ordnung oberkörperfrei rumzulaufen

pia (04.09.2008 19:43):
ach ritzi

(. . 、) ヾ (^ ^ *) ヨシヨシ´

momo (04.09.2008 19:44):
n kilt wär schon cool

pia (04.09.2008 19:46):
geht so

pia (04.09.2008 19:46):
welche farbe?

momo (04.09.2008 19:47):
ja standard

momo (04.09.2008 19:47):
keep 2 da roots un so

pia (04.09.2008 19:48):
kackbraun oder was xD

momo (04.09.2008 19:48):
nein

momo (04.09.2008 19:49):
http://www.emp.lu.d3/bin/shop.php?prog=shop&PRCTb=search#

pia (04.09.2008 19:50):
achso ja

pia (04.09.2008 19:50):
natürlich^^

momo (04.09.2008 19:50):
echtma^^

pia (04.09.2008 19:51):
kommst du dann so auch zur schule

momo (04.09.2008 19:51):
nö

momo (04.09.2008 19:51): (ﾉ≧∀≦)ﾉ・‥…━━━★ ﾋﾟｷｭｰﾝ！
perlen für die säue oda was

pia (04.09.2008 19:51):
^^

momo (04.09.2008 19:51):
den trag ich nur auf erorberungsfeldzügen

momo (04.09.2008 19:51):
gegen frankreich und spanien

momo (04.09.2008 19:52):
und im bett

momo (04.09.2008 19:52):
natürlich

momo (04.09.2008 19:53):
nur um den spruch bring zu könn : „hey baby, ich komm weit aus dem norden, willst du mal mein dudelsack sehn?" nichts zieht so sehr wie das.

pia (04.09.2008 19:53):
whääääää

momo (04.09.2008 19:54):
rofl

momo (04.09.2008 20:12):
hab mir gestern mal the cell gekauft

momo (04.09.2008 20:12):
weil der lustig verstöhrt is ^^

pia (04.09.2008 20:12):
kennsch ned

pia (04.09.2008 20:13):
*ned

momo (04.09.2008 20:13):
nöd?

pia (04.09.2008 20:13):
nee

momo (04.09.2008 20:13):
solltest ma kennlern^^

pia (04.09.2008 20:14):
ja vllt

pia (04.09.2008 20:14):
worum gehts

momo (04.09.2008 20:15):
son typ entführt fraun und sperrt die in son wasserdichten käfig der langsam voll läuft, so 1-2 wochen lang, die finden den typ aber der sagt halt nich wo die frau is

pia (04.09.2008 20:15):
oha hört sich gut an

momo (04.09.2008 20:15):
also gehn sie in sein kopf

momo (04.09.2008 20:15):
so bewusstseinsübertragung

momo (04.09.2008 20:16):
total spacey, creepy, verschickt, und verwirrende welt dann so

momo (04.09.2008 20:16):
und die J.LO eiert halt dann darin rum ｷｮﾛ (・．・)(・．・) ｷｮﾛ

momo (04.09.2008 20:17):
und probiert dem zu helfen, quasi zu heilen

momo (04.09.2008 20:17):
und bla

pia (04.09.2008 20:18):
aaah mom

pia (04.09.2008 20:18):
schonmal vorschau gesehn

pia (04.09.2008 20:18):
im fernsehen

momo (04.09.2008 20:19):
joa, der nich so neu

pia (04.09.2008 20:47):
gestern

pia (04.09.2008 20:47):
ich lauf so heim gegen mittrnacht

momo (04.09.2008 20:48):
ja?

pia (04.09.2008 20:48):
ich wohn ja im rotlichtmilieu wie du weißt

pia (04.09.2008 20:48):
und ich lauf an der straße lang

pia (04.09.2008 20:48):
und da wird ein wagen neben mir langsamer

pia (04.09.2008 20:48):
fährt im schrittempo neben mir her

momo (04.09.2008 20:48):
xD

pia (04.09.2008 20:49):
sitzt da ein typ drin

pia (04.09.2008 20:49):
und stiert mich voll lüsternd an

pia (04.09.2008 20:49):
dann hab ich begriffen

pia (04.09.2008 20:49):
und bin voll ausgerastet

momo (04.09.2008 20:50):
oha

pia (04.09.2008 20:50):
FICK DICH!!!! perverser geiler bock

pia (04.09.2008 20:50):
als ich ihn noch arschloch betitelt hab

pia (04.09.2008 20:50):
und gegen seinen wagen treten wollte hat er das weite gesucht

momo (04.09.2008 20:51):
^^

momo (04.09.2008 20:51):
nice

pia (04.09.2008 20:51):
also echt ich glaub ich spinn

momo (04.09.2008 20:51):
voll dangerous in deinem ghetto

pia (04.09.2008 20:51):
yeah

pia (04.09.2008 20:51):
aber ich weiß mich zu wehren

pia (04.09.2008 20:51):
hihi

momo (04.09.2008 20:52):
^^

pia (04.09.2008 20:54):
muss noch ein paket abholen

momo (04.09.2008 20:54):
jez?

pia (04.09.2008 20:54):
ja

pia (04.09.2008 20:54):
hhaa

pia (04.09.2008 20:54):
byby thihihi

momo (04.09.2008 20:54):
*kraul

momo (04.09.2008 20:54):
by

pia (04.09.2008 20:55):
<3

pia (04.09.2008 20:55):
^^

momo (04.09.2008 20:55):
^<3^

ばいばい(⌒ー⌒)ノ~~~

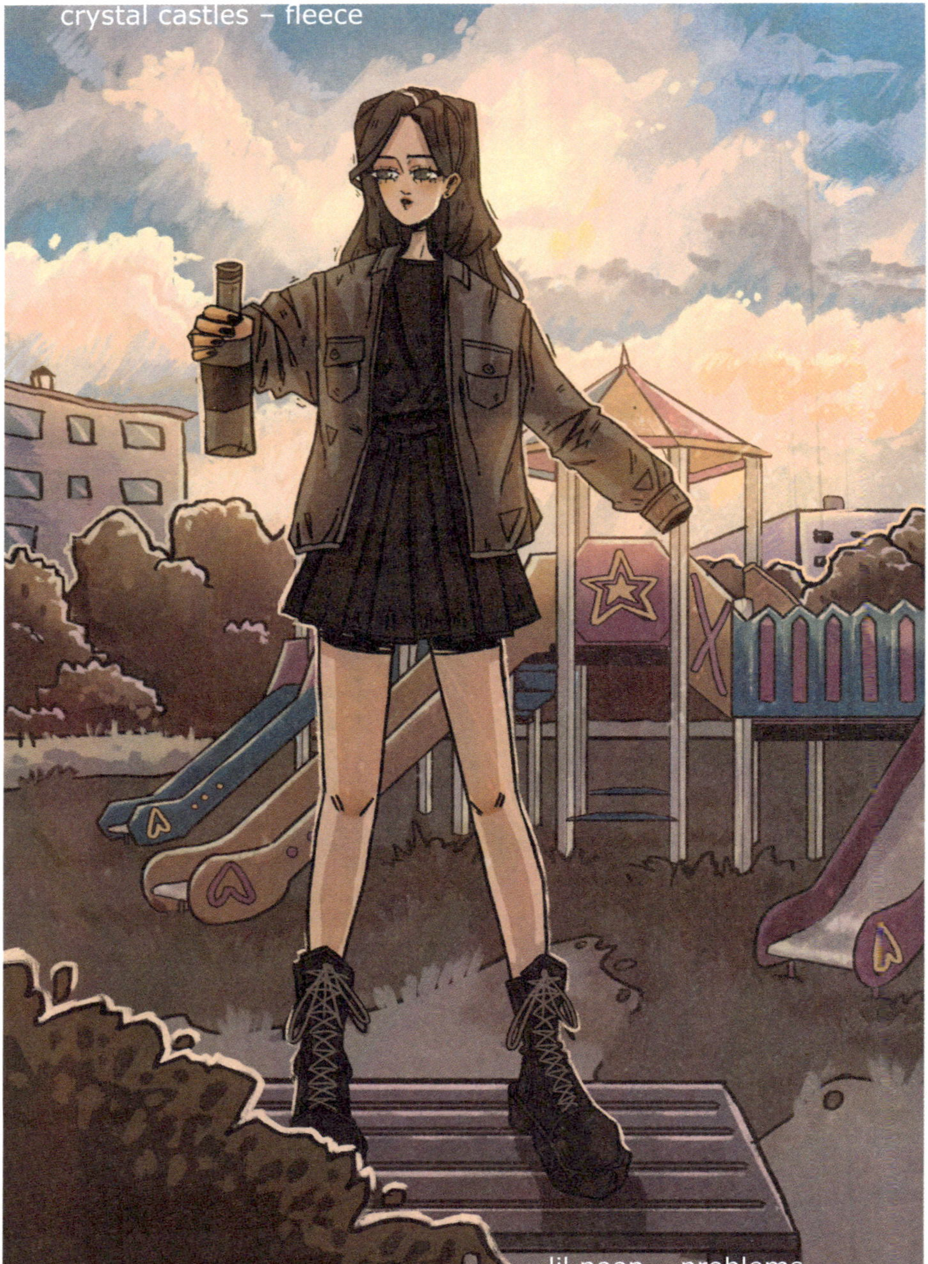
crystal castles – fleece
lil peep – problems

pia (06.09.2008 15:11):
momo arsch

pia (06.09.2008 15:11):
was geht

momo (06.09.2008 17:00):
Kitthäy

う(´д｀;)う｀ー´)ノう｀▲´)ノ

Wie sie in diese Situation gekommen war, konnte sie sich selbst nicht erklären, aber sie lag seit Stunden hellwach in ihrem kleinen Bett und Matt streichelte ihre Hand, während er sich in Löffelchenstellung an sie schmiegte. Sie war sich sicher, dass er dachte, sie würde schlafen, weil sie bemüht darum war, es so wirken zu lassen. Letzte Nacht war viel Alkohol geflossen; sie hatten mit ihren Mitbewohnerinnen im Gemeinschaftsraum Fernsehen geschaut, er hatte sie regelrecht abgefüllt, und als er irgendwann Körperkontakt gesucht hatte, war sie nicht zurückgewichen. In dem Moment wollte sie sich einfach nur geliebt fühlen, egal von wem, und der Alkohol ließ ihre Hemmungen erheblich sinken.
Dass er bei ihr übernachtete, war nicht geplant gewesen, Matt hatte aber – laut eigener Aussage *aus Versehen* – die letzte Bahn verpasst und war auf ihre Gastfreundschaft angewiesen. Natürlich hatte sie ihn nicht vor die Tür gesetzt und ihn sogar in ihrem Bett schlafen lassen, war aber komplett angezogen geblieben und fühlte sich nun mehr als unwohl in seinem Klammergriff. Wie sollte sie diese Situation auflösen? Konnte sie ihn einfach nach Hause schicken, erwartete er irgendwas von ihr, war sie ihm vielleicht sogar etwas schuldig, wegen der Signale, die sie ihm gesendet hatte?
Momo hatte sie in der Nacht noch mit SMS bombardiert, weil er mit Freunden in der Stadt trinken gewesen war und überlegt hatte, noch vorbeizukommen, was Pia sehr begrüßt hätte; leider war am Ende nichts draus geworden und sie wusste nicht wieso. Er war selbst ziemlich drunk gewesen und wollte sie eigentlich unbedingt sehen; vielleicht war es aber auch besser, dass er und Matt nicht aufeinandergetroffen waren. Momo konnte sehr direkt sein und hätte Matt sicher spüren lassen, wie ätzend er ihn fand.
Verzweiflung machte sich in ihr breit, während sie versuchte, so flach wie möglich zu atmen und nicht loszuheulen, wie viel zu oft in den letzten Tagen. Sie fühlte sich verloren, unwichtig, verlassen, benutzt und beschmutzt; obwohl sich gerade jemand eng an sie drückte, war sie unberührt und ungesehen. Es schauderte ihr schon jetzt vor dem Moment, wenn sie ihn zum Bahnhof bringen und steif verabschieden musste. Ob er versuchen würde, sie zu küssen?

pia (07.09.2008 15:02):
momo arsch

pia (07.09.2008 15:02):
was ging gestern bei euch, voll witzig ^-^

momo (07.09.2008 15:20):
^^

momo (07.09.2008 15:20):
war gut

pia (07.09.2008 15:21):
ja hey

momo (07.09.2008 15:21):
45 euro versoffn und nicht mehr gewusst wo ich bin lol

pia (07.09.2008 15:21):
du wolltest doch zu mir

pia (07.09.2008 15:21):
olgaeck kommen ^^

momo (07.09.2008 15:21):
ja, niemand konnte mir sagen wie man da hin kommt, war lost

pia (07.09.2008 15:21):
vogel

pia (07.09.2008 15:21):
schau auf den plan vonner ubahn

momo (07.09.2008 15:22):
hab an dem abend keine ubahn gesehn^^

pia (07.09.2008 15:22):
huhnd

momo (07.09.2008 15:22):
xD

pia (07.09.2008 15:24):
pferf

pia (07.09.2008 15:24):
woah kuhl

◎(＊ (x) ＊)◎メェ~~

pia (07.09.2008 15:24):
wenn man sinnlos was tippt

pia (07.09.2008 15:24):
was da für kuhle wörter bei rauskommen

momo (07.09.2008 15:25):
yeah

pia (07.09.2008 15:25):
pferf.

pia (07.09.2008 15:25):
gutes wort.

momo (07.09.2008 15:25):
^^

pia (07.09.2008 15:26):
schreib mal mit mir?

momo (07.09.2008 15:26):
öhm ja

pia (07.09.2008 15:26):
losss

momo (07.09.2008 15:27):
ich hatte 2 wochen lang nen fast normalen schlafrhythmus

pia (07.09.2008 15:27):
voll gut

momo (07.09.2008 15:27):
immer so zwischen 7 und 10 uhr aufgewacht

pia (07.09.2008 15:27):
nun schule

momo (07.09.2008 15:27):
und heute

momo (07.09.2008 15:27):
bin ich um 14 uhr erst langsam wach geworden ^^

momo (07.09.2008 15:28):
morgen kann ich mein ipod abhohln

momo (07.09.2008 15:28):
yay

momo (07.09.2008 15:33):
boa reudig

momo (07.09.2008 15:33):
wenn ich das schon les

pia (07.09.2008 15:34):
schuuuuleeee

momo (07.09.2008 15:34):
„ab 10.20 Uhr findet dann Unterricht nach Plan statt"

momo (07.09.2008 15:34):
ich glaub ich geh morgen mal zum arzt

momo (07.09.2008 15:34):
wegen

momo (07.09.2008 15:34):
hm...

momo (07.09.2008 15:35):
kA

momo (07.09.2008 15:35):
irgnedwas werd ich schon haben ^^

pia (07.09.2008 15:50):
ey xD

pia (07.09.2008 15:50):
ich komm sogar zur ersten

(・_・、) グスン

pia (07.09.2008 15:51):
möchte matt und lucas beistehen

momo (07.09.2008 15:51):
hm?

momo (07.09.2008 15:51):
fang die nochmal an?

pia (07.09.2008 15:52):
sind sitzen geblieben, kommen jetzt in unsere stufe

momo (07.09.2008 15:52):
schwör

pia (07.09.2008 15:52):
jaaa?

momo (07.09.2008 15:52):
aber ich dachte die stecken das

pia (07.09.2008 15:52):
nein jana kommt wohl doch weiter

pia (07.09.2008 15:52):
aber bei matt und lucas wurde einstimmig dagegen entschieden

pia (07.09.2008 15:53):
wobei ne, fr opplitz hat für matt gestimmt xD

momo (07.09.2008 15:53):
hm, dann stimmt diese studie doch

momo (07.09.2008 15:53):
dass jungs/männer im schulsystem benachteiligt werden

pia (07.09.2008 15:53):
ja glaub ich nämlich auch

momo (07.09.2008 15:54):
kam neulich in rtl2 news

pia (07.09.2008 15:54):
die saßen alle im selben boot, es ging ja um die vielen fehlzeiten

pia (07.09.2008 15:54):
das ist so scheiß unfair

pia (07.09.2008 15:55):
hab so viel mit denen gemacht immer in den pausen

momo (07.09.2008 15:55):
kannst ja immer noch

pia (07.09.2008 15:58):
wird schwierig wenn die nicht mehr bei uns im gebäudekomplex sind :((die medien- und kommunikations-klassen sind ja jetzt in dem neu renovierten nebenan

pia (07.09.2008 15:59):
und nur die stufe über uns bleibt noch bei uns auf dem flur

pia (07.09.2008 15:59):
ja dir is das wayne, mir nicht

momo (07.09.2008 16:00):
wer sagt mir sei das wayne

momo (07.09.2008 16:00):
is schon scheisse

pia (07.09.2008 16:00):
weiß nich

pia (07.09.2008 16:00):
dir is alles wayne^^

momo (07.09.2008 16:00):
aber ich denk nich über sachen nach die ich nicht ändern kann

pia (07.09.2008 16:00):
scheiße

momo (07.09.2008 16:02):
vom schonborn war ja nichts anderes zu erwarten

momo (07.09.2008 16:02):
der pfeife

pia (07.09.2008 16:02):
ja neee

pia (07.09.2008 16:02):
der hat sich wohl noch eingesetzt xD

pia (07.09.2008 16:02):
am schlimmsten war die stilling und so

pia (07.09.2008 16:03):
und die is matt danach noch übern weg gelaufen

pia (07.09.2008 16:03):
und war stumm

pia (07.09.2008 16:03):
hatte schiss

pia (07.09.2008 16:03):
vor matt xD

(・_・)ノ⌒●~*

pia (07.09.2008 16:03):
vllt dass der amok läuft

momo (07.09.2008 16:03):
lol

pia (07.09.2008 16:05):
is doch scheiße alles naya

Marci war (abgesehen von Momo, der war sowieso immer eine Ausnahme) einer der wenigen männlichen Freunde von Pia, der nicht versuchte, sie klarzumachen, und somit auch keine unangenehmen Situationen herbeiführte, wenn sie Zeit miteinander verbrachten.
Sie hatten sich auf der Wiese getroffen, spontan beschlossen, in die Stadt zu gehen und sich überraschen zu lassen, wohin es sie verschlagen würde.
Eben hatte er ihr erklärt, dass man sich den Würgereiz nicht nur abtrainieren, sondern aktiv ausschalten könne, indem man einen ganz bestimmten Punkt im Rachen erreichte, und dass das Blowjobs sehr viel angenehmer für die ausführende Person machen würde; nun waren sie in der ganz neuen, riesigen Buchhandlung auf der Haupteinkaufsstraße gelandet und streiften die Regale entlang. Mit Marci gab es keine Langeweile, er hatte immer was zu erzählen, war unfassbar witzig und hatte die besten Einfälle. Gerade hatte er zum Beispiel vorgeschlagen, dass sie sich beide irgendein Buch aussuchen und es sich dann gegenseitig vorlesen sollten; denn auf der Etage, auf der sie sich befanden, gab es eine ziemlich gemütliche Sofalandschaft, die sehr einladend wirkte und solche Aktivitäten geradezu provozierte.
Es war erfrischend, einfach wie ein Mensch und nicht wie ein Mädchen behandelt zu werden; Marci brachte sie zum Lachen, und Pia hatte das Gefühl, lockerlassen zu können, sich nicht zusammenreißen oder verstellen zu müssen. Seit sie diese Obsession mit Lucas hatte, war sie nur selten nicht angespannt und ihre Gedanken kreisten viel zu sehr um ihn und sein ablehnendes Verhalten ihr gegenüber. Würde es irgendwann einen Jungen für sie geben, der Schmetterlinge in ihrem Bauch auslösen und trotzdem auch ein Freund sein könnte? Sie fragte sich, ob sie auch noch so an Lucas hängen würde, wenn sie nicht ihr erstes Mal mit ihm gehabt hätte. Irgendwie erlaubte es ihr Stolz nicht, dass er sie einfach so wegwarf, nachdem sie diesen bedeutsamen Moment mit ihm geteilt hatte.
„Ich hab eins, du auch?“, fragte Marci breit grinsend und schob seine Hornbrille hoch, die seine Augen stark vergrößerte.

pia (08.09.2008 21:29):
hey arsch

momo (08.09.2008 21:43):
hey kitthey

pia (08.09.2008 21:43):
hallo

momo (08.09.2008 21:44):
hab nen neuen ipod^^

momo (08.09.2008 21:44):
war nich zu repariern also neuen bekomm

momo (08.09.2008 21:44):
find cih gut

pia (08.09.2008 21:45):
nice!!!

pia (08.09.2008 21:45):
nix zahklen?

pia (08.09.2008 21:45):
-k

momo (08.09.2008 21:57):
nö

pia (08.09.2008 21:58):
ziemlich gut!

ヽ(〃＾－＾)/★*☆ｵﾒﾃﾞﾄｰ

momo (08.09.2008 21:58):
joa^^

pia (08.09.2008 22:30):
ach momo

momo (08.09.2008 23:11):
ach pipi

pia (08.09.2008 23:11):
was los

momo (08.09.2008 23:22):
....ich will nich mehr.....

momo (08.09.2008 23:22):
in diese schule....

momo (08.09.2008 23:22):
waaa!!!!!!

pia (08.09.2008 23:23):
hahahah

pia (08.09.2008 23:23):
juhuuuu

pia (08.09.2008 23:23):
schule nice

pia (08.09.2008 23:23):
niiice ^^

||| \(¯▽¯;)/ |||

pia (08.09.2008 23:23):
ich geh schlafen will gut drauf sein morgen 2. schultag

pia (08.09.2008 23:23):
jupppiiiii

momo (08.09.2008 23:23):
freak

pia (08.09.2008 23:23):
hihi

pia (08.09.2008 23:23):
JUHUUUUU

pia (08.09.2008 23:24):
SCHUUULEEEE

pia (08.09.2008 23:24):
geil.
höllengeil.

momo (08.09.2008 23:24):
du sollst nicht lügen

pia (09.09.2008 21:27):
ich lüge nie

momo (09.09.2008 21:28):
^^das is mein spruch

pia (09.09.2008 21:29):
garkein

momo (09.09.2008 21:33):
9 von 10 stimmen in meinem kopf sagen ich sei verrückt, die andere summt die melodie von tetris....

pia (09.09.2008 21:34):
xD

momo (09.09.2008 22:26):
müssen wir für tv morgen irgnendwas besonderes mitbringen oder vorbereitet haben oder son scheiss?

pia (09.09.2008 22:29):
öööhm nö glaub ned

momo (09.09.2008 22:29):
k

momo (09.09.2008 22:30):
nurnoch 6.5 wochen dann ferien

momo (09.09.2008 22:30):
YAY

(*●ω●)人(●ω●*)

„Schöne Haare, Pia, self-made oder warst du bei 'nem Profi für den fancy cut?", fragte Phil so laut, dass auch jeder in der Klasse es mitbekommen musste. Er saß eine Reihe hinter ihr, zwischen Olga und Ana, und als sie sich umdrehte, erwiderte er frech ihren Blick, während die beiden Mädchen sich die Hände vor den Mund pressten, um nicht laut loszuprusten.

Phil war sein sozialer Rang in der Klasse sehr wichtig, er legte viel Wert auf Markenklamotten und seine äußere Erscheinung und hatte offenbar entschieden, dass die Anerkennung der *Mean Girls* ihm geben konnte, was er brauchte.

Pia hatte nie ein Problem mit ihm und bisher auch nicht das Gefühl gehabt, ihm einen Grund dafür gegeben zu haben, sie derart vorzuführen ... Allerdings war das bei Ana und Olga nicht anders; trotzdem hatten sie es auf sie abgesehen, und es gab genügend Günstlinge, die sich nur allzu gerne für ihre Hasskampagnen einspannen ließen.

Pia war zu stolz, um sich einzugestehen, dass es sie verletzte, eine Zielscheibe geworden zu sein. Sie wollte stets von allen gemocht werden, für jeden um sie herum alles sein, was er in ihr sah und dementsprechend auch von ihr erwartete. Sie war zu unsicher, um den Fehler nicht bei sich zu sehen, und zu ängstlich, um für sich einzustehen. Insgeheim wusste sie, dass ihr Unrecht getan wurde und sie es nicht verdient hatte, über Wochen hinweg getriezt zu werden, ohne je offen gesagt zu bekommen, warum man so wütend auf sie war. Wenn die Harmonie ins Wanken geraten war, fühlte Pia sich nicht in der Lage dazu, in Gesellschaft zu funktionieren, und igelte sich ein, um sich zu schützen. Sie war jedem gegenüber erst einmal von Grund auf neutral oder positiv eingestellt und öffnete sich Schicht für Schicht, je nachdem, wie sehr sie das Gefühl vermittelt bekam, gesehen zu werden.

Da der Krieg gegen sie losgebrochen war, als sie sich näher mit Marie angefreundet hatte, fragte sie sich, ob Ana sich persönlich davon angegriffen fühlte, dass sie mit ihr nie eine tiefere Ebene erreicht hatte. Sie wünschte sich nichts sehnlicher als Ehrlichkeit, weil sie immer das *Wieso* verstehen wollte.

pia (10.09.2008 21:30):
xD

pia (10.09.2008 21:30):
phil hat mir fa gekündigt

pia (10.09.2008 21:30):
wie traurig ich bin

pia (10.09.2008 21:30):
hahahah
(*^日^*)ﾞ グワッハッハ

pia (10.09.2008 21:30):
looooooool

momo (10.09.2008 21:44):
lol

pia (10.09.2008 21:45):
nein echt

pia (10.09.2008 21:45):
der typ is ja wohl der hammer^^

pia (10.09.2008 21:45):
wie er abgeht

pia (10.09.2008 21:45):
ich wusste nichtmal

pia (10.09.2008 21:45):
dass der in meiner liste ist xD

momo (10.09.2008 21:46):
ok

momo (10.09.2008 21:46):
fruchtzwerge!!!!!!

momo (10.09.2008 21:48):
was ist eingetlich ein phil und wo trifft man sowas?

momo (10.09.2008 21:56):
fruchtzwerge schmecken irgnedwie nichtmehr so gut wie ich sie in erinnerung hatte *denk

pia (10.09.2008 21:56):
nicht?

momo (10.09.2008 21:56):
nö

pia (10.09.2008 21:57):
ich hab sie früher sehr gemocht

momo (10.09.2008 21:58):
me2

pia (10.09.2008 21:58):
ps: phil und ich sind jetzt keine buddys mehr

momo (10.09.2008 21:59):
wayne?^^

pia (10.09.2008 22:00):
ich finds immernoch lustig

pia (10.09.2008 22:01):
ich hätte dem noch nichtmal die aufmerksamkeit geschenkt ihm meine freundschaft zu kündigen^^ omg allein der zeitaufwand xD

momo (10.09.2008 22:03):
ich finds immernoch lustig, dass mir nahe gelegt wurde die schule zu wecheln da meine arrogante und zeitweise herablassende art den lehrern gegnüber , ihnen den alltag vermiest

pia (10.09.2008 22:03):
^^

momo (10.09.2008 22:03):
ahaha, ich kann den satz noch so oft lesen, ich finds einfach immer lustig

momo (10.09.2008 22:04):
aus purer nächsten liebe die schule wecheln

momo (10.09.2008 22:04):
ahahha

momo (10.09.2008 22:04):
weißt

momo (10.09.2008 22:04):
gerade ICH

(*￣ー￣*)ニヤリッ

momo (10.09.2008 22:04):
rofl

momo (10.09.2008 22:04):
weil ich ja gern leuten die mir wayne sind n gefallen tu

momo (10.09.2008 22:04):
ahahahha

momo (10.09.2008 22:04):
oh man

momo (10.09.2008 22:04):
das wird mein evergreen

pia (10.09.2008 22:05):
ja passt halt echt gut zu dir

momo (10.09.2008 22:05):
hab damit gestern im internet fürn paar lachflashs gesorgt ^^

pia (10.09.2008 22:06):
das ist schön

pia (10.09.2008 22:06):
hast anderen leuten noch den tag versüßt

momo (10.09.2008 22:06):
joa^^

momo (10.09.2008 22:06):
wenn einem etwas gutes widerfährt soll man das mit anderen teilen

momo (10.09.2008 22:07):
und es gibt nichts bessere als von den lehrern arrogant genannt zu werden, aber sie könn nix machen, weil ich keine 5er hab und nichts zerstör

momo (10.09.2008 22:07):
das is quasi die erfüllung meines lebenstraums

momo (10.09.2008 22:07):
das stand wirklich noch auf meiner liste

momo (10.09.2008 22:07):
^^

pia (10.09.2008 22:08):
xD dann ist ja gut

pia (10.09.2008 22:08):
hat er dir auch was gutes getan

momo (10.09.2008 22:08):
ja

pia (10.09.2008 22:08):
ohne dass ers wusste

momo (10.09.2008 22:08):
schonborn is n netter ^^

pia (10.09.2008 22:08):
war bestimmt nicht beabsichtigt (_-ω-)

momo (10.09.2008 22:09):
ja, wundert mich, denn ich dachte er weiß was arroganz ist

momo (10.09.2008 22:09):
arroganz ist niveau von unten betrachtet

momo (10.09.2008 22:09):
hat sich quasi selbst geowned ^^

momo (10.09.2008 22:09):
lo

momo (10.09.2008 22:09):
l

momo (10.09.2008 22:10):
hab mich gestern zum ersten mal seit langem in den schlaf gelacht

momo (10.09.2008 22:10):
so

momo (10.09.2008 22:10):
hören wir mal die musikempfehlung vom dings

momo (10.09.2008 22:10):
lol

momo (10.09.2008 22:11):
englischlehrer

momo (10.09.2008 22:11):
wie heißt n der eigtl

pia (10.09.2008 22:12):
eeh

pia (10.09.2008 22:12):
buchmeiser^^

momo (10.09.2008 22:12):
ah^^

momo (10.09.2008 22:13):
geil

momo (10.09.2008 22:14):
gute musik

momo (10.09.2008 22:14):
ne mischung aus jazz und pink floyd

momo (10.09.2008 22:14):
der buchmeiser ey

momo (10.09.2008 22:14):
drogen

pia (10.09.2008 22:15):
xD

pia (10.09.2008 22:15):
is mein lieblingslehrer

pia (10.09.2008 22:15):
cooler typ

momo (10.09.2008 22:15):
joa

pia (10.09.2008 22:16):
ja keine ahnung

momo (10.09.2008 22:16):
leicht verheizt aber der einzige lehrer dem man folgen kann ^^

pia (10.09.2008 22:16):
der hat iwie ne sau geile einstellung

pia (10.09.2008 22:16):
auf der einen seite gechillt

pia (10.09.2008 22:16):
aber weiß auch was wichtig is

momo (10.09.2008 22:17):
joa, so wie ich quasi

pia (10.09.2008 22:20):
hmmm

pia (10.09.2008 22:20):
nein

pia (10.09.2008 22:20):
^^

pia (10.09.2008 22:20):
er hat lebenserfahrung

momo (10.09.2008 22:20):
hab ich auch

momo (10.09.2008 22:20):
natürlich weniger

momo (10.09.2008 22:20):
zeitlich bedingt

momo (10.09.2008 22:21):
aber naja, zu faul dazu nun beweise anzubringen

pia (10.09.2008 22:23):
okay ich glaub dir

(=°-°)ノ ドモデス

Pia legte ihren Knöchel auf die Stuhllehne und dehnte sich vornüber, als die letzten ihrer Mitschüler gerade in die Mittagspause verschwanden und eine Gruppe von Jungs sich im Halbkreis vor ihr aufreihte, um sie zu beobachten.
„Mach das bitte öfter, der Anblick versüßt mir den schnöden Schulalltag", sagte Jo und griff sich anzüglich in den Schritt.
Pia verdrehte die Augen, genoss aber insgeheim die positive Aufmerksamkeit sehr, die er ihr damit zu Teil werden ließ, vor allem, weil sie sich in letzter Zeit zunehmend ausgeschlossen gefühlt hatte.
Als sie sich schließlich umdrehten und rausgingen, zwinkerte Jo ihr noch mal zu und Pia machte einen kleinen Knicks.
Momo blieb im Türrahmen stehen. „Gehst du nicht mit den anderen essen?", fragte er. Offenbar war ihm nicht entgangen, dass die Anfeindungen von Ana, Olga und Phil ihr viel mehr zusetzten, als sie zugeben wollte.
„Keine Lust auf dumme Kommentare", sagte sie knapp und zwang sich zu einem Lächeln.
„Marie heute nicht da?"
Sie schüttelte den Kopf. „Leistest du mir Gesellschaft?"
Er überlegte nicht lang, warf seine Tasche auf den Tisch vor ihn und setzte sich. Eine Weile beobachtete er sie einfach nur dabei, wie sie Schritte übte und auf Zehenspitzen durch den Klassenraum schwebte, dann kramte er seinen iPod aus der Tasche, steckte sich einen Kopfhörer ins Ohr und bot ihr den anderen an. Sie legte sich auf den Tisch und benutzte seine Tasche als Kopfkissen.
„Machst du Evanescence an?"
Kaum hatte sie es ausgesprochen, erkannte sie schon die ersten Töne ihres Lieblingssongs; er kannte sie einfach zu gut.
„Wieso haben die es so auf mich abgesehen?", fragte sie und Momo lehnte sich zurück, während er mit glasigen Augen auf die Tafel schaute.
„Ich weiß nicht, Pia, du bist einfach 'ne andere Liga."
Sie suchte seinen Blick und für einen kurzen Moment blieb er völlig ernst, bevor er sich nicht mehr zurückhalten konnte und anfing, laut loszuprusten.

pia (11.09.2008 21:37):
muss ich

pia (11.09.2008 21:38):
mich morgen

pia (11.09.2008 21:38):
wieder dehnen?

momo (11.09.2008 21:58):
ja

pia (11.09.2008 21:59):
why

momo (11.09.2008 22:00):
das tut dir gut

pia (11.09.2008 22:00):
mhhh aber ich tu das nich für euch xD

momo (11.09.2008 22:01):
das weiß ich doch

pia (11.09.2008 22:01):
ja na klar

pia (11.09.2008 22:01):
ich war voll erschrocken

pia (11.09.2008 22:01):
plötzlich standet ihr alle um mich rum

pia (11.09.2008 22:01):
sowas sensationelles is das nun nicht

momo (11.09.2008 22:04):
eignetlich nicht, aber an einem ort ohne hoffnung und verstand waren deine dehnübungen quasi nahe an einem göttlichem licht

pia (11.09.2008 22:05):
was???? xD

momo (11.09.2008 22:05):
xD

momo (11.09.2008 22:06):
männer sind primitiv aber glücklich (wenn sie frauen anschauen könn)

pia (11.09.2008 22:06):
auch wenn sie fett und abartig sind?

momo (11.09.2008 22:07):
nö

(*'-'*)エ^^

(*/∇*) ｷｬ

momo (11.09.2008 22:07):
das auge isst ja mit

pia (11.09.2008 22:07):
also sollte ich mich wohl geschmeichelt fühlen

momo (11.09.2008 22:09):
joa

pia (11.09.2008 22:09):
okay

pia (11.09.2008 22:09):
danke!

momo (11.09.2008 22:09):
gern geschehn

pia (11.09.2008 22:15):
machst du deutsch?

momo (11.09.2008 22:16):
hab ich gemacht

pia (11.09.2008 22:17):
will kein scheiß referat halten

momo (11.09.2008 22:18):
das is doch nur n 60 sekunden eferat

pia (11.09.2008 22:19):
hm????

momo (11.09.2008 22:19):
auf dem blatt müssen nur 12-15 sachen stehn

pia (11.09.2008 22:19):
mhhhhh ja okay....

pia (11.09.2008 22:33):
Sapere aude!

momo (11.09.2008 22:50):
Höhrt sich versaut an, ich bin dabei

pia (11.09.2008 22:51):
habe mut, dich deines verstandes zu bedienen

momo (11.09.2008 22:52):
cool

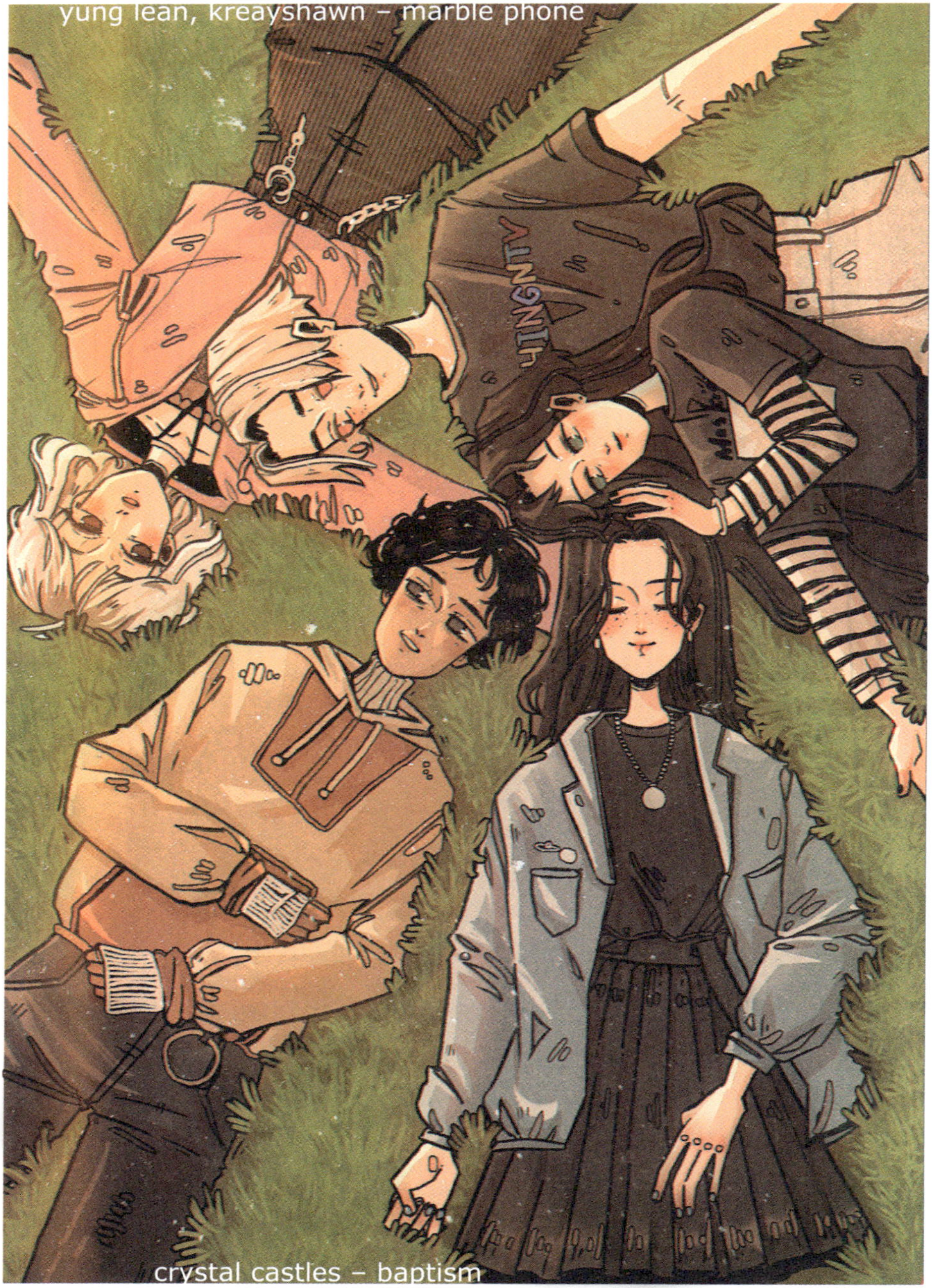
yung lean, kreayshawn – marble phone
crystal castles – baptism

Alkohol war ihr immer am vertrautesten gewesen; die Substanz, die ihre Mutter nahezu jeden Abend in Form von Wein zu sich nahm, um runterzukommen, den Ärger über ihren Chef und Pias Vater zu verdrängen und abzuschalten.
Ihr Vater war ganz selbstverständlich an manchen Tagen schon vormittags betrunken und sie hatten immer Bier im Kühlschrank gehabt. Auch im Keller standen stets ein paar Kisten, weshalb es gar nicht aufgefallen war, als sie im zarten Alter von zwölf Jahren das erste Mal ein paar Flaschen hatte mitgehen lassen, um sie mit ihrer damaligen Clique vor den legendären Partys im Jugendzentrum zu trinken. Dort wurde kein Alkohol ausgeschenkt, weshalb sie und ihre Freunde sich irgendwann nur noch auf der Wiese getroffen hatten.
Die Sonne war gerade erst untergegangen, aber Pia war schon jetzt rotzevoll und hatte sich bereits ein Mal den Finger in den Hals gesteckt, um sich von der Übelkeit zu erleichtern. Sie mochte es, wie locker und selbstsicher sie dank des Alkohols wurde. Mit Harry zu flirten, fiel ihr plötzlich leicht, und über Gefühle zu sprechen, schien kein unmöglich auszuführender Akt mehr zu sein.
„Poopoo", quiekte Pia mit verstellter Baby-Stimme.
„Hmm?", summte Marie in die warme Luft hinein.
„Du bist meine neue Lieblingsperson," flüsterte Pia.
„Dito." Marie legte die Hand auf Pias Kopf und kraulte mit ihren spitz gefeilten, mattschwarz lackierten Nägeln ihre Kopfhaut. „Hoes before Bros."
Pias Antwort darauf war: „Don't cry, just fly ..."
Und Marie ergänzte: „... Bitch."
„Man kommt bei euren Insidern echt nicht mehr hinterher, ihr hängt zu viel aufeinander", stellte Simi trocken fest.
In Marie wollte Pia sich gespiegelt fühlen; sie hatte den Eindruck, sie um jedes Detail beneiden zu können. Von anderen immer wieder beiläufig bestätigt zu bekommen, dass sie einander ähnlich waren, beflügelte ihre Selbstwahrnehmung. In Marie hatte sie so etwas wie eine große Schwester finden können, sie sah zu ihr auf. „Käsebrot und Apfel, beschde. Erst vom Brot abbeißen, dann ein Apfelstückchen hinterher und BOOM ... Geschmacksexlosion", sagte Pia.

momo (18.09.2008 21:10):
Huhnd!

pia (18.09.2008 21:11):
KAhtze

pia (18.09.2008 21:17):
hahahaahh

pia (18.09.2008 21:17):
[22:53] Enrico: und schlaf gut
[22:54] pia: fu
[22:54] Enrico: denk an mich ^^ lol

momo (18.09.2008 22:00):
lol

momo (18.09.2008 22:00):
eben was dernkt der sich

momo (18.09.2008 22:00):
du denkst ja schon an mich

pia (18.09.2008 22:00):
ja richtig

momo (18.09.2008 22:00):
xD

pia (18.09.2008 22:01):
ich hass den typ der nervt mich voll

momo (18.09.2008 22:01):
ignoliste un so

momo (18.09.2008 22:01):
oder warst zu lange freundlich um nun einfach auf igno zu setzen?

pia (18.09.2008 22:01):
nö zu faul

(^ - ェ - ^) . oO (バーカ)

pia (18.09.2008 22:02):
nein bin immer voll unfreundlich^^

pia (18.09.2008 22:02):
das is ja das witzige

pia (18.09.2008 22:02):
der merkt das nich

momo (18.09.2008 22:02):
tret ihm in die eier

momo (18.09.2008 22:02):
das is das eindeutigste zeichen

momo (18.09.2008 22:02):
was frau geben kann ^^

pia (18.09.2008 22:03):
kenn ihn nicht

pia (18.09.2008 22:03):
cybertyp

momo (18.09.2008 22:03):
olo

momo (18.09.2008 22:03):
selbst schuld

momo (18.09.2008 22:03):
kwisckerin ;P

momo (18.09.2008 22:03):
-s

pia (18.09.2008 22:03):
nein hat mich einfach bei icq geaddet

momo (18.09.2008 22:04):
rofl

momo (18.09.2008 22:04):
dann erstrecht igno/ban/invisible

pia (18.09.2008 22:04):
[21:05] Enrico: hyy
[21:06] pia: hey
[21:06] Enrico: na alles oki? .....hab halsweh
[21:06] Enrico: :'(
[21:06] pia: tja bleed.
[21:06] Enrico: yaa voll
[21:06] Enrico: ^^
[21:06] Enrico: was geht ?
[21:06] pia: nix
[21:07] Enrico: ich geh noch ma zu meiner nachbarin^^
[21:07] pia: ja tu das
[21:07] pia: wayned mich ned so arg
[21:07] pia: aber thx 4 info

momo (18.09.2008 22:04):
rofl

pia (18.09.2008 22:05):
^^

pia (18.09.2008 22:06):
shaaaawn bissl komisch^^

momo (18.09.2008 22:10):
müdö

momo (18.09.2008 22:10):
ma penn

pia (18.09.2008 22:10):
kennst du die geschichte vom joker?

momo (18.09.2008 22:10):
ja

momo (18.09.2008 22:11):
hat so viele drogen genomm dass er nich aufhörn konnte zu grinsen

pia (18.09.2008 22:11):
der vater vom joker hat zu ihm gesagt: why so serious?

pia (18.09.2008 22:11):
als er klein war

pia (18.09.2008 22:11):
und hat dann

pia (18.09.2008 22:12):
mit nem messer

pia (18.09.2008 22:12):
seine mundwinkel eingeschnitten

pia (18.09.2008 22:12):
brrrreeee

ε=ε=ε=ε=\(;´□`)/

momo (18.09.2008 22:12):
joa, humor muss man haben^^

pia (18.09.2008 22:13):
gute geschichte find ich

momo (18.09.2008 22:15):
is das original aus dem aktuellen batman?

pia (18.09.2008 22:15):
öhm ja kann sein

?(° _。)?
【・_・?】

momo (18.09.2008 22:16):
hm...wer denkt eignetlich, dass es in ordnung geht wenn man ne story wie die vom joker die ja schon in den alten batman teilen erzählt wurde,
komplett umschreibt und neu erfindet

momo (18.09.2008 22:16):
tz

momo (18.09.2008 22:16):
da hat wieder jmd mitgedacht

momo (18.09.2008 22:17):
wießt was auch cool is?

pia (18.09.2008 22:17):
wasn

momo (18.09.2008 22:18):
dass die eltern von marty mc fly aus zurück in die zukunft sich nicht wundern dass ihr sohn GENAUSO ausieht wie der typ der auf ihrem abschlussball gespielt hat

pia (18.09.2008 22:20):
xD ja

momo (18.09.2008 22:21):
die harry potter saga hat sich auch selbst getötet weil

momo (18.09.2008 22:21):
die im dritten teil ne verdammte ZEITMASCHIENE besitzen

momo (18.09.2008 22:21):
und die nie wieder benutzen

momo (18.09.2008 22:21):
so ups, shit voldemort killt voll die leute

momo (18.09.2008 22:21):
aber nö, wir retten die mal nich

pia (18.09.2008 22:22):
scheiße so weit hab ich nicht gedacht^^

momo (18.09.2008 22:22):
^^

pia (18.09.2008 22:22):
hast du eigtl endlich mal alle teile gelesen?

momo (18.09.2008 22:23):
was is ein „gelesen" und wie schmeckt das?

pia (18.09.2008 22:23):
pf

momo (18.09.2008 22:23):
hatte nie die zeit dazu

pia (18.09.2008 22:23):
opfer.

momo (18.09.2008 22:23):
lol

momo (18.09.2008 22:23):
ich find ja

momo (18.09.2008 22:24):
menschen die die bücher lesen (und das wahrscheinlich auch noch direkt in der releasenacht mit vorm laden campen etc.) sind die opfer

momo (18.09.2008 22:24):
nerd

momo (18.09.2008 22:24):
un so

momo (18.09.2008 22:24):
;P

pia (18.09.2008 22:25):
>.< !!

momo (18.09.2008 22:25):
kostümiert?

pia (18.09.2008 22:26):
nein omg

momo (18.09.2008 22:26):
quasi ne sexy hexi

momo (18.09.2008 22:26):
muhahahr

momo (18.09.2008 22:26):
lol

momo (18.09.2008 22:26):
-.-

pia (18.09.2008 22:28):
nein never

pia (18.09.2008 22:28):
in der 3. klasse war ich als hexe verkleidet

pia (18.09.2008 22:28):
mein lieblingskostüm hatte ich im kindergarten (micky maus) und 2. klasse (punk)

momo (18.09.2008 22:29):
cute

(人●´ω`●)

momo (18.09.2008 22:29):
gib ma bild ^^

pia (18.09.2008 22:29):
mhhhh hab grad nich muss meine mum fragen

momo (18.09.2008 22:30):
^^

pia (18.09.2008 22:30):
punk war so verdammt cool
hatte grüne, blaue, rote haare

pia (18.09.2008 22:31):
und voll die geile frisur

pia (18.09.2008 22:31):
schwarzer lippenstift

pia (18.09.2008 22:31):
schwarze fingernägel

pia (18.09.2008 22:31):
sicherheitsklammer im ohr

pia (18.09.2008 22:32):
zerrissene jeans

pia (18.09.2008 22:32):
hemd von meiner mum

pia (18.09.2008 22:32):
wär am liebsten immer so rumgelaufen

pia (18.09.2008 22:32):
wieso bin ich das eigentlich nich hm

momo (18.09.2008 22:32):
nice

„Was machst du da?" Pias Herz blieb für einen Moment stehen, als sie Lucas auf seinem Bett sitzen sah, über ihre geöffnete Tasche gebeugt und ihr Tagebuch in der Hand. Sie war nur auf der Toilette gewesen, hatte sich beim Betrachten der Sternchentapete kurz in Gedanken verloren, aber war nicht lange weg gewesen.
„Was fällt dir ein, da reinzuschauen, verdammt?!!", kreischte sie hysterisch, während ihr abwechselnd heiß und kalt wurde. Niemand kannte die Pia aus diesem Buch, sie war sehr darauf bedacht, wem sie was zeigte, und diese Unverfrorenheit ließ sie kurz erstarren.
„Matt sagt, du gehst mit Harry feiern."
Pia schnappte nach ihrem Buch, stopfte es in ihre Tasche und funkelte ihn an. „So what, ich habe nichts darüber geschrieben, umsonst geschnüffelt."
„Was machst du so'n Drama, du Psycho? Du liest meine Chatprotokolle, sobald ich mal zwei Minuten in der Küche bin, um mir was zu Essen zu holen", fauchte er gereizt.
„Weil du mir verfickt noch mal hunderttausend Gründe dafür gibst, dir zu misstrauen, und ich bisher *iiiiimmmmeeerr* was gefunden hab!!", sagte sie mit fester Stimme und lauter als nötig.
Er stürzte sich auf sie und presste seine Hand auf ihren Mund. „Mein Vater fuckt sich richtig ab über dich, gleich kommt er wieder rein und beschwert sich", zischte er aus zusammengebissenen Zähnen.
Pia hatte Lucas' Vater bisher nicht richtig kennengelernt, er hatte meistens nur Unterwäsche oder Bademantel an, stand zu immer unterschiedlichen Zeiten auf und steckte bloß ab und zu den Kopf zur Tür rein, um Lucas etwas auf Russisch entgegenzuschleudern. Sie hatte irgendwann aufgehört nachzufragen, Lucas verriet ihr eh nie, was er sagte; aber als Pia mal den bösen Tonfall angemerkt hatte, war seine Begründung, dass die Sprache das so wirken ließ.
Sein Blick durchbohrte immer noch den ihren und ihre Augen füllten sich mit Tränen. Sie ertrug es nicht, dass er sie schon wieder verletzt hatte und sie ihm derart ausgeliefert war, also biss sie ihn kurzerhand in den Mittelfinger und wand sich aus seiner Umklammerung. „Crazy Bitch", fluchte er leise in sich hinein, während sie ihre Tasche schulterte und aus dem Zimmer stürmte.

pia (24.09.2008 17:46):
poooaaaahhh

(' - ' *)オハツ♪

momo (24.09.2008 17:46):
po ah ?

pia (24.09.2008 17:48):
nein poah so wie boah

momo (24.09.2008 17:48):
axo

pia (24.09.2008 17:49):
warum axo

pia (24.09.2008 17:49):
so hässlich

momo (24.09.2008 17:49):
so hässlich wie poah

momo (24.09.2008 17:50):
daher

momo (24.09.2008 17:50):
ich schrieb

momo (24.09.2008 17:50):
normally

momo (24.09.2008 17:50):
aso

pia (24.09.2008 17:50):
nein garkein

pia (24.09.2008 17:53):
axo

momo (24.09.2008 17:54):
hier, mach mal diesen scheiss für englisch mit dem telephoning
(((☎))) ﾘﾘﾘﾘﾘﾘﾝ Σ(ﾟДﾟノ)ﾉﾊｯ!?

momo (24.09.2008 17:54):
thx

momo (24.09.2008 17:54):
schicks mir dann

pia (24.09.2008 17:54):
hah

pia (24.09.2008 17:54):
fu

pia (24.09.2008 17:54):
mach du für mich ich hab schließlich geburtstag^^
[ミ☆ HAPPY BIRTHDAY ☆彡]ヘヾ(･ω-｡)~♪

momo (24.09.2008 17:54):
grrr

momo (24.09.2008 17:57):
rofl, ich hab absolut kA wie man das machen soll in englisch

momo (24.09.2008 17:57):
vorallem mit telephoning

pia (24.09.2008 17:57):
ich auch ned

momo (24.09.2008 17:58):
da hast ja keine infos, da gibt nichmal im buch was

pia (24.09.2008 17:58):
xD

pia (24.09.2008 17:58):
super mein „partner“ is krank

pia (24.09.2008 17:58):
gelitten

momo (24.09.2008 17:58):
xD

pia (24.09.2008 17:58):
aber buchmeiser mag mich ja ^^

momo (24.09.2008 17:59):
genau

pia (24.09.2008 17:59):
hey ich empfinde das echt nich so, dass er mich blöd anmacht

pia (24.09.2008 17:59):
er macht halt seine bemerkungen

pia (24.09.2008 17:59):
aber so is er nunmal

momo (24.09.2008 17:59):
-.-

pia (24.09.2008 17:59):
ja ich nehm ihm das echt nich übel

pia (24.09.2008 18:00):
er meints glaub nich böse, nur die meisten gehn voll drauf ab
＼(｀○´)お! (　｀□´)/は! └(　｀・´)┘っ!

momo (24.09.2008 18:01):
eigentlich geht niemand drauf ab, weil die zu den er „gemeine" äußerungen macht haben kein verständis von sub-text und sarkasmus

momo (24.09.2008 18:01):
und die die seine art verstehn, macht er nich an

pia (24.09.2008 18:01):
was soll das jetzt heißen

momo (24.09.2008 18:02):
hört sich nun so an als ob ich denke dass du kein sinn für subtext hast

pia (24.09.2008 18:02):
ja richtig

momo (24.09.2008 18:02):
aber kA

momo (24.09.2008 18:02):
ich hab auch ehrlich bisher nicht drauf geachtet was er zu dir sagt

momo (24.09.2008 18:03):
daher kA

momo (24.09.2008 18:03):
und bla

pia (24.09.2008 18:03):
der macht mich eig nicht dumm an?!

momo (24.09.2008 18:03):
ich werd ma drauf achten

pia (24.09.2008 18:03):
ich versteh mich eig echt gut mit ihm

momo (24.09.2008 18:04):
kk

momo (24.09.2008 18:04):
ich dachte auch, dass ich mit gut mit ihm versteh

momo (24.09.2008 18:04):
aber

momo (24.09.2008 18:04):
naja

momo (24.09.2008 18:05):
er hat ne änliche meinung von mir der schonborn^^

momo (24.09.2008 18:05):
+wie

pia (24.09.2008 18:06):
ja schon xD

pia (24.09.2008 18:06):
aber das gilt nur für schulische leistungen

pia (24.09.2008 18:06):
nicht für dich als typ

momo (24.09.2008 18:07):
wer weiß

momo (24.09.2008 18:07):
is ja auch hart wayne

pia (24.09.2008 18:09):
mhhhhhhhhhhhhhhhhhh

pia (24.09.2008 18:09):
ja

pia (24.09.2008 18:09):
^^

pia (24.09.2008 18:36):
ey >_<

momo (24.09.2008 18:39):
mi

momo (24.09.2008 18:42):
hunger!!!!

pia (24.09.2008 18:42):
auch

(#´ー´)旦　フウゥゥゥ・・・

momo (24.09.2008 18:43):
ich brauch jmd mit geld, die essen kauft und zubereitet

momo (24.09.2008 18:43):
lust aufn 1-euro-job?

momo (24.09.2008 18:45):
narf, noch 4 stunden bis scrubs

pia (24.09.2008 18:46):
wedfwebwef

pia (24.09.2008 18:46):
pui

momo (24.09.2008 18:46):
bist schonwieder auf koks?

pia (24.09.2008 18:47):
hero

momo (24.09.2008 18:47):
aso

momo (24.09.2008 18:49):
was ist den so standart am ende eines englischen businesstelefonats?

pia (24.09.2008 18:49):
bye

pia (24.09.2008 18:49):
bye babe

pia (24.09.2008 18:49):
kuss kuss

(¯ε¯@) CHU-

Sie hatte sich tatsächlich von Lucas' neuem Klassenkameraden dazu überreden lassen, nach der Schule einen Frappuccino trinken zu gehen, und das einzig und allein aus dem Grund, weil sie sich unwohl dabei gefühlt hätte, bei seiner Beharrlichkeit ein drittes Mal *Nein* zu sagen. Sie hatte nicht unhöflich sein wollen und gedacht, dass es so schlimm schon nicht werden würde.

Allerdings hatte er sie schon beim Warten auf die Bahn auf ihre spröden Lippen aufmerksam gemacht und dazu bringen wollen, Lippenbalsam zu verwenden; dann hatte er ihr unbedingt den Spielplatz in seiner Nachbarschaft zeigen wollen und schlussendlich hatte er sogar versucht, sie beim Schaukeln in der Nestwiege zu küssen. Das war dann auch ungefähr der Zeitpunkt, an dem Pia eine Grenze zog und der Abend endgültig endete. Seine Hartnäckigkeit machte auch vor aufdringlichem Körperkontakt nicht halt, weshalb sie sich abrupt verabschiedete und auf den Weg nach Hause machte. Pia war, so wie meistens, zu Fuß unterwegs und genoss die kühle Nachtluft; Angst hatte sie keine.

Sie fragte sich, ob dieser Kerl mit Lucas eine Wette laufen hatte, er sie vielleicht sogar hatte testen wollen, oder ob Lucas ihm irgendwelche Stories über sie erzählt hatte, die ihn dazu gebracht hatten, sie derart plump und auf solch primitive Art anzugraben. Hatte Lucas ihn auf sie angesetzt oder hatte er einfach so austesten wollen, ob er sie knacken konnte?

Er hatte bestimmt eine halbe Stunde nur darüber geredet, wie gut er doch küssen konnte; am Anfang hatte sie noch versucht, mit Witzen darauf einzugehen, weil sie nicht verklemmt oder wie eine Zicke wirken wollte, aber er schien sie gar nicht wirklich zu beachten, während er ihr immer weiter auf die Pelle gerückt war.

Es nervte sie, dass sie ihren Abend so verschwendet hatte und immer noch zu sehr darauf bedacht war, anderen einen Gefallen zu tun und die Person für sie zu sein, die sie in dem Moment haben wollten. Es war ihr zu wichtig, gemocht zu werden, und sie konnte sich keinen anderen Weg vorstellen, um Zuneigung zu erfahren. Sie wusste nicht, wie sie diesen Teufelskreis durchbrechen sollte.

pia (27.09.2008 07:20):
krank?

pia (27.09.2008 07:20):
why bisch du online

pia (27.09.2008 07:20):
vogel

momo (27.09.2008 12:52):
7.20 uhr Oo da war ich erst seit kurzem im bett ... und warum bist du da online Oo ?

ﾊﾞｷｯ(￣へ￣)θ★゜o゜)ﾉｹﾞｯ

„Babe, trink was." Harry hielt ihr das Mischbier an den Mund, und sie trank, bevor er es zu seinem Freund hochreichte, der es neben sich auf der Mauer abstellte. Sie war schon die ganze Nacht mit ihm und seiner Crew unterwegs gewesen und hatte die Stadt aus einer anderen Perspektive sehen können. Sie war geklettert, gefallen, hatte sich die Knie aufgeschürft und Löcher in die Bündchen ihres Pullis gerissen, aber sie liebte es. Mit einem gekonnten Sprung hing Harry an der Mauer vor ihnen und zog sich wie ein Äffchen daran hoch. Er klopfte den Staub von seiner Hose, grinste zu ihr runter und streckte seine Hand aus. Sie packte fest zu und ließ sich von ihm hochziehen; ihr Ziel war das Dach des Bahnhofsgebäudes und seine Freunde huschten flink bekannte Wege entlang, während sie sich von seiner Hand führen ließ.
In seiner Gegenwart fühlte sie sich glänzend, aber irgendwie auch als wäre sie nicht viel mehr als ein nettes Accessoire. Mit Harry war es immer aufregend, er ermöglichte ihr eine neue Sicht auf die Dinge und motivierte sie mit seiner Leichtigkeit. Er erinnerte sie an den Jungen, in den sie im Kindergarten verknallt gewesen war. Auf sie hatte er immer so unerreichbar und makellos gewirkt, aber sobald man den Blick geschärft hatte, begann das Trugbild zu schwinden und man sah plötzlich so viele Details, die einem nicht gefielen und das Ideal infrage stellten. Er kratzte auch nur an ihrer Oberfläche, hatte selten etwas Interessantes zu erzählen und außerdem kein einziges Buch im Regal stehen, das fand Pia seltsam.
Und so einer war Harry, mit seinen schwarzen Locken und den braunen, wilden Augen. Seine Haut war sandfarben und sein Grinsen stets breit; seine Aura funkelte geradezu vor Selbstsicherheit und er rannte mehr, als dass er lief.
Pia hatte Jungs wie ihn immer nur aus der Ferne beobachtet und heimlich angeschmachtet; dass einer wie er so sehr ihre Nähe suchte, fühlte sich besonders an ... wie ein Abenteuer. Irgendwas in ihr drängte sie dazu, die Augenblicke mitzunehmen und einfach einzutauchen – in diese Nacht, in diese Augen, die sie wie Sterne anfunkelten, wenn das Licht der Straßenlaternen sich in ihnen brach.
Seine Bewegungen waren ruhig und routiniert, geschickt tänzelte er

über schmale Mauern, und seine Hilfestellungen waren so präzise und gekonnt, dass sie sich fühlte wie eine Elfe, die nicht viel mehr wog als eine Feder. Für einen Moment war sie vollkommen ins Jetzt abgetaucht und komplett bei sich und an diesem Ort angekommen. Sie überblickte die Stadt, umringt von Wäldern und in einem Tal gelegen. Irgendwie wie ein kleiner Vulkan, dachte sie, und sie war mittendrin.

Harry verschränkte seine Finger mit den ihren und drückte sie fest. „Du siehst aus wie 'ne Ninja-Prinzessin."

Sie trug ihre langen schwarzen Haare offen und sie flogen wild im Wind umher; Pia hatte zumindest versucht, sie mit einem Bandana um den Kopf ein bisschen zu bändigen. Wie immer versank sie in ihrem viel zu großen schwarzen Hoodie, bei dem die Ärmel weit über ihre Handgelenke hingen und nur noch ihre Fingerspitzen herausguckten. Ihre Jeans war hauteng und ihre Sneaker klobig. Nicht das beste Outfit zum Klettern, aber sie fühlte sich wohl.

Er drehte sie in seinem Arm ein und küsste ihre Stirn. Sie kräuselte die Nase, aber konnte sich ein Lächeln nicht verkneifen, was für Harry offenbar Einladung genug war, nun auch noch ihre Lippen zu küssen.

Der Kuss war weich und frech, kurz, aber leidenschaftlich; sie bereute es nicht, sich darauf eingelassen zu haben und von seinen starken Armen gehalten zu werden.

Denn jemand wie Harry war perfekt für Momente wie diese. Morgen früh würden sie beide wieder mit den Gedanken woanders sein, aber jetzt waren sie hier, voll und ganz.

pia (28.09.2008 13:50):
grad erst heimgekommen und so xD

momo (28.09.2008 15:12):
^^

pia (28.09.2008 15:13):
ey

pia (28.09.2008 15:13):
in meinem wohnheim

pia (28.09.2008 15:13):
laufen typen rum

pia (28.09.2008 15:13):
die niemand kennt

pia (28.09.2008 15:13):
und die benutzen unsre küche

momo (28.09.2008 15:15):
lolo

pia (28.09.2008 15:15):
ja oO

pia (28.09.2008 15:16):
ich komm rein

pia (28.09.2008 15:16):
steht ein typ am herd

(`o´)_θ☆(>_<)

pia (28.09.2008 15:16):
ich: hey kannsu mal n stück zur seite

pia (28.09.2008 15:16):
er: yah klar

pia (28.09.2008 15:16):
ich: *pizza in ofen*

pia (28.09.2008 15:16):
schau dem ne weile beim kochen zu

pia (28.09.2008 15:16):
keine ahnung wer das is

pia (28.09.2008 15:16):
katha und sophia kommen rein

pia (28.09.2008 15:16):
katha labert mit dem

pia (28.09.2008 15:16):
sophia: gehört der zu dir?

pia (28.09.2008 15:17):
katha: nö hab ich grad gefunden

pia (28.09.2008 15:17):
sophia: ahso

momo (28.09.2008 15:17):
xD

pia (28.09.2008 15:17):
un der typ sagt nix

momo (28.09.2008 15:18):
vllt ein talentscout

momo (28.09.2008 15:19):
bezahlt von nem zuhälter

L(>ω<。)┐−=≡イヤあ！L (♥ ε ♥ 。) ┐

momo (28.09.2008 15:19):
der neue arbeitskräfte suchen soll

momo (28.09.2008 15:19):
oder so

momo (28.09.2008 15:19):
<< ma duschn

pia (28.09.2008 15:19):
öööde

momo (28.09.2008 15:43):
mimi

pia (28.09.2008 15:44):
isu<hfsdp

pia (28.09.2008 15:44):
möse

momo (28.09.2008 15:44):
ja , möse

momo (28.09.2008 15:45):
immer krauln

pia (28.09.2008 15:45):
poah

momo (28.09.2008 15:47):
nich?

pia (28.09.2008 15:48):
lick

pia (28.09.2008 15:48):
not you

pia (28.09.2008 15:48):
^-^

momo (28.09.2008 15:50):
...we...will...c....

pia (28.09.2008 15:51):
°.°

momo (28.09.2008 15:51):
^^

pia (28.09.2008 15:54):
mirs öde

momo (28.09.2008 15:55):
dann bilde dich fort

pia (28.09.2008 15:56):
?

ム―――[○・｀Д´・○]―――カ

momo (28.09.2008 15:56):
überleg dir was, über das du was wissen willst und googels

momo (28.09.2008 15:56):
ganz tolle beschäftigung

momo (28.09.2008 15:56):
oder lern doch irgendne sprache

pia (28.09.2008 15:58):
omg

momo (28.09.2008 15:59):
so bevor mit nun auch öde wird

momo (28.09.2008 15:59):
zock ich ma ;P

pia (28.09.2008 15:59):
okay

momo (28.09.2008 16:01):
solltest auch anfngen irgnedwas zu zocken

momo (28.09.2008 16:01):
is echt gut gegen langeweile

pia (28.09.2008 16:01):
nein?

pia (28.09.2008 16:01):
end öde

pia (28.09.2008 16:01):
ich sag nur ein wort

pia (28.09.2008 16:01):
blutwurst

momo (28.09.2008 16:02):
ok, vorurteile sind ein laster

momo (28.09.2008 16:02):
mark my words, young lady

pia (28.09.2008 17:26):
bin grad auf so ner geständnisse-seite und die leute confessen sooo einen schwachsinn lol

pia (28.09.2008 18:38):
Ich habe mit meiner Freundin Schluss gemacht und sie aus der Wohnung geworfen, weil sie gesagt hat: „Entweder World of Warcraft oder ich!"

pia (28.09.2008 18:39):
wie konnte sie nur so dumm sein hahah /(´×`)\

momo (28.09.2008 20:49):
^lol^

Sie lag einfach so da, reglos auf ihrem Balkon. Pia hatte sie nicht bemerkt, sie öffnete selten die Balkontür und noch seltener schob sie den Vorhang beiseite. Wie lange lag sie wohl schon so da? Wie lang hatte sie vergeblich versucht, durch das Vogelnetz hindurch zu entkommen, und wie war sie überhaupt dahin gekommen? Hätte sie sie retten können, wenn sie aufmerksamer gewesen wäre? Wieso hatte sie sie nicht bemerkt? In Pias Kopf kreisten viele Fragen umher, während sie auf dem staubigen Fußboden ihres Wohnheimzimmers saß und durch den zur Seite gehobenen Vorhang die Taube betrachtete, die auf ihrem Balkon verendet war.
Sie ließ ihren Blick glasig werden und verweilte einen Moment in Träumereien – manchmal brauchte sie dieses Stand-by, den mentalen Bildschirmschoner.
Irgendwie hatte sie ein schlechtes Gewissen wegen Harry, aber eigentlich hatte sie sich nichts zu Schulden kommen lassen, schließlich bestand Lucas doch selbst immer so darauf, dass sie nicht offiziell zusammen seien und keine Erwartungen aneinander zu stellen hatten. Außerdem wusste sie langsam nicht mehr, wieso sie sich noch freiwillig mit Messern bewerfen ließ.
Wohin nun mit der Taube? Sie war nicht wirklich scharf drauf, sich ihr zu nähern, geschweige denn, sie anzufassen, aber vor ihrem Fenster verwesen lassen konnte sie sie auch nicht.
Nach einigem Zögern atmete sie tief ein und hielt die Luft an, dann trat sie vor die Tür und schob die Taube mit ihren Zehenspitzen unter der Trennwand hindurch auf den Nachbarbalkon. Sie waren durch vergilbte Milchglasplatten voneinander getrennt, aber unten war ein etwa fünfzehn Zentimenter hoher Spalt, durch den die Taube geradeso hindurchpasste. Nun musste jemand anderes sich um sie kümmern; vielleicht hatte sie sogar zuvor jemand zu *ihr* geschoben, sie hatte nämlich kein Loch im Vogelnetz, das die Viecher fernhalten sollte.
Diese verdammte Taube hatte auf ihrem Balkon den Tod gefunden, wenn das mal keine passende Symbolik war.

pia (29.09.2008 07:56):
kuuuiiiii

momo (29.09.2008 07:56):
genau

pia (29.09.2008 07:56):
na wie gehts

momo (29.09.2008 07:57):
morgens will ich meistens sterben

momo (29.09.2008 07:57):
und dir?

momo (29.09.2008 07:57):
^^

pia (29.09.2008 07:58):
bleeeeeeeddd weil

pia (29.09.2008 07:58):
gestern

pia (29.09.2008 07:58):
„ich ruf dich an"

pia (29.09.2008 07:58):
„wann?"

pia (29.09.2008 07:58):
„wenn ich schlafen geh"

pia (29.09.2008 07:58):
„wann gehsu schlafen?"

pia (29.09.2008 07:58):
„so um 1“

pia (29.09.2008 07:58):
„kk“

pia (29.09.2008 07:58):
mein handy klingelt um 2 fu

pia (29.09.2008 07:58):(・д・) } ~~~~~‡~~~~~ { (−д−) もしもし…
geh nemme ran

pia (29.09.2008 07:59):
gleich englisch

pia (29.09.2008 07:59):
freust dich scho?

momo (29.09.2008 07:59):
total

pia (29.09.2008 08:00):
jez sei mal gesprächiger

momo (29.09.2008 08:02):
ich muss grad 2 mal bwl scheiss 07-05 copiern

pia (29.09.2008 08:02):
wegen?

momo (29.09.2008 08:02):
weil chris und jo es nich haben und ichn netter mensch bin

pia (29.09.2008 08:02):
omg

pia (29.09.2008 08:03):
selbst schuld man

momo (29.09.2008 08:04):
du denkst da nicht weit genug

momo (29.09.2008 08:04):
die sitzen ja neben mir

momo (29.09.2008 08:04):
umso mehr die wissen umso mehr kann ich abschreiben

pia (29.09.2008 08:05):
jaja scho recht

pia (29.09.2008 08:05):
ach öde

pia (29.09.2008 08:05):
ich will nich schule

pia (29.09.2008 08:05):
ich hab kB

pia (29.09.2008 08:05):
määäääähhhh

momo (29.09.2008 08:05):
sex?

momo (29.09.2008 08:05):
macht glücklich un so

pia (29.09.2008 08:06):
ja normalerweise schon

momo (29.09.2008 08:06):
erleichtert die alltagsbewältigung

pia (29.09.2008 08:06):
kommt drauf an mit wem

momo (29.09.2008 08:07):
schnickschnack

momo (29.09.2008 08:07):
ich rede von sex nicht von making love

momo (29.09.2008 08:08):
was glaubst

momo (29.09.2008 08:08):
wann macht die bank auf

momo (29.09.2008 08:08):
damit cih geld wechseln kann

momo (29.09.2008 08:08):
was eigentlich schwachsinn is

momo (29.09.2008 08:08):
fällt mir gerade auf

momo (29.09.2008 08:08):
ich könnte auch einfach einkaufen gehn das is die selbe strecke

momo (29.09.2008 08:08):
k

momo (29.09.2008 08:08):
hat sich erledigt (￣o ￣;)ｵ(￣0 ￣;)ﾊ(￣、￣;)ﾖ...

momo (29.09.2008 08:08):
so, afk, einkaufen

pia (29.09.2008 08:08):
aaahhh

pia (29.09.2008 08:08):
omg

pia (29.09.2008 08:08):
2 much information

pia (29.09.2008 08:09):
weiß ned

pia (29.09.2008 08:09):
worauf

pia (29.09.2008 08:09):
ich antworten soll

(∂_∂)　エー
\(°o°;)/ウヒャー

pia (29.09.2008 08:09):
help!

momo (29.09.2008 08:09):
cute ^^

pia (29.09.2008 08:09):
nein lass mich

pia (29.09.2008 08:09):
miiiii

pia (29.09.2008 08:09):
lass mich nich allleieiiiiiinnn

pia (29.09.2008 08:09):
>_<

momo (29.09.2008 08:10):
mii

pia (29.09.2008 08:10):
don't!!!

momo (29.09.2008 08:11):
k

momo (29.09.2008 08:11):
is eh zu kalt

pia (29.09.2008 08:11):
ok

pia (29.09.2008 08:12):
schreib mir

momo (29.09.2008 08:12):
*pipi schreib

pia (29.09.2008 08:13):
40% Der Amokläufer spielen Killerspiele, 100% essen Brot!
Σ(っ゜Д゜；)っ

momo (29.09.2008 08:13):
richtig

momo (29.09.2008 08:13):
ich eß kein brot

momo (29.09.2008 08:13):
<< keine gefahr^^

momo (29.09.2008 08:16):
hm, 6 euro für huso kabale und liebe rotz

momo (29.09.2008 08:16):
für 6 euro bekomm ichn sixer und n intermezzo

pia (29.09.2008 08:17):
scheiße die fuck karten für dieses belanglose theaterstück ohh

pia (29.09.2008 08:17):
wenn ich die bezahlen muss hab ich kein geld mehr

pia (29.09.2008 08:17):
rotz

momo (29.09.2008 08:18):
^^

(・3・;) ｱｾｱｾ

(—。—;;) エッ?

momo (29.09.2008 08:18):
stimmt

momo (29.09.2008 08:18):
wiso sammeln die denn am ende des monats geld ein

momo (29.09.2008 08:18):
is doch hirnlos, da hat keiner mehr welches

pia (29.09.2008 08:19):
ja eben aaahhh

pia (29.09.2008 08:19):
ach die leben alle noch bei ihren eltern, da is das kein problem

momo (29.09.2008 08:21):
ja, voll viele bekomm 5 euro ab tag für fressen

momo (29.09.2008 08:22):
da wär ich reich

pia (29.09.2008 08:22):
genau das mein ich

pia (29.09.2008 08:23):
moah hamma öde

pia (29.09.2008 08:23):
will nich will nich will nich schule

momo (29.09.2008 08:23):
will auch nich

momo (29.09.2008 08:24):
wenn ich glück hab werd cih aufm weg angefahrn dann kann cih wieder n bischen chilln im kh

pia (29.09.2008 08:24):
kh is scheiße

momo (29.09.2008 08:24):
kh is besser als schule

pia (29.09.2008 08:24):
weiß grad garnich was ich lieber mAchen würd
iwie überzeugt mich grad nichts

pia (29.09.2008 08:24):
also alles is besser aber hab trzdem auf nichts lust

pia (29.09.2008 08:24):
alles scheiße

pia (29.09.2008 08:25):
emo

pia (29.09.2008 08:25):
töten

pia (29.09.2008 08:25):
blut

pia (29.09.2008 08:25):
depression

pia (29.09.2008 08:25):
^-^

momo (29.09.2008 08:25):
genau

pia (29.09.2008 08:26):
nein

pia (29.09.2008 08:26):
garkein

pia (29.09.2008 08:26):
weißt du was ich übel witzig finde

pia (29.09.2008 08:26):
leute die mich nich kennen können mich jetzt schon nich liden

pia (29.09.2008 08:26):
*leiden

momo (29.09.2008 08:27):
raff ich

momo (29.09.2008 08:27):
nicht

pia (29.09.2008 08:27):
die mädels aus lucas klasse

pia (29.09.2008 08:27):
diese extensionbitches

momo (29.09.2008 08:28):
xD

pia (29.09.2008 08:28):
weißt schon wen ich jmein?^^ was gibts zu lachen? xD
is doch so

pia (29.09.2008 08:28):
hab gehört ich werde nicht gemocht
is ne interessante einstellung

momo (29.09.2008 08:28):
wayne

momo (29.09.2008 08:29):
bist auf der schule fürn abschluss nicht um gemocht zu werden

pia (29.09.2008 08:29):
ja richtig

pia (29.09.2008 08:29):
so werd mich nun auf den weg machen

pia (29.09.2008 08:29):
schuläh

pia (29.09.2008 08:29):
gute schule

momo (29.09.2008 08:29):
yay

pia (29.09.2008 08:29):
-.-

pia (29.09.2008 08:30):
wir sehn uns gleich

pia (29.09.2008 08:30):
ps

pia (29.09.2008 08:30):
darf ich dich zur begrüßung boxen?

momo (29.09.2008 08:30):
nö

pia (29.09.2008 08:30):
thx u so

pia (29.09.2008 08:30):
bis dann

pia (29.09.2008 08:30):
^^

momo (29.09.2008 08:30):
^^

Da liegt eine tote Taube auf meinem Balkon.
Ich wollte sie nicht hier haben, aber sie war zum Sterben hergekommen. Vielleicht hat meine schwarze Wolke sie angelockt, vielleicht roch sie das Blut meines verwesenden Herzens und suchte Zuflucht in meinem Wald. Aber ich habe sie nicht reingelassen, nicht mal gehört hab ich sie, so wenig war ich tatsächlich h i e r.
In diesem Turmzimmer verschanze ich mich, das Sonnenlicht blinzelt durch die transparent weißen Vorhänge, die die Außenwelt filtern und meine kleine Höhle vor Blicken abschirmen.
Hier warte ich auf den Prinzen, der keiner sein will. Wurde mir diese Rolle zugeschrieben oder schrieb ich sie selbst? Kann ich sie ablehnen, und gäbe es dann eine Zweitbesetzung? Würde jemand meinen Fußstapfen folgen, versuchen zu verstehen, weil ich es vermochte, die Neugier durch meine geheimen Codes zu erwecken? Nur wenige senden auf dieser Frequenz, so scheint es, denn bisher kam noch keine Antwort (aber ich werde weiter senden, bis es jemanden erreicht, der begreift).
Wenn ihm nun unwiderruflich dieser Platz in meinem Herz gehört, dann sollte er sich wenigstens nicht so breit machen. Wenn ich ihn schon nicht verbannen kann, soll er wenigstens Platz für Neues machen. Nicht wahr?
Es verletzt mich, wenn Menschen einander Masken zeigen. Wieso verurteilst du mich, wieso erfreust du dich an meinem Leid und bist mit der Lupe auf der Suche nach Dingen, die du auseinandernehmen kannst? Warum lachst du über mich? Meine Wut ist die Hülle, die mich schützt vor den vernichtenden Blicken der Frustrierten.
Ich will nie wieder schlecht über irgendwen sprechen, denn alles, was ich finde, richtet sich am Ende nur gegen mich selbst; also wieso bleibe ich nicht still und betrachte es in mir, anstatt es überall hin zu werfen?
Es tut mir leid, bitte verzeih mir, durch den Schmerz wurde es ausgelöst und nun stehe ich knietief in meinem Verderben und würde gerne davonfliegen. Leihst du mir deine Flügel, tote Taube auf meinem Balkon? Ich glaube nicht, dass du sie noch brauchst.

pia (04.10.2008 15:43):
OHA

pia (04.10.2008 15:43):
http://ug1.kwick.dз/ug/0279/6085/54111041_full,r,470x470.jpg

pia (04.10.2008 16:20):
AH

pia (04.10.2008 16:20):
du elendiger

momo (04.10.2008 19:08):
hast du mich vermisst ?

Das Chatfenster mit Momo blinkte auf und Pia hätte gerne noch draufgeklickt; spürte jedoch den bohrenden Blick in ihrem Hinterkopf und schloss hastig alle Browserfenster, um Eugenias Geduld nicht zu strapazieren. Sie war neben Pia diejenige, die sich am häufigsten in den Plan zur Nutzung der Computer eintrug und nicht gerne wartete. Das hatte sie ihr zwar nie gesagt (Pia hatte sie bisher auch nur Russisch sprechen hören), aber sie hatte es ihr deutlich genug gezeigt durch ihr Rumgestöhne, dadurch, wie sie von einem Fuß auf den anderen trat und ständig auf die Uhr blickte.
Pia glaubte, dass sie mit Freunden und Verwandten in Russland schrieb, dass ihr Leben eigentlich dort stattfand und sie am liebsten den ganzen Tag in diesem Raum verbringen würde, würde man sie lassen.
Auch Pia wollte am liebsten all ihre Tage und Nächte im Internet verbringen, aber diesmal hatte sie nur kurz mit Momo schreiben wollen. Sie hatte sich bei ihm für ihr unangebrachtes Verhalten an Maries Geburtstag entschuldigen wollen und in ICQ fiel ihr das am leichtesten. Marie hatte sie dazu gebracht, alle gemeinsam auf den Kappelberg zu wandern, und dort hatten sie gegrillt und Bier getrunken.
Gegen vier Uhr waren sie ins Dorf gepilgert, um den *McDonald's* unsicher zu machen, bevor sie sich alle trennten und in unterschiedliche Richtungen nach Hause aufbrachen, und obwohl Pia ihn die ganze Nacht über blöd hatte rumstehen lassen, war Momo sogar noch so lieb gewesen, sie bis zu ihrer Türschwelle zu bringen.
Sie war überfordert von dem Gefühl gewesen, auf ihn aufpassen zu müssen und dann auch nicht mit Harry und den anderen abhängen zu können, weil Momo die nicht mochte ... Aber auf ihn verzichten wollte sie auch nicht. Er hatte keinen Kontakt zu den Leuten auf der Wiese und kannte somit auch auf Maries Geburtstag niemanden so wirklich. In ihrer Gegenwart hingen viele beliebte Kids ab, die teilweise tausende Blogleser oder Freunde bei MySpace hatten und für die jemand wie Momo nahezu unsichtbar war.
Sie verließ den flackernden Bildschirm. Ihn interessierte so was eh nicht, bestimmt hatte er gar nicht drüber nachgedacht.

pia (06.10.2008 17:20):
yeah!

pia (06.10.2008 17:49):
i said

pia (06.10.2008 17:49):
YEEEEAAAAHHH

pia (06.10.2008 17:50):
miiii

pia (06.10.2008 17:50):
nie bist du da wenn ich dich so dringend brauch

pia (06.10.2008 17:50):
ICH BRAUCHE DICH AAaaAAAAAaaAAaAAAAH

momo (06.10.2008 19:30):
lol, hab 3 stunden geschlafen grad ^^

pia (06.10.2008 19:38):
aaaiiii

★★\(;　;)オヒサ

pia (06.10.2008 20:00):
puuhh immer bist duuuh weg

momo (06.10.2008 21:57):
lol, lag wieder 2 stunden untätig rum ^^

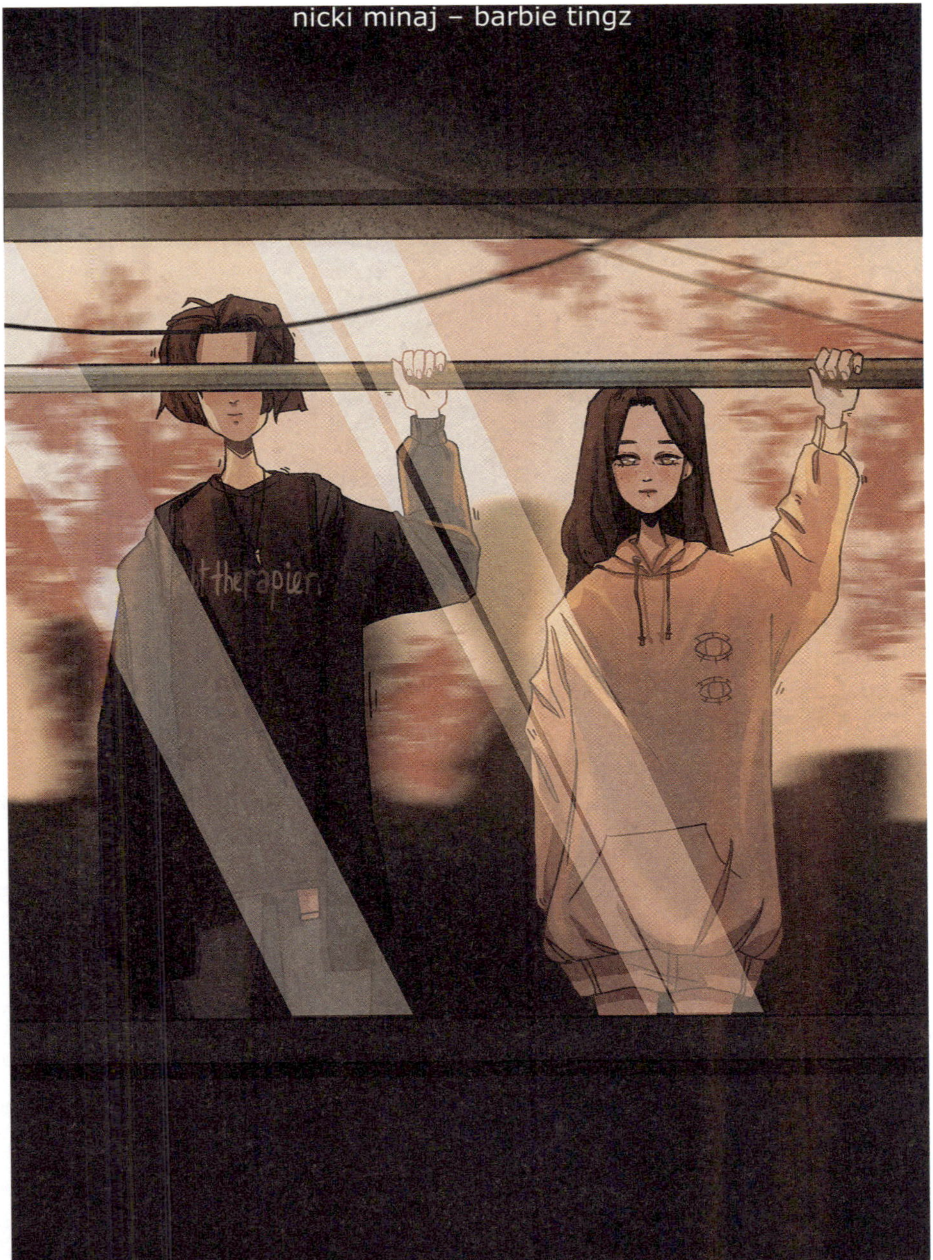
nicki minaj – barbie tingz
kelis, too $hort – bossy

pia (08.10.2008 10:40):
lol was tust du hier?

pia (08.10.2008 10:41):
ah ok pc bloß an^^

pia (08.10.2008 10:41):
byby

momo (08.10.2008 12:57):
nö, bin daheim

momo (08.10.2008 12:57):
den rest der woche

pia (08.10.2008 12:57):
was wieso??

pia (08.10.2008 12:57):
wwwwgwn?

momo (08.10.2008 12:58):
wegen krank

momo (08.10.2008 12:58):
wegen was sonst?

pia (08.10.2008 12:58):
ahso wegen faul

momo (08.10.2008 12:58):
nö, wegen siriously krank

(○｀0´○)ｶｱｰｯ(○ ｀ ．´○)ﾍﾟｯ

momo (08.10.2008 12:59):
ich würd dich nich freiwillig 10 euro wegwerfen wegen scheiss arzt

pia (08.10.2008 12:59):
serious meinst du^^

momo (08.10.2008 12:59):
nö

pia (08.10.2008 12:59):
wohl

momo (08.10.2008 13:00):
SIRIOUS

pia (08.10.2008 13:00):
sirius black

momo (08.10.2008 13:00):
genau

momo (08.10.2008 13:00):
siri is ja n fraunname

momo (08.10.2008 13:01):
und du schwänzt schonwieder?

pia (08.10.2008 13:01):
was heißt hier schon wieder??

pia (08.10.2008 13:02):
hab noch kein einziges mal gefehlt

momo (08.10.2008 13:02):
kk

pia (08.10.2008 13:02):
yaa

pia (08.10.2008 13:02):
im gegensatz zu dir du vogl

momo (08.10.2008 13:02):
k

momo (08.10.2008 13:03):
ma zocken ^^

pia (08.10.2008 13:03):
jajajajjajaajjajajajaj

Pia war länger in der Schule geblieben, um mit Marie auf ihre Drucke zu warten. Sie arbeitete aktuell an einem Magazin mit Schwarz-Weiß-Fotografien und Pia war sowohl inspiriert und begeistert als auch verunsichert und neidisch auf Maries Kenntnisse und unverwechselbaren Stil. Sie wünschte, sie hätte auch nur annähernd so viel drauf wie ihre Freundin, und fragte sich, ob sie jemals so gut sein könnte, als sie gerade vom Mädchenklo zurück zum Druckerraum ging. Die Flure dieser Schule waren weit und weiß, ziemlich minimalistisch, aber das gab der Phantasie mehr Raum.
Plötzlich stach ihr ein Mädchen ins Auge, das gerade in ihren Flur einbog und den Blick senkte, als sie Pia zu erkennen schien.
Es war, als würde sie in einen Spiegel schauen, denn dieses Mädchen hatte ihre schwarzen Haare über die Schulter geworfen wie sie, ihre Augen waren schwarz umrandet wie die ihren und sie hatte einen Ring in der Unterlippe. Als sie näher kam, glaubte Pia zu erkennen, dass die Sommersprossen des Mädchens bloß aufgemalt waren, an ähnlichen Stellen, an denen Pia tatsächlich welche hatte. Sie hatte einen übergroßen Hoodie und schwarze, nagelneue Doc Martens an. Pias Blick wanderte zu ihren eigenen Füßen, an denen sie das gleiche Modell nur ziemlich ausgelatscht trug.
Das Mädchen schaute Pia verstohlen aus dem Augenwinkel an, wagte es aber nicht, ihrem Blick direkt zu begegnen. Als sie an ihr vorbeigehuscht war und Pia den Geruch ihres eigenen Parfüms wahrnahm, glaubte sie, das Mädchen erkannt zu haben. Ihr Name war Tanja und sie besuchte Lucas' Klasse, letztens war sie aber noch blond gewesen. Pia hatte von Anfang an das Gefühl gehabt, dass sie ein Auge auf Lucas geworfen hatte, und zu allem Überfluss fuhr sie auch noch jeden Tag mit seiner Bahn. Heute in der Mittagspause hatte Pia mitbekommen, wie Ana und Olga aufgeregt über Tanja getuschelt hatten, und sie meinte gehört zu haben, dass sie ihr unterstellten, Pia zu imitieren. Als sie es nun mit eigenen Augen sah, war sie überrascht von der Offensichtlichkeit. Ihre weißen Socken hatten sogar Rüschen, das hatte Pia noch bei keinem sonst an der Schule gesehen, nur bei sich selbst. Versuchte Tanja wie sie auszusehen, weil sie spürte, dass Pia auf Lucas eine gewisse Anziehung hatte?

pia (12.10.2008 12:04):
hallo?

pia (12.10.2008 12:50):
hallo?

pia (12.10.2008 12:50):
HALLO?

pia (12.10.2008 12:56):
o.o

pia (12.10.2008 12:56):
;O;

momo (12.10.2008 12:57):
hi, afk essen

pia (12.10.2008 12:57):
-.-

pia (12.10.2008 12:57):
ach fu

(o≧▽≦)ゝイラッシャーイ♪(o__ __)o))ペコ

momo (12.10.2008 14:50):
war in englisch was auf? oder sonst wo?

pia (12.10.2008 14:50):
chill mal

momo (12.10.2008 14:51):
k

momo (12.10.2008 14:51):
*chill

momo (12.10.2008 14:51):
*kraul

momo (12.10.2008 14:51):
*abschleck

pia (12.10.2008 14:51):
i like uh!

momo (12.10.2008 14:52):
i like me too

momo (12.10.2008 14:52):
and i like you^^

momo (12.10.2008 14:56):
wie war deutsch und spanisch?

pia (12.10.2008 14:57):
scheiße aber passt scho

momo (12.10.2008 14:57):
^^

pia (12.10.2008 14:57):
du kommst morgen wieder gäääää

momo (12.10.2008 14:57):
kA

momo (12.10.2008 14:57):
ich werd den husten nich los

pia (12.10.2008 14:58):
oh böse

momo (12.10.2008 14:58):
hab schon am hals, brust bauch muskelkater vom dauerhusten ^^

pia (12.10.2008 14:58):
oO krank.

momo (12.10.2008 14:59):
wobei ich schon noch gern in mathe gern würd

momo (12.10.2008 14:59):
wir schrieben ja in ner woche arbeit

pia (12.10.2008 14:59):
am dienschtag englisch glaub

momo (12.10.2008 14:59):
joa

pia (12.10.2008 15:00):
great

(＊^ー^)/C□~~ コーヒーいかが?

momo (12.10.2008 15:39):
ich will kein tee mehr trinken !!

momo (12.10.2008 15:39):
tee

momo (12.10.2008 15:39):
überall

momo (12.10.2008 15:39):
T

pia (12.10.2008 15:39):
lass es halt^^

pia (12.10.2008 15:39):
kauf mir ne souldoll

momo (12.10.2008 15:40):
was willst du mit ner sexdoll wenn du mich haben kannst ^^?

pia (12.10.2008 15:40):
http://souldoll.lumix.кom/goods/images/20070707123759cont.jpg

pia (12.10.2008 15:40):
SOULDOLL

pia (12.10.2008 15:40):
suiit

momo (12.10.2008 15:41):
puppen würde uns vernichten wenn sie könnten

pia (12.10.2008 15:41):
nur porzellanpuppen

momo (12.10.2008 15:41):
^^

pia (12.10.2008 15:41):
is so

pia (12.10.2008 15:41):
und clownpuppen

momo (12.10.2008 15:41):
stimmt ja

pia (12.10.2008 15:42):
ich hasse die

pia (12.10.2008 15:42):
ich hab auch angst vor denen

momo (12.10.2008 15:42):
xD

pia (12.10.2008 15:42):
wenn die einen anstieren

pia (12.10.2008 15:42):
und garnicht mehr aufhören

pia (12.10.2008 15:42):
da krieg ich ziemlich schiss

momo (12.10.2008 15:43):
*goldig

(´;ｴ;`)ｳｩ･･･

pia (12.10.2008 15:43):
nein >_<

pia (12.10.2008 15:43):
http://souldoll.lumix.кom/goods/images/20060527032845cont.jpg

pia (12.10.2008 15:43):
die sieht geil aus

momo (12.10.2008 15:44):
http://www.soliferluziferwitz.dз/4/42/archiv/2004/12/clown.jpg
joa

momo (12.10.2008 16:12):
http://de.youtube.кom/watch?v=JGMuG7 wenigstens wurd einem nich kalt da drunter

pia (12.10.2008 16:15):
baaaaaaaaahhhh

pia (12.10.2008 16:15):
bbaaahh

pia (12.10.2008 21:59):
ach du scheiße

pia (12.10.2008 21:59):
http://media.lumebaumsworld.кom/picture/AssassinX/catWTF.jpg

pia (12.10.2008 21:59):
http://media.lumebaumsworld.кom/picture/AssassinX/catWTF.jpg

pia (12.10.2008 21:59):
http://media.lumebaumsworld.кom/picture/AssassinX/catWTF.jpg

pia (12.10.2008 21:59):
^^

momo (13.10.2008 07:50):
^^

„Pia, hören Sie jetzt sofort auf zu tippen, noch mal ermahne ich Sie nicht!", sagte ihre Textverarbeitungslehrerin in strengem Ton. Sie hatte blondes, feines Haar, das sie zu einem tiefen Pferdeschwanz zusammengebunden hatte, und eine kleine Brille mit ovalen Gläsern auf der Nasenspitze sitzen. Sie war leger gekleidet und wirkte wie grad erst mit dem Studium fertig, konnte sich aber ziemlich gut durchsetzen.
„Hää, aber ich dachte, ich solle –", erwiderte Pia frech, doch die Lehrerin schnitt ihr das Wort ab.
„Ich will nichts mehr von Ihren Ausflüchten hören, gehen Sie raus und kommen Sie nicht wieder rein!"
Pias Blick wanderte zur großen Uhr über dem Whiteboard.
„Dann kann ich ja gleich gehen, wenn ich eh nicht mehr rein darf!?"
Ihre Lehrerin funkelte sie mit giftigen Augen an und rümpfte die Nase, dann wandte sie ihren Blick ab und tat so, als wäre sie mit ihren Unterlagen beschäftigt, indem sie verstreut durch ihre Zettel wuselte: „Tun Sie das, Sie sind ein freier Mensch."
Schulterzuckend griff Pia nach ihrer Tasche und stapfte aus dem Klassenzimmer, ließ die Tür schwungvoll ins Schloss fallen und machte sich schnurstracks auf den Weg zur Bahnstation.
Sie würde nun eine frühere Bahn bekommen und überlegte, ob sie Lucas, der mal wieder geschwänzt hatte, einen Überraschungsbesuch abstatten sollte. Er mochte Überraschungen nicht, vor allem dann nicht, wenn sie mit ihr zu tun hatten. Einmal hatte er ihr ohne Begrüßung die Tür vor der Nase zugeknallt, weil sie spontan vorbeigekommen war.

momo (15.10.2008 19:24):
Kittöh

pia (15.10.2008 19:24):
MOMÖH

momo (15.10.2008 19:24):
wir sprechen die gleiche sprache

pia (15.10.2008 19:25):
we do we do

pia (15.10.2008 19:25):
nor

pia (15.10.2008 19:25):
+t

momo (15.10.2008 19:25):
ntor?

pia (15.10.2008 19:25):
xD

pia (15.10.2008 19:25):
NOT

pia (15.10.2008 19:25):
ach lol

pia (15.10.2008 19:25):
ey

pia (15.10.2008 19:26):
xD

momo (15.10.2008 19:26):
lol

pia (15.10.2008 19:26):
oh man

pia (15.10.2008 19:27):
moritzöh

momo (15.10.2008 19:27):
piöh

pia (15.10.2008 19:27):
pipöh

pia (15.10.2008 19:27):
^^

momo (15.10.2008 19:27):
^^

pia (15.10.2008 19:37):
blubber blubber

pia (15.10.2008 19:37):
blöh blöh

momo (15.10.2008 19:38):
brabbel brabbel

momo (15.10.2008 19:38):
muh muh

pia (15.10.2008 19:38):
xD

pia (15.10.2008 19:38):
ich mag dich iwie

pia (15.10.2008 19:39):
ich hatte grad liebesanfälle

momo (15.10.2008 19:39):
freut mich ◇\(o・Q・o)/◇ ﾊﾀｱｹﾞ♪

pia (15.10.2008 19:39):
[19:31] sissi: hab dir diese stifte gekauft, die du unbedingt wolltest
[19:31] pipi: gottttt siiiissssyyyy
[19:31] pipi: ich liebe dich am allermeisten uf der wööööörld
[19:39] sissi: jaja

pia (15.10.2008 19:39):
<333

momo (15.10.2008 19:40):
xD

momo (15.10.2008 19:40):
sag ihr maln gruß von ihrem schwager

momo (15.10.2008 19:41):
<<<

momo (15.10.2008 19:41):
^^

pia (15.10.2008 19:42):
suiit^^

momo (15.10.2008 19:42):
^^

momo (15.10.2008 20:33):
super nanny mit der kiffenden teenagerin XD

pia (15.10.2008 20:34):
wos??

pia (15.10.2008 20:34):
kommt grad super nanny?

pia (15.10.2008 20:34):
laber ned

momo (15.10.2008 20:34):
schon

pia (15.10.2008 20:34):
was geht da so?

pia (15.10.2008 20:34):
gute folge?

pia (15.10.2008 20:34):
ich lieb das

momo (15.10.2008 20:34):
naja

momo (15.10.2008 20:34):
eigtl lame

momo (15.10.2008 20:35):
nur ne mutter mit tochter

momo (15.10.2008 20:35):
lustiger is mit geschwistern

momo (15.10.2008 20:35):
musste grad nur lachen weil so

momo (15.10.2008 20:35):
die nanny klopft bei der tochter - abgeschlossen - penentrant klopf - rumnerv - tochter macht die die tür auf alles dunkel drin und voller leute

momo (15.10.2008 20:35):
„was macht ihr?"

┐(￣ヘ￣)┌ フゥゥ～

momo (15.10.2008 20:36):
„chilln..."

momo (15.10.2008 20:36):
da musst ich lachn ^^

pia (15.10.2008 20:36):
xD

pia (15.10.2008 20:36):
geil

pia (15.10.2008 20:36):
ich lieb das ich liebs

pia (15.10.2008 20:36):
lalaal

pia (15.10.2008 20:36):
solln wir auch mal wieder chilln?

momo (15.10.2008 20:36):
im dunkeln?

pia (15.10.2008 20:36):
ja ok

momo (15.10.2008 20:37):
ok

pia (15.10.2008 20:37):
ok

pia (15.10.2008 20:37):
wann

pia (15.10.2008 20:37):
heut nemme

momo (15.10.2008 20:37):
jederzeit, mein rolladen is kaputt ^^

pia (15.10.2008 20:37):
sag doch wann

momo (15.10.2008 20:37):
muss den immer festbinden

pia (15.10.2008 20:37):
freitag?

momo (15.10.2008 20:37):
k

pia (15.10.2008 20:38):
ich bleib dann aber schon bis morgens oderso

pia (15.10.2008 20:38):
das is dir hoffentlich klar

momo (15.10.2008 20:38):
ich bruache kein schlaf

ア└|カ"├(ﾟ∇ﾟ*)♪

pia (15.10.2008 20:39):
sicher?

momo (15.10.2008 20:40):
lustig dass die voll oft bei tennagern im tv n untertitel einblenden weil die alle so derbe nuscheln oder sie die umgangssprache nich raffn^^

momo (15.10.2008 20:40):
gibt ja red bull

momo (15.10.2008 20:40):
und falls der nciht wirkt penn ich halt ein

momo (15.10.2008 20:40):
dazu steh ich

momo (15.10.2008 20:40):
^^

pia (15.10.2008 20:40):
ich werd wohl eher pennen

momo (15.10.2008 20:41):
dsds heißt nun das super talent

pia (15.10.2008 20:41):
hab nur keen lenz nachts iwann heim zu fahren

momo (15.10.2008 20:41):
joa

pia (15.10.2008 20:42):
was mach mer damm

pia (15.10.2008 20:42):
*nn

momo (15.10.2008 20:42):
den hund von nebenan töten

momo (15.10.2008 20:42):
weil

U/ｪ＼＊Uｷｬｯ♪

momo (15.10.2008 20:42):
der bellt

momo (15.10.2008 20:42):
und das soll er nicht

pia (15.10.2008 20:42):
nein

pia (15.10.2008 20:42):
möchte film oderso

pia (15.10.2008 20:43):
oder wasser trinken

pia (15.10.2008 20:43):
weil ich bin straight edge

momo (15.10.2008 20:43):
hab 250 filme ca

pia (15.10.2008 20:43):
kennsch straight edge?

momo (15.10.2008 20:43):
nö

pia (15.10.2008 20:43):
gegen alles

momo (15.10.2008 20:43):
aber du darfst sein was du willst

momo (15.10.2008 20:43):
aso

momo (15.10.2008 20:43):
ein faschist

pia (15.10.2008 20:44):
alc, rauchen, drogen, fleisch

pia (15.10.2008 20:44):
und sex

pia (15.10.2008 20:44):
gegen all das

momo (15.10.2008 20:44):
warum denn fleisch?

pia (15.10.2008 20:44):
ka

momo (15.10.2008 20:44):
fleisch 4 te wiin

pia (15.10.2008 20:44):
„des is ne jugendbewegung die in den 80er jahren gestartet wurde..

es bedeutet dass man auf völlig auf sachen wie alk fleisch Zigaretten verzichtet..extreme haben dann auch keinen sex trinken keinen kaffee sprich nikotin koffein und so"

momo (15.10.2008 20:45):
aso

momo (15.10.2008 20:45):
is ja noch beinderter als pro ana

momo (15.10.2008 20:45):
hier gibs kein wasser

pia (15.10.2008 20:45):
kaufen

pia (15.10.2008 20:45):
ey

momo (15.10.2008 20:45):
hier wird mit grappa gekocht und geduscht

pia (15.10.2008 20:45):
ich verzichte nur auf jegliche drogen

pia (15.10.2008 20:46):
das is meine definition von straight edge

momo (15.10.2008 20:46):
tja
hast schon versagt

pia (15.10.2008 20:46):
fu

pia (15.10.2008 20:46):
hab ich garnicht

momo (15.10.2008 20:46):
da es E-drogen gibt

momo (15.10.2008 20:46):
tv, internet, videospiele usw

pia (15.10.2008 20:46):
blaaah

pia (15.10.2008 20:46):
alc, zigaretten etc

momo (15.10.2008 20:46):
du

momo (15.10.2008 20:46):
bist

momo (15.10.2008 20:46):
genauso

momo (15.10.2008 20:46):
süchtig

momo (15.10.2008 20:47):
wie

momo (15.10.2008 20:47):
alle

momo (15.10.2008 20:47):
anderen

momo (15.10.2008 20:47):
auch

momo (15.10.2008 20:47):
;P

pia (15.10.2008 20:47):
naaaahein

pia (15.10.2008 20:48):
ich geh

pia (15.10.2008 20:48):
pipi machen

pia (15.10.2008 20:48):
u super nanny schaun

momo (15.10.2008 20:49):
hm

momo (15.10.2008 20:49):
na dann

momo (15.10.2008 20:49):
goodluck und havefun

momo (15.10.2008 20:49):
^^

pia (15.10.2008 20:49):
ich meinte das ernst

pia (15.10.2008 20:49):
nur mal so^^

momo (15.10.2008 20:49):
ja, is ja nun erstmal gleich werbung

momo (15.10.2008 20:49):
und geht dann nurnoch 15 minuten

pia (15.10.2008 20:50):
egal

pia (15.10.2008 20:50):
dann halt nich

pia (15.10.2008 20:50):
freitag

pia (15.10.2008 20:50):
haha

momo (15.10.2008 20:50):
Oo

pia (15.10.2008 20:50):
oder doch?

pia (15.10.2008 20:51):
der druck raubt mir die sinnew

pia (15.10.2008 20:51):
-w verdammt

momo (15.10.2008 20:51):
wiso nicht^^

pia (15.10.2008 20:51):
was dennnnn??? :=O

momo (15.10.2008 20:52):
bissu manchmal ein bischen shizo?^^

pia (15.10.2008 20:52):
[20:51] pia: ich muss pissen wie ne stute!!! T_T
[20:51] Matt: heiß^^

pia (15.10.2008 20:52):
LOOOOLLL????

momo (15.10.2008 20:52):
urinporn is inzwischen gang und gebe

pia (15.10.2008 20:53):
omg bitte nich

momo (15.10.2008 20:53):
naja seit frauen freudig ejakulieren is da die schmerzgrenze eindeutig gefallen

pia (15.10.2008 20:53):
wääääwäwäwä

pia (15.10.2008 20:53):
was isn jetzt eig los

pia (15.10.2008 20:53):
ich blcik nichts mehr

momo (15.10.2008 20:53):
wahrschienlich setzt ddas lsd ein

pia (15.10.2008 20:54):
jetzt sag

momo (15.10.2008 20:54):
auf droge niemals schwimmen gehn^^

momo (15.10.2008 20:54):
was soll ich sagen?

pia (15.10.2008 20:55):
freitag?

pia (15.10.2008 20:55):
ach lol O.O

momo (15.10.2008 20:55):
ja fraitag

pia (15.10.2008 20:55):
fu

pia (15.10.2008 20:55):
^^

pia (15.10.2008 20:55):
ich verstehs nich

pia (15.10.2008 20:55):
fu

pia (15.10.2008 20:55):
einfach fu

pia (15.10.2008 20:55):
hahah

pia (15.10.2008 20:56):
verwirre ich dich ?

momo (15.10.2008 20:56):
nicht sehr

pia (15.10.2008 20:56):
du mich schon

momo (15.10.2008 20:56):
passiert

momo (15.10.2008 20:56):
karma

momo (15.10.2008 20:56):
un so

pia (15.10.2008 20:56):
wbfweöf

pia (15.10.2008 20:57):
bis um 10 fischkopf

momo (15.10.2008 20:57):
willst am freitag n film schaun?

pia (15.10.2008 20:57):
da bin ich wieder da

pia (15.10.2008 20:57):
HEY

momo (15.10.2008 20:57):
k

pia (15.10.2008 20:57):
du hast es begroffen

pia (15.10.2008 20:57):
i

momo (15.10.2008 20:57):
!

pia (15.10.2008 20:57):
ja ok

momo (15.10.2008 20:58):
gut

pia (15.10.2008 20:58):
mal schaun

pia (15.10.2008 20:58):
hahaha

pia (15.10.2008 20:58):
xD

pia (15.10.2008 20:58):
xD

pia (15.10.2008 20:58):
sorry

momo (15.10.2008 20:58):
hast dich inzwischen eingepisst eigtl?

pia (15.10.2008 20:58):
nein

pia (15.10.2008 20:58):
^^

pia (15.10.2008 20:58):
gleich aber

pia (15.10.2008 20:58):
morgen donnerstag

pia (15.10.2008 20:58):
dann sag ich dir ob das geht^^

pia (15.10.2008 20:58):
nicht einpissen

momo (15.10.2008 20:58):
kk

pia (15.10.2008 20:58):
sondern film schaun

pia (15.10.2008 20:58):
freitag

momo (15.10.2008 20:58):
raff ich

pia (15.10.2008 20:59):
bis um 22 uhr horschd

pia (15.10.2008 20:59):
deine ingrid

momo (15.10.2008 20:59):
habe die ehre

momo (15.10.2008 22:54):
weissu dassu ne entschuldigung bringen sollst wegen tv? ^^

pia (15.10.2008 22:55):
laber?

pia (15.10.2008 22:55):
fu ich rast gleich aus

pia (15.10.2008 22:55):
das seh ich NICHT ein

momo (15.10.2008 22:55):
ich glaub bist sogar im recht

pia (15.10.2008 22:55):
ja bin ich auch?

ヾ(〃>_<;〃)ノ イヤイヤ

pia (15.10.2008 22:56):
die hat mir rausgeschickt und gesagt ich soll nemme reinkommen

momo (15.10.2008 22:56):
da du ihr ja gesagt gehst dass du heim gehst wenn sie dich rausschmeißt

pia (15.10.2008 22:56):
fu

momo (15.10.2008 22:56):
und sie darauf nciht reagiert hat, kann sie im nachhinein keine entschuldigung verlang

pia (15.10.2008 22:56):
was meinte die denn? xD textverarbeitung sinnlosester unterricht

momo (15.10.2008 22:56):
die hat halt später so geschaut wo du bist

momo (15.10.2008 22:56):
und meint

momo (15.10.2008 22:57):
„jetzt is die echt gegang, die bringt mir dafür ne schriftliche fehlzeitenentschuldigung"

pia (15.10.2008 22:57):
xD
LOL????

momo (15.10.2008 22:58):
ja die is halt stark unfähig und verwirrt

momo (15.10.2008 22:58):
hat mir ne 6 gegeben ey

momo (15.10.2008 22:59):
aber leider is unsere schulleitung genauso unfähig

momo (15.10.2008 22:59):
daher bringts nichmal was sich zu beschweren

pia (15.10.2008 22:59):
ja leidr 0.0

pia (15.10.2008 22:59):
aber LOl

pia (15.10.2008 22:59):
die meinte gehen sie raus und kommen sie nicht wieder rein

pia (15.10.2008 23:00):
ich: dann kann ich ja gleich gehn wenn ich eh nemme rein darf?!
und die meinte: tun sie das sie sind ein freier mensch

pia (15.10.2008 23:00):
hallo ich habe 10 zeugen oderso??

momo (15.10.2008 23:00):
joa

momo (15.10.2008 23:00):
aber bringt nix

pia (15.10.2008 23:00):
hah mir egal dann bin ich halt unentschuldigt

pia (15.10.2008 23:00):
seh ich null ein

pia (15.10.2008 23:01):
für die halbe stunde was abzugeben

pia (15.10.2008 23:01):
die kann mich mal

momo (15.10.2008 23:01):
bei der schule sich beschwehrn is wie wenn sich n jude damals beschwert hätte, das es kalt is im konzentrationslager

pia (15.10.2008 23:01):
xD

(o' u (o'∀≦o)

pia (15.10.2008 23:01):
ich friiiiere

momo (15.10.2008 23:06):
es muss doch was im internet geben das man tun kann um der schule zu schaden

momo (15.10.2008 23:15):
hm

momo (15.10.2008 23:16):
jmd der sich damit auskennt sollte ne seite erstelllen

momo (15.10.2008 23:16):
gegen diese verdammte schule

pia (15.10.2008 23:16):
mhhh

pia (15.10.2008 23:16):
Du?

momo (15.10.2008 23:16):
keine ahnung von homepagegedöns

pia (15.10.2008 23:20):
schade aber auch.

momo (15.10.2008 23:20):
lustig wärs wenn man n nerd hätte ders hinbekommt, das wir von den schulservern aus die homepage hosten ^^

momo (15.10.2008 23:21):
man kann ja mal lustige flyer verteiln in der schule

pia (15.10.2008 23:22):
im grafikdesign müsste doch jmd zu finden sein

pia (15.10.2008 23:29):
ich geh heia machn
kommsch mit?

momo (15.10.2008 23:30):
joa

momo (15.10.2008 23:30):
hinleg-kraul-eindös

pia (15.10.2008 23:32):
mitmach

pia (15.10.2008 23:32):
^^

momo (15.10.2008 23:33):
^^

(　^▽^)σ)゜-゜)プニッ

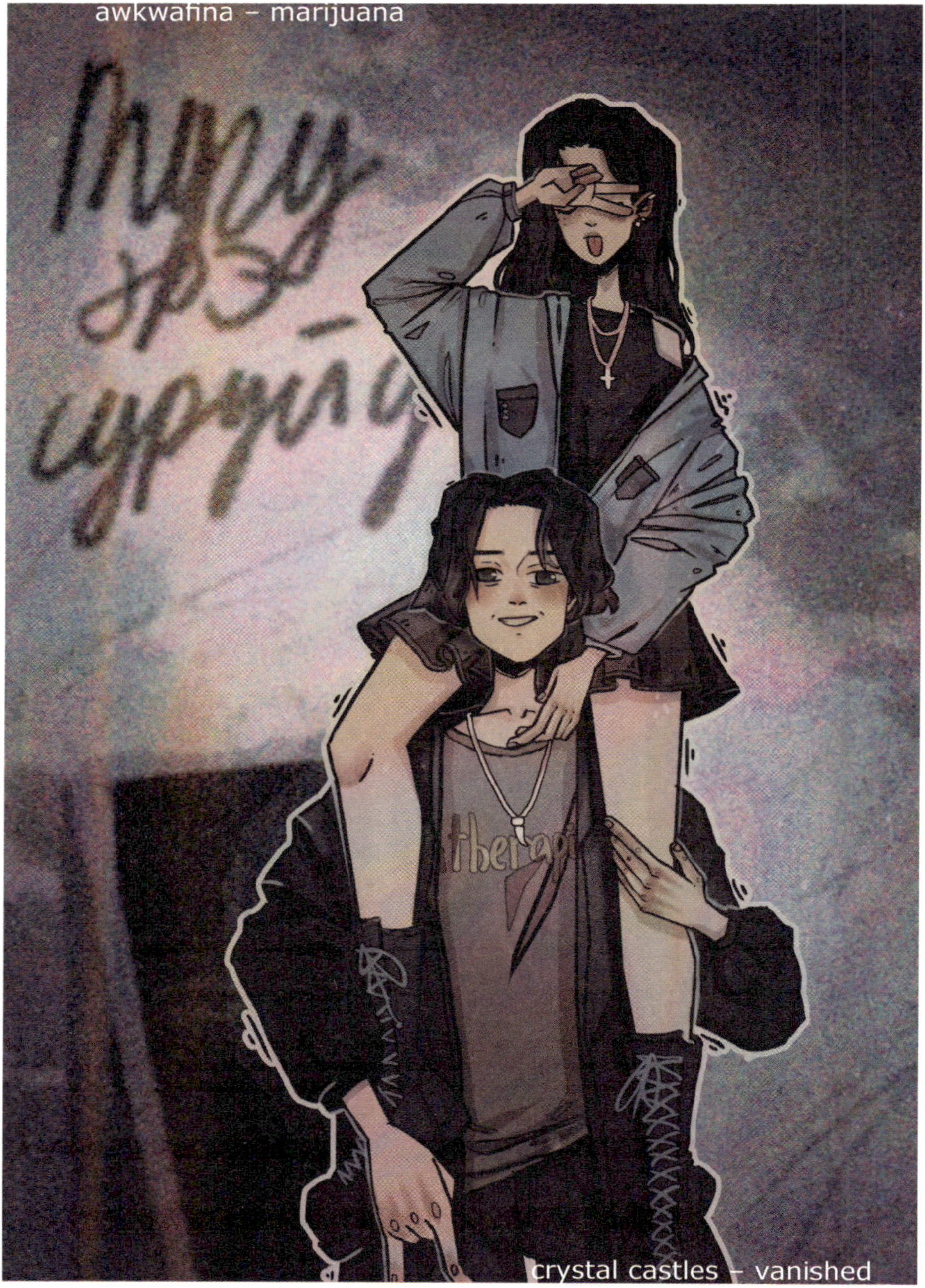
awkwafina – marijuana
crystal castles – vanished

momo (16.10.2008 18:59):
erzähl mal was über kabale und liebe

momo (16.10.2008 18:59):
will das nicht lesen

momo (16.10.2008 19:00):
wobei

momo (16.10.2008 19:00):
ne tu's nicht

pia (16.10.2008 19:00):
och nööööö

pia (16.10.2008 19:00):
fu

(〃 ´ ▽ `)ノ"▽ ちわぁ♪

momo (16.10.2008 19:00):
würde mich langweiln

momo (16.10.2008 19:00):
^^

momo (16.10.2008 19:00):
^lol

momo (16.10.2008 19:53):
mii

pia (16.10.2008 19:53):
selber miii? ^^

momo (16.10.2008 19:53):
kann nich penn gehn, weil bettwäsche ewig dauert im trockner ^^

momo (16.10.2008 19:54):
kommst morgen eigtl vorbei ?

momo (16.10.2008 19:54):
bekommst auchn keks

pia (16.10.2008 19:55):
hmmm

pia (16.10.2008 19:55):
hmmmmm

momo (16.10.2008 20:00):
ein einfaches ja oder nein is ausreichend btw xD

pia (16.10.2008 20:01):
ja sry muss noch überlegn

pia (16.10.2008 20:01):
^^

momo (16.10.2008 20:01):
xD

pia (16.10.2008 20:01):
ob ich morgn in schdf bin

momo (16.10.2008 20:01):
nenn mir deine bedingungen

pia (16.10.2008 20:01):
OHA

momo (16.10.2008 20:01):
lol

pia (16.10.2008 20:01):
hmm

pia (16.10.2008 20:01):
obwohl wenn du so fragst

pia (16.10.2008 20:02):
dann überleg ich mir welche

momo (16.10.2008 20:02):
damn ^^

pia (16.10.2008 20:04):
hm

pia (16.10.2008 20:04):
also ich weiß nicht ob ich schdf bin OO

pia (16.10.2008 20:04):
weil matt

°˚°｡｡ヾ(　~▽~)ツ ワーイ♪

pia (16.10.2008 20:04):
wollte mit mir zu archääävys

momo (16.10.2008 20:04):
aha

pia (16.10.2008 20:05):
da gibts megaburger!!! :0

momo (16.10.2008 20:05):
geilo

pia (16.10.2008 20:06):
yeah 4 real^^

momo (16.10.2008 20:13):
^^

momo (16.10.2008 20:13):
da war jetzt immernoch keine antwort dabei xD

momo (16.10.2008 20:13):
aber naja, bin ma zocken ;P

pia (16.10.2008 20:13):
ok bis später

(;≧皿≦）。゜゜。ううううぅぅぅ

momo (16.10.2008 21:44):
nu bissu off ;(

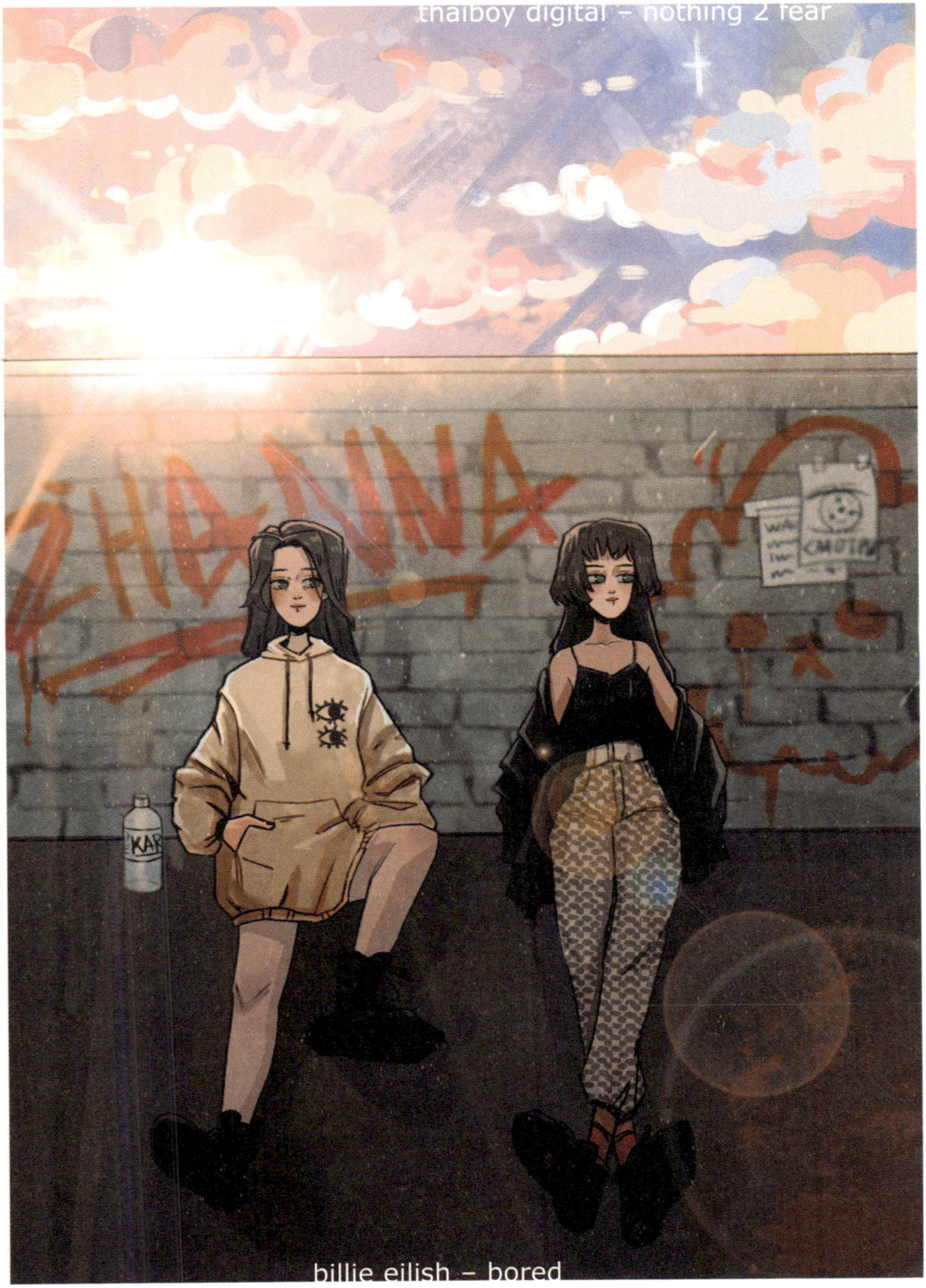
thaiboy digital – nothing 2 fear
billie eilish – bored

momo (17.10.2008 19:42):
kannst vorbeikomm, hab xtra kekse gekauft

momo (17.10.2008 19:42):
^^ ﾂﾝﾂﾝ♡ (^▽^)σ)~0~)ｱﾊﾊ；；

pia (17.10.2008 19:42):
war grad bei subway 0.0

pia (17.10.2008 19:42):
aber hm

pia (17.10.2008 19:42):
könnt eigtl schon kommen

momo (17.10.2008 19:43):
machsch des

pia (17.10.2008 19:44):
hab keine lust auf den weg xD

momo (17.10.2008 19:44):
^^

pia (17.10.2008 19:44):
hol mich halt mit nem auto oderso xD

momo (17.10.2008 19:48):
xD

momo (17.10.2008 19:48):
keins da

pia (17.10.2008 19:48):
boah

pia (17.10.2008 19:48):
wiiisooohhh

pia (17.10.2008 19:48):
xD

momo (17.10.2008 19:48):
zu viele menschen zu wneig autos hier

momo (17.10.2008 19:49):
das von meinem vater darf cih nich allein fahrn weils über 300 fährt

momo (17.10.2008 19:49):
oder 280 ^^

pia (17.10.2008 19:49):
oooociuuuuhhh

pia (17.10.2008 19:49):
na und

pia (17.10.2008 19:49):
pah

momo (17.10.2008 19:50):
joa echt ma

momo (17.10.2008 20:15):
öde -.-

pia (17.10.2008 20:17):
brabbel brabbel

momo (17.10.2008 20:17):
blubber blubber

momo (17.10.2008 20:17):
keks eß ;P

pia (17.10.2008 20:18):
was für kekse?

momo (17.10.2008 20:19):
Leibniz choco sticks

pia (17.10.2008 20:19):
öde

pia (17.10.2008 20:19):
hatte eben cookies

pia (17.10.2008 20:19):
von subway

momo (17.10.2008 20:20):
subway stinkt

pia (17.10.2008 20:20):
gar kein

momo (17.10.2008 20:20):
weils kein fast food is

炎炎炎＞（~Q~;;） ﾋｨｨｲ!!ｶﾗｨｨｲｲ!!

pia (17.10.2008 20:21):
pah

momo (17.10.2008 20:21):
Mouse o chocolat hät ich auch noch

pia (17.10.2008 20:22):
mousse au chocolat

momo (17.10.2008 20:22):
klugscheisser

pia (17.10.2008 20:24):
wer kann der kann^^

momo (17.10.2008 20:24):
lol^^

pia (17.10.2008 20:27):
°~°

momo (17.10.2008 20:30):
süß

momo (17.10.2008 20:30):
red bull <3

momo (17.10.2008 20:30):
there´s no night .... without red bull

momo (17.10.2008 20:55):
was für film schau ich nun ? :

momo (17.10.2008 20:55):
Video

1.Demolution Man 2.Terminator 2
3. Dpuble Team
4. Batman & Robin 5. Romeo & Julia
6. Ich weiß noch immer was du letzten Sommer getan hast
7. Star Wars Episode 1
8. Staatsfeind Nr. 1
9. Faculty
10. Düstere Legenden 11. Jurrassic Park

12. Independence Day 13. Godzilla
14. Nightmare on Elm Stree 1
15. Event Horizont
16. Reine Nervensache
17. Fear & Loathing in Las Vegas 18. Creep
19. Ein Kater macht Theater 20. Barfuß
21. Million Dollar Baby
22. Die Bourne Verschwöhrung 23. Tatsächlich Liebe
24. The Twin Effect 25. Godsend
26. Scary Movie 27. Scary Movie 2 28. Kopfgeld
29. Gattaca
30. Hidalgo
31. Der Wixxer
32. Basta - Rotwein oder Totsein 33. Spiderman
34. Shreck 1
35. Shreck 2
36. 50 erste Dates
37. Gothika
38. James Bond - Die another Day
39. Erkan & Stefan gegen die Mächte der Finsterniss 40. Reeker
41. Stealth
42. Die Insel
43. Hellboy
44. After the Sunset
45. Shawn of the Dead
46. Das Wunder von Bern
47. Der Appartmentschreck
48. Die Passion christi
49. Peter Pan
50. The Rock

momo (17.10.2008 20:55):
51. Hero
52. Walking Tall
53. Gremlins 2

54. Die Frauen von Stepfort
55. Die Legende des Zorro
56. Das Vermächniss der Tempelritter 57. Ghost in the Shell 2
58. New police Story
59. Die Gebrüder Grimm
60. Scooby Doo
61. Shanghai Knights 62. Traumschiff Surprise 63. Arahan
64. Hawaii Crime Story 65. Underworld
66. Hollywood Cops
67. Die Geistervilla 68. Club Mad
69. The I Inside 70. Drumline
71. Jeepers Creepers 2 72. Taking Lives
73. Chukies Baby
74. Unzertrennlich
75. Triple X 2
76. Die purpurnen Flüsse 2
77. Die Liga der ausergewöhnlichen Gentleman 78. SWAT
79. 28 days later
80. Constantine
81. Dirty
82. Verflucht
83. Hitch
84. American Pie 3
85. Lost in Translation
86. Mr & Mrs Smith
87. The Punisher
88. Texas Chainsaw Massacre
89. Confidence
90. The dawn of the dead
91. Giga Roadshow Stuttgart
92. The Day after Tomorrow
93. Keine halben Sachen 2
94. Harry Potter 4
95. American Beauty
96. Wishmaster

97. High Life
98. Das Leben des Brian
99. Garfield
100. Oceans Twelve

pia (17.10.2008 20:55):
ÜBERTREIB

momo (17.10.2008 20:55):
101. Final Call
102. NVA
103. Bad Company
104. Scooby Doo
105. Große Haie - Kleine Fische 106. Collateral
107. Neid
108. Ein Duke kommt selten Allein
109. Super Troopers
110. Die Bourne Idendität
111. Chihiros Reise ins Zauberland
112. Wrong Turn
113. Loser
114. Men in Black
115. Troja
116. Voll auf die Nüsse
117. I Robot
118. Die Regeln des Spiels
119. Wie werde ich Ihn los in 10 Tagen?
120. Per Anhalter durch die Galaxis 121. Riddick
122. Tiger & Dragon
123. Kill Bill 1
124. The Italien Job 125. Last Samurai
126. Scary Movie 3 127. Harry Potter 3 128. Im dutzend Billiger
129. L.A. Crash
130. Euro Trip
131. Der Schuh des Manitu Xtra Large

132. King Arthur
133. The Butterfly Effect
134. Erkan & Stefan in der tod kommt krass 135. Kill Bill 2
136. Resident Evil 2
137. Blade Trinity
138. Terminal
139. Jede Menge Ärger
140. Hero
141. Der blutige Pfad Gottes
142. Password Swordfish
143. Soloalbum
144. School of rock
145. Saw
146. Batman Begins
147. Donnie Darko
148. Freaky Friday
149. Spiderman 2
150. Kung-Fu Hustle

pia (17.10.2008 20:56):
des les ich mir doch ned alles durch

momo (17.10.2008 20:56):
151. Ladykillerz
152. Leon - Der Profi
153. Das geheime Fenster
154. Der Einsatz
155. Die Königin der Verdammten 156. Resident Evil
157. Hostage
158. Be Cool
159. Blair Witch Project 2
160. Nix wie raus aus Orange country 161. All about the Money
162. Natural Born killerz
163. Malibus Most Wanted
164. Face Off

165. Pulp Fiction
166. Weißer Orleander
167. 2 Fast 2 Furious
168. Fluch der Karibik
169. Spun
170. Alien 4
171. Harte Jungs
172. The Frighteners
173. Star Wars 6
174. Wild Wild West
175. American Werwolf in Paris
176. Nix zu Verliern
177. Der Dummschwätzer
178. Speed 2
179. Die Truman Show 180. K.Pax
181. Dragonheart
182. Fletchers Visionen 183. Boomerang
184. I.Q Liebe ist Relativ
184. Arac Attack
185. Die Maske
186. Gangs Of N.Y.
187. Men in Black 2
188. Herrschaft des Feuers 189. Fluch von Darkness Falls 190. Jackass
191. Stirb an einem anderem Tag 192. Nightmare on Elm Street 2 - 7 193. Mindhunters
194. The Transporter 2
195. Shining
196. Bad boys 2
197. Freddy Vs Jason
198. Eqelibrium
199. Irgendwann in Mexiko
200. Bulletproof Monk
201. Dogma
202. Human Traffic

203. Harry Potter
204. Rush Hour 2
205. Der Exorzismus der Emily rose 206. Eiskalte Engel
207. Schule
208. Final Destination

momo (17.10.2008 20:56):
DVD
209. Matrix 1-3
210. Animatrix
211. Ich weiß was du letzten Sommer getan hast
212. Dreizehn
213. Demolution Man
214. Scarface
215. Das fünfte Element
216. Reservoir Dogs
217. Fear & Loathing in Las Vegas
218. 8 Mile
219. Romeo & Julia
220. The Warroirs
221. How High
222. Scary Movie
223. Scary Movie 2
224. Scram 1-3
225. South Park
226. Harold & Kumar
227. Dragonball Z 1-13
VCD
228. Transformers
229. Lord of War
230. 16 Blocks
231. Mission Impossible 3
232. Scary Movie 4 233. Date Movie 234. Ice Age 2 235. Hostel
236. Jarhead
237. Starship Troopers

238. X-Men 3
239. Fluch der Karibik 2
240. Fantastic Four - Rise of the Silver Surfer 241. Die letzte Legion
DVD-Serien
- Angel & Buffy Komplett
242. Star Wars 1-6 DVD 243. The Beach DVD 244. Resident Evil 1-3

momo (17.10.2008 20:56):
rofl \(☆_@;)☆\(｀－´メ)

pia (17.10.2008 20:56):
FU

momo (17.10.2008 20:56):
dohoch !!

pia (17.10.2008 20:56):
ich les des näääääd

momo (17.10.2008 20:57):
xD

momo (17.10.2008 20:57):
„The Cell“ hat ich noch vergessen

momo (17.10.2008 20:57):
^^

pia (17.10.2008 20:58):
ouha
^^

Auf ihrer Stirn bildeten sich tiefe Furchen – so tief wie ihre momentanen Gedanken – als sie sie runzelte und skeptisch zusammenzog. In letzter Zeit war sie entweder mit Marie, Harry oder Matt zusammengewesen, während Lucas ständig ihre Gedanken beherrschte. Für sehr viel mehr hatte sie irgendwie keine Kapazitäten gehabt. Momo hatte immer öfter gefordert, dass sie sich mal wieder sehen sollten, und eigentlich hatte Pia auch Lust dazu, aber irgendwas hielt sie doch davon ab. Auf einmal fühlte sie sich eingeengt und überfordert von der Vorstellung, mit ihm allein zu sein, verstand aber nicht, wieso.
Eugenia betrat den Raum und räusperte sich laut, um unmissverständlich auf sich aufmerksam zu machen. Sie trug sich, genau wie Pia, am liebsten für PC 3 oder 4 ein, weil da die Bildschirme am wenigsten flackerten und die zumindest schon Windows XP installiert hatten.
Pia griff nach ihrem Zimmerschlüssel, schob schrabbelnd den Stuhl nach hinten und lächelte Eugenia im Vorbeigehen zu.
Momo war immer irgendwie präsent in ihrem Leben gewesen; in sein Bett war sie gekrochen, als sie das erste Mal Liebeskummer gehabt hatte; er hatte sie begleitet, als sie die ersten Male noch zu viel Schiss hatte, allein auf die Wiese zu gehen, und er war der einzige, der wirklich immer ein Auge auf sie hatte, wenn sie zu viel Alkohol trank ... Dennoch fand er nicht mehr so richtig in ihrem Kosmos statt, von Lucas konnte sie ihm irgendwie nicht erzählen und die Leute von der Wiese fand er abgehoben und verstrahlt.
Sie wollte nicht, dass er ihr perfektes Bild befleckte mit seinen zynischen Kommentaren und wohlüberlegten Seitenhieben. Keiner kannte sie so gut wie er, und irgendwie fühlte sie sich danach, genau diese Person, die sie über die letzten Jahre gewesen war und die er so mochte, sterben zu lassen. Sie sollte sterben und in ihrem Hinterkopf beerdigt werden, das war der Plan. Sie brauchte einen Neustart.

momo (18.10.2008 18:20):
Definition Zombie:

momo (18.10.2008 18:21):
a. the body of a dead person given the semblance of life, but mute and will-less, by a supernatural force, usually for some evil purpose.
b. the supernatural force itself.

momo (18.10.2008 18:21):
sinnlos ey

momo (18.10.2008 18:21):
nur damit du informiert bist

momo (18.10.2008 18:21):
falls dir mal so jmd übern weg läuft

pia (18.10.2008 18:27):
danke °~°

momo (18.10.2008 21:27):
öde....hättest heute ruhig ma vorbei kommen könn ey ^^

momo (18.10.2008 21:27):
dann hätt ich ne beschäftigung

pia (18.10.2008 21:28):
geh gleich zur parkour show in stuttgart

pia (18.10.2008 21:28):
und danach ins penthouse! :x

pia (18.10.2008 21:28):
hab eben sonata oderso geschaut ß.ß

pia (18.10.2008 21:28):
so gruslig.

momo (18.10.2008 21:28):
nice

pia (18.10.2008 21:28):
kennst den?

momo (18.10.2008 21:28):
glaub nich

(☆^0^☆)タ(★^0^★)ラ(☆^ー^☆)イ(★^0^★)マー!

Harry hatte heute mit seiner Crew eine Parkour-Show gehabt, bei der Marie bereits im Publikum gesessen hatte. Pia dagegen hatten sie gerade erst am Wohnheim eingesammelt, und nun saß sie im Auto auf der Rückbank, bei ihrer besten Freundin auf dem Schoß.
Sie wollten heute gemeinsam ins *Penthouse*, und weil Pia noch nicht volljährig war, zogen sie die gleiche Show wie immer ab: Zuerst ging Marie mit männlicher Begleitung und ihrem regulären Ausweis rein, während Pia ein Stückchen weiter hinten, mit einer anderen männlichen Begleitung (vermutlich würde es auf Harry hinauslaufen), in der Schlange wartete, damit dem Türsteher nicht auffiel, dass das Bild auf dem Führerschein, den sie vorzeigte, das gleiche war wie das auf Maries Ausweis. Bisher hatte es immer geklappt, weil sie sich so ähnlich sahen.
Eigentlich hätte Pia heute besser für die Schule lernen sollen, das tat sie schon seit der Unterstufe nicht mehr, und obwohl ihr der Schulwechsel neuen Auftrieb gegeben hatte, machte sie immer noch keine Hausaufgaben und zeichnete im Unterricht, in dem sie maximal körperlich anwesend war. Es fiel ihr schwer, konzentriert zu bleiben und nicht in Träumereien zu versinken. Ihre Mutter hatte ihr vor Kurzem erzählt, dass ihr früherer Schulleiter den Verdacht geäußert hatte, dass Pia hochbegabt sei. Pia war sich jedoch sicher, dass er sie einfach bloß zu gern hatte, um sich einzugestehen, dass sie schlichtweg unkonzentriert war – ohne einen aufwertenden Hintergrund.
Im Auto lief *Love Is Wicked* und Marie und Pia wippten synchron zum Beat, weil das *ihr* Song war, sie ließen sich keine Möglichkeit entgehen, sich dazu zu bewegen.
„Heute Nacht will ich zu *Tokyo Drift* tanzen, wehe der spielt das nicht", brüllte Marie gegen die Musik an, die laut aus den Boxen von Harrys kleinem Auto dröhnte.
Pia war ausgelassen und hatte das Gefühl, zumindest endlich von Menschen umgeben zu sein, die sie wirklich cool fand und die vor allem auch nicht hinter ihrem Rücken über sie herzogen und sich die Mäuler zerrissen.

momo (19.10.2008 19:23):
man hab ich mich gut auf mathe vorbereitet^^, so mathe anschau ....5 min....„hm, hab lust auf animatrix" .... nach animatrix....mathe anschau...nach 10 min....„hm, hab lust auf donnie darko".....nun is donnie darko fertig und mir is wieder langweilig ^^

pia (19.10.2008 19:24):
ich kanns auch garned

momo (19.10.2008 19:25):
ja und es bringt ja auch nichts da was nur teilweiße zu verstehn

momo (19.10.2008 19:25):
weils bei dem ja keine folgefehler gibt

momo (19.10.2008 19:25):
und keine punkte für halbfertige aufgabe

momo (19.10.2008 19:25):
n

pia (19.10.2008 19:25):
ich hab voll gelitten morgen 0.0

momo (19.10.2008 19:25):
hat jeder

pia (19.10.2008 19:26):
naya ich weiß nich^^

ｵﾘｬｧｧｧｧｧ(((ﾉ;o;)ﾉ ::･'.::･>+○

pia (19.10.2008 19:26):
ich habs mir nichtmal angeschaut

momo (19.10.2008 19:26):
^^

Der Himmel war von einem zarten Dunkelblau und die Sonne war noch tief vom Horizont verschluckt, als sie durch die leergefegte Stadt nach Hause lief. Wenn sie allein war, fühlte sie sich immer noch am wohlsten, und zu dieser Uhrzeit war niemand auf den Beinen, entweder sie schliefen schon oder noch; der Lärm der Nacht war verklungen und der des Tages noch nicht angebrochen; sie wünschte sich, dass es immer so sein könnte. Sie würde sich auch gewiss niemals einsam fühlen, da war sie sich sicher, denn gerade hörte sie sich seit Langem mal wieder selbst zu.

Früher hatte sie oft Selbstgespräche geführt, war in verschiedene Rollen geschlüpft und hatte innere Monologe improvisiert, was immer eine kleine Entdeckung ihrer selbst gewesen war.

Sie hatte die ganze Nacht mit Freunden auf der Wiese verbracht und war nur noch ganz leicht angetrunken. Als sie ihren Blick hob, um die blassgrauen Wolken zu betrachten, die wie eine weiche Decke über ihr schwebten, fühlte sie sich unendlich frei. Wenn sie so drüber nachdachte, war das Gefühl von Freiheit noch nie so intensiv gewesen wie in diesem Moment. Sie war nicht einfach frei, sondern *befreit*, leicht, unbekümmert.

Nirgendwo wurde sie gerade erwartet, niemandem musste sie Rechenschaft ablegen, keine Pflichten, keine Regeln. Sie war auf sich allein gestellt und gerade jetzt, in diesem Augenblick, fühlte sich das ziemlich gut an.

momo (23.10.2008 17:23):
...huhnd...

pia (23.10.2008 17:23):
katzöh

momo (23.10.2008 17:41):
yay

momo (23.10.2008 17:41):
seit monaten kauft mein vater ab und zu salat

momo (23.10.2008 17:41):
und wenn mir öde is, versuch ich den zu machen

momo (23.10.2008 17:41):
und bisher wurde mir immer schlecht von meiner salatsouce

momo (23.10.2008 17:42):
auser die jetzt

momo (23.10.2008 17:42):
die schmeckt ganz gut ^^

momo (23.10.2008 17:42):
freu*

。。。φ”(￣_￣*)タコヤキクルクル
(∩_∩)_ノ　ｳｲﾝﾅｰﾄﾞｳｿﾞ！ ∈ΞΞΞ∋

pia (23.10.2008 17:49):
wow essen !

momo (23.10.2008 17:54):
essen rockt

pia (23.10.2008 17:59):
http://de.youtube.кom/watch?v=gdCur1Rf7yY

pia (23.10.2008 17:59):
;O;

pia (23.10.2008 17:59):
ich muss immer sooo weinen

momo (23.10.2008 18:00):
xD

pia (23.10.2008 18:01):
nein

pia (23.10.2008 18:01):
ich muss echt weinen

((o－ω－) ♡ (－ω－o))
♡Ψ(＊´▽｀＊)Ψ♡ l O V E♡

pia (23.10.2008 18:01):
die schöne und das biest is mein lieblingsfilm

momo (23.10.2008 18:02):
ja, darfst du ja

momo (23.10.2008 18:02):
ich hab zugriff auf ca alle disney filme^^

pia (23.10.2008 18:03):
:0

pia (23.10.2008 18:03):
wiiiie

momo (23.10.2008 18:03):
mein dad hat die alle gekauft

momo (23.10.2008 18:03):
fast 100 stück oder so

pia (23.10.2008 18:03):
check mal ab

momo (23.10.2008 18:03):
nö, wir hassen uns eigentlich

pia (23.10.2008 18:04):
mach trotzdem

pia (23.10.2008 18:04):
klau

momo (23.10.2008 18:04):
der verleiht auch nur sachen für 24 stunden

momo (23.10.2008 18:04):
sogar im selben haus

momo (23.10.2008 18:04):
der is dumm

momo (23.10.2008 18:04):
und das schlimmste is

momo (23.10.2008 18:05):
der is von der art her, gestik, gedankengänge, intelligenz usw das exakte ebenbild vom schonborn

momo (23.10.2008 18:05):
das macht mich jedesmal fertig -.-

pia (23.10.2008 18:06):
jetzt wo du's sagst XDD
du hast schonborn als vater

momo (23.10.2008 18:06):
das is ein harter schicksalsschlag

momo (23.10.2008 18:07):
die sehen sich auch ähnlich

momo (23.10.2008 18:07):
gleiche haarfarbe

momo (23.10.2008 18:07):
gleiche art zu sprechen

momo (23.10.2008 18:07):
ich hasse mein leben....

pia (23.10.2008 18:09):
O.O

pia (23.10.2008 18:09):
nein tust du nich

momo (23.10.2008 18:10):
prozentual gesehn tu ich das schon ^^

momo (23.10.2008 18:10):
es gibt mehr was mich nervt

momo (23.10.2008 18:10):
als sachen die mich freuen

momo (23.10.2008 18:10):
zumindest seit september

momo (23.10.2008 18:10):
^^

pia (23.10.2008 18:10):
ouha wieso

momo (23.10.2008 18:10):
in 8 monaten geht das leben hoffentlich weiter

pia (23.10.2008 18:11):
^^

(´△｀) アァー

pia (23.10.2008 18:11):
achso

momo (23.10.2008 18:11):
ich hasse es hier zu wohnen, ich hasse es den ganzen tag in der schule zu sitzen, ich hasse es damit rechnen zu müssen die prüfung zu verhaun

momo (23.10.2008 18:12):
ich hasse es dass cih nie genung geld hab

momo (23.10.2008 18:12):
aber ich mag mich

momo (23.10.2008 18:12):
das wars ^^

pia (23.10.2008 18:13):
glaubst du echt du verhaust die prüfungen? 0.0

momo (23.10.2008 18:14):
es gibt anzeichen dafür , ja

pia (23.10.2008 18:14):
zB?

momo (23.10.2008 18:15):
ich hab jedesmal wenn ich spanisch vokabeln lern , ne art blackout

momo (23.10.2008 18:15):
normalerweise les ich was 2,3 mal und habs drin

momo (23.10.2008 18:15):
aber spanisch bleibt nciht ein wort hängen

momo (23.10.2008 18:15):
daher

momo (23.10.2008 18:15):
könnt ich da echt ne 5 haben

ε=ε=ε=ε=ε=┏(゜ロ゜;)┛ﾀﾞﾀﾞﾀﾞｯ!!

momo (23.10.2008 18:15):
dann

｡｡゛(ﾉ><)ﾉ ﾋｲ

momo (23.10.2008 18:16):
hab ich so langsam mit jedem lehrer verscherzt

momo (23.10.2008 18:16):
lehrer können einem schlechte noten reindrücken wenn sie wollen

momo (23.10.2008 18:16):
ergo

momo (23.10.2008 18:16):
werd cih wohl ne tv 5 ausgleichen müssen

momo (23.10.2008 18:16):
aber womit

momo (23.10.2008 18:16):
ich zweifle sogar daran dass cih in bwl ne 2 bekomm

momo (23.10.2008 18:17):
also siehts düster aus

momo (23.10.2008 18:17):
so

momo (23.10.2008 18:17):
punkt

pia (23.10.2008 18:17):
ui

momo (23.10.2008 18:23):
joa^^

momo (23.10.2008 18:23):
und wie findest du dein leben so?

pia (23.10.2008 18:24):
hm erfüllt von unerfüllten hoffnungen ;O;

momo (23.10.2008 18:24):
das klingt gut ^^

pia (23.10.2008 18:25):
ne

pia (23.10.2008 18:25):
also ich hab wenigstens noch hoffnungen jaja

pia (23.10.2008 18:25):
aber

pia (23.10.2008 18:25):
kA wies wird

pia (23.10.2008 18:25):
denk immer noch an ein schönes leben ^^

momo (23.10.2008 18:27):
^^

momo (23.10.2008 18:27):
ja die hoffnung soll ja angeblich zuletzt sterben

momo (23.10.2008 18:27):
am anfang stirbt der glaube ^^

pia (23.10.2008 18:27):
ya 0.0 traurig.

pia (23.10.2008 18:27):
dass es nie so laufen kann wie mans sich wünscht

momo (23.10.2008 18:28):
ja

momo (23.10.2008 18:28):
aber naja

momo (23.10.2008 18:29):
zum glück gibts zynismus

momo (23.10.2008 18:29):
der hilft ^^

pia (23.10.2008 18:30):
bäh

pia (23.10.2008 18:30):
hab blutgeschmack im mund °~°

momo (23.10.2008 18:31):
scharf

momo (23.10.2008 18:31):
blut <3

pia (23.10.2008 18:31):
bläähhh

(ノ_・。) クスン

Ihr Deutschleher hatte gerade Momo, Jo und Chris mit dem Kommentar rausgeworfen, dass sie nicht zu unterrichten und eine Zumutung für die Lehrerschaft seien, weil sie mal wieder bekifft zum Unterricht erschienen waren und es nicht lassen konnten, zu jeder Gelegenheit einen sarkastischen Kommentar zwischenzurufen.
Pia war sich sicher, dass die zugeschwollenen Augen allein schon genug waren, um Herrn Schonborn unheimlich zu provozieren, und er nur auf einen triftigen Grund gewartet hatte, sie des Klassenraums verweisen zu können.
Pia mochte Deutsch schon immer, aber auch nur, weil sie so gut darin war, dass kein Lehrer es ihr bisher hatte vermiesen können; egal mit was für einem unerträglichen Exemplar sie sich hatte rumschlagen müssen, sie stand immer auf einer soliden Zwei.
Als Momo sich an ihr vorbeidrückte, kraulte er ihren Nacken und sie konnte ein Kichern nicht unterdrücken. Es war so eine Angewohnheit von ihm, sie flüchtig an irgendeiner für ihn erreichbaren Körperstelle zu kraulen, wenn er an ihr vorbeiging. Manchmal erwischte es ihren Bauch, manchmal ihre Kopfhaut, allerdings berührte er sie nie an unangebrachten Stellen. Pia scheute normalerweise Körperkontakt; sie war nicht mit vielen Berührungen aufgewachsen und tat sich schwer damit, diese Schwelle zu übertreten. Bei den meisten Menschen ekelte es sie sogar an, bei Momo aber war es anders.
Er war nicht einer von denen; er war ihr einzig wahrer Verbündeter in diesem Leben und sie hatten eine ganz besondere Verbundenheit, die nur Pia und Momo spüren konnten.
Schaute sie ihm in die Augen, fühlte sie sich gesehen.
Zwischen ihnen herrschte solch eine Vertrautheit, wie sie sie mit keinem anderen kannte. Er war der einzige, bei dem sie sich sicher war, dass er sie niemals hintergehen oder verletzten würde.

momo (26.10.2008 15:16):
anscheinend, kann man sich ganz vertragsrechtlich weigern sich vom schonborn rauswerfen zu lassen , is unzulässig wenn man die schule komplett zahlen muss wie wir bei der eben xD da wird er sich freuen ^^

pia (26.10.2008 15:17):
woah geil ich freu mich auf die nächste stunde bei dem haha

momo (26.10.2008 15:18):
schrifltich unter aufführung von beweisen , dass man untragbar den unterricht stört , können sie einen schon rausschmeißen

momo (26.10.2008 15:18):
aber der hat ja nie beweise, weils schlicht keine gibt ^^

momo (26.10.2008 15:20):
nachher mal die hausordnung lesen um sicher gehn zu könn

pia (26.10.2008 15:21):
hab ich bestimmt schon entsorgt

Asoziale Homofreunde hatte er gesagt, gemeint hatte er Marie und Matt, einfach bloß deshalb, dass die nicht nur ihn, sondern auch Pia gernhatten.
„Wie kann man so sein?", murmelte sie in sich hinein und ihr Gesicht glühte vor Wut. Sie hatte gerade Lucas weggedrückt, als er ihr erneut einen Vortrag darüber gehalten hatte, dass sie sich viel zu sehr in sein Leben einmischen würde, auf einmal Kontakt zu vielen seiner Freunde hatte und dann auch noch so eng mit Marie war. All das ging ihm gegen den Strich, und er wurde nicht müde, es ihr vorzuhalten.
Pia nervte es, dass er Menschen so für sich beanspruchte – schließlich zwang sie niemanden dazu, sich mit ihr anzufreunden.
Andererseits hatte er schon auch recht damit, dass Pia auf diesem Weg versuchte, mehr mit seinem Leben verflochten zu sein, aber eben nicht nur. In erster Linie freute sie sich über offene Zuneigung.
Sorgfältig kokelte sie seinen Namen aus den aktuellsten Eintragungen ihres Notizbuchs, um die Wut, die in ihr brodelte, irgendwie zu besänftigen. Würde sie ausbrechen, müsste sie sich vielleicht verletzen, oder wenigstens ins Kissen schreien; sie wollte nicht von Mitbewohnerinnen gehört werden.
Als die Glut plötzlich zu einer Flamme wurde, zuckte sie zurück, klopfte hastig das sich zu schnell ausbreitende Feuer aus und versuchte zu retten, was zu retten war.
Vielleicht hatte sie überreagiert; das Letzte, was sie wollte, war es, ihre wertvollen Aufzeichnungen zu vernichten.
Am Telefon hatte er ihr noch mal versichert, dass sie momentan seine beste und eigentlich auch einzige Freundin war, mit der er ab und zu seinen Spaß haben konnte ... Aber Pia wollte mehr als das, und seine Beteuerungen, dass er es auf jeden Fall mal mit ihr versuchen wolle – nur halt nicht jetzt – reichten ihr nicht mehr aus.
Sie verstand selbst nicht mehr, wieso sie so vernarrt in ihn war.
Vielleicht war das, was sie von ihm abstieß, auch das, was sie am meisten an dieser Beziehung mochte. Vielleicht gab er ihr genau die richtige Antwort auf die Frage, die sie auszustrahlen schien.

momo (31.10.2008 22:11):
hi, mein bett is kaputt darf ich in deins?

momo (31.10.2008 22:11):
also im ernst das is kaputt

(ー。ー；) z z z♪おやすみ★

momo (31.10.2008 22:11):
und nun penn ich auf matratze auf boden -.-

momo (31.10.2008 22:11):
^^

pia (31.10.2008 22:12):
hey !

pia (31.10.2008 22:12):
ja des is bissl blöd lol

pia (31.10.2008 22:12):
aber mein bett is glaub zu klein !

momo (31.10.2008 22:13):
macht nix, du darfst gerne wach bleiben ^^

pia (31.10.2008 22:13):
oha phhh

momo (31.10.2008 22:16):
oder wie ne katze auf meinem bauch penn *rrr*

pia (31.10.2008 22:17):
ich bin kitty!

momo (31.10.2008 22:19):
is das n ja ^^?

momo (31.10.2008 22:20):
hast eigtl n kitty kostüm? für halloween

pia (31.10.2008 22:21):
nein :`(

momo (31.10.2008 22:21):
traurig

pia (31.10.2008 22:43):
http://www.youtube.кom/watch?v=IrQ2SvjzIOk
hier mal was was dir 100pro nich gefällt xDD

momo (31.10.2008 22:47):
ganz nett, wenn man den ton ausmacht

pia (31.10.2008 22:47):
xD

momo (31.10.2008 22:48):
aber es ist beruhigend zu wissen, dass viele RnB und änliche „musiker“ privat eher rock höhren aber im RL halt nicht rocken, daher machen sie halt non sense mukke

Good Йightoo。(´-ω-`*)φZz...

pia (31.10.2008 23:18):
ich geh hoch

pia (31.10.2008 23:18):
zieh mich um

pia (31.10.2008 23:18):
und chill mich aufs sofa <3

pia (31.10.2008 23:18):
herz herz herz

Durch ihren Körper strömte Adrenalin, und sie blieb wie angewurzelt stehen, als sie sah, dass Ana ihr Notizbuch in der Hand hielt. Déjà-vu.
„Was machst du da?", fragte sie ungläubig und völlig überrumpelt von dem, was sich vor ihren Augen abspielte. Hatte sie Ana gerade tatsächlich auf frischer Tat dabei ertappt, wie sie in ihren Sachen herumschnüffelte?
Pia wusste, wie neugierig sie war und dass Ana regelmäßig ihre Profile nach Hinweisen durchstöberte, lag auf der Hand; niemals aber hätte sie gedacht, dass Ana so weit gehen würde.
Pia bemerkte an ihrer Mimik, dass sie zwar kurz überrascht war, aber die Situation schnell wieder unter Kontrolle zu bringen versuchte, als wäre sie vorbereitet gewesen auf eine Eventualität wie diese.
„Du kannst soo schön zeichnen, ich wollte mir unbedingt noch mal die Bilder ansehen, die du mir am ersten Schultag gezeigt hast."
Sure, bitch, dachte Pia, die soeben die Fähigkeit zu laufen zurückerlangt hatte und Ana entschlossen das Buch aus der Hand riss. Wenn das nicht das erste Mal gewesen war, würde es direkt mehr Sinn ergeben, dass Olga und Ana sich in letzter Zeit so auffällig an Lucas' Hemdzipfel hingen und ständig Pias Reaktion darauf zu beobachten schienen.
Neue Einträge über ihn hätte sie diesmal gar nicht finden können, weil Pia die erst vor Kurzem alle rausgerissen, verbrannt und deren Überreste in ihr Tagebuch geklebt hatte, das sie zu Hause ließ, seit Lucas letztens darin gelesen hatte. Sie war erschüttert darüber, wie wenig Respekt andere vor ihrer Privatsphäre hatten, stopfte ihr Buch in ihre Tasche und machte auf dem Absatz kehrt, ohne Ana noch eines Blickes zu würdigen oder ihren schwachen Erklärungsversuchen irgendwas entgegenzusetzen.
Es machte ihr Angst, dass manche Menschen sich nicht mit dem zufriedengaben, was man von sich aus mit ihnen teilte; sie mussten unbedingt Grenzen überschreiten und Einblicke erhaschen, die man ihnen nicht freiwillig gewährt hätte. Sie fühlte sich geschändet und verletzt, als hätte man sie nackt ausgezogen, nur um über sie zu lachen.

momo (06.11.2008 18:55):
http://de.youtube.кom/watch?v=tScm-eZInBE&mode=related&se-
arch= cardtricks sollte man können

pia (06.11.2008 18:55):
mein momooo!!

momo (06.11.2008 18:55):
meine katzeeeee !!

pia (06.11.2008 18:55):
ich kann nid anschaun

momo (06.11.2008 18:55):
wiso?

momo (06.11.2008 18:56):
is doch youtube un so

pia (06.11.2008 18:56):
jaa aber auf diesem pc kein palyer

pia (06.11.2008 18:56):
la

momo (06.11.2008 18:56):
narf

pia (06.11.2008 18:57):
nljikj

momo (06.11.2008 18:57):
genau
dann installier doch ma n player

pia (06.11.2008 18:58):
kann ich nid

momo (06.11.2008 18:58):
oder dürft ihr nix runterladen ^^?

pia (06.11.2008 18:58):
geht nicht^^

momo (06.11.2008 18:59):
nich 18 sein und in nem Wohnheim wohnen schränkt ganz schön ein

pia (06.11.2008 19:00):
poah

pia (06.11.2008 19:00):
doffi

momo (06.11.2008 19:11):
bald hasts ja überstanden ^^

pia (06.11.2008 19:11):
ich hab grad so einen hass

(｡-`ω´-)

pia (06.11.2008 19:11):
auf olga und ana

(-_-怒))

pia (06.11.2008 19:11):
ich klatsch die morgen gegen die wand

momo (06.11.2008 19:12):
hm

momo (06.11.2008 19:13):
was genau is denn eigetnlich das problem Oo ?

____θ☆(*o*)/キック!! (((((ヾ(*へ*)/θ★)*o*)ノ アゥ!!

pia (06.11.2008 19:13):
diese huren

pia (06.11.2008 19:13):
ich habs ja echt immer ignoriert

pia (06.11.2008 19:13):
aber langsam werd ich richtig sauer

pia (06.11.2008 19:15):
die kriegen vor mir nie ihre hässlichen mäuler auf

pia (06.11.2008 19:15):
aber hauptsache dann so dreckskommentare bringen

momo (06.11.2008 19:15):
und die tatsache , dass du denen schlicht und ergreifend überlegen bist und 10 von 16 leuten der klasse das auch wissen, beruhigt dich nicht?

pia (06.11.2008 19:16):
oder zu meinen freunden gehn und bei denen über mich herzihen des REGT MICH AUF

pia (06.11.2008 19:16):
+e

ε=(｡･｀ω´･｡)ﾌﾟﾝｽｶﾌﾟﾝ!!
(*'へ'*)ぷんぷん

momo (06.11.2008 19:16):
wie das denn?

momo (06.11.2008 19:16):
bestimmt wieder über kwick

pia (06.11.2008 19:16):
natürlich auch xD

pia (06.11.2008 19:16):
aber in der schule

pia (06.11.2008 19:17):
gehn zu lucas und lästern bei dem iwas

pia (06.11.2008 19:17):
der geht zu mir und sagt ja olga und ana labern mich immer über dich zu

pia (06.11.2008 19:17):
LOL falsche person???

momo (06.11.2008 19:17):
das is lucas sicherlich scheissegal was die sagen, würde ich meinen

pia (06.11.2008 19:17):
omg!

momo (06.11.2008 19:17):
joa ^^

pia (06.11.2008 19:17):
ja aber es regt mich auf dass sie auch nur DENKEN es juckt ihn

momo (06.11.2008 19:18):
die sin halt arm

momo (06.11.2008 19:18):
tröste dich damit, dass die mit dem niveau niemals eine probezeit während einer ausbildung überstehn werden

momo (06.11.2008 19:18):
außer natürlich als putze

momo (06.11.2008 19:19):
^daher werden sie schön von hartz 4 leben und in 10 jahren wenn man sie trifft hat man dann einen wunderbaren lachflash ^^

pia (06.11.2008 19:19):
weißt du ich rede echt nie über die weil es mir SCHEISS egal sind. ihr ganzes leben interessiert mich nich im geringsetn

pia (06.11.2008 19:19):
und die schnüffeln mir NUR hinterher das is so unfassbar

pia (06.11.2008 19:20):
ach die heiraten und werden hausfrau, fertig

pia (06.11.2008 19:21):
und das krasseste is dass sie provozieren – zB olga: ach lucas, schön dass man mal wieder mit dir reden kann blabla

momo (06.11.2008 19:22):
lol^^

pia (06.11.2008 19:22):
als ob die JE mit dem ein gespräch geführt hätte

pia (06.11.2008 19:22):
dumme hure

momo (06.11.2008 19:26):
naja, wenn du lust hast, die drecksbar von olgas freund liegt sehr abgeschieden und hat ne glastür (zumindest als ich das letzte mal da war - das war bevor ihr schwuler freund eine verfickte schwulerbar draus gemacht hat - und bei schwul mein ich r´n´b, no homophob und so) auf jeden fall glastür ja, die kann man zerstörn und feuer legen ^^

pia (06.11.2008 19:26):
was fürn freund

(@_@;)
(;*△*;)

pia (06.11.2008 19:26):
was für ne bar D:

momo (06.11.2008 19:26):
in feuerbach gabs mal diese bar

momo (06.11.2008 19:27):
die beste bar der welt, 20 jahre lang (dein dad kennt die bestimmt)

momo (06.11.2008 19:27):
hat jeder alk dort bekommen, von 14-XX und es kam gute musik

momo (06.11.2008 19:27):
dann musste der besitzer sie leider verkaufen weil seine frau ihn vom alk wegbekommen wollte

momo (06.11.2008 19:28):
dann kaufte sie son typ

pia (06.11.2008 19:28):
^^

momo (06.11.2008 19:28):
und auf einmal waren da nurnoch hässliche menschen die nicht kommunizieren konnten und nur auf ne schlägerei aus waren

momo (06.11.2008 19:28):
das verdankt die ganze stadt dem hurensohn den olga ihren freund nennt

pia (06.11.2008 19:29):
kumpel?

momo (06.11.2008 19:30):
kumpel?

pia (06.11.2008 19:31):
ja kumpel oder fester freund?

momo (06.11.2008 19:31):
in der ersten profilfach stunde

momo (06.11.2008 19:31):
dieses jahr

momo (06.11.2008 19:31):
gings ja um ne location für bla

momo (06.11.2008 19:31):
da meinte sie „mein freund hat in feuerbach ne bar, die is da und da" – in dem moment wollte ich sie töten

momo (06.11.2008 19:32):
weil ich hart getrauert habe, als ich die kneipe verloren hab -.-

pia (06.11.2008 19:33):
oh gott ok 0.0

momo (06.11.2008 19:34):
aber fänds gut wenn du die klatscht

pia (06.11.2008 19:34):
ich schrei die an wenn die mich weiter provozieren, so fängts erst-mal an

momo (06.11.2008 19:35):
viel befriedigender wäre es doch, der ana mal gepflegt das auto zu schrotten

(o ` 0´o)

pia (06.11.2008 19:35):
hat die n eignes?^^

momo (06.11.2008 19:35):
glaub schon

momo (06.11.2008 19:36):
die bekomm doch alle immer von ihren 30 onkles n auto geschenkt zum führerschein

pia (06.11.2008 19:36):
xD

pia (06.11.2008 19:36):
man momo

pia (06.11.2008 19:36):
danke dass ich mich bei dir abreagieren kann xD

momo (06.11.2008 19:37):
np, ich vertiefe gern rachegedanken ^^

pia (06.11.2008 19:37):
es regt mich so dermaßen auf

pia (06.11.2008 19:37):
dass sie genau zu den leuten gehn, die meine besten freunde sind nur weil sie meinen sie könnten die iwie beeinflussen

pia (06.11.2008 19:38):
ich könnte denen dafür die kehle aufschlitzen!!!!!!!

momo (06.11.2008 19:39):
verständlich

momo (06.11.2008 19:40):
wenn du zufällich jmd kennst der ca. 30 schweine besitzt könnten wir die 2 ein für allemal aus der welt schaffen ich meine ja nur, damit du das in betracht ziehen kannst

momo (06.11.2008 19:40):
schweine essen leichen komplett

momo (06.11.2008 19:40):
mit knochen

pia (06.11.2008 19:40):
snatch?^^

momo (06.11.2008 19:40):
richtig

pia (06.11.2008 19:40):
haha

(*￣－￣*)ニヤリッ

pia (06.11.2008 19:40):
guter film

momo (06.11.2008 19:40):
beim chris vorhin angeschaut in der mittagspause gestern ud heute

momo (06.11.2008 19:40):
^^

momo (06.11.2008 19:41):
mehr schweine braucht die welt

pia (06.11.2008 19:42):
voll eklig iwie

momo (06.11.2008 19:42):
alles vollkommen ok, wenns einem guten zweck dient

pia (06.11.2008 19:44):
töte sie für mich

pia (06.11.2008 19:44):
beide

pia (06.11.2008 19:45):
ara und ihren leckenden köter.

momo (06.11.2008 19:45):
lol

pia (06.11.2008 19:45):
tu es!!!

momo (06.11.2008 19:46):
hm, wenn zu 100% feststeht dass ich die schule nich schaff

momo (06.11.2008 19:46):
ca 80%ig bin ich mir schon sicher

pia (06.11.2008 19:46):
rlly?

pia (06.11.2008 19:46):
woah

momo (06.11.2008 19:47):
ja, ich brauch ne 3 als anmelde note in spanisch, und sogar wenn cih 50% einer arbeit vorher schon vorbereitet habe und die restlichen 50% mit einem spickzettel theoretisch abgesichert hab

momo (06.11.2008 19:47):
schreib ich ne 4

momo (06.11.2008 19:48):
wie hoch sind also die chancen dass cih keine 5 im endzeugnis haben werde ?
^^

pia (06.11.2008 19:49):
nicht sehr hm

momo (06.11.2008 19:49):
fuck

momo (06.11.2008 19:50):
ich kann nichmal wie geplant amok laufen
~●☆_(,_,)彡レシーブ!!

momo (06.11.2008 19:50):
weil ich wenn, dann an einem geburtstag das gemacht hätte

momo (06.11.2008 19:50):
aber da sind ferien

momo (06.11.2008 19:50):
shice

momo (06.11.2008 19:50):
dreck

pia (06.11.2008 19:50):
http://i32.tinypiclu.кom/23ksuaq.jpg

momo (06.11.2008 19:50):
süß

pia (06.11.2008 19:50):
an einem geb?

momo (06.11.2008 19:50):
*meinem

pia (06.11.2008 19:51):
achso^^ laber nid

pia (06.11.2008 19:51):
aber

pia (06.11.2008 19:51):
mich

pia (06.11.2008 19:51):
würdest du nich töten oder?

momo (06.11.2008 19:51):
kA

momo (06.11.2008 19:52):
is dann von der situation abhänig

momo (06.11.2008 19:52):
vllt brauch ich ne geisel

momo (06.11.2008 19:52):
und fahr dann mit fluchtwagen in den tot

momo (06.11.2008 19:52):
dann wärst halt dabei

momo (06.11.2008 19:52):
;P

pia (06.11.2008 19:53):
nein

momo (06.11.2008 19:53):
doch

pia (06.11.2008 19:54):
nein töte nur ana und olga und fr stilling

momo (06.11.2008 19:54):
lol, nein

momo (06.11.2008 19:54):
das is doch lame

momo (06.11.2008 19:55): BANG!(ﾟ皿ﾟ)ｒ┏┳－－－＊
der weltrecord im schoolshooting leigt bei 31

momo (06.11.2008 19:55): (・_<)┏ バキューン!
der gilts zu brechen

momo (06.11.2008 19:55):
*den

pia (06.11.2008 19:57):
nooooiin#

momo (06.11.2008 19:58):
gut dann nich

pia (06.11.2008 20:01):
mein handy is schrott.

momo (06.11.2008 20:02):
tja

pia (06.11.2008 20:03):
ich wein gleich -.-

pia (06.11.2008 20:03):
http://ug1.kwick.d3/ug/0247/3673/56561286_full,r,470x470.jpg

momo (06.11.2008 20:04):
wo er recht hat, hat er recht

pia (06.11.2008 20:11):
bliablablub

momo (06.11.2008 20:12):
sChOkOlAdE

pia (06.11.2008 20:12):
mag ich

momo (06.11.2008 20:12):
hab ich

pia (06.11.2008 20:12):
ich nich

pia (06.11.2008 20:12):
doooochchch

pia (06.11.2008 20:12):
hahah

pia (06.11.2008 20:13):
hab ich nämlcih doch muahah

momo (06.11.2008 20:13):
lol

momo (06.11.2008 20:13):
*kraul

pia (06.11.2008 20:13):
niemand schreibt mir noch kommentare

momo (06.11.2008 20:14):
hm?

pia (06.11.2008 20:14):
bilder^^

pia (06.11.2008 20:14):
soll ich dir schicken du bist ja nirgendwo angemeldet

pia (06.11.2008 20:14):
dann machst du mir hier kommentare muaahh

momo (06.11.2008 20:15):
kk^^

pia (06.11.2008 20:15):
nur wenn du willst :[

(｡-_-｡)ﾉ☆･ﾟ:*:ﾟL□vE

momo (06.11.2008 20:16):
hau rein, hab grad absolut kein bock zu zocken, somit genießt du immerhin 70% meiner aufmerksamkeit xD

pia (06.11.2008 20:16):
yuhuu!

momo (06.11.2008 20:16):
die anderen 30 gehn für tv, planung und organisierung des wochen-dens und ein studien-bla-test drauf ^^

pia (06.11.2008 20:16):
also erst die schlimmen

pia (06.11.2008 20:17):
http://ug1.kwick.d3/ug/0279/6085/56117387_full,r,470x470.jpg

pia (06.11.2008 20:17):
http://ug1.kwick.d3/ug/0279/6085/56117451_full,r,470x470.jpg

pia (06.11.2008 20:18):
http://ug1.kwick.d3/ug/0279/6085/56117475_full,r,470x470.jpg

momo (06.11.2008 20:18):
da bin ich ja fast geneigt dich ausm icq zu löschen

pia (06.11.2008 20:18):
xDDD

pia (06.11.2008 20:18):
i knew it hahah

pia (06.11.2008 20:19):
ok jetzt kommen ego bilder?

pia (06.11.2008 20:19):
ego ego?

momo (06.11.2008 20:20):
bezweilfe ich denn „nackt“ = „ego in perfektion“

pia (06.11.2008 20:20):
ich war glaub nackt

pia (06.11.2008 20:20):
aber sieht man nicht

pia (06.11.2008 20:20):
haha

pia (06.11.2008 20:20):
ich mach immer nackt fotos xD

momo (06.11.2008 20:21):
me too ^^

pia (06.11.2008 20:21):
http://ug1.kwick.dз/ug/0279/6085/56194909_full,r,470x470.jpg

pia (06.11.2008 20:21):
titel: stupid little girl

momo (06.11.2008 20:22):
looks like a drugaddict ^^ (￣ノ∇￣)￣－￣)ﾋｿﾋｿ

pia (06.11.2008 20:22):
ja voll geil

pia (06.11.2008 20:22):
http://ug1.kwick.dз/ug/0279/6085/56180992_full,r,470x470.jpg

pia (06.11.2008 20:23):
titel: russian roulette

momo (06.11.2008 20:23):
stehst auf schwarz-weiss ^^?

pia (06.11.2008 20:23):
ja

pia (06.11.2008 20:23):
http://ug1.kwick.dз/ug/0279/6085/56195233_full,r,470x470.jpg

pia (06.11.2008 20:23):
titel: playground

pia (06.11.2008 20:23):
oochh

momo (06.11.2008 20:24):
sexhey

pia (06.11.2008 20:24):
http://ug1.kwick.d3/ug/0279/6085/56195367_full,r,470x470.jpg

pia (06.11.2008 20:25):
titel: mirror

momo (06.11.2008 20:25):
gruselig ^^

pia (06.11.2008 20:25):
rlly o.o

pia (06.11.2008 20:25):
http://ug1.kwick.d3/ug/0279/6085/56330948_full,r,470x470.jpg

pia (06.11.2008 20:26):
titel: Ms. Indestructible

pia (06.11.2008 20:27):
die prozentzahl sinkt

momo (06.11.2008 20:28):
lol

pia (06.11.2008 20:28):
sag was >_<

pia (06.11.2008 20:28):
http://ug1.kwick.dз/ug/0279/6085/57302148_full,r,470x470.jpg

momo (06.11.2008 20:28):
wenn man nix nettes sagen kann ....

momo (06.11.2008 20:28):
xD

pia (06.11.2008 20:28):
titeL: let's be adiult

pia (06.11.2008 20:28):
arsch

pia (06.11.2008 20:28):
-i

momo (06.11.2008 20:29):
knuddelich ^^

(∗ë∇ë)ノノ

pia (06.11.2008 20:29):
http://ug4.kwick.dз/ug/0334/7496/57319625_full,r,470x470.jpg

pia (06.11.2008 20:29):
titel: omg peinlich.

momo (06.11.2008 20:30):
k

momo (06.11.2008 20:30):
xD

momo (06.11.2008 20:30):
kann man nix zu kommentieren^^

pia (06.11.2008 20:30):
-.-

pia (06.11.2008 20:31):
ach fu

momo (06.11.2008 20:40):
lol, gradn test gemacht mit über 140 fragen

momo (06.11.2008 20:40):
um rauszufinden welches studium mir liegen würde

momo (06.11.2008 20:40):
ergebnis: Wir haben leider keine Empfehlung für Sie.

momo (06.11.2008 20:40):
rofl

momo (06.11.2008 20:40):
ich sag diese welt kann mir nichts bieten

pia (06.11.2008 20:41):
xDD GEIL!

momo (06.11.2008 20:42): (^∧^)
das frustriert ja irgendwie -.-

momo (06.11.2008 20:43):
das gleiche ergebnis hat ich bei allen was-will-ich-werden tests die ich in meinem leben gemacht hab ^^

momo (06.11.2008 20:43):
naja
vllt sollt ich mehr auto fahrn

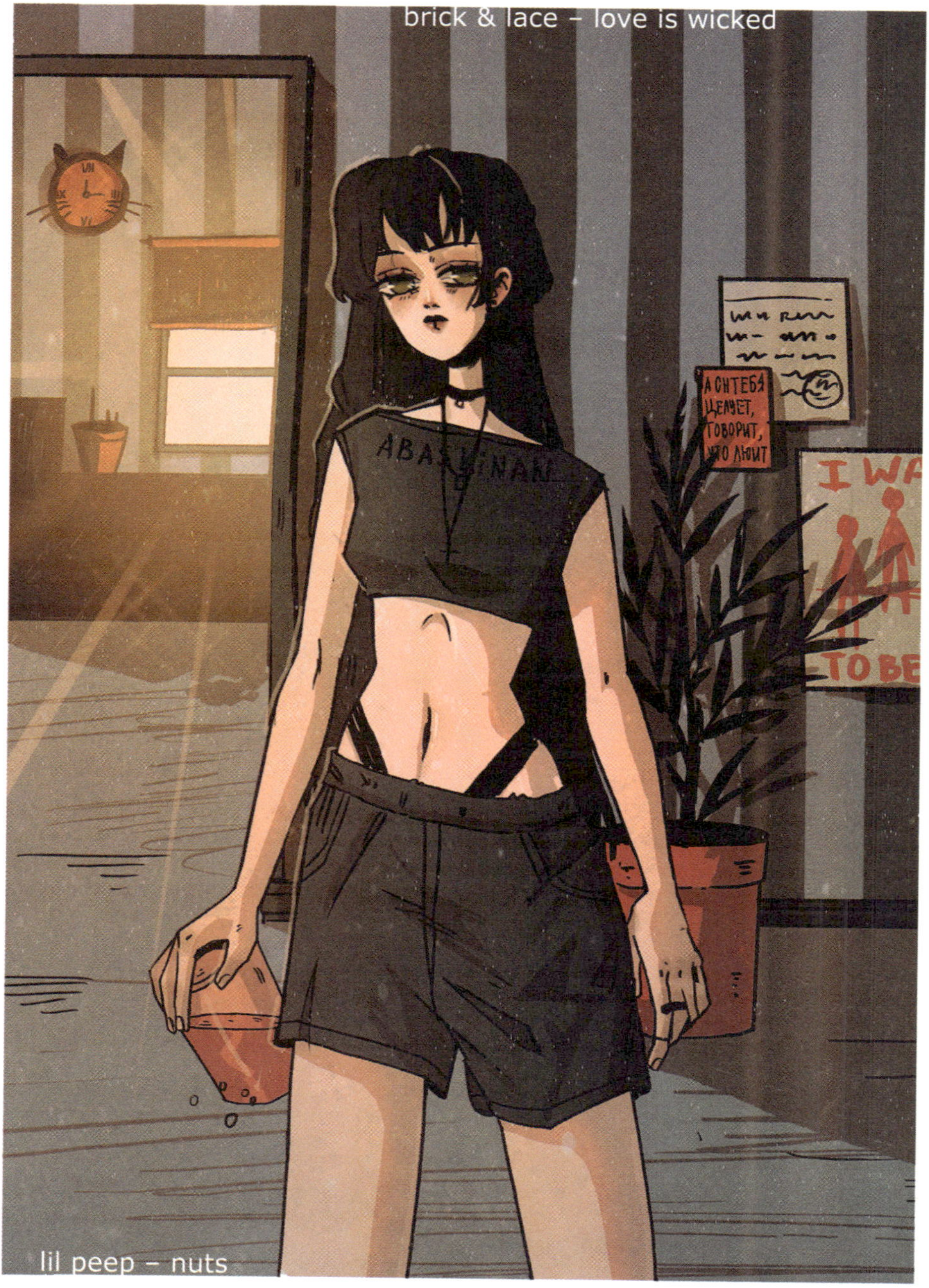
brick & lace – love is wicked
А ОН ТЕБЯ ЦЕЛУЕТ, ГОВОРИТ, ЧТО ЛЮБИТ
lil peep – nuts

pia (07.11.2008 17:54):
http://duotangelbbyoflies.files.wordpress.кom/2007/06/bison.jpg

momo (07.11.2008 17:55):
lol shclecht ^^

(=｀ェ´=) ム!

pia (07.11.2008 17:56):
NEIN >_>

momo (07.11.2008 18:58):
in nacken beiss

pia (07.11.2008 18:59):
magst du meinen nacken?

momo (07.11.2008 18:59):
joa

momo (07.11.2008 18:59):
würd ich gern ma anknabb0rn

pia (07.11.2008 18:59):
wiso 0.0

momo (07.11.2008 18:59):
kA, is vllt n fetisch

momo (07.11.2008 19:00):
und junge katzen trägt man so

pia (07.11.2008 19:00):
hmm. also ich mach das eher am ohr.

momo (07.11.2008 19:00):
ja ohr is auch toll

pia (07.11.2008 19:00):
& hals lecken

pia (07.11.2008 19:01):
^-^

momo (07.11.2008 19:01):
*rrr

pia (07.11.2008 21:00):
OINK

pia (07.11.2008 21:00):
I'm a cow.

【ε=ε=ε=ε=ε=ヾ(;゜(00)゜)ノ ﾄﾝづら
(*'(00)'*)ﾌﾞﾋ

momo (07.11.2008 21:08):
freund mich ^^

pia (07.11.2008 21:08):
puah

pia (07.11.2008 21:15):
DON'T HIT KIDZ!

pia (07.11.2008 21:16):
no. seriously. they've guns now!

momo (07.11.2008 21:16):
k

momo (07.11.2008 21:16):
i'll keep that in mind

pia (07.11.2008 21:17):
bisch' voll abwesend

momo (07.11.2008 21:17):
ja ich überleg grad ob sichs lohnt zu r videotek zu gehn

momo (07.11.2008 21:17):
un so

momo (07.11.2008 21:17):
im rain

momo (07.11.2008 21:17):
und im

momo (07.11.2008 21:17):
wind

momo (07.11.2008 21:17):
mit

momo (07.11.2008 21:17):
ei

pia (07.11.2008 21:18):
NAIN

momo (07.11.2008 21:18):
kommst vorbei filme schaun ^^?

momo (07.11.2008 21:19):
chris is auch da ^^

pia (07.11.2008 21:19):
und mira?

momo (07.11.2008 21:20):
nö

pia (07.11.2008 21:21):
wiso

momo (07.11.2008 21:22):
so halt

pia (07.11.2008 21:25):
http://www.youtube.кom/watch?v=mn0NTj8jlL8 ♡Ψ(∗´▽`∗)Ψ♡ l O V E♡

pia (07.11.2008 21:25):
LOOOOL xDD

momo (07.11.2008 21:27):
drogen sind toll^^

pia (07.11.2008 21:31):
love is the ultimate trip!

momo (07.11.2008 21:40):
we could have the ultimate trip

pia (07.11.2008 21:40):
hum do ya think so?

momo (07.11.2008 21:41):
yo

pia (07.11.2008 21:41):
mmkay

momo (07.11.2008 21:42):
nice

„Scheiß auf die Bitches", sagte Marie geradeheraus und bestimmt, nachdem Pia ihr die aktuelle Lage geschildert hatte. „Alphas don't walk in packs."
Pia knibbelte an ihren Fingernägeln, während ihre Freundin ihre Drucke auf Fehler überprüfte.
„Ich bin eine Einzelgängerin und werde immer eine Einzelgängerin bleiben, du bist auch so", sagte sie und legte einen Proof beiseite. „Entweder du bist Rudelsführerin oder eine einsame Jägerin, so oder so wollen die anderen Löwinnen dir deinen Platz streitig machen – das Gesetz der Natur."
Pia war sich nicht sicher, ob das, was Marie sagte, wirklich auch auf sie zutraf. Vielleicht färbte einfach nur die Art ihrer besten Freundin ein bisschen auf sie ab; höchstwahrscheinlich war sie in Wirklichkeit einfach nur das geborene Opfer und lud andere unbewusst geradezu dazu ein, auf ihr herumzuhacken. Sie sah sich viel eher als natürliche Auslese denn als Königin der Löwen. Besonders in letzter Zeit bekam sie immer weniger auf die Reihe und wusste nicht wohin mit sich.
Pia wollte immer nur ihre persönliche Wahrheit offen ausleben und niemandem dabei auf die Füße treten; es verunsicherte sie, wenn sie dadurch auf Ablehnung stieß.
Eigentlich hatte sie donnerstags immer Ballet gehabt, aber seit einiger Zeit ging sie nicht mehr hin; so wurde es schnell zu einer weiteren Leidenschaft, die sie vernachlässigte.
Irgendwie hatte sie keinen Kopf mehr dafür und das Geld für die Stunden gab sie lieber für Klamotten aus. Maries Eltern zahlten ihre Stunden mit links, genauso wie die teuren Klamotten und alles andere auch, sie musste sich nie Sorgen um irgendwas machen. Kein Wunder, dass Marie sich als Alpha identifizierte; hatte man so einen leichten Start ins Leben, dank liebender Eltern und vieler offener Türen, war man seinen Mitstreitern sicher um einiges voraus.

pia (10.11.2008 23:43):
momz

momo (10.11.2008 23:59):
pi

pia (10.11.2008 23:59):
whazzz uppp

momo (11.11.2008 00:00):
langweilige online multiplayer games ^^

momo (11.11.2008 00:00):
morgen profilfach rofl

(=°−°)ノ ドモデス
(・。・)ノ はーい

pia (11.11.2008 00:01):
oh yeah kommsu?

momo (11.11.2008 00:02):
ja, kann nich schaden da wenigstens teilgenommen drinstehn zu haben im zeugniss

pia (11.11.2008 00:02):
da hascg recht!
o_o

pia (11.11.2008 00:02):
hast du eig aktuell einen namen

pia (11.11.2008 00:02):
also

pia (11.11.2008 00:02):
den du am liebsten magst

pia (11.11.2008 00:02):
wenn die leute dich so nennen

pia (11.11.2008 00:02):
omfg

pia (11.11.2008 00:02):
wenn du verstehst was ich mein

pia (11.11.2008 00:03):
ich bind er deutschen sprache nicht mehr mächtig^^

momo (11.11.2008 00:03):
hm ka gibt viele schöne namen die ich hab

momo (11.11.2008 00:03):
aber s liegt eher daran ob ich dran gewöhnt bin, *denk ^^

momo (11.11.2008 00:04):
(aber du darfst mich nennen wie du willst)

pia (11.11.2008 00:04):
was magst du denn am liebsten

momo (11.11.2008 00:05):
hm

pia (11.11.2008 00:06):
hm?

momo (11.11.2008 00:06):
kA

momo (11.11.2008 00:06):
is iwie person abhängig

pia (11.11.2008 00:06):
findest du?

momo (11.11.2008 00:06):
schon

momo (11.11.2008 00:10):
cool wär ja n amerikanischer name der nichts mit meinem eigenen zu tun hat

momo (11.11.2008 00:10):
und das hätt ich dann einführen solln so in der 5ten

momo (11.11.2008 00:10):
damn....

pia (11.11.2008 00:11):
spitznamen einführen funktioniert nicht^^

momo (11.11.2008 00:11):
joa, die haben ein eigenleben
^^

momo (11.11.2008 00:13):
daher isses eigtl egal was mir am besten gefällt, ich reagier auf alles

momo (11.11.2008 00:15):
auf Regen und Oka hab ich auch mal reagiert

momo (11.11.2008 00:15):
aber darunter zock ich nichmehr ^^

pia (11.11.2008 00:16):
regen?

pia (11.11.2008 00:16):
lol.

momo (11.11.2008 00:16):
xD

momo (11.11.2008 00:16):
joa

momo (11.11.2008 00:16):
niewieder namen die im reallife randomly auftauchen das verwirrt voll

momo (11.11.2008 00:17):
vorallem wenn man nerded und den kontakt zur menscheit abbricht xD

momo (11.11.2008 00:17):
schaltest so um im tv |＊ﾟﾉﾛﾟ)ﾋｿﾋｿ...

momo (11.11.2008 00:17):
wetterbericht „regen...bla"

momo (11.11.2008 00:18):
„hm...das fernsehn spricht mit mir......ich hab hunger...."

momo (11.11.2008 00:18):
...das warn noch schöne zeiten als ich verrückt war....

pia (11.11.2008 00:18):
xD

pia (11.11.2008 00:18):
he

pia (11.11.2008 00:18):
ich hab echt hunger

momo (11.11.2008 00:18):
ich werd seit diesem schuljahr immer normaler

momo (11.11.2008 00:18):
joa hunger ey

momo (11.11.2008 00:19):
hier gibts ma wieder nix ヾ(≧(エ)≦)〃

momo (11.11.2008 00:19):
wollte vorhin einkaufen gehn, stell im laden fest .... nur 2.10 dabei

momo (11.11.2008 00:19):
dreck

momo (11.11.2008 00:19):
aber nahrung wird überbewerted

momo (11.11.2008 00:20):
das is gruppenzwang

momo (11.11.2008 00:20):
in afrika z.b.

momo (11.11.2008 00:20):
da isst niemand

momo (11.11.2008 00:20):
aber die leben auch

momo (11.11.2008 00:20):
lol

pia (11.11.2008 00:20):
LOOOL momor

pia (11.11.2008 00:20):
ja mit r

pia (11.11.2008 00:20):
voll gut

momo (11.11.2008 00:20):
nice

momo (11.11.2008 00:20):
das klingt wie mordor.. oder master

momo (11.11.2008 00:20):
das is gut

pia (11.11.2008 00:20):
hallo manchmal laberst du müll

pia (11.11.2008 00:20):
eig immer

pia (11.11.2008 00:21):
aber ich komm iwie voll gut mit klar

momo (11.11.2008 00:21):
^^ aso–

momo (11.11.2008 00:21):
mir is ne gute antwort auf die frage „wie is meine welt" eingefallen

momo (11.11.2008 00:21):
letztens hab cih nur meine traumwelt beschirben

momo (11.11.2008 00:22):
aber das reallife is bei mir eher

momo (11.11.2008 00:22):
so wie durch glas

momo (11.11.2008 00:22):
hab ich festgestellt

pia (11.11.2008 00:22):
erklär mal

momo (11.11.2008 00:22):
wollt ich ma unbedingt loswerden

momo (11.11.2008 00:22):
son tag, so aufstehn, schule, menschen usw

momo (11.11.2008 00:23):
wirkt irgendwie unreal

momo (11.11.2008 00:23):
wie aus distanz betrachted

momo (11.11.2008 00:23):
die durch ne scheibe

momo (11.11.2008 00:23):
*die = wie

momo (11.11.2008 00:23):
raffste ^^?

pia (11.11.2008 00:24):
hm ja aber is anders bei mir

momo (11.11.2008 00:24):
wie denn?

pia (11.11.2008 00:25):
weiß nicht ich bin voll angepisst und iwie mag ichs auch

pia (11.11.2008 00:25):
auf der einen seite hasse ich alles und bin voll genervt vom reallife wie du es nennst^^

pia (11.11.2008 00:26):
aber auf der anderen seite find ichs ganz interessant

momo (11.11.2008 00:27):
nice

momo (11.11.2008 00:27):
genau das wär meine antwort auf die frage gewesen vor 2-3 wochen ^^

momo (11.11.2008 00:27): (._+)☆\(-.-メ)ｵｲｵｲ
ich mag dich *kraul^^

pia (11.11.2008 00:27):
wieso jetzt nicht mehr

momo (11.11.2008 00:29):
weil ich von „lol, ihr seid derbe scheisse, aber wenigstens kann ich drüber lachen" irgendwie auf „..." gekommen bin

momo (11.11.2008 00:29):
obwohl naja

momo (11.11.2008 00:29):
noch nich ganz

momo (11.11.2008 00:29):
irgnedwo dazwischen bin ich

momo (11.11.2008 00:29):
aber auf dem weg zu „...“

momo (11.11.2008 00:29):
so no comment, wayne usw

pia (11.11.2008 00:30):
ja ich weiß was du meinst

momo (11.11.2008 00:30):
ich denk aber das pendelt hin und her

pia (11.11.2008 00:36):
nein bei mir nemme

momo (11.11.2008 00:37):
na, man bleibt ja nich immer aggro

momo (11.11.2008 00:38):
man bleibt nichts

momo (11.11.2008 00:38):
außer tot ^^

pia (11.11.2008 00:38):
aber liebe bleibt immer

pia (11.11.2008 00:38):
immer immer

momo (11.11.2008 00:38):
naja

momo (11.11.2008 00:39):
liebe is ja son überbegriff ^^

momo (11.11.2008 00:39): (*ノωノ)チュキでし☆
narf

momo (11.11.2008 00:39):
da kommt weider der zyniker in mir hoch ^^

pia (11.11.2008 00:39):
ich liebe die liebe und ich hasse sie

momo (11.11.2008 00:40):
abhänigkeit wird auch oft als liebe angesehn von den abhängigen

pia (11.11.2008 00:40):
man ist dann gern abhängig

pia (11.11.2008 00:40):
bzw man macht sich abhängig

momo (11.11.2008 00:41):
hm, ja stimmt...

pia (11.11.2008 00:42):
ich brauche liebe.

momo (11.11.2008 00:43):
soll ganz gut tun hab ich gehört

pia (11.11.2008 00:44):
oder auch nicht

momo (11.11.2008 00:44):
wiso nicht?

momo (11.11.2008 00:44):
liebe is erst ungesund wenn sie endet

pia (11.11.2008 00:45):
oder wenn sie nicht erwidert wird.

momo (11.11.2008 00:46):
dann macht man darraus schnell hass und nährt sich daran

pia (11.11.2008 00:47):
eigentlich tut alles weh ﾟ･｡(｡/□＼｡)｡･ﾟｳﾜｰｰｰﾝ!!!!

momo (11.11.2008 00:47):
richtig

pia (11.11.2008 00:47):
hast du mal jmd so sehr geliebt dass es weh tut?

momo (11.11.2008 00:47):
ich denke nicht

pia (11.11.2008 00:47):
ist nicht so schön.

pia (11.11.2008 00:48):
ist scheiße.

pia (11.11.2008 00:50):
http://img.photobucket.lu.кom/albums/v725 LPGirl2083961c30.jpg

pia (11.11.2008 00:50):
da will ich hin.

momo (11.11.2008 00:51):
joa

momo (11.11.2008 00:52):
ich denke, irgnedetwas so sehr zu wollen dass es weh tut, setzt voraus dass man denkt ohne sie/ihn/es nicht leben zu können

momo (11.11.2008 00:53):
und ich weiß, dass ich ohne alles leben könnte

momo (11.11.2008 00:53):
daher lauf ich kaum gefahr in die lage zu kommen

momo (11.11.2008 00:53):
denk ich

pia (11.11.2008 00:53):
das ist ziemlich gut!

momo (11.11.2008 00:54):
ja... ich hätte ne eins in ethik haben können

ε~(;@_@)

momo (11.11.2008 00:54):
aber ich teile meine durchdachten gedanken nicht mit jedem ^^

pia (11.11.2008 00:56):
wieso

pia (11.11.2008 00:56):
kann sehr interessant sein

pia (11.11.2008 00:56):
wie andere reagieren

momo (11.11.2008 00:57):
90% raffens nich und reagieren dann unpassend
zumindest in der klasse, würd ich sagen

pia (11.11.2008 00:57):
interessant!

momo (11.11.2008 00:57):
naja 80

pia (11.11.2008 00:57):
ich muss off

momo (11.11.2008 00:58):
is ja auh schon fast geisterstunde ^^

pia (11.11.2008 00:58):
ich komm morgen nid

pia (11.11.2008 00:58):
^^

momo (11.11.2008 00:58):
-.-

momo (11.11.2008 00:58):
das ruiniert mir meinen tag

pia (11.11.2008 00:59):
luuv yh xD

Als würde sie auf der Meeresoberfläche umhergeschleudert werden, wo ein Sturm wütete und sie keine Zeit zum Luftholen hatte, bevor die nächste Welle sie erfasste. Dabei konnte sie doch eigentlich untertauchen und zur Ruhe kommen, zu ihrem Zentrum finden; sie wusste, wie das ging. War es Angst, die sie davon abhielt?
Als Kind war Pia jede Nacht aus dem Bett gefallen. Bei ihren Großeltern väterlicherseits hatte sie immer auf zwei übereinandergestapelten, dicken Schaumstoffmatratzen mit dunkelbraunem Samtbezug geschlafen, ein groovy Bett aus den Siebzigern.
Es war an die Wand gestellt und an der Längsseite zum Zimmer hin hatten ihre Eltern ein großes, längliches Schaumstoffkissen mit dem gleichen Bezug gelegt, als Versuch, sie vorm Rausfallen zu bewahren.
Dass weder die Netze, die man ihr zum Schutz vor ihr Bett gespannt hatte, noch das riesige Kissen etwas brachten, merkten sie immer dann, wenn sie Pia auf dem Boden oder zusammengerollt im Netz fanden. Einmal war sie vollkommen verwirrt zwischen diesem Samtkissen und der metallenen Stehlampe aufgewacht, die auf sie drauf gefallen war. Sie träumte wild.
Als Kind hatte sie sehr oft diese orientierungslosen Momente gehabt, in denen sie sich der Unglaublichkeit ihrer Existenz bewusst geworden war und die sich wie freier Fall anfühlten – die etlichen Male, in denen sie verkehrt herum im Bett oder davor aufgewacht war, gehörten auch dazu. Doch diese Verwirrung konnte befreiend sein.
Heute hatte sie mit Lucas zusammen geschwänzt, sie hatten seine Oma im betreuten Wohnen besucht und Sex im Fahrstuhl des Gebäudes gehabt. Die leidenschaftlichsten Momente zwischen ihnen waren die, in denen sie den Nervenkitzel suchten und sich an irgendwelchen öffentlichen Orten unangebracht nahkamen. Fast erwischt zu werden, machte alles noch aufregender, und manchmal war es fast so, als wäre das die einzig funktionierende Verbindung zwischen ihnen.

momo (12.11.2008 19:42):
verdammt, hier gibts nix zu essen^^.... hättest ruhig 20 minuten opfern könn damit ich geld hohln und den rucksack hätte loswerden könn..... dann hätt ich nun was zu essen xD

pia (12.11.2008 23:11):
HUHU!

Pia hatte in Lucas' Postfach auf *kwick* Nachrichten von einer Powla entdeckt, mit der er sich nachts am Zigarettenautomaten vor seinem Wohnhaus verabredet hatte.
In der neuesten Nachricht schrieb sie, wie schön es gewesen war, und in Pia war das Feuer hochgekocht. Erneut war wegen ihrer unterschiedlichen Erwartungen und Vorstellungen, die wie Tag und Nacht waren, ein Streit ausgebrochen.
Tatsächlich war Pia sogar so weit gegangen, dass das, was offiziell nie etwas gewesen war, nun offiziell beendet war. Ihre letzten Worte waren, dass sie nichts mehr mit ihm zu tun haben wolle und er sie in der Schule ignorieren solle. Das tat er.
In jeder Mittagspause hatte sie sich in der Nähe der Orte aufgehalten, an denen sie ihn vermutet hatte, und jedes Mal hatte sie sich gewünscht, er würde zu ihr herüber schauen.
Lucas schien alles so leicht wegzustecken, flirtete mit Tanja oder witzelte mit seinen Jungs herum.
Er würdigte sie keines Blickes und wirkte dabei nicht einmal so, als wäre es Absicht. Er war komplett in seiner Welt und Pia war verschlungen von ihr. Sie schwamm darin herum, ohne Ziel und ohne einen Anhaltspunkt, woran sie war oder was sie selbst sich überhaupt erhoffte.
Wenn sie all seine Mind Games, den Sex und die emotionale Abhängigkeit außer Acht ließ und sich wirklich auf das Wesentliche konzentrierte, wollte sie einfach nur irgendwo ankommen. Von jemandem gehalten werden, der sie nie wieder losließ und auch niemals das Bedürfnis verspürte, ein schlechtes Wort über sie zu verlieren. Der ihr zuhörte und alles erzählte. Sie wusste, dass auch sie fähig war, jemandem genau das zu geben.

momo (13.11.2008 20:20):
*anknabber - hiho, war noch was wichtiges in der schule?
(ich denke nicht aber fragen schadet nicht)

pia (13.11.2008 20:21):
wow opfer!

(*。*) オヨ?

momo (13.11.2008 20:21):
lol, das wurde erst um 15 uhr geliefert und ich hab bisher nur ne stunde gezockt ^^

momo (13.11.2008 20:21):
das is kein suchtverhalten ;P

pia (13.11.2008 20:22):
ja des stimmt

pia (13.11.2008 20:22):
is gut?

momo (13.11.2008 20:22):
joa hübsch

momo (13.11.2008 20:22):
aber zuviel los gerade^^

pia (13.11.2008 20:23):
das hemd will ich

pia (13.11.2008 20:23):
das hemd <3 kaufs mir!

momo (13.11.2008 20:23):
welches?

pia (13.11.2008 20:24):
http://ug4.kwick.dз/ug/0115/5037/31867373_full,r,470x470.jpg

pia (13.11.2008 20:24):
es ist wirklich notwendig dass es in meinem besitz ist!

momo (13.11.2008 20:24):
lol, son 5 euro teil vom c&a

pia (13.11.2008 20:24):
kaufs!

momo (13.11.2008 20:25):
kein grund ^^

pia (13.11.2008 20:25):
doch ich möchts haben

pia (13.11.2008 20:25):
und die kette auch: http://ug4.kwick.dз/ug/5112_full,r,470x470.jpg

momo (13.11.2008 20:26):
das is kein grund für mich ^^

momo (13.11.2008 20:26):
n anker

momo (13.11.2008 20:26):
lol

momo (13.11.2008 20:26):
für 3 euro beim emp ^^

pia (13.11.2008 20:26):
>_<

pia (13.11.2008 20:26):
kauf doch wenn du alles so gut weißt -.-

momo (13.11.2008 20:26):
aber was will ich mit so nem anker^^

momo (13.11.2008 20:27):
schenke niemadem was nur weil ich denjenigen gut leiden kann ;P

momo (13.11.2008 20:27): *<(　・∀・)ノ□☆□ヽ(・∀・　)>*
da bin ich egoist ^^

momo (13.11.2008 20:27):
muahahar

pia (13.11.2008 20:27):
dann kaufs und ich geb dir geld

momo (13.11.2008 20:30):
is doch bald weinachtsmarkt

momo (13.11.2008 20:30):
da gibts so gedöns überall

pia (13.11.2008 20:30):
garkein

momo (13.11.2008 20:30):
wohl

pia (13.11.2008 20:31):
..

momo (13.11.2008 20:31):
.

pia (13.11.2008 20:31):
http://ug2.kwick.d3/ug/0228/1414/30463708_full,r,470x470.jpg

pia (13.11.2008 20:32):
0.0

momo (13.11.2008 20:32):
sowas hast du noch nich Oo?

pia (13.11.2008 20:33):
was für sowas hab ich noch nich

pia (13.11.2008 20:33):
ich mein das bild man

pia (13.11.2008 20:33):
so geil

momo (13.11.2008 20:33):
joar, sollten wir auch ma machen

pia (13.11.2008 20:34):
boah wenn ich das bild seh

pia (13.11.2008 20:34):
booo

pia (13.11.2008 20:34):
xD

momo (13.11.2008 20:35):
rrrh

momo (13.11.2008 20:40):
wenn du schön brav bist, bekommst maybe so ne kette zu christmas

pia (13.11.2008 20:40):
:0

pia (13.11.2008 20:40):
rlly

pia (13.11.2008 20:41):
?

momo (13.11.2008 20:42):
kA, eigentlich unwahrscheinlich dass man durch ein bild im internet genau diese kette findet ^^

pia (13.11.2008 20:43):
soo gut °-°

pia (13.11.2008 20:43):
dann bin ich immer brav.

momo (13.11.2008 20:43):
lol

momo (13.11.2008 20:45):
eine weitere vorausetzung wäre wohl, dass du das bild möglichst vielen leuten zeigst, vllt schenk dir einer die dann ^^

pia (13.11.2008 20:46):
nein hinterher schenken mir die alle

pia (13.11.2008 20:47):
[19:42] Nik.: Bin voll High von der Beteubung XD
[19:42] Nik.: is voll gut XD
[19:43] Nik.: Is alles voll verschickt XD
[19:44] pia: xD
[19:44] Nik.: is übel verschickt XD

[19:44] pia: lol ey alles klar bei dir? ^^
[19:44] Nik.: Joah schon
[19:44] Nik.: Bin nur grad bissle drau XD
[19:45] pia: drau?
[19:45] pia: was is drau
[19:45] Nik.: DraufXD
[19:45] Nik.: Sorry

pia (13.11.2008 20:47):
LOL ey

pia (13.11.2008 20:47):
´xD

momo (13.11.2008 20:48):
warum eiglt n anker Oo

ヽ(˚-˚)ノ}   --→ ｡｡｡｡;;ノ>_<)ノ

pia (13.11.2008 20:48):
woiß nid sieht schön aus.

pia (13.11.2008 20:48):
[19:45] Nik.: Ich stapel grad alles was ich finden kann ^^
[19:45] Nik.: is voll interesannt
[19:45] pia: wiso zur hölle?
[19:46] Nik.: Langweilig
[19:47] pia: stapel weiter!

momo (13.11.2008 20:49):
manche menschen kommen auf drogen nich klar ^^

pia (13.11.2008 20:49):
so geil

momo (13.11.2008 20:49):
http://www.armardi.d3/shop/lumy&products_id=8196 son anker ey

momo (13.11.2008 20:49):
ein anker

momo (13.11.2008 20:49):
AnKeR

pia (13.11.2008 20:50):
nein ders nid schön.

momo (13.11.2008 20:50):
tja

momo (13.11.2008 20:50):
bekommst n hasen geschenkt

pia (13.11.2008 20:50):
:[noin.

momo (13.11.2008 20:50):
die kosten nur 12 euro

momo (13.11.2008 20:50):
und ich verschenkt gern tiere

momo (13.11.2008 20:50):
das nervt die leute total^^

pia (13.11.2008 20:50):
neiiin

pia (13.11.2008 20:51):
ja ach kein wunder

momo (13.11.2008 20:51):
also, n hase

momo (13.11.2008 20:51):
abgemacht

pia (13.11.2008 20:51):
nein

pia (13.11.2008 20:51):
ankerkette

momo (13.11.2008 20:51):
gibts nich

pia (13.11.2008 20:52):
doch wohl

pia (13.11.2008 20:52):
die hat das ja auch iwo gekauft

pia (13.11.2008 20:52):
oder du bastelst mir einen

momo (13.11.2008 20:52):
und anker warn nur bei popeye cool

pia (13.11.2008 20:52):
deswegen will ich ja einen.

momo (13.11.2008 20:52):
aaaaachsoooooo (*°0°*)(9¯^¯)9 ﾐｶﾀﾆﾅｯﾀﾙ!

momo (13.11.2008 20:53):
k, da ich eh alle meine geschenke aufm weihnachtsmarkt kauf, schau dann auch mal nach so ner kette ^^ aber ich verspreche nix nur dass das klar is

pia (13.11.2008 20:53):
°-° sweet.

momo (13.11.2008 20:54):
und wenn ichs nich find

momo (13.11.2008 20:54):
--->

momo (13.11.2008 20:54):
hase

pia (13.11.2008 20:54):
°~°

(*° x°) ノ<ミッフィー

momo (13.11.2008 20:54):
mümmelmümmel

momo (13.11.2008 20:54):
*rumhoppel

pia (13.11.2008 20:54):
geht nid!

momo (13.11.2008 20:54):
*scheiss

pia (13.11.2008 20:54):
xD

pia (13.11.2008 20:54):
*fress

momo (13.11.2008 20:54):
^^

momo (13.11.2008 20:55):
ein basteln is auch gut

momo (13.11.2008 20:55):
aus alufolie

pia (13.11.2008 20:55):
oder hase

momo (13.11.2008 20:56):
ja , hase in alufolie....yammi

momo (13.11.2008 20:57):
oder so weihnachtsunterwäsche

momo (13.11.2008 20:57):
in rot mit weißem flaum am rand

momo (13.11.2008 20:57):
da hätten alle was von xD

pia (13.11.2008 20:57):
alle?

momo (13.11.2008 20:58):
ja

momo (13.11.2008 20:58):
ich

momo (13.11.2008 20:58):
und

momo (13.11.2008 20:58):
du

momo (13.11.2008 20:58):
wer den bitte is da sonst noch, mauahahr

momo (13.11.2008 20:58):
the world is mine....

momo (13.11.2008 20:58):
yes....it rly is....

pia (13.11.2008 20:59):
0.0

pia (13.11.2008 21:00):
alter .

pia (13.11.2008 21:00):
[19:50] Nik.: ich tel grad mim dude
[19:50] pia: und was sagt der?
[19:50] Nik.: geht um den sänger
[19:51] Nik.: der wWichser will sein seinen anteil nich zahlen
[19:51] Nik.: Und ich birng ihn mu
[19:51] Nik.: um
[19:52] pia: nein tust du nich^^
[19:54] Nik.: ohh odch
[19:54] Nik.: ich bring ihn um
[19:59] Nik.: boah alter ich bring ihn um.
[19:59] Nik.: Ich werd den wichser abstechen X Dü
[19:59] Nik.: IFUCK alter ,
*FUCK
[19:59] pia: WOAh chill bitte
[19:59] pia: :D

momo (13.11.2008 21:00):
rofl

pia (13.11.2008 21:01):
xD bissl funy

momo (13.11.2008 21:51):
gehst manchmal schon sehr spontan off ^^

pia (13.11.2008 23:08):
kuckkuck!

pia (13.11.2008 23:09):
mirs kald

momo (13.11.2008 23:31):
mir jetzt auch

momo (13.11.2008 23:31):
weil ich nu ausm bett wieder am pc sitz

momo (13.11.2008 23:32):
trink was hochprozentiges das wärmt ^^

pia (13.11.2008 23:32):
nix da

pia (13.11.2008 23:32):
außerdem

(;・_・)–C<–_–)))) ツネツネ

pia (13.11.2008 23:32):
trink ich keinen alkohol mehr

momo (13.11.2008 23:32):
-.-

momo (13.11.2008 23:32):
und warum?

pia (13.11.2008 23:33):
ohne sinn

momo (13.11.2008 23:33):
gesundheitsnerd

pia (13.11.2008 23:34):
nö stimmt garnicht

(*˚-˚)σ(;-.-)

momo (13.11.2008 23:35):
dann eben klarer geist nerd

momo (13.11.2008 23:36):
ich würd ja sagen, wärst hier, dann wär dir nich kalt

momo (13.11.2008 23:36):
aber das is zu machomäßig

momo (13.11.2008 23:36):
deswegen sag ichs nich

momo (13.11.2008 23:36):
xD

momo (13.11.2008 23:37):
oder :

pia (13.11.2008 23:37):
:}

momo (13.11.2008 23:38):
weißt du was dir und mir voll gut steht?

momo (13.11.2008 23:38):
du un ich

momo (13.11.2008 23:38):
ahahaha

momo (13.11.2008 23:38):
na

momo (13.11.2008 23:38):
richtig wäre eigtl

momo (13.11.2008 23:38):
ich und du

momo (13.11.2008 23:38):
aber tut nichts zur sache

momo (13.11.2008 23:38):
das mir kalt is

pia (13.11.2008 23:39):
und mir

(=^・ェ・^=))ノ彡☆

momo (13.11.2008 23:39):
mit ner kitty wär mir nich kalt

momo (13.11.2008 23:39):
die würd ich mir um hals legen

momo (13.11.2008 23:40):
das is gut warm

momo (13.11.2008 23:40):
^^

momo (13.11.2008 23:40):
so ne katze im nacken

momo (13.11.2008 23:40):
massiert auch ab un zu ganz toll

momo (13.11.2008 23:40):
wenn sie droht abzurutschen

momo (13.11.2008 23:40):
so, nun hast wieder was gelehrnt ^^

momo (13.11.2008 23:40):
i rock

pia (13.11.2008 23:41):
redest du von mir? °-°

。:゜(;´∩`;)゜:。

momo (13.11.2008 23:41):
wer weiß

pia (13.11.2008 23:43):
woah mich schwindelts

momo (13.11.2008 23:43):
goldig^^

momo (13.11.2008 23:44):
bissu wieder auf drogen^^

momo (13.11.2008 23:45):
kommt ja öfters vor in letzter zeit

momo (13.11.2008 23:45):
muss ich mir sorgen machen ?

momo (13.11.2008 23:45):
xD

pia (13.11.2008 23:45):
stiimmmtt garnid .___.

pia (13.11.2008 23:45):
aber mirs schwindelig

momo (13.11.2008 23:46):
solltest vllt doch was trinken

momo (13.11.2008 23:46):
un dann penn gehn

momo (13.11.2008 23:46):
da schläfst lustig ein

pia (13.11.2008 23:46):
nein

pia (13.11.2008 23:52):
rtg

momo (13.11.2008 23:53):
rtg?

pia (13.11.2008 23:54):
ioe

momo (13.11.2008 23:54):
sex?

momo (13.11.2008 23:55):
morgen dvds ausleihn ^^

momo (13.11.2008 23:56):
nichts sagen heißt einverstanden

momo (13.11.2008 23:56):
yeah

momo (13.11.2008 23:56):
*freu

pia (13.11.2008 23:56):
schwanger

momo (13.11.2008 23:57):
schwangere können trotzdem sex haben

pia (13.11.2008 23:57):
aaiiii >_>

momo (13.11.2008 23:58):
oder nimmst du, als gesundheitsnerd (^^) auch keine chemischen verhütungsmittel?
ökö un so

pia (13.11.2008 23:58):
hmm...

(=o=) ファー (=。=) アフ

pia (13.11.2008 23:58):
xD

momo (14.11.2008 00:00):
so, nu geh ich penn, weil mein nivou merklich sinkt ^^

momo (14.11.2008 00:00):
n8 *kraul

pia (14.11.2008 00:00):
naaaiiinn

pia (14.11.2008 00:00):
bleib

momo (14.11.2008 00:00):
aber es is kalt

pia (14.11.2008 00:00):
egal!

oO0o。。。.(_",''_) zZZZ

momo (14.11.2008 00:00):
wenn ich penn hab ich nichmehr im kopf dass ich bio lernen sollte

pia (14.11.2008 00:01):
uisdhfcsd

pia (14.11.2008 00:01):
bio bio bio

pia (14.11.2008 00:06):
wedie

pia (14.11.2008 00:06):
wodjfcwe

pia (14.11.2008 00:06):
bliiii

momo (14.11.2008 00:08):
und um mir das zu sagen lässt mich nich ins bett Oo

pia (14.11.2008 00:08):
JA#

pia (14.11.2008 00:08):
weil marie ist leer ohne mich ;O; hat sie mir gesagt

pia (14.11.2008 00:08):
so schön.

momo (14.11.2008 00:09):
aaaajaaa

pia (14.11.2008 00:09):
ich werd lesbisch.

momo (14.11.2008 00:09):
werd doch erstma bi

pia (14.11.2008 00:10):
hm ja guter anfang

☆~ (ゝ。∂)

momo (14.11.2008 00:10):
genau

momo (14.11.2008 00:10):
und am besten fängst du das mit nem 3er an

momo (14.11.2008 00:11):
ich stell mich da auch gern freiwillig zu verfügung quasi zur entwicklungsförderung

momo (14.11.2008 00:11):
und dann kannst ja entscheiden welches geschlecht dir mehr spass bereitet ^^

pia (14.11.2008 00:12):
mit wem n 3er?

momo (14.11.2008 00:13):
du, ich und noch ne frau deiner wahl ^^

pia (14.11.2008 00:13):
marie

pia (14.11.2008 00:13):
aber die will bestimmt nid

momo (14.11.2008 00:13):
doch

momo (14.11.2008 00:13):
manche leute muss man zu ihrem glück zwingen^^

pia (14.11.2008 00:14):
aber. marie und ich mit dir?

pia (14.11.2008 00:14):
hmm

pia (14.11.2008 00:14):
hmmmm

pia (14.11.2008 00:14):
marie hat n freund

momo (14.11.2008 00:14):
und?

momo (14.11.2008 00:15):
is doch nur sex

pia (14.11.2008 00:15):
pfff

momo (14.11.2008 00:15):
das gilt als training nicht als betrug

momo (14.11.2008 00:16):
so und nu

pia (14.11.2008 00:16):
gehsz

momo (14.11.2008 00:16):
bin ich weg

pia (14.11.2008 00:16):
schlafn

momo (14.11.2008 00:16):
^^

pia (14.11.2008 00:16):
.__.

pia (14.11.2008 00:16):
oky

pia (14.11.2008 00:16):
na gut

pia (14.11.2008 00:16):
machs gut

pia (14.11.2008 00:16):
bis bald

momo (14.11.2008 00:16):
u2

pia (14.11.2008 00:16):
auf wiedersehn

pia (14.11.2008 00:16):
denn es wird zeit

pia (14.11.2008 00:17):
der mind

pia (14.11.2008 00:17):
*mond

pia (14.11.2008 00:17):
der bär

pia (14.11.2008 00:17):
und das blaue haus

pia (14.11.2008 00:17):
sagen auf wiedersehen

momo (14.11.2008 00:17):
rofl

momo (14.11.2008 00:17):
....ich kenn das auchnoch....

pia (14.11.2008 00:17):
siehste xD

pia (14.11.2008 00:17):
so siehts nämlcih aus

pia (14.11.2008 00:17):
sowas haben wir nerds damals angeschaut

pia (14.11.2008 00:17):
wenn uns langweilig war

(((((((((((*つ・з・)ﾉ

pia (14.11.2008 00:18):
OMG

momo (14.11.2008 00:18):
joa

pia (14.11.2008 00:18):
und ich schäme mich nichtmal

momo (14.11.2008 00:18):
macht ja auch fröhlich^^

pia (14.11.2008 00:18):
ja schon xD

pia (14.11.2008 00:18):
kennsu shaddow?

pia (14.11.2008 00:18):
w-d

pia (14.11.2008 00:18):
aah

pia (14.11.2008 00:18):
-w und d

pia (14.11.2008 00:18):
xD

pia (14.11.2008 00:18):
wo ist meine freundein shadow

pia (14.11.2008 00:18):
wo kann shadow sein

pia (14.11.2008 00:19):
ja gut ich hab auch viel zeit mit franzis kleinem bruder verbracht, dann is das noch n bissi aktueller.

momo (14.11.2008 00:19):
du lügst

momo (14.11.2008 00:19):
aber das macht nichts

momo (14.11.2008 00:19):
adioz

pia (14.11.2008 00:20):
nein er ist 6

pia (14.11.2008 00:20):
geworden

pia (14.11.2008 00:20):
letztens

pia (14.11.2008 00:21):
warte

(° ω<) 6 Ok! !

pia (14.11.2008 00:21):
http://ug4.kwick.d3/ug/0334/7496/58085098_full,r,470x470.jpg
schau wie gut

pia (14.11.2008 00:21):
pia in frankfurt ^.^ da waren wir auf der takashi murakami ausstellung und es war so schöön

pia (14.11.2008 00:28):
well i think you're gone

Das warme Wasser der Dusche prasselte auf ihren zierlichen Körper hinunter, und sie bibberte leicht, weil sie kaum noch Fleisch auf den Knochen hatte. Im Wohnheim gab es ein gemeinsames Bad mit Klo- und Duschkabinen, und sie nahm immer die letzte, die durch ein längliches Fenster erhellt wurde. Von hier aus konnte sie runter auf die Straße blicken, aber weil sie so weit oben war, schaute niemand zu ihr hoch. Sie überblickte alles und blieb unsichtbar.
In letzter Zeit wurde ihr beim Duschen immer schwindelig und einige Male wäre sie fast ohnmächtig geworden. Ihr Kopf hatte gerauscht, ihr war schwarz vor Augen geworden und sie hatte sich hinsetzen müssen, um ihren Kreislauf zu stabilisieren. Zwar hatte sie sich kurz Sorgen deswegen gemacht, aber die Freude darüber, zerbrechlicher zu werden, überwog. Sie sah immer mehr so aus, wie sie sich innerlich fühlte, und erhoffte sich dadurch auch Liebe für genau das zu erfahren, was sie war.
Wenn Menschen nur sehen würden, wie zart sie wirklich war, würden sie vielleicht vorsichtiger mit ihr umgehen. Sie hoffte, dass niemand es mehr wagen würde, Steine nach ihr zu werfen, wenn er befürchten musste, dass sie darunter zerbrach. Seelisch war sie schon immer unter der kleinsten Anfeindung zerbrochen, nun konnte man es ihr endlich auch ansehen.
Ihre Schwächen waren schon jetzt so sehr Teil von ihr geworden, dass sie sich darüber definierte und sich nicht vorstellen konnte, daran zu arbeiten. In ihren Augen war sie krank, unheilbar und bis in alle Ewigkeit. Sie war krank, ungebliebt und unverstanden.
Zerbrechlich, wie eine Blüte.

momo (17.11.2008 18:12):
chinesisch essen also ^^

pia (17.11.2008 18:12):
woah als könntest du hellsehen O.O

pia (17.11.2008 18:12):
fuck

pia (17.11.2008 18:12):
[17:08] kitty: ich hab soo lust auf chinesisch
[17:09] Zion: why

momo (17.11.2008 18:12):
i´m in ur head ^^

pia (17.11.2008 18:12):
omg!!!!

σ(~~~、)ﾑｼｬ ﾑｼｬ

pia (17.11.2008 18:12):
shiiiiit

pia (17.11.2008 18:13):
wie krank das grad echt kam

momo (17.11.2008 18:13):
xD

Sie hätte wissen müssen, dass er ihr nicht einfach nur einen Gefallen tun und sie fix zu *McDonald's* hatte fahren wollen. Als sie auf dem Parkplatz angekommen waren, hatte er bereits darauf bestanden, dass sie im Auto wartete, während er für sie beide reinging und etwas zum Mitnehmen besorgte. Bis dahin war noch alles cool für sie, sie war froh darüber, nichts von ihrem Geld ausgeben zu müssen, und freute sich über die Geste – als er dann aber zu sich nach Hause fuhr, sein Auto in der Einfahrt seines Elternhauses parkte und ihr die Tür aufhielt, wusste sie schon, dass sie diesen Abend nicht würde genießen können.
Angefangen hatte alles im PC-Raum des Mädchenwohnheims, wo sie im ICQ-Gespräch mit Matt geäußert hatte, extremen Heißhunger auf Nuggets mit Mayo zu haben, und er vorschlug, dass sie eine spontane Spritztour machen sollten und er sie einsammeln könnte. Nun stand sie im Flur seines Hauses und musste seiner Mutter die Hand schütteln, die sie überschwänglich breit angrinste – ein wenig Erleichterung schien ebenfalls mitzuschwingen, fast als wäre Pia der lebende Beweis dafür, dass ihr Sohn nicht schwul oder psychopathisch war. Sein Zimmer war im ersten Stock, am Ende des Flurs. Es war spärlich und simpel eingerichtet, ohne Dekoration, ohne jeglichen Charme oder Persönlichkeit und irgendwie gruselig, fand sie. Die einzige Sitzmöglichkeit war sein schmales Bett, und er baute hastig ein kleines Heimkino aus seinem teuren Gamer-Laptop und einem Schreibtischstuhl zusammen, während sie es sich bequem machte und ihr Essen demonstrativ um sich herum verteilte.
Als er anfing, einen illegalen Stream von *SKINS UK* rauszusuchen, konnte sie sich denken, in welche Richtung das gehen sollte, und wurde bald darauf in ihrem Verdacht bestätigt, als er nach ihrer Hand griff. Er hatte nicht mal sonderlich viel Zeit vergehen lassen, und auch, dass sie absichtlich Pommessalz und ölige Nuggetkruste an ihren Fingern hatte kleben lassen, konnte ihn nicht abhalten. Ein unangenehmer Schauer jagte ihr über den Rücken und ihr Magen zog sich zusammen. An diesem Punkt hörte ihre Höflichkeit auf, sie konnte nicht anders, als ihre Hand zurückzuziehen; der Ekel, den diese Berührung ausgelöst hatte, war zu einnehmend.

momo (19.11.2008 22:15):
lululu

momo (19.11.2008 22:15):
lucas podolfski

momo (19.11.2008 22:15):
oder so

momo (19.11.2008 22:16):
kA

pia (19.11.2008 22:16):
lukas podolski

pia (19.11.2008 22:16):
du amateur

momo (19.11.2008 22:16):
wayne

pia (19.11.2008 22:18):
pipi bin ich

momo (19.11.2008 22:18):
sicher?

pia (19.11.2008 22:19):
yör!

momo (19.11.2008 22:19):
ok

momo (19.11.2008 22:22):
der schwule mathelehrer is voll auf drogen ^^

pia (19.11.2008 22:22):
wiso?

momo (19.11.2008 22:22):
„ich spüre eine negative lernhaltung in dieser klasse"

momo (19.11.2008 22:22):
„viele scheinen stark frustriert zu sein"

momo (19.11.2008 22:22):
„bla"

momo (19.11.2008 22:23):
emo

pia (19.11.2008 22:23):
xDD lol wie gut
(*^▽^)/★*☆

momo (19.11.2008 22:23):
und dann frägt der auch noch mich woran ich glaube dass das liegt

momo (19.11.2008 22:24):
„mathe, mathelehrer, tv, schonborn, alle anderen lehrer, schule... und anderen dinge die hier nich nennen werde weil es keinen unterschied machen wird"

momo (19.11.2008 22:24):
xD

pia (19.11.2008 22:24):
hast du echt gesagt? xD

momo (19.11.2008 22:24):
joa

momo (19.11.2008 22:25):
aber glaub eher „...andere dinge....aber egal“

pia (19.11.2008 22:26):
wie hat er drauf reagiert bzw haben die andern es geblickt?

momo (19.11.2008 22:27):
kaum drauf reagiert, nur ein „hm“

momo (19.11.2008 22:27):
und andere menschen hören nicht zu wenn ich random laber ^^

pia (19.11.2008 22:27):
stimmt^^

momo (19.11.2008 22:27):
das gibt einem die freiheit alles sagen zu können ^^

pia (19.11.2008 22:31):
da hast recht

pia (19.11.2008 22:31):
oder man machts wie ich heut

pia (19.11.2008 22:31):
hab zu olga ganz normal was gesagt

pia (19.11.2008 22:32):
zum studiengang architektur

pia (19.11.2008 22:32):
damit konnte sie nicht so umgehen xD

pia (19.11.2008 22:32):
war sehr nett anzusehn

momo (19.11.2008 22:32):
xD

momo (19.11.2008 22:32):
ey die is und bleibt der dümmste mensch dem cih je begegnet bin ^^

momo (19.11.2008 22:33):
„muss ich den bachelor haben um studieren zu können?"

momo (19.11.2008 22:33):
ROFL

momo (19.11.2008 22:33):
wie scheisse blöd

pia (19.11.2008 22:33):
so geil xD

(゜∇゜)ブヒャヒャヒャヒャ

pia (19.11.2008 22:33):
die ist dummheit einfach

pia (19.11.2008 22:33):
hat doch heut noch iwas gebracht oder?>

momo (19.11.2008 22:33):
ja

momo (19.11.2008 22:34):
aber das kann man sich (und will man sich) nicht alles merken, verschwendung der hirnkapazität

pia (19.11.2008 22:39):
ja ne ich wills mir schon emrken xD sind DIE brüller

momo (19.11.2008 22:40):
naja, eigtl easy

momo (19.11.2008 22:40):
egal was, welche situation usw

momo (19.11.2008 22:40):
einfach den dümmsten unlogischten gedanken dazu ausdenken

momo (19.11.2008 22:41):
und du hast das was sie sagen würde

pia (19.11.2008 22:41):
ich frag mich echt wie sie so weit gekommen ist

momo (19.11.2008 22:41):
ich glaub die hat keine eltern

momo (19.11.2008 22:41):
weil

momo (19.11.2008 22:42):
was wollte sie studioern?

momo (19.11.2008 22:42):
architektur oder so?

momo (19.11.2008 22:42):
egal

momo (19.11.2008 22:42):
jedenfalls

momo (19.11.2008 22:42):
würden eltern wenn ihr kind ihnen sagt

momo (19.11.2008 22:43):
„mami mami, ich mal gerne und bin voll krass kreativ, ich werd architektin"

momo (19.11.2008 22:43):
zu ihrem kind sagen

momo (19.11.2008 22:44):
„als architektin, kannst nur alle 10-20 jahre mal kreativ sein und du malst da auch nich sondern zeichnest auf millimeterpapier"

pia (19.11.2008 22:44):
richtig^^

pia (19.11.2008 22:45):
die kann mal schaufenster bei karstadt dekorieren

momo (19.11.2008 22:45):
xD

momo (19.11.2008 22:46):
kann sternchen und monde auf ihren putzwagen kleben ^^

pia (19.11.2008 22:46):
und ihre kreativität rauslassen

momo (19.11.2008 22:47):
ja

momo (19.11.2008 22:47):
kreativ putzn

momo (19.11.2008 22:47):
von links nach rechts

momo (19.11.2008 22:47):
oder von oben nach unten ^^

momo (19.11.2008 22:47):
rofl

momo (19.11.2008 22:47):
die is ein herrliches opfer

pia (19.11.2008 22:48):
schade nur dass sie es nichtmal merkt, sich unwissend über jeden um sich herum stellt und wie die größte f*tze verhält.

momo (19.11.2008 22:48):
joa

momo (19.11.2008 22:51):
naja, ich geh ja davon aus, dass sies merkt, sobald sie bei ihrem 4ten anlauf eine ausbildung anzufangen , die probezeit wieder nicht bestanden hat ^^

momo (19.11.2008 22:53):
und wenn fortuna lacht

momo (19.11.2008 22:53):
tötet sie sich vllt

momo (19.11.2008 22:54):
und ich lauf nich gefahr, sei mit mitte 40 anzutreffen, wenn ich total besoffen auf der flucht vor meiner fast-exfrau in puff geh

pia (19.11.2008 23:03):
fällt dir noch aus der vergangenheit was ein was die so gebracht hat?

momo (19.11.2008 23:04):
nö

momo (19.11.2008 23:05):
ich verdräng das

pia (19.11.2008 23:06):
bitte überleg

momo (19.11.2008 23:07):
fällt nix ein

momo (19.11.2008 23:07):
is auch wayne

momo (19.11.2008 23:07):
extrem sogar

┐(－。－；)┌ヤレヤレ

momo (19.11.2008 23:12):
3 stunden bwl und man hat ne ganze din a 3 seite voll mit vor dummheit stinkenden statements es ist eigentlich nichtmal mehr zum abfeiern eigentlich

momo (19.11.2008 23:12):
und wahrschienlich müsste man auchnoch klein schreiben ^^

momo (19.11.2008 23:13):
aber wie gesagt , wayne

momo (19.11.2008 23:13):
afk

pia (19.11.2008 23:14):
yeah^^

momo (19.11.2008 23:15):
figgn

momo (19.11.2008 23:15):
scrubs kommt ja erst inner halben stunde

pia (19.11.2008 23:15):
nope

momo (19.11.2008 23:15):
doch, kommt erst in ner halben stunde;P

pia (19.11.2008 23:16):
wayne?

momo (19.11.2008 23:17):
nur weil du kein geschmack hast und keine lustigen tv sendungen kennst

pia (19.11.2008 23:17):
ich schau des auch an ya -.-

momo (19.11.2008 23:18):
du sollst doch nich schwindeln

momo (19.11.2008 23:18):
böses

momo (19.11.2008 23:18):
!

momo (19.11.2008 23:22):
und, wie geht kommt denn deine suche nach liebe und sex voran ^^?

pia (19.11.2008 23:26):
ach lass mich ich hab alles was ich brauch

momo (19.11.2008 23:27):
klingt scharf ^^

momo (19.11.2008 23:28):
kann man dir nu von zeit zu zeit batterien schenken ^^?

pia (19.11.2008 23:31):
wtf?

pia (19.11.2008 23:32):
als ob ich das bräuchte

momo (19.11.2008 23:33):
stimmt, hatte vergessen wo du wohnst xD

pia (19.11.2008 23:34):
ach fu

momo (19.11.2008 23:34):
„she works hard for the money" sing

momo (19.11.2008 23:34):
lol

momo (19.11.2008 23:35):
...sry, ich bin unausgelastet

pia (19.11.2008 23:35):
ich merks!

momo (19.11.2008 23:39):
kann man nix machen

momo (19.11.2008 23:43):
so, scrubs, horido bis morgen

pia (19.11.2008 23:44):
byb!

momo (19.11.2008 23:46):
-.-

momo (19.11.2008 23:46):
pro 7 bastarde

momo (19.11.2008 23:47):
was für neue folge oo

momo (19.11.2008 23:47):
die is uralt

pia (19.11.2008 23:51):
xD LOL · · · · · · ––––––★

pia (19.11.2008 23:51):
wie gut

Er hatte sie wieder einmal keines Blickes gewürdigt, als sie bei ihm angekommen war, obwohl sie sich versöhnt hatten. Erst hatte er sie ein paar Minuten vor der Tür stehen lassen, weil sie in einem für ihn ungünstigen Moment geklingelt hatte, dann hatte er lediglich kurz die Klinke runtergedrückt und war dann wieder vor seinen PC gehechtet, weil er eine Quest in WoW beenden wollte.
Eine Weile hatte sie mit verschränkten Armen auf seiner Fensterbank gesessen und geschmollt, dann aber verlor sie die Geduld und brach erneut einen Streit vom Zaun.
Zu ihrer Überraschung reagierte er diesmal ebenfalls deutlich gereizter als sonst, und die anschließende Rangelei endete damit, dass Lucas ihr Handy zertrümmerte, als Pia gerade heulend Marie angerufen hatte, damit sie sie bei ihm abholte.
„Wieso ist er deshalb so ausgerastet?", fragte Marie ungläubig, während sie den Familienwagen ihrer Eltern zu sich nach Hause manövrierte. Sie trug einen Gucci-Jogginganzug, ihre Haare waren zu einem lockeren Dutt zusammengebunden und sie sah umwerfend aus.
„Na ... weil du wegen mir ein noch schlechteres Bild von ihm bekommst", war Pias Theorie. Er hatte sie nicht mal bei sich im Wohnzimmer warten lassen, sodass sie im strömenden Regen vor seiner Tür hatte hocken müssen, bis Marie sie eingesammelt hatte. Weniger als fünf Minuten hatte sie gebraucht und Pia fühlte sich unheimlich von ihr aufgefangen.
Das Haus von Maries Eltern sah zwar ziemlich teuer und modern eingerichtet aus, strahlte aber trotzdem eine behagliche Gemütlichkeit aus, was noch dadurch verstärkt wurde, dass ihre Mutter sie direkt mit einem Stückchen Kuchen in Empfang nahm.
Eben noch hatte Pia ohne Handy, klitschnass und frierend auf dem Bordstein gesessen, nun lag sie frisch geduscht und in einen flauschigen Bademantel eingekuschelt auf Maries Kingsize-Bett und mümmelte am Kuchen, während *Sailor Moon* auf ihrem Flachbildfernseher lief und sie Maries abgelegtes iPhone in den Händen hielt, das lediglich einen gesprungenen Bildschirm hatte. Ein spontanes Geschenk ihrer Freundin – eine Kleinigkeit.

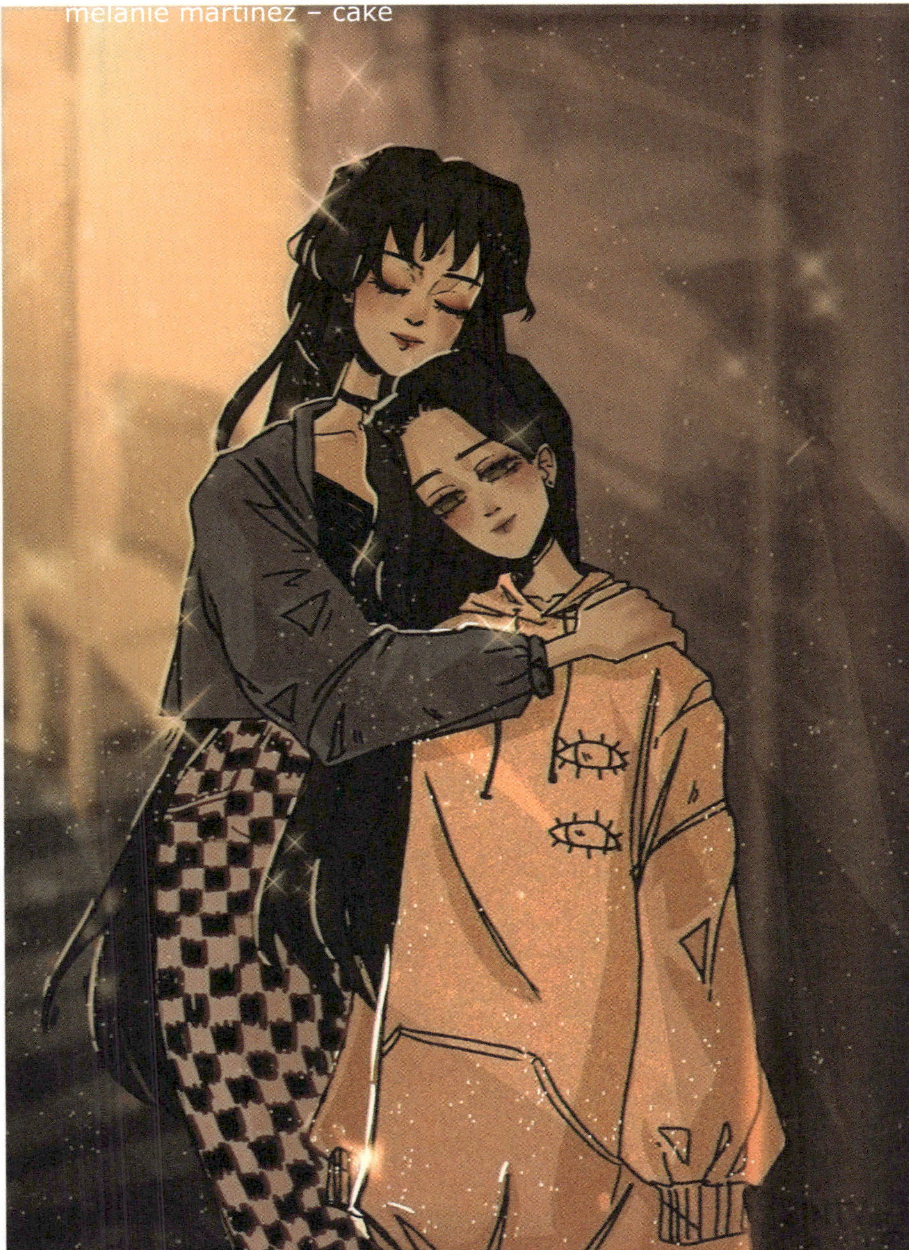
melanie martinez – cake
yung lean, bladee – hennessy & sailor moon

pia (22.11.2008 22:10):
gib handynummer!

momo (22.11.2008 22:11):
hm?

pia (22.11.2008 22:11):
deine

momo (22.11.2008 22:11):
hassu gestern angerufen?^^

pia (22.11.2008 22:11):
nein, alle nummern weg

momo (22.11.2008 22:11):
hm, damn

pia (22.11.2008 22:11):
gib deine handynummer

momo (22.11.2008 22:12):
hab dir geschrieben

TEL(*>v<))■————→□PIPIPIPIあっ!!!

pia (22.11.2008 22:12):
thx!"

momo (22.11.2008 22:12):
np

momo (22.11.2008 22:28):
in einem bus sind 7 kinder jedes hat 7 rücksäcke, in jedem rucksack is eine große katze, jede große katze hat 7 kleine katzen, wieviele beine sind in dem bus?

pia (22.11.2008 22:28):
ach du scheiße kp

pia (22.11.2008 22:28):
^^

momo (22.11.2008 22:28):
xD

Sie streifte durch die Gänge wie eine Katze, die sich vor Autoscheinwerfern zu verstecken versuchte. Doch Pia versteckte sich vor Lucas, weil sie momentan wieder mal nicht miteinander sprachen und sie ihm nicht zufällig über den Weg laufen wollte. Sie hatte vergessen, dass sie die ersten beiden Stunden frei hatte, und ärgerte sich schwarz, weil sie liebend gern länger in ihrem kuscheligen Bett liegen geblieben wäre. Im Winter fiel es ihr besonders schwer aufzustehen; wenn es noch dunkel war und man sich auf dem Weg zum Klo einen abfrieren musste.
Marie hatte gerade Unterricht und natürlich war niemand sonst aus ihrer Klasse schon da, deshalb ging sie schnurstracks zum Gemeinschaftscomputer, der im Aufenthaltsraum stand. Der Unterricht an dieser Schule ging immer bis nachmittags, weshalb ihnen eine Küche und diverse Räume zum Chillen zur Verfügung standen. Sie hatte das Gefühl, irgendwas Wichtiges vergessen zu haben. Noch etwas anderes, als dass sie erst später Schule hatte. Vielleicht schrieben sie eine Klausur, darauf wäre sie wie immer nicht vorbereitet. Eventuell könnte sie ja Momo überreden, schon jetzt zu kommen, um ihr Gesellschaft zu leisten ...

pia (24.11.2008 09:44):
fu

pia (24.11.2008 09:44):
komm zur schule

pia (24.11.2008 09:44):
jetzt

pia (24.11.2008 09:44):
weil mir is langwelig

momo (24.11.2008 09:45):
oo

pia (24.11.2008 09:46):
jaaaa ich bin hald jetzt schon da .____.

momo (24.11.2008 09:46):
in solchen situationen wärs tatsächlich von vorteil wenn du einfach zu mir kommst, dann könntest mich sanft in den tag kraulen morgens ^^

pia (24.11.2008 09:47):
steh auf und komm!

momo (24.11.2008 09:47):
niemals

momo (24.11.2008 09:47):
es liegt schnee

momo (24.11.2008 09:47):
da darf ich nich raus

pia (24.11.2008 09:47):
HALLO?

pia (24.11.2008 09:47):
in ner halben stunde liegt auch noch schnee

pia (24.11.2008 09:48):
kanns dass wir heute mathe schreiben?

momo (24.11.2008 09:49):
+ sein ?

pia (24.11.2008 09:49):
nein das kann man weg lassen

momo (24.11.2008 09:49):
lo

momo (24.11.2008 09:49):
l

momo (24.11.2008 09:50):
ja schreiben wir heute

momo (24.11.2008 09:50): Σ(ﾟロﾟ;)ｶﾞｰﾝ(｡□｡;)ｶﾞｰﾝ(;ﾟロﾟ)ｶﾞｰﾝ!!
und tv

momo (24.11.2008 09:50):
und so

pia (24.11.2008 09:50):
guuut

pia (24.11.2008 09:50):
guuuuuuut!

pia (24.11.2008 09:51):
yah

pia (24.11.2008 09:51):
schon

momo (24.11.2008 09:53):
mein schaal is genauso groß wie ich <3

Chris hing an seinem PC und zockte WoW, während Pia mit Marie und Momo auf seinem Sofa saß und durch das Fernsehprogramm zappte.

„Das wird immer asozialer“, stellte Marie fest, während Momo sich was anzündete. Einen Joint, vermutete Pia, genau wusste sie es aber nicht. Die Kiffer ihrer Klasse chillten regelmäßig bei Chris, weil er nah an der Schule wohnte und einen Keller für sich allein hatte, hier störten keine Eltern, und sie konnten machen, was sie wollten

„Dieses komplette Nachmittagsprogramm hab ich mir früher immer reingezogen, von Gerichtsshows über Talkshows bis zu Reality-TV. Ein Wunder, dass ich mittlerweile nicht komplett verblödet bin“, erzählte Marie und Pia zappte weiter unzufrieden durch die Kanäle, weil eine Sendung dümmer als die nächste schien.

Momo, der eine Zeit lang auf das Poster links von ihm gestarrt hatte, auf dem ein Bachlauf zu sehen war, hob plötzlich seine Tasche vom Boden auf und platzierte sie, ebenso wie seine Füße, auf dem Couchtisch vor ihnen.

„Damit es nicht nass wird“, erklärte er, als er die fragenden Blicke der anderen bemerkte.

Chris kicherte. „Er hat Salvia geraucht ... Zwar 'n kurzer Rausch, aber ballert so richtig!“

Momo schien in diesem Moment überzeugt davon zu sein, dass der Bach ins Zimmer floss und der Boden von Wasser bedeckt war; entweder das oder er erlaubte sich einen Spaß.

„Wie kommt's eigentlich, dass du so 'ne Langweilerin bist, wo dein *bester* Freund, was Drogen angeht, der experimentierfreudigste Typ ist, den ich kenne?“, fragte Chris provozierend und Pia fühlte sich unter Druck gesetzt, überspielte es aber mit aufgesetzter Coolness.

„Er lässt mich ja nie mitmachen ...“

Chris' Augenbrauen schnellten in die Höhe. „Sicher, dass du nicht einfach nur 'ne Pussy bist?“

„Was laberst du?“, mischte sich nun auch Marie ein. „Ist übelst respektabel, dass sie clean ist, also shut up.“

Chris zuckte mit den Schultern und richtete seinen Blick wieder auf Momo, der langsam in ihre Realität zurückzukommen schien.

momo (24.11.2008 18:25):
http://dз.azar!u$_entfremdeteurl.иet/experiences/5607/Ein_magi-scher_Trip/ absolut wall of text aber sehr aufschlussreich ^^

momo (24.11.2008 19:25):
was ich ma machn will isn creative trip^^, entdeckungstrips und chilltrips hat ich genug, nächstes mal falls ich jemals wieder an pilze komm^^, werd ich musik hörn und mit massich farben auf poster-großem papier rummalen ^^

pia (24.11.2008 19:26):
gute idee^^

pia (24.11.2008 19:39):
hab alles gelesen

(♥ ε ♥ 。)

pia (24.11.2008 19:41):
schon ziemlich interessant

momo (24.11.2008 19:51):
^^

pia (24.11.2008 19:52):
hast du nicht noch n paar pilze von diesem grow-kit übrig?

pia (24.11.2008 19:56):
erzähl mal mehr trip erfahrungen, vllt schaffst du es doch mich zu überzeugen, es mit dir zu machen haha

momo (24.11.2008 19:57):
auf meinem ersten trip, den ich aus langeweile komplett allein ge-sartet hab, hab ich alles vergessen

momo (24.11.2008 19:57):
also nich den trip

momo (24.11.2008 19:57):
sondern aufm trip vergessen was ein tv is, was menschen sind wie das ding heißt auf dem lieg (bett)

momo (24.11.2008 19:57):
usw

momo (24.11.2008 19:58):
das war strange

pia (24.11.2008 19:58):
hast du dir dann andere sachen ausgedachtß

momo (24.11.2008 19:58):
kann einem aber nich pasieren wenn man zu zweit is

momo (24.11.2008 19:58):
nö mir wars wayne

momo (24.11.2008 19:58):
^^

momo (24.11.2008 19:58):
muss ja nich alles n namen haben

momo (24.11.2008 19:58):
hab ich mir gedacht

pia (24.11.2008 19:59):
voll geil

momo (24.11.2008 19:59):
auf nem anderen trip allein, hat ichn mind flash^^, so voll brain-storming

momo (24.11.2008 19:59):
das ganze universum begriffen un so

momo (24.11.2008 19:59):
und den sinn des lebens entdeckt

momo (24.11.2008 19:59):
aber...

momo (24.11.2008 19:59):
ich bekomm ihn nichmehr zusammen -.-

pia (24.11.2008 19:59):
schaaade

pia (24.11.2008 20:00):
müsstest direkt aufscgreiben

momo (24.11.2008 20:00):
der sinn das lebens war ne logische schlussfolgerung aus verschiedenen aktionen und reaktion, resultaten sinn und zweck einer sache usw, mehr weiß ich nichmer ....

momo (24.11.2008 20:00):
schreiben is seeeehr schwer in dem zustand ^^

pia (24.11.2008 20:01):
würd ich mal gern erfahren

ハッキョ～イ φ(°o°)ノ ノコッター
(三・o・) 三☆三 (`ε´三)

momo (24.11.2008 20:03):
was auch ma total schön war

momo (24.11.2008 20:03):
war in so nem zustand in dem ich noch zu allem fähig war aber halt euphorisch wie sau

momo (24.11.2008 20:03):
und sitz so am pc

momo (24.11.2008 20:03):
zu ner uhrzeit an der anscheindend voll viele leute online kommen ^^

momo (24.11.2008 20:04):
und ich war voll happy jedesmal

momo (24.11.2008 20:04):
wenn icq oder msn mir gesagt hat das wer on kommt ^^

pia (24.11.2008 20:04):
ja und dann? xD

momo (24.11.2008 20:04):
so wie wenn man sehr sehr gute freunde nach langem wieder sieht

momo (24.11.2008 20:04):
so klischee drogy^^

momo (24.11.2008 20:04):
aber war toll

momo (24.11.2008 20:05):
saß dann einfach nur so vorm bildschirm hab vor mich hingegrinst und mich gefreut wie toll das internet ist^^

pia (24.11.2008 20:05):
hier is eine im wh

pia (24.11.2008 20:05):
mit der würdest dich soo verstehen

momo (24.11.2008 20:05):
nice^^

pia (24.11.2008 20:05):
katha

pia (24.11.2008 20:05):
die sagt du sollst mal am we vorbei kommen

momo (24.11.2008 20:06):
xD

pia (24.11.2008 20:06):
ernst

pia (24.11.2008 20:07):
ernst gemeint

momo (24.11.2008 20:08):
könnte man mal machen ^^

momo (24.11.2008 20:10):
hab nur bis weinachten eher kein geld für drogen aber ja, von dem grow-kit hab ich noch ganz bisschen übrig ^^

momo (24.11.2008 23:08):
die witzigsten tripberichte sind immernoch die über salvia divinorum ^^

momo (24.11.2008 23:08):
ein absolut seltsames mittel

pia (24.11.2008 23:08):
was das denn 0.0

momo (24.11.2008 23:08):
das was ich bei chris geraucht hab, trip daurt 2-10 min aber

momo (24.11.2008 23:09):
dein zeitgefühl implodiert und in manchen tripberichten sind die der meinung tagelang weg gewesen zu sein, obwohl leute die genau neben ihnen saßen ihnen mit ner uhr bestätigen können

momo (24.11.2008 23:09):
das es nur n paar minuten warn ^^

momo (24.11.2008 23:10):
das zeug macht mir höllischen spaß, aber sonst niemandem von den leuten die ich kenn und die drogen nehm ....

pia (24.11.2008 23:10):
wart bin sofort wider da^^

pia (24.11.2008 23:12):
baaack^^

momo (24.11.2008 23:12):
http://www.land-d3r-tra3um3.d3/trip_lesen.php?id=6156&PHPSESSID=4a4c1930 hier runterscrollen bis zu „Essenz meines Tripberichtes:"

pia (24.11.2008 23:12):
kann ich nid öffnen, sperre an dem pc hier -.-

momo (24.11.2008 23:13):
schade... ich zeigs dir wenn du das nächste mal bei mir bist

momo (24.11.2008 23:14):
fand ich lustig ^^

momo (24.11.2008 23:14):
da bekomm ich direct wieder lust drauf ^^

pia (24.11.2008 23:16):
hmmmmmmmmm bald hast du mich

!(メ−"−)。/ ヽ。(−_−#)

momo (24.11.2008 23:17):
xD

momo (24.11.2008 23:18):
manch einer behauptet, da das zeug auch „azteken salbei" heißt, dass das kraut der grund war für das aussterben der azteken ^^

pia (24.11.2008 23:19):
omg haha

momo (24.11.2008 23:19):
der aus dem bericht war zu dem zeitpunkt halt auch noch auf pilzen

momo (24.11.2008 23:20):
quasi gefickt hoch drei ^^

momo (24.11.2008 23:20):
salvia allein is
hm

momo (24.11.2008 23:20):
ja salvia halt^^

momo (24.11.2008 23:21):
null zeitgefühl

momo (24.11.2008 23:21):
das „werden" von dingen

momo (24.11.2008 23:21):
so...."hm? was is los?....warum bin ich ein bett Oo?"

ノヽロ―ヾ(*゜∇^*)ノ~ヨ □ =ノ ク

pia (24.11.2008 23:21):
O.O

pia (24.11.2008 23:21):
LOL

momo (24.11.2008 23:22):
und was soll ich als bett denn nun machen Oo

momo (24.11.2008 23:22):
oh, jetzt bin ich tisch

momo (24.11.2008 23:22):
ist das nun ein fortschritt

momo (24.11.2008 23:22):
oder nicht oo

momo (24.11.2008 23:22):
sowas hab ich mir gedacht

pia (24.11.2008 23:23):
wie geil is das denn

momo (24.11.2008 23:23):
das geilste war echt letztens beim chris, noch bevor du mit marie da warst hab ich das schonmal bei ihm geraucht

momo (24.11.2008 23:24):
ich rauch so, die wirkung setzt direct beim ausatmen ein
*ausatme *

momo (24.11.2008 23:24):
zu wand schau

momo (24.11.2008 23:25):
„sei ein boot" sagte der wald auf dem poster

pia (24.11.2008 23:25):
°-O

momo (24.11.2008 23:25):
überleg....denk: hm

momo (24.11.2008 23:25):
iwie verusch ein boot zu sein

momo (24.11.2008 23:26):
aber ohne mich zu bewegen

pia (24.11.2008 23:26):
xD und wie das?

momo (24.11.2008 23:26):
nur durch gedankenkraft

momo (24.11.2008 23:26):
chris schaut zu mir rüber

momo (24.11.2008 23:26):
frägt: und?

momo (24.11.2008 23:26):
ich: ich muss ein boot sein

momo (24.11.2008 23:26):
er: ok - und zockt weiter

pia (24.11.2008 23:26):
hahah nee

momo (24.11.2008 23:27):
als seis die natürlichste sache der welt dass moritz auf seiner couch versucht ein boot zu sein^^

pia (24.11.2008 23:27):
typisch^^

momo (24.11.2008 23:27):
den gedanken hat ich dann

momo (24.11.2008 23:27):
und hatte nen lachflash und wurde dabei wieder „normal"

momo (24.11.2008 23:27):
xD

(＊・○・) ＝3はぁー

pia (24.11.2008 23:27):
wie öde^^

momo (24.11.2008 23:28):
das witzige an der droge is einfach die abgeklährtheit mit der chris und cih die sache hinnehmen

momo (24.11.2008 23:28):
weil salvia, zerböässt dir dein kurzzeitgedächniss

momo (24.11.2008 23:29):
auf salvia , weißt du nicht was salvia ist und du bist davon überzeugt

momo (24.11.2008 23:29):
dass du jmd oder etwas bsit dass noch nie drogen genommen hat

momo (24.11.2008 23:29):
ergo

momo (24.11.2008 23:30):
ist alles auf salvia 100% realität für dich

pia (24.11.2008 23:30):
voll verwirrend

pia (24.11.2008 23:30):
aber machts iwie spannender

momo (24.11.2008 23:31):
so wie als ich dachte der boden sei wasser

momo (24.11.2008 23:32):
weil du denkst dir halt, „ok, wasser überall", aber da du kein gedächtnis hast, war das für dich noch nie anders also machts dir keine angst ^^

pia (24.11.2008 23:33):
und du hattest noch nie horrortrip?

momo (24.11.2008 23:34):
ich hatte beim allerersten pilztrip n bischen sorge

momo (24.11.2008 23:34):
dass ich mich nieweider daran erinner wie ich heiß

momo (24.11.2008 23:34):
aber hab mir dann halt gedacht wayne

momo (24.11.2008 23:35):
namen kann man zur not immer erfinden

momo (24.11.2008 23:35):
ich würde sagen

momo (24.11.2008 23:35):
wenn vor dirn hund sitzt

momo (24.11.2008 23:36):
der lieb schaut

momo (24.11.2008 23:36):
und einandermal ein hund

momo (24.11.2008 23:36):
der bällt und zähne flätscht

momo (24.11.2008 23:36):
und du bei keinem von beidem zuckst

momo (24.11.2008 23:36):
dann kommst auch mit jeder situation klar die dir drogen vorgaukeln

momo (24.11.2008 23:37):
*bellt

▽・ω・▽ ワンちゃん☆

pia (24.11.2008 23:37):
okay

momo (24.11.2008 23:37):
vorallem sollte man dazu als methapher wissen

momo (24.11.2008 23:37):
der hund is in beiden fällen angebunden

momo (24.11.2008 23:38):
auf drogen kann dir ncihts was anhaben, seidenn du willst es so

momo (24.11.2008 23:38):
naja bla

momo (24.11.2008 23:38):
alles schwer auszudrücken

pia (24.11.2008 23:39):
super und wenn ich es mir einbilde?

pia (24.11.2008 23:39):
dass mir was passiert

momo (24.11.2008 23:39):
dann stell dir die frage warum dir das den passsieren sollte

momo (24.11.2008 23:40):
ich war mal iwie weggetreten und wurde vor die wahl gestellt meinen körper zu verlassen oder drin zu bleiben von irgendeiner stimme

momo (24.11.2008 23:41):
und dann hab ich halt ma diese stimme gefragt was denn wäre

momo (24.11.2008 23:41):
wenn cih mein körper verlasse

momo (24.11.2008 23:41):
darauf hab ich keine antwort bekomm

momo (24.11.2008 23:41):
also hab ich gesagt fu

momo (24.11.2008 23:41):
und bin woanders hingetrippt xD

momo (24.11.2008 23:42):
alles eine frage des egos ^^

pia (24.11.2008 23:42):
krass

momo (24.11.2008 23:43):
„aber meine mama hat gesagt ich darf nich mit fremden mitgehn"

momo (24.11.2008 23:43):
droge: „komm jetzt"

momo (24.11.2008 23:43):
du „nein, nerv nich sinst schrei ich ;P"

momo (24.11.2008 23:43):
*sonst

momo (24.11.2008 23:44):
immer den trip slebst bestimmten

pia (24.11.2008 23:44):
stell ich mir nich einfach vor °O

momo (24.11.2008 23:44):
aber generll kann ich jetzt von den

momo (24.11.2008 23:44):
6 trips die ich allein hatte

momo (24.11.2008 23:45):
und 6 trips mit freunden sagen

momo (24.11.2008 23:45):
dass du nur von iwelchen stimmen mitgenommen werden willst

momo (24.11.2008 23:45):
wenn du allein bist

momo (24.11.2008 23:45):
becouse

momo (24.11.2008 23:45):
there´s shizophrenie in all of us

pia (24.11.2008 23:46):
vielleicht schon ja °.°

pia (24.11.2008 23:46):
ich hätte angst das auszuprobieren

momo (24.11.2008 23:47):
für einen sicheren trip hab ich mir selbst ne grundregel erstellt

momo (24.11.2008 23:47):
immer den chris die dosis bestimmen lassen, und viele weiche flächen zum drauf ausruhen

momo (24.11.2008 23:48):
und als standart gilt: ein bombastisches ego muss vorhanden sein

momo (24.11.2008 23:49):
also selbstbewusstsein

momo (24.11.2008 23:49):
nciht von grundauf ängstlich
usw

pia (24.11.2008 23:49):
hmm lässt sich schon machn

momo (24.11.2008 23:50):
deswegen viele tripberichte lesen und die positivsten vor dem trip nochmal lesen

momo (24.11.2008 23:50):
mit vorffreude und nich mit vorsorge an die sache ran gehn

momo (24.11.2008 23:51):
mal beim jo fragen auf was für shrooms der zugriff hat zum kaufen

pia (24.11.2008 23:52):
oh man echt

momo (24.11.2008 23:54):
jaaaanz wichtig

momo (24.11.2008 23:54):
keine personen in der nähe haben die auch nur im gerinsten maße eine bedrohung darstellen könnten

momo (24.11.2008 23:55):
wenn in deinem kopf gespeichert is dass in der nähe personen sind die ausrasten wenn sie dich auf drogen sehn

momo (24.11.2008 23:56):
kann dich der gedanke schnell einhohlen und dich ficken

pia (24.11.2008 23:56):
wie viel man halt beachten muss

pia (24.11.2008 23:56):
das allein is doch schon voll der stress

momo (24.11.2008 23:56):
nö

momo (24.11.2008 23:57):
eigtl nur zeit und ruhe

momo (24.11.2008 23:57):
die persönlichekitssachen müssen ja eh gegeben sein

momo (24.11.2008 23:57):
die kann man sich ja nich schnell ma einstelln ^^

momo (24.11.2008 23:57):
mich wunderts eigtl bei mir

momo (24.11.2008 23:58):
kA

pia (24.11.2008 23:58):
weil du ein chiller bist

momo (24.11.2008 23:59):
joa, aber ich dachte mal, dass ich mich eher zu tode chill als mich voll und ganz dem reallife zu stelln und dass diese einstellung ne schlechte wäre

momo (24.11.2008 23:59):
um auf trips zu gehn

momo (24.11.2008 23:59):
aber auf trips bin cih die glücklichste person dies gibt^^

pia (25.11.2008 00:00):
dann würd ich auch immer drogen nehmen xDD

momo (25.11.2008 00:01):
lol, wow ien kuzer moment von erleuchtung

momo (25.11.2008 00:01):
schon seit wochen nichmehr gehabt

momo (25.11.2008 00:01):
ich

momo (25.11.2008 00:01):
bin

momo (25.11.2008 00:01):
wie ein motor der ab 30 schon abriegelt (also nicht weiter beschleunigt halt) und wenn ich auf drogen bin muss ich nichmal mehr selbst fahren

momo (25.11.2008 00:02):
daher ich+drogen=happiness

momo (25.11.2008 00:02):
bam

pia (25.11.2008 00:02):
voll die erleuchtung, momo^^

momo (25.11.2008 00:02):
yeah

momo (25.11.2008 00:03):
....ja, die waren auch schonmal sehr viel teifgründiger

pia (25.11.2008 00:03):
was geht silvester?

momo (25.11.2008 00:03):
drogen

pia (25.11.2008 00:04):
hmpf

momo (25.11.2008 00:04):
ne

pia (25.11.2008 00:04):
ich weiß nicht was machen

pia (25.11.2008 00:04):
ich glaub ich bleib daheim

pia (25.11.2008 00:04):
leg mich ins bett

pia (25.11.2008 00:04):
und heul

momo (25.11.2008 00:05):
meine affen (aka „freunde" oder auch „menschen mit denen ich hänge") werden in ne scheiss bar bzw disco oder son scheiss gehn für 30 euro eintritt und 10 euro pro drink

momo (25.11.2008 00:05):
da is nix mit drogen

momo (25.11.2008 00:06):
ich würd gern mal auf pupillen erweiternden drogen slivester erleben

momo (25.11.2008 00:06):
weil

momo (25.11.2008 00:06):
besoffen : augenoptik auflößung in pixel 240x360

momo (25.11.2008 00:07):
auf pilzen 1920x1080

momo (25.11.2008 00:07):
also wie handy zu full hd bilschirm

momo (25.11.2008 00:07):
oder zumindest wie n normaler röhren tv zu nem full hd

momo (25.11.2008 00:07):
das is toll^^

pia (25.11.2008 00:07):
O____O

momo (25.11.2008 00:08):
feuerwerk muss da genial aussehn

momo (25.11.2008 00:08):
quasi feruerwerk mit 4mal intensiveren farben als normal^^

momo (25.11.2008 00:08):
aber naja
das wird nei passieren

momo (25.11.2008 00:08):
silvester is der sichere tot auf drogen

momo (25.11.2008 00:08):
überall sprengstoff und glas, wirft dir einer n böller hin und du „ui, ne wunderkerze, wie schmeckt die wohl...."

momo (25.11.2008 00:12):
lol

momo (25.11.2008 00:12):
oder man raffts garnich mehr und flamed alle leute was der krach denn soll
rofl

pia (25.11.2008 00:13):
lieber lassen!

momo (25.11.2008 00:13):
jo

momo (25.11.2008 00:13):
silvester is besoffen schon gefährlich genung

momo (25.11.2008 00:25):
ich glaub bei wechseln sich so schlafphasen ab

momo (25.11.2008 00:25):
eine woche penn ich regelmäßig vor 23 uhr weg

momo (25.11.2008 00:25):
und andere nich vor 1

momo (25.11.2008 00:25):
heut nacht nur 3 stunden gepennt und nun nichmal müde

pia (25.11.2008 00:40):
warum so wenig geschlafen?

momo (25.11.2008 00:41):
weil mein körper und mein geist sich super verstehn

momo (25.11.2008 00:41):
wenn mein geist sagt: scheisse wochenende is vorbei ...dreck, wenn ich einpenn is schule danach

momo (25.11.2008 00:41):
dann sagt mein körper: k, dann pennst halt nich ein

momo (25.11.2008 00:41):
und blockt müdigkeit

pia (25.11.2008 00:48):
dangerous ._.

momo (25.11.2008 00:49):
í am a superhero

pia (25.11.2008 00:51):
no u aren't

momo (25.11.2008 00:51):
wohl!

pia (25.11.2008 00:52):
never

momo (25.11.2008 00:52):
miiiiiiii

momo (25.11.2008 00:54):
du bist ja nur neidisch weil die leisen stimmen nur zu mir sprechen

pia (25.11.2008 00:54):
magsu bushido?

pia (25.11.2008 00:54):
^^ (dumme frage)

momo (25.11.2008 00:54):
rofl

pia (25.11.2008 00:54):
maaagst du bonnie und clyde?

momo (25.11.2008 00:54):
ich mag nichmal parodien auf bushido

pia (25.11.2008 00:54):
http://www.youtube.кom/watch?v=dNsKT0V7NsA&feature=related

pia (25.11.2008 00:55):
aber ich liebe bonnie und clyde

momo (25.11.2008 00:55):
...

pia (25.11.2008 00:55):
^.^

momo (25.11.2008 00:55):
muss cih mir das nun antun?

pia (25.11.2008 00:55):
nein

momo (25.11.2008 00:56):
ahahaha is das müll

momo (25.11.2008 00:56):
sry

pia (25.11.2008 00:56):
tust dus etwa doch? xD

pia (25.11.2008 00:56):
ich wusste es xDD

momo (25.11.2008 00:56):
rofl omg

momo (25.11.2008 00:57):
yeah ich sitz im knast weil ich bin so ghetoo hab kaugumies geklaut

momo (25.11.2008 00:57):
ey komm, hör doch sowas nich
was is daran gut?

pia (25.11.2008 00:57):
tu ich ja nicht ich hab nur gesagt ich mag bonnie und clyde und das kam raus als ichs bei youtube gesucht hab ^-^

momo (25.11.2008 00:57):
achso

momo (25.11.2008 00:58):
omg schock mich doch nich so ey

pia (25.11.2008 00:58):
aber da stand: boonie und clyde

pia (25.11.2008 00:58):
yuhuuuu rechtschreibung! boonie xD

momo (25.11.2008 00:58):
^^

momo (25.11.2008 00:59):
http://de.youtube.кom/watch?v=ZhI3icfEsOI&feature=related das einzige zu „bonnie und clyde" was hörbar is

pia (25.11.2008 00:59):
lass mci ratn

momo (25.11.2008 00:59):
hosen sin zwar auch eher mau

pia (25.11.2008 00:59):
toten hosen

pia (25.11.2008 00:59):
yeeaah+

momo (25.11.2008 00:59):
aber n paar gute lieder haben sie ja ^^

pia (25.11.2008 00:59):
guter song
muss offfff

momo (25.11.2008 01:00):
nadann

pia (25.11.2008 01:00):
bis dann

momo (25.11.2008 01:00):
n8

pia (25.11.2008 01:00):
:*

momo (25.11.2008 01:00):
*kraul+patpat

momo (25.11.2008 01:00):
*anknabber
usw

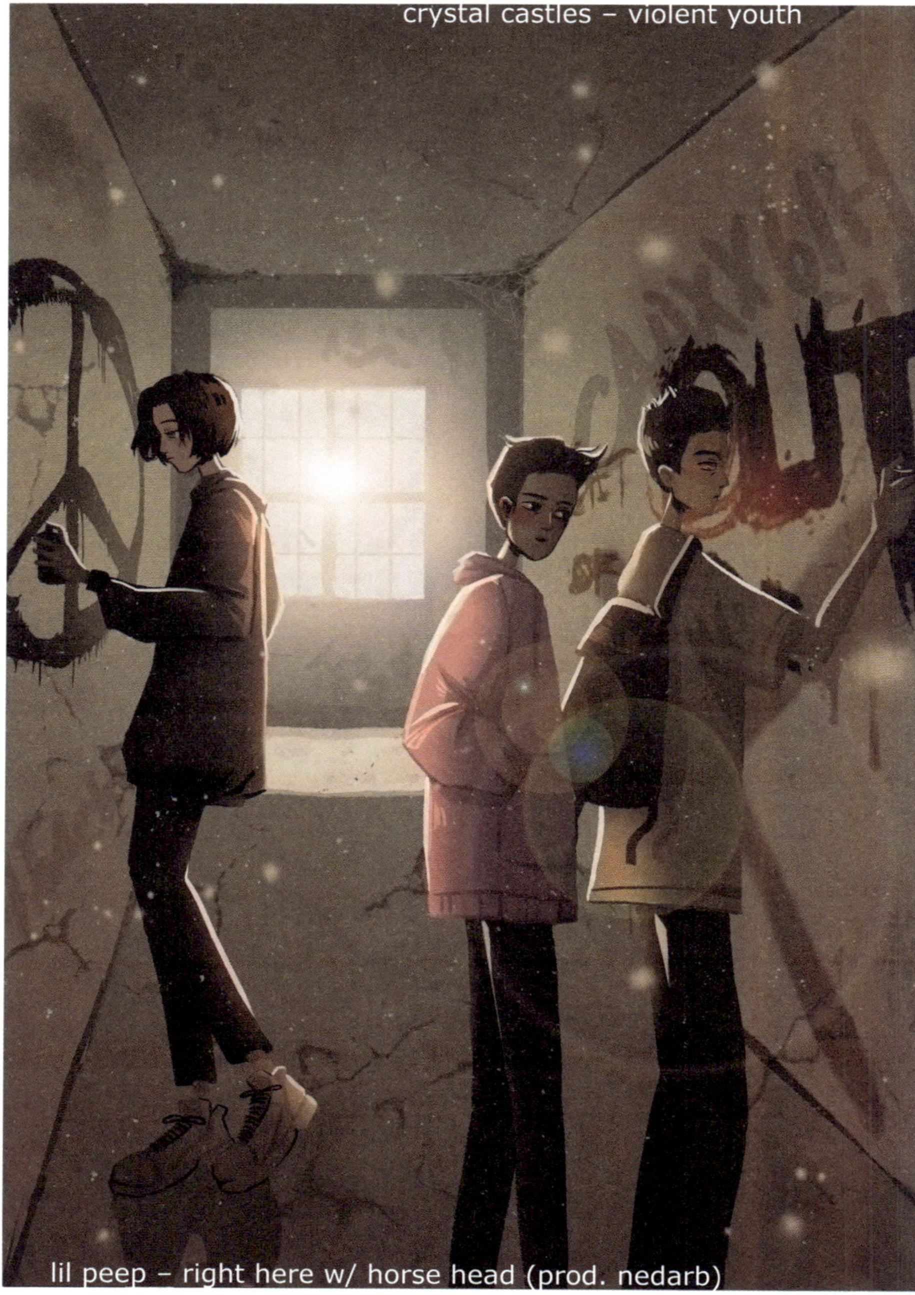
crystal castles – violent youth
lil peep – right here w/ horse head (prod. nedarb)

momo (03.12.2008 22:46):
pipapupu

pia (03.12.2008 22:47):
mimamomo

pia (03.12.2008 22:56):
°.°

momo (03.12.2008 22:58):
tv is so öde

pia (03.12.2008 22:58):
oh yeah

momo (03.12.2008 22:59):
und ich glaube langsam behaupten zu können ich hab internet so im großen und ganzen durch ^^

pia (03.12.2008 22:59):
HA

pia (03.12.2008 22:59): (_ _,)/~~白旗~
niiiemaaals

momo (03.12.2008 23:00):
doch schon

momo (03.12.2008 23:01):
die unzähligen communities zu absolut jedem scheiss thema zählen nich

pia (03.12.2008 23:03):
und was ist mit all den homepages der 13jährigen?

momo (03.12.2008 23:03):
unwichtig

momo (03.12.2008 23:04):
es gibt kaum noch inhalte wo ich mir denk: hey wow das is neu

momo (03.12.2008 23:04):
ohne cracked.com hätt ich garnixmehr zu tun

pia (03.12.2008 23:04):
hm. ja gut .___.

momo (03.12.2008 23:04):
auser porn

momo (03.12.2008 23:04):
^^

momo (03.12.2008 23:05):
porn überal

momo (03.12.2008 23:05):
aber wayne

momo (03.12.2008 23:05):
mir is ja langweilig

momo (03.12.2008 23:05):
da kommst du du ins spiel

momo (03.12.2008 23:05):
wahlweise auch mit nur einem du

pia (03.12.2008 23:07):
.___. na danke

pia (03.12.2008 23:07):
nur dann

momo (03.12.2008 23:08):
mimimi

pia (03.12.2008 23:08):
T^T

momo (03.12.2008 23:09):
ich denke darüber nach icq ma für ne bestimmte zeit auszuschalten

momo (03.12.2008 23:09):
so n paar wochen

(＊´Д｀)=3ハァ･･･

momo (03.12.2008 23:09):
weil

momo (03.12.2008 23:10):
ich nur leute anschrieb und sie flame -.-

momo (03.12.2008 23:10):
das is auf dauer nich gesund ^^

pia (03.12.2008 23:12):
ne und immer weniger menschen mögen dich^^

momo (03.12.2008 23:16):
stimmt

momo (03.12.2008 23:16):
das is ja wayne

pia (03.12.2008 23:16):
ja willst ja eh alle töten.

momo (03.12.2008 23:16):
ich will nicht in dem sinne töten

momo (03.12.2008 23:16):
es wär zwar spaßig

momo (03.12.2008 23:16):
aber ich bin faul

momo (03.12.2008 23:16):
ich will einfach nur alle tot sehn ^^

pia (03.12.2008 23:17):
warum? -.-

momo (03.12.2008 23:18):
....weil der tot eine belohnung ist und ich leute gerne glücklich mache....

pia (03.12.2008 23:20):
und wenn sie nicht glücklich gemacht werden wollen?

momo (03.12.2008 23:20):
freier wille ist etwas was dir mammy erzählt hat, damit du dich freust erwachsen zu werden

pia (03.12.2008 23:21):
-.-

ハァ━(－д－；　)━ァ...

pia (03.12.2008 23:21):
meine´mutter wird MAMI geschrieben und nicht MAMMY du stümper

momo (03.12.2008 23:21):
...

momo (03.12.2008 23:22):
http://www.noth!ngtox!c.кom/media/1227829769/A$/-/ol3_V!c!ou$ly_Pu/|/ch3$_Cut3_G!rlfr!3nd_!n_th3_ Fa¢3

momo (03.12.2008 23:22):
hör auf mir zu widersprechen

momo (03.12.2008 23:22):
kannst eh nich abspieln weider ;P

pia (03.12.2008 23:22):
doch komischerweise schon -.-

pia (03.12.2008 23:23):
ich hasse solche männer

momo (03.12.2008 23:23):
ja

momo (03.12.2008 23:23):
verstehst du jetzt n klein wenig besser

momo (03.12.2008 23:23):
warum ich es begrüßen würde wenn die menscheit austirbt?

pia (03.12.2008 23:26):
menschheit. lol^^

pia (03.12.2008 23:28): ミ★(*^▽ﾟ)v
naya mir egal

pia (03.12.2008 23:28):
wenn eh alle sterben
hätte ich auch kein problem damit

momo (03.12.2008 23:28):
eben

momo (03.12.2008 23:34):
aber naja, son nen ganzen planeten ausrotten wird wohl eher....nur ein traum bleiben ^^

momo (03.12.2008 23:35):
aber mammi hat immer gesagt ich kann alles erreichen wenn cih nur will

momo (03.12.2008 23:35):
und dass man sich die ziele hoch stecken soll

momo (03.12.2008 23:35):
muahahaahr^^

pia (03.12.2008 23:35):
mami

momo (03.12.2008 23:35):
mammmmmmmmi

momo (03.12.2008 23:36):
wenn du willst auch mommy

momo (03.12.2008 23:36):
verfickt

momo (03.12.2008 23:37):
es kommt kein scrubs mehr

momo (03.12.2008 23:37):
....

pia (03.12.2008 23:37):
wtf

pia (03.12.2008 23:37):
wisooo?

momo (03.12.2008 23:37):
muss töten.... 壁|*'O')w ｵｰｲ!!

momo (03.12.2008 23:37):
weil pro 7 scheisse is

momo (03.12.2008 23:37):
das bisher war doch noch keine komplette staffel oder?

pia (03.12.2008 23:37):
uhm... ne glaub nid!

momo (03.12.2008 23:38):
nerv

momo (03.12.2008 23:38):
somit kommt nun absolut garnichts mehr

momo (03.12.2008 23:39):
naja simpsons montags

momo (03.12.2008 23:39):
boa ich rbauch dirngend ne beschäftigung

momo (03.12.2008 23:39):
und ich muss meine tastatur wieder richtig hinlegen

momo (03.12.2008 23:39):
tastaturen darf man ja nich bewegen

momo (03.12.2008 23:39):
niemals

momo (03.12.2008 23:47):
lol die staffel hat echt nur 11 folgen

pia (03.12.2008 23:48):
shit?

momo (03.12.2008 23:49):
joa, hm

momo (03.12.2008 23:49):
und J.D is ja ausgestiegen

momo (03.12.2008 23:49):
ne 8te staffel kommt zwar aber ohne ihn lol

pia (03.12.2008 23:49):
weißt du was ich nicht mag?

momo (03.12.2008 23:50):
hm?

pia (03.12.2008 23:50):
taschentücher die im weltraum unhertreiben.

pia (03.12.2008 23:50):
und stress mit elefanten

momo (03.12.2008 23:50):
verständlich

pia (03.12.2008 23:50):
ich kanns auch nicht leiden wenn katzen platzen

pia (03.12.2008 23:50):
oder wenn frösche meine Klamotten klauen

momo (03.12.2008 23:50):
aber es gibt völker die warten auf solche taschentücher
siehe per anhalter durch die galaxis

pia (03.12.2008 23:50):
und tote fische die in meinem zimmer durch das abflussrohr gedrückt werden.. wääääh -.-

pia (03.12.2008 23:51):
ich mags auch nicht wenn ameisen mich mit ihrer ekelhaften grippe anstecken.

(￣-￣　3)∧(▽￣*)　ﾐﾐｶｼﾃ…

momo (03.12.2008 23:51):
wer mag das schon

pia (03.12.2008 23:51):
wäwäwäwwww

pia (03.12.2008 23:54):
nacht nacht

pia (03.12.2008 23:54):
es ist nacht

pia (03.12.2008 23:55):
GUTE nacht

momo (03.12.2008 23:55):
jemand namens basssultanhengzt pflegte dies auch immer zu sagen

momo (03.12.2008 23:55):
n8

Normalerweise, wenn sie mit seinem großen Bruder Michele abhingen, war Momo sehr still und zurückhaltend. Vielleicht, weil zwischen ihnen schon immer ein gewisser Konkurrenzkampf geherrscht hatte, aber das war wahrscheinlich nicht ungewöhnlich bei Geschwistern. Heute jedoch war alles anders, denn sie hatten eine Flasche Wodka dabei, die gerade im Kreis rumging, während sie auf abgeranzten Sofas in einem Abrisshaus chillten. Der Alkohol ließ sie alle locker werden und Pia hatte schon wieder vergessen, wie der Freund von Michele hieß, den er heute mitgeschleppt hatte. Namen konnte sie sich generell immer erst beim zweiten oder dritten Treffen merken, aber da er sich sowieso nicht sonderlich an den Gesprächen beteiligte, fiel es nicht wirklich auf.
Es dröhnte laute Musik aus Micheles Handylautsprecher und Pia hüpfte ausgelassen auf der Couch, während die Jungs sich mit Spraydosen an den Wänden zu schaffen machten. Hier übten sie und draußen hinterließen sie ihre wahren Kunstwerke. Pia war schon länger nicht mehr mit ihnen unterwegs gewesen und heute auch bloß mitgekommen, weil Marie den Abend mit ihrer Familie verbringen wollte, zwischen Lucas und ihr immer noch Funkstille herrschte und sie auch keine Lust gehabt hatte, im Wohnheim zu gammeln.
„Wieso hast du nicht Marie mitgebracht?", fragte Michele interessiert. Sie zuckte mit den Schultern. „Die hatte Besseres zu tun."
Pia wusste von Momo, dass sein Bruder sie scharf fand.
„Was ist so toll an ihr?", fragte der auch prompt. „Dass sie sich ihre Augen mit Eyeliner zuklatscht wie ein Panda?" Er verdrehte die Augen, ohne seinen Bruder jedoch direkt anzusehen.
„Die hat einfach übelst die Ausstrahlung", erwiderte Michele. „Wieso so gereizt, bisch eifersüchtig?"
„Mich nervt einfach, dass die neuerdings überall dabei sein muss!" Momo schnaubte verächtlich. „Auf was sollte ich eifersüchtig sein – darauf, dass du 'n Boner bei ihr bekommst, oder was?"
„Darauf, dass Pia mehr mit ihr als mit dir chillt, vielleicht." Micheles Blick wanderte zu Pia und er zwinkerte ihr zu.
Momo biss sich auf die Lippe und sagte nichts mehr; sein Bruder hatte offenbar einen wunden Punkt getroffen.

pia (05.12.2008 20:42):
i want to be just like barbie.

(^з^) -☆Chu! !

pia (05.12.2008 20:42):
that bitch has everything. ._.

momo (06.12.2008 03:30):
barbie hat keine mumu

pia (06.12.2008 15:09):
shit u're right

momo (06.12.2008 15:10):
thx

momo (06.12.2008 15:13):
sag mal ein abwertendes Wort für ein schriftstück

momo (06.12.2008 15:13):
also n brief der jmd einem geschrieben hat

pia (06.12.2008 15:13):
hmm

pia (06.12.2008 15:13):
fetzen

pia (06.12.2008 15:14):
schmierzettel

momo (06.12.2008 15:14):
ne es is ne schlne karte vom „nikolaus"

momo (06.12.2008 15:14):
*schöne

momo (06.12.2008 15:14):
nur der inhalt is xtrem lächerlich

pia (06.12.2008 15:14):
was is der inhalt?^^

momo (06.12.2008 15:14):
dummes geflame von meiner mutter, weil

momo (06.12.2008 15:15):
ich den fehler gemacht hab zeit mit ihr zu verbringen was

momo (06.12.2008 15:15):
ihr einen kleinen einblick in meinen charakter gewährt

momo (06.12.2008 15:15):
worauf sie immer mimimi briefe scheibt was für ein arschloch ich bin

pia (06.12.2008 15:15):
wtf?

ε=(｡･｀ω´･｡)ﾌﾟﾝｽｶﾌﾟﾝ!!

momo (06.12.2008 15:16):
xD

momo (06.12.2008 15:16):
ja, es is so lächerlich wie es klingt

momo (06.12.2008 15:16):
in den letzten 8 jahren hab ich das ja ignoriert

momo (06.12.2008 15:16):
und zuletzt auch nichmal mehr gelesen

momo (06.12.2008 15:16):
aber nun kam die karte ganz erbrämlich

momo (06.12.2008 15:17):
durch den nikolaus

momo (06.12.2008 15:17):
da muss ich drauf antworten

momo (06.12.2008 15:18):
naja, wenn einem kein wort einfälllt

momo (06.12.2008 15:18):
nimm man ein nettes wort

momo (06.12.2008 15:18):
und verpackt es mit sarkassmus

pia (06.12.2008 15:18):
sag erstmal was drinsteht^^

momo (06.12.2008 15:21):
„Lieber Moritz, der Nikolaus fände es dringend an der Zeit, wenn du aufhörst immer über anderer Leute „Fehler" „Dummheit" usw. zu lästern und stattdessen Dich selbst mal beobachtest. Bist Du schon so, wie Du sein möchtest? Denk mal dringend darüber nach"

pia (06.12.2008 15:21):
xD (;≧皿≦）。゜゜。ううううぅぅぅ

momo (06.12.2008 15:22):
mir is schon klar , dass jemand der nur abkotzt andere ankotzt, aber das soll der doch schlicht und einfach scheiss egal sein ^^

pia (06.12.2008 15:22):
mh mich kotzt du nich an
<3

momo (06.12.2008 15:22):
^^

pia (06.12.2008 15:22):
vorallem der nikolaus fände es an der zeit

pia (06.12.2008 15:22):
lol

pia (06.12.2008 15:22):
schreib sowas wie

pia (06.12.2008 15:22):
dann sag dem nikolaus

pia (06.12.2008 15:22):
blabla

pia (06.12.2008 15:22):
^^

momo (06.12.2008 15:23):
^^

momo (06.12.2008 15:23):
ne, damit lass ich mich aufs gleiche nivou runter

momo (06.12.2008 15:23):
und ich stehe dazu arrogant zu sein ^^

pia (06.12.2008 15:24):
ok wie hast du dir die antwort vorgestellt?

momo (06.12.2008 15:24):
Wieder einmal grandios, „der Nikolaus fände...“. Wie süß.

Natürlich total anmassend, dass jemand der mich höchstens zu 10% kennt, es sich rausnimmt, mir zu raten an meinem Charakter zu arbeiten. (ich rede von Dir, nicht vom Nikolaus)
So zu sein wie ich möchte, ist nicht möglich, ich kann nur so sein wie ich es in dem Moment für richtig bzw vertretbar erachte. Genau das verschafft mir wahrscheinlich meinen Höhenflug, den alles was ich tue kann ich vor mir selbst rechtfertigen.
Da ich aber den Spass den es macht, Anderen nichtsnützige Ratschläge zu erteilen, verstehe, hier noch ein paar Denkanstöße:
- Kann man wirklich, aufgrund von 2-3 Statements auf den kompletten Charakter eines Menschen schließen?
- Kann es sein, dass Jemand mit dem man nicht einer Meinung ist, trotzdem genauso zufrieden ist, wie man selbst?
- Ist es pervers sich mit der Scheisse anderer Menschen zu beschäftigen?
In diesem Sinne, einen frohen 2ten Advent!
P.S. Nur weil ich mich auf das, meiner Meinung nach, abgrundtiefe Nivou herabgelassen hab, auf deine liebenswerte Karte zu antworten, hoffe ich trotzdem, dass das der letzte Brief dieser Art war.

momo (06.12.2008 15:24):
so

pia (06.12.2008 15:25):
nicht schlecht

momo (06.12.2008 15:26):
^^

pia (06.12.2008 15:26):
aber ☆(° o°(\ / / / / / / (--)>ブレストファイヤー!

pia (06.12.2008 15:26):
niveau

momo (06.12.2008 15:26):
aso

momo (06.12.2008 15:26):
ja da hab ich überlegt ^1

pia (06.12.2008 15:26):
ich finds ziemlich gut!

pia (06.12.2008 15:26):
weil die karte von deiner mum
is halt absolut lächerlich

momo (06.12.2008 15:27):
joa, sowas in der art bekomm cih 2 mal im jahr

momo (06.12.2008 15:27):
ich denke das liegt an ihrer herbst bzw frühjahrsdepression ^^

momo (06.12.2008 15:30):
so

momo (06.12.2008 15:30):
und nun

momo (06.12.2008 15:30):
geh ich mal schaun ob das geburtstagsgeschenk für meine mutter
endlich abhohlbereit ist

momo (06.12.2008 15:31): (>ω<＊)ノノ田♥
im ernst

pia (06.12.2008 15:31):
was?

momo (06.12.2008 15:31):
ja

pia (06.12.2008 15:31):
du schenkst der was?

momo (06.12.2008 15:31):
joa, hab das vor 2 wochen in auftrag gegeben

momo (06.12.2008 15:31):
2 ihrer lieblingsbilder als poster

momo (06.12.2008 15:32):
aber iwie sind die nie fertig

pia (06.12.2008 15:32):
nett von dir

momo (06.12.2008 15:32):
ja

momo (06.12.2008 15:32):
zuckerbrot und peitsche

momo (06.12.2008 15:58):
so, nis mit geburtstagsgeshenk, wenn das jetzt noch nich fertig is, dann isses verschollen und somit wayne ^^

momo (06.12.2008 15:58):
*nis = nix

pia (06.12.2008 16:52):
http://de.youtube.kom/watch?v=dwJAGLJGfT0&feature=related
laalalaalaaaaa

momo (06.12.2008 17:14):
weihnachten sollte neu erfunden werden ^^, seit jahren die gleichen lieder immer und immer wieder ^^

pia (06.12.2008 17:17):
nein °-°

momo (06.12.2008 17:17):
ok

pia (06.12.2008 17:59):
hunger

pia (06.12.2008 17:59):
sooo hunger

momo (06.12.2008 18:03):
<< spghetti am warm machen

pia (06.12.2008 18:03):
X_____X

momo (06.12.2008 18:04):
und hab noch 2 tafeln erbeerschoko und 2 tüten zwibliringe ^^

pia (06.12.2008 18:04):
FICK DICH

pia (06.12.2008 18:04):
arsch

pia (06.12.2008 18:05):
auch noch erdbeerschoki
boah.

momo (06.12.2008 18:05):
komm vorbei, bekommst schoko, musst danach aber mit auf miras geburtstag ^^

pia (06.12.2008 18:05):
kannsu mir pilze besorgen?

momo (06.12.2008 18:06):
nö, hab nur noch die reste vom kit

pia (06.12.2008 18:07):
für 10 euro

pia (06.12.2008 18:07):
für ne freund
*nen

pia (06.12.2008 18:07):
also nur wenig

momo (06.12.2008 18:07):
kA

momo (06.12.2008 18:08):
müsst ich mit nem typ labern den ich nur sporadisch seh

pia (06.12.2008 18:08):
OK!

(*ﾟ▽ﾟ)*。_。)*ﾟ▽ﾟ)*。_。)ウンウン

pia (06.12.2008 18:09):
kannsu besorgen bis nächstes we?

momo (06.12.2008 18:09):
kA

pia (06.12.2008 18:11):
ja oder nein?

momo (06.12.2008 18:12):
kA

momo (06.12.2008 18:12):
keine Ahnung

pia (06.12.2008 18:12):
sag

pia (06.12.2008 18:12):
JA

momo (06.12.2008 18:12):
weiß ich nich

pia (06.12.2008 18:12):
oder

momo (06.12.2008 18:12):
mal schaun

pia (06.12.2008 18:12):
NEIN

イヤイヤo(><;)o o(;><) o

momo (06.12.2008 18:12):
fu

pia (06.12.2008 18:12):
bis wann weißt du? ^^

pia (06.12.2008 18:12):
bis

pia (06.12.2008 18:12):
wann

pia (06.12.2008 18:12):
weißt

pia (06.12.2008 18:12):
du

pia (06.12.2008 18:12):
es

pia (06.12.2008 18:12):
?

momo (06.12.2008 18:13):
rofl

momo (06.12.2008 18:13):
/igno

pia (06.12.2008 18:13):
xD

pia (06.12.2008 18:13):
oh man

pia (06.12.2008 18:13):
sag doch

momo (06.12.2008 18:20):
oh man...jetzt hab ich zugesagt...und muss an arsch der welt...

momo (06.12.2008 18:20):
reallife ey

pia (06.12.2008 18:21):
xD

pia (06.12.2008 18:21):
shit!

pia (06.12.2008 18:21):
hahaha

momo (06.12.2008 18:24):
boa ey....

momo (06.12.2008 18:25):
geh ich ma duschn

pia (06.12.2008 18:25):
have fun^^

momo (06.12.2008 18:25):
unter der dusche immer

pia (06.12.2008 18:25):
i know

momo (06.12.2008 18:41):
also weil ich nackt und von wasser benetzt gut ausseh und nich weil ich irgendwelche spielerreien betreibe hab ich spasß unter der dusche

momo (06.12.2008 18:41):
btw

momo (06.12.2008 18:41):
^^

pia (06.12.2008 18:42):
du bist dünn

momo (06.12.2008 18:42):
ja

pia (06.12.2008 18:42):
was schonmal nicht schlecht ist

momo (06.12.2008 18:42):
ich seh ihn komplett wenn ich senkrecht an mir runter schaue

momo (06.12.2008 18:42):
wenn sich das ändert

momo (06.12.2008 18:42):
treib ich sport ^^

pia (06.12.2008 18:42):
aber wenn du jetzt noch muskulös wärst

pia (06.12.2008 18:43):
top!

momo (06.12.2008 18:43):
i know

momo (06.12.2008 18:43):
aber ich bin faul

pia (06.12.2008 18:44): ε=ε=ε=ε=┏(；￣▽￣)┛にげろ！
tja^^

pia (06.12.2008 18:46):
http://i233.photobucket.kom/albums/ee50/coolipanda/hamtaro.png

momo (06.12.2008 18:47):
^^

pia (06.12.2008 18:52):
Wieso geht mir dieser Traum nicht aus dem Kopf? und was macht meine Physik Lehrerin da? Wer ist der Vater meines Kindes?
wieso kommt mich niemand besuchen?
hmm
ganz komsich:-S

momo (06.12.2008 18:55):
nehm btw die restlichen pilze mit, solltest du spontan das bedürfnis verspüren mit mir zu trippen, bin ich bereit

pia (06.12.2008 18:55):
O.O

pia (06.12.2008 18:56):
hmmm... vielleicht meld ich mich später noch

momo (06.12.2008 19:02):
boa... dann schlepp ich mich mal zum redbull dealer meines vertrauens

pia (06.12.2008 19:02):
have fun again^^

momo (06.12.2008 19:02):
wieder nur 5 stunden gepennt

momo (06.12.2008 19:03):
das leben fiickt mich schonwieder ,*denk ^^

momo (06.12.2008 19:03):
thx

momo (06.12.2008 19:03):
u2

momo (06.12.2008 19:03):
denk an mich wenn du schlafen gehst

pia (06.12.2008 19:03):
okay mach ich^^

momo (06.12.2008 19:03):
ich auch ^^

pia (06.12.2008 19:04):
an mich aber

(笑´∀｀)σσσσσσσ) *Д*)

momo (06.12.2008 19:04):
beides ;P

pia (06.12.2008 19:05):
xD

pia (07.12.2008 01:40):
was isn hier los

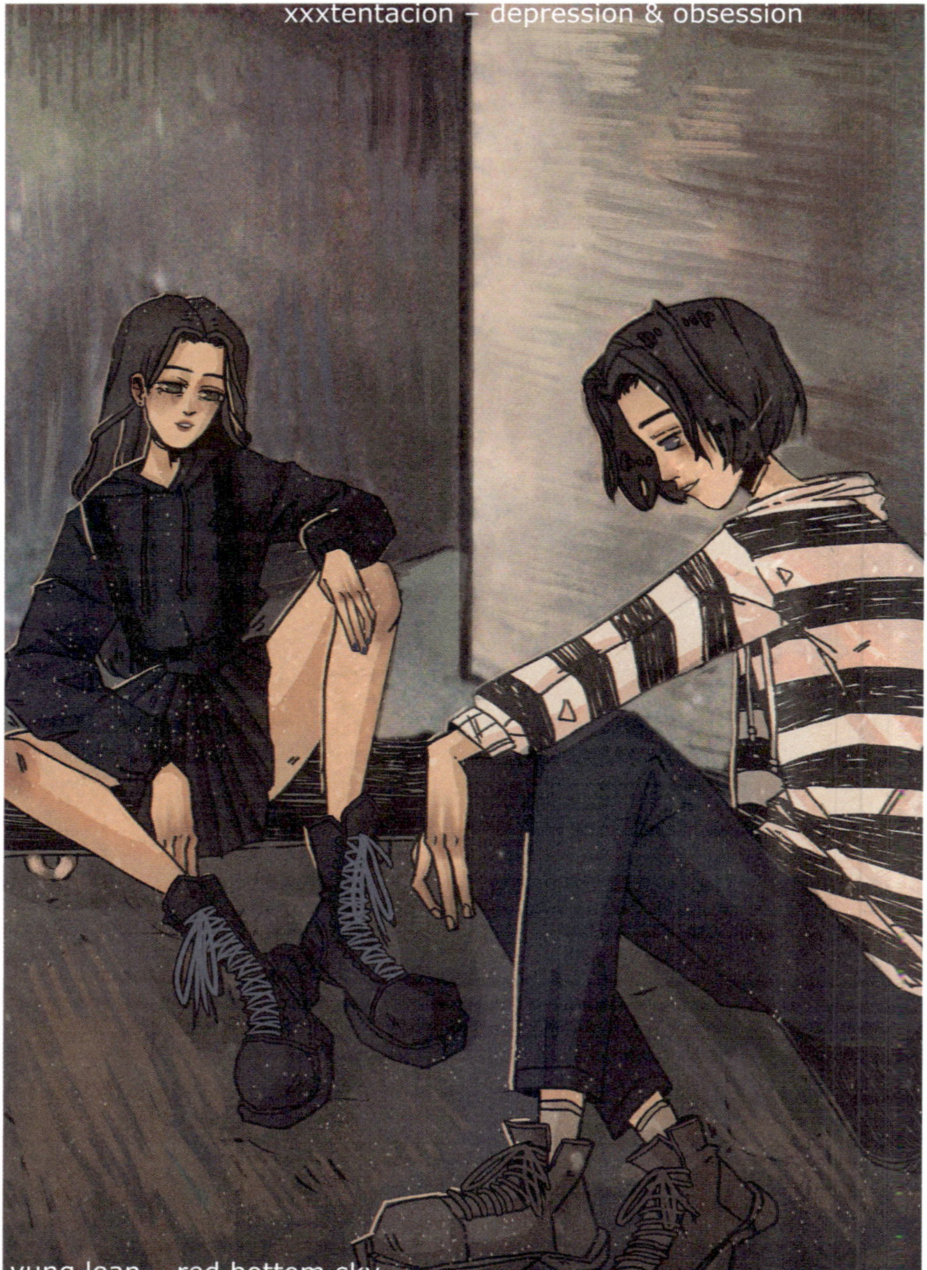
xxxtentacion – depression & obsession
yung lean – red bottom sky

Eben hatten sie Pilze gegessen, die Momo mit einem Grow-Kit auf seiner eigenen Fensterbank gezüchtet hatte. Es waren die letzten gewesen und sie waren extra auf ein Feld gegangen, um die volle Ladung Natur zu genießen. Die Farben und Gerüche um sie herum, alles ließ darauf schließen, dass Sommer war, allerdings wurden sie schnell in die Realität zurückgeholt, als ein kalter Spätherbstregen über ihnen losbrach und sie Zuflucht an einer Bushaltestelle suchten.

„Hast du auch diese kleinen Zwerge gesehen?", fragte Momo und setzte sich auf sein Skateboard. Pia tat es ihm gleich, sie hatte sich das von Michele ausgeliehen, obwohl sie nicht gut im Skaten war.

„Waren die grün??", fragte sie. Gerade hatten sie noch Schwierigkeiten gehabt zu kommunizieren, vor allem, weil sie beide sehr auf ihren individuellen Trip fokussiert gewesen waren.

„Ja, Mann, die waren überall, das is so sick!"

Pia hatte all ihren Mut zusammengenommen und Momo von Miras Geburtstag entführt, um mit ihm ihren ersten psychedelischen Trip zu erleben. Eigentlich hatte sie mit Lucas Pilze nehmen wollen, aber sie hätte es nicht über sich bringen können, Momo das zu gestehen. Außerdem fühlte sie sich sicher und unendlich wohl mit ihm.

„Wenn wir beide sie sehen konnten, bedeutet das nicht, dass es sie wirklich geben muss? Vielleicht haben wir eine Dimension entdeckt, für die wir sonst blind sind."

Sie schauten sich lange an; keiner von beiden wagte es, den Blick abzuwenden, und Pia beobachtete mit überwältigender Faszination, wie seine Gesichtszüge ein sich ewig veränderndes Rätsel waren, als wäre er ein Gestaltenwandler, der überhaupt keine stetige Erscheinung hatte – nichts war so wirklich greifbar.

„Ohne Witz, Pia. Manchmal hab ich Angst, dich zu zerbrechen", sagte er leise und neigte nun schließlich doch seinen Kopf, trennte die Verbindung zwischen ihnen.

„Wie meinst du?" Pia war traurig darüber, dass dieses intensive Band zwischen ihnen nun nicht mehr bestand.

„Es ist, als wäre bisher noch nicht viel Dunkelheit an dich rangekommen, und ich bin erfüllt von ihr. Manchmal stelle ich mir vor, wie

ich dich zu berühren versuche ..." Er streckte seine Hand aus und griff ins Leere. „... und vor meinem inneren Auge bist du diese eine Blume, die oft in japanischen Tattoomotiven benutzt wird." Seine Mundwinkel hoben sich zu einem Lächeln, aber seine Augen lächelten nicht mit. „Jedenfalls bist du in voller Blüte und ich bin bloß ein schwarzes Moor, das deine Blütenblätter in die Knie zwingt."
Im ersten Moment wusste sie nicht, was sie sagen sollte. Es stimmte, im Gegensatz zu ihm war sie ein vor Lebensfreude nur so sprudelndes Naivchen, aber niemals war ihr der Gedanke gekommen, dass er ihr nicht gut tat. Im Gegenteil. „Also erstens: Blumen haben keine Knie, ein Moor könnte sie eher verschlucken", erwiderte sie schließlich. „Und zweitens: Ich finde, wir tun uns gut. Meinst du Kirschblüten?"
„Nee, die, die ich meine, haben so dünne, gebogene Blütenblätter", erklärte er und versuchte die Blüte mit seinen Fingern darzustellen. „Kein Plan, wie die heißen. Deine Mutter weiß das bestimmt."
„Ich glaube, du meinst Chrysanthemen", sagte Pia.
„Klingt richtig", erwiderte Momo.

pia (11.12.2008 18:32):
yo momo

momo (11.12.2008 18:33):
yo

pia (11.12.2008 18:33):
weißt du ob lucas heute in der schule war?

momo (11.12.2008 18:34):
kA, gesehn hab ich ihn nich

pia (11.12.2008 18:34): (-o-) 中☆(o_ _)o . z Z
okay danke xD

pia (11.12.2008 18:34):
ey

pia (11.12.2008 18:34):
ich hab so verschlafen

pia (11.12.2008 18:34):
bin um 13:47 aufgewacht

pia (11.12.2008 18:34):
TOTAL KRANK!

momo (11.12.2008 18:34):
^^

momo (11.12.2008 18:34):
weniger saufen unter der woche ;P

pia (11.12.2008 18:34):
xD hey voll krank echt

pia (11.12.2008 18:35):
ich wach auf

pia (11.12.2008 18:35):
und es is ungewöhnlich hell in meinem uimmer

pia (11.12.2008 18:35):
*t

(°0°)☆\(^^;) バキ!

pia (11.12.2008 18:35):
ah

momo (11.12.2008 18:35):
xD

pia (11.12.2008 18:35):
und dann denk ich so

pia (11.12.2008 18:35):
fuck

pia (11.12.2008 18:35):
omg

pia (11.12.2008 18:35):
wie spät

pia (11.12.2008 18:35):
13:47 !!!!!!! WTF ISN HIER LOS?! x0

momo (11.12.2008 18:36):
^^cute

momo (11.12.2008 18:42):
hier dings

momo (11.12.2008 18:42):
mushrooms, is grad schlecht eminte meine quelle

momo (11.12.2008 18:42):
weil

momo (11.12.2008 18:43):
seit 1.dezember sind die ja glaub illegal

momo (11.12.2008 18:43):
deswegen hat atm niemand welche

momo (11.12.2008 18:43):
weil alles zu faul sind selbst anzubaun

pia (11.12.2008 18:43):
okay trotzdem danke dass du dich erkundigt hast

momo (11.12.2008 18:44):
und wir haben meine letzten gefressen ^^

momo (11.12.2008 18:44):
s gibt so alternativen

momo (11.12.2008 18:44):
mom

pia (11.12.2008 18:44):
oky

momo (11.12.2008 18:45):
http://dз.azar!u$.изт/$mart$hop/psychзdзl!c$/ayahua$ca/

momo (11.12.2008 18:45):
da sin die glaub alle noch legal

momo (11.12.2008 18:46):
solang die bei euch eure post nich öffnen , isses total np

pia (11.12.2008 18:47):
okay danke

(。TωT)/゜･:*【祝】*:･゜\(TωT。)

momo (11.12.2008 18:47):
http://dз.azar!u$.изt/$mart$hop/psychзdзl!c$/l$a_$eeds/utop!an_bl!$$_ball$/ ich persönlich würde die mal testen

momo (11.12.2008 18:48):
die scheinen narrensicher zu sein

pia (11.12.2008 18:48):
ja gut ich will ja gar nicht mehr im mom

pia (11.12.2008 18:48):
freund von mir hatte bock

momo (11.12.2008 18:48):
kk

momo (11.12.2008 18:49):
die schicken das auch gut neutral

momo (11.12.2008 18:49):
wie jedes normale packet ^^

momo (11.12.2008 18:50):
ohne das groß „DROGEN" draufsteht

momo (11.12.2008 18:50):
damit sich alle kiddies die noch daheim wohnen auch drogen reinpfeifen könn ^^

pia (11.12.2008 18:50):
wie gut :D

pia (11.12.2008 18:51):
stell dir vor es kommt ein paket an

pia (11.12.2008 18:51):
wo halt einfach mal drogen draufsteht

momo (11.12.2008 18:51):
lol

momo (11.12.2008 18:51):
was ich auch lustig fand

momo (11.12.2008 18:51):
die seite is ja aus holland usw

momo (11.12.2008 18:51):
aber wenn man n packet bekommt

momo (11.12.2008 18:52):
is dr absender frankfurt Oo

pia (11.12.2008 18:52):
jA GEIIIILL xD

momo (11.12.2008 18:52):
is auch gtu so

momo (11.12.2008 18:52):
„Absender Holland"

momo (11.12.2008 18:52):
is das gleiche wie

momo (11.12.2008 18:52):
„Yehaa Drogähn"

pia (11.12.2008 18:53):
xDD ja ok stimmt auch wieder

momo (11.12.2008 18:55):
yeah

momo (11.12.2008 18:55):
die nacht wird länger

momo (11.12.2008 18:55):
dealerlein kommt vorbei ^^

pia (11.12.2008 18:55):
was dealerIN? ^^

momo (11.12.2008 18:56):
ne, leider nich ^^

pia (11.12.2008 18:56): ヽ(￣▽￣)ノ ﾗﾝﾗﾝ♪
achso

momo (11.12.2008 18:58):
frauen die drogen mögen findet man schwer ^^

pia (11.12.2008 18:59):
tut mir leid ich kann dir da auch nicht helfen

pia (11.12.2008 18:59):
bin da noch skeptisch.. aber pilze waren schon nice haha

momo (11.12.2008 18:59):
kann man nix machn ^^

pia (11.12.2008 18:59):
mira mags bestimmt oder?

momo (11.12.2008 18:59):
nö, die mag nur biermischgetränke

pia (11.12.2008 19:00):
misch

pia (11.12.2008 19:00):
nicht pur?

momo (11.12.2008 19:00):
kA

momo (11.12.2008 19:00):
frag mich halt sachen ^^

momo (11.12.2008 19:00):
als ob ich mit der zusamm wär

pia (11.12.2008 19:01):
xD

pia (11.12.2008 19:01):
ja aber befreundet

momo (11.12.2008 19:01):
ja, aber ich kann nichmal eure nachnamen unterscheiden, wie hoch is dann wohl die wahrshcienlichkeit dass cih mir andere sachen merke^^

pia (11.12.2008 19:02):
ach FU

momo (11.12.2008 19:05):
wenn jeder denkt man is verplant und desintressiert, erwartet niemand leistung, meinung etc von einem^^

momo (11.12.2008 19:05):
kommt man in nix rein ◇ヽ（*へ*）ノ マイリマシタ

pia (11.12.2008 20:17):
yo ho

pia (11.12.2008 20:17):
letz go

momo (11.12.2008 20:18):
als ob du ramones hörst ^^

pia (11.12.2008 20:18):
nö

pia (11.12.2008 20:18):
._.

momo (11.12.2008 20:19):
si vale

momo (11.12.2008 20:19):
ma off für ne halbe stunde sachn machen

pia (11.12.2008 20:19):
recreaooo

pia (11.12.2008 20:19):
-a
._.

momo (11.12.2008 20:19):
genau das

momo (11.12.2008 20:32):
wow, nichts neues in der gaming welt

pia (11.12.2008 20:32):
ijcabhöä

momo (11.12.2008 20:33):
sex?

pia (11.12.2008 20:33):
nein, ijcabhöä

momo (11.12.2008 20:33):
ok

momo (11.12.2008 20:33):
morgen?

pia (11.12.2008 20:34):
ich schon und su?

pia (11.12.2008 20:34):
*du

momo (11.12.2008 20:34):
sex macht faul

momo (11.12.2008 20:35):
und mirs hart langweilig

pia (11.12.2008 20:35):
hmmm

momo (11.12.2008 20:35):
ich hasse es wenn s heißt „bin dann demnäcsht da"

momo (11.12.2008 20:35):
weil

momo (11.12.2008 20:35):
dann lohnts sichs eher nich n film anzufangen

momo (11.12.2008 20:36):
und wenn einem dann richtig öde is lohnts sichs auch nichmehr n game anzufangen

momo (11.12.2008 20:36):
scheiss reallife

momo (11.12.2008 20:36):
interaktion mit menschen

momo (11.12.2008 20:36):
*grusel

momo (11.12.2008 20:36):
bla
...

momo (11.12.2008 20:36):
afk

pia (11.12.2008 20:44):
gruuuseeel

momo (11.12.2008 20:49):
schmerzen im innenohr bedeutet?

pia (11.12.2008 20:49):
mittelohrentzündung

momo (11.12.2008 20:49):
hm

momo (11.12.2008 20:59):
hier spuckts

momo (11.12.2008 20:59):
die wohnungstür hab ich heute schon 3 mal zufallen hörn, aber ich hab noch kein mensch angetroffen
hier

pia (11.12.2008 21:02):
spukts

pia (11.12.2008 21:02):
nich spucken

(=^0^=) /

pia (11.12.2008 21:02):
spucken is rotzen oder kotzen

pia (11.12.2008 21:02):
xD

momo (11.12.2008 21:03):
no one likes a smartass ;P

pia (11.12.2008 21:03):
hahahaha

pia (11.12.2008 21:03):
tja aber so bin ich xD

momo (11.12.2008 21:03):
np

momo (11.12.2008 21:06):
ahaha, wie schwach, kommentar von nem cdu/csu heini zu dem selbstmord von so nem engländer:

momo (11.12.2008 21:06):
„man weiß ja nie was die zukunft bringt, da kann oft alles gut werden"

momo (11.12.2008 21:07):
der typ der sich sterbehilfe inanspruch genommen hat war querschnittsgelähmt usw ^^

momo (11.12.2008 21:07):
was hätte da denn besser werden sollen xD

pia (11.12.2008 21:07):
das stimmt allerdings °.°

momo (11.12.2008 21:08):
christen ey

momo (11.12.2008 21:20):
hä

momo (11.12.2008 21:20):
schonwieder hör ich die tür

momo (11.12.2008 21:20):
und schlüsel un so

momo (11.12.2008 21:20):
aber da kommt nie jmd

pia (11.12.2008 21:20):
spuk!

momo (11.12.2008 21:20):
Oo

pia (11.12.2008 21:20):
boar mein ex nervt

momo (11.12.2008 21:21):
david?

momo (11.12.2008 21:21):
^^

pia (11.12.2008 21:21):
der schleimt voll abartig

pia (11.12.2008 21:21):
nein daniel^^

momo (11.12.2008 21:21): ﾌﾟﾆ(o´∀｀)σ)´Д｀;)ﾌﾟﾆ
wie arm ^^

pia (11.12.2008 21:21):
[19:59] Daniel: du siehst echt heiß aus
[20:04] Daniel: ich muss dir sagen blau steht dir echt gut
[20:04] pia: was schaust du grad an
[20:04] Daniel: deine pics^^
[20:05] Daniel: und mit dunklen haaren siehst du ziemlich gut aus

pia (11.12.2008 21:21):
[20:14] Daniel: ich geh mal kurz duschen
[20:14] pia: oky have fun
[20:15] Daniel: du kommst ja nicht mit

pia (11.12.2008 21:21):
lol ey

momo (11.12.2008 21:21):
süß ^^

pia (11.12.2008 21:22):
der brauch nich mehr süß sein

pia (11.12.2008 21:22):
süß war der vllt mit 15

pia (11.12.2008 21:22):
jetzt is er bald 20

pia (11.12.2008 21:22):
xD+

momo (11.12.2008 21:23):
du weißt ich mag ihn nicht aber lass ihn halt nochmal rann ^^

momo (11.12.2008 21:23):
nostalgie un so

pia (11.12.2008 21:23): 。(>_<;=;>_<)。
ehm. nein?

pia (11.12.2008 21:23):
wir hatten nie sex

momo (11.12.2008 21:23):
xD

momo (11.12.2008 21:23):
nadann

momo (11.12.2008 21:23):
das wurmt ihn ^^

pia (11.12.2008 21:23):
pech gehabt ich hab ihn nie rangelassen hahah

momo (11.12.2008 21:24):
das frisst ihn auf

momo (11.12.2008 21:24):
und in 15 jahren

momo (11.12.2008 21:24):
schnappt er sich 4 jährige ausm snadkasten

pia (11.12.2008 21:24):
hm

pia (11.12.2008 21:24):
wär blöd

pia (11.12.2008 21:24):
das is so krass

pia (11.12.2008 21:24):
wir kennen uns ja seit ich 10 bin

pia (11.12.2008 21:24):
da war er so 13

pia (11.12.2008 21:25):
als ich 14 war wollte ich was von ihm

momo (11.12.2008 21:26):
u don't have to remind me

pia (11.12.2008 21:25):
und er rennt mir immer noch hinterher xD

momo (11.12.2008 21:26):
pushed dein ego ^^?

pia (11.12.2008 21:26):
nein nich so m(*-ω-*)m

pia (11.12.2008 21:26):
der is halt lächerlich^^

Ein weiteres Besäufnis auf der Wiese – auch diesmal war der Grund dafür wieder Lucas, was aber niemand wusste außer ihr selbst.
Er wollte nicht, dass sie irgendwem von ihnen erzählte, nicht mal Momo, und ihm gegenüber wollte sie es irgendwie selbst nicht erzählen. Sie wusste nicht genau wieso, und trank einen Schluck nach dem anderen, um erst gar nicht darüber nachdenken zu müssen.
Marie hatte ihr heute geschrieben, wie dämlich sie ihre Lucas-Obsession fand und dass sie ganz bestimmt keinen Bock hätte, sich wegen ihres lächerlichen Liebeskummers auf der Wiese vollaufen zu lassen. Sie stand da mittlerweile drüber, der Ort und die Leute waren sozusagen unter ihrem Niveau, und sobald Marie irgendwo nicht dabei war, galt neuerdings alle Aufmerksamkeit Pia, als wäre sie die frisch gekrönte Nachfolgerin.
„Niemand hier liebt mich", hatte sie Momo in einem Anflug von suffgesteuerter Emotionalität geschrieben, sodass er kurz darauf tatsächlich vorbeigekommen war, um ein Auge auf sie haben zu können. Auch er mochte die Wiese nicht, aber er sorgte sich um sie. Es passte ihm nicht, dass sie immer öfter trank, und er schien zu ahnen, dass der Grund dafür Lucas war, auch wenn er es nicht offen ansprach.
Eine ganze Weile hatte er einfach nur aufgepasst, dass niemand ihren Kontrollverlust ausnutzte, und sie hatte sich ungeniert weiter volllaufen lassen, während sie, unfähig zu laufen, auf seinem Schoß lag, bis sie hatte kotzen müssen. Direkt auf den Boden vor ihnen hatte sie sich übergeben, und Momo hatte sie zur Seite drehen und ihre Haare halten müssen, damit sie sich nicht vollsaute oder gar erstickte. Da war das Maß für ihn voll gewesen, er hatte sie Huckepack genommen und nach Hause ins Wohnheim getragen. Der Weg war nicht allzu weit, und trotzdem war sie mehrfach weggetreten, weshalb er sie dringend ausnüchtern wollte. Auf ihrem Flur gab es noch ein altes, unrenoviertes Badezimmer mit einer Badewanne; in der saß sie nun komplett bekleidet und wusste nicht, wie ihr geschah, als Momo sagte: „Sorry Pi, das ist nur zu deinem Besten", und ein kalter Wasserstrahl sie traf. Pia kreischte schrill und der Schock durchfuhr ihren kompletten Körper, sorgte aber tatsächlich dafür,

dass sie sich augenblicklich wacher und klarer fühlte. „HUSO!", quiekte sie, packte ihn an der Hüfte und riss ihn mit in die Wanne. Der Duschkopf flog durch die Luft, bespritzte Decke und Wände und landete schließlich auf Momo, der nun ebenfalls nass in der Wanne hing. „Ich hab nix zum Wechseln dabei und muss noch nach Hause, du Irre!"
„Kannst was von mir haben", erwiderte sie bibbernd und zog die Beine eng an ihren Körper. „Laber keinen Scheiß", entgegnete er, während er sich aufrichtete. „Ich wickel mich in deine Decke ein und lass den stuff über der Heizung trocknen, passt schon."
Pia überlegte nicht lang, zog sich den klammen Pulli über den Kopf und machte sich an ihrer Hose zu schaffen.
„Yoyoyo, was wird das?", fragte Momo mit ungewöhnlich hoher Stimme und drehte beschämt seinen Kopf zur Seite.
„Komm schon, Momo, du hast mich tausendmal nackt gesehen."
„Ja, als wir wie alt waren? Fünf vielleicht?"
„Na und, ich sehe noch genauso aus", witzelte sie, als sie splitterfasernackt vor ihm kniete und Anstalten machte, ihn ebenfalls zu entkleiden. Er war sichtlich überfordert von der Situation und blickte ihr aus großen, runden Augen entgegen, ließ es jedoch zu, auch als sie ihm seine Boxershorts abstreifte.
„Selbst Schuld, du hast uns das eingebrockt, und jetzt müssen wir es ausbaden, im wahrsten Sinne des Wortes."
Sie drehte das heiße Wasser auf und er platzierte, so unauffällig wie er konnte, eine Hand auf seinem Schritt.
„Wir müssen uns aufwärmen, damit wir morgen nicht totkrank sind."
Auf ihrer beider Körper breitete sich eine Gänsehaut aus, während sie einander eng zusammengekauert gegenübersaßen und darauf warteten, dass sich die Wanne füllte.
„Wieso bist du gekommen?", fragte sie irgendwann.
„Frag ich mich auch, ich bereue es", antwortete er gespielt genervt und sie spritze ihm Wasser ins Gesicht. Er wischte sich die Tropfen aus den Augen und grinste. „Keine Ahnung, wer passt sonst auf dich auf? Da sind haufenweise Typen, die nur darauf warten, dass du dich besinnungslos säufst."

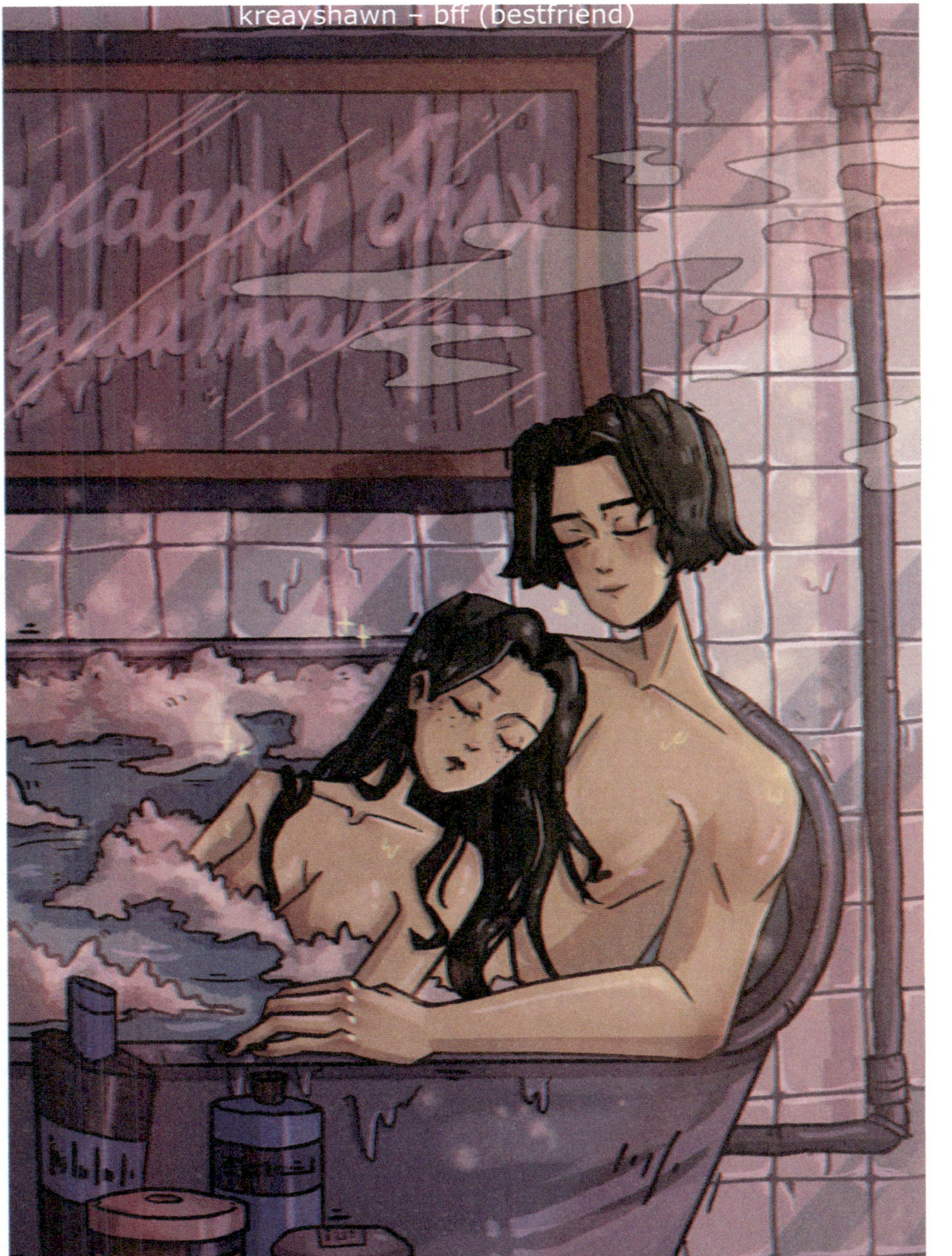
kreayshawn – bff (bestfriend)
yung lean – drop it / scooter

Erst jetzt wurde ihr klar, in was für gefährliche Situationen sie sich immer öfter brachte. Es war fast so, als würde sie es drauf anlegen, dass ihr etwas Schlimmes zustieß. Vielleicht glaubte sie, es verdient zu haben, vielleicht wollte sie auch einfach nur, dass es jemanden interessierte.
„Ich hab dich echt lieb, Momo, weißt du das?"
„Du bist einfach nur drunk", erwiderte er trocken, konnte sich aber ein Lächeln nicht verkneifen. „Ich musste eh bisschen rauskommen, Familie hat genervt."
„Was war los?"
„Same old story, Vadder nur am Arbeiten und eh zu alt, um irgendwas von meinen Problemen raffen zu können; Michele spielt den Vorzeigesohn, den ich mir als Beispiel nehmen soll, obwohl der soo viel mehr Scheiße baut als ich –"
„Er versteckt es aber einfach besser", schnitt Pia ihm das Wort ab.
„– und Mum gibt mir die Schuld für ihre epileptischen Anfälle. So nach dem Motto: ‚*Wäre der Junge nicht so verkorkst und müsste ich mich nicht so viel sorgen, wäre ich nicht so gestresst!*'", sagte er mit affektiert hoher Stimme.
Sie hatten sich schon viel zu lange nicht mehr so ehrlich ausgetauscht, die in letzter Zeit entstandene Distanz zwischen ihnen stimmte sie traurig.
Pia war schon wieder einigermaßen nüchtern, weshalb sie sich kurz überwinden musste, löste aber schließlich die Umklammerung ihrer Knie und schmiegte sich an ihn. Sie sehnte sich nicht einfach nur nach körperlicher Nähe, sie sehnte sich nach seiner Nähe und hatte das Bedürfnis, ihm das zu zeigen. Wieder ließ er es geschehen, wich nicht zurück und versuchte auch nicht, die Situation zu beenden.
„Ich mag meine Geschichte auch nicht, die riecht so nach Versagen und schmeckt nach Hausstaub", flüsterte sie. „Ich will 'ne neue!"
„Wenn das nur so einfach wäre", entgegnete er leise. „Du kannst dich nicht häuten wie 'ne Schlange, steggsch halt drin."
„Wieso sagen das alle?"
„Weil's so is."

v(ﾟ∇^*)>o⌒☆merry X'mas☆ミ

【:*・ﾟ☆†Merry X'mas†。.:*・ﾟ】

momo (25.12.2008 16:10):
rofl weinachten

pia (25.12.2008 16:11):
lol ey weihnachten

momo (25.12.2008 16:12):
hast was nettes bekomm^^?

pia (25.12.2008 16:12):
yah int0rnet

momo (25.12.2008 16:12):
Oo

pia (25.12.2008 16:12):
son komischer stick

pia (25.12.2008 16:13):
und wenn ich dann im januar

pia (25.12.2008 16:13):
endlich meinen laptop hab

momo (25.12.2008 16:13):
aso

pia (25.12.2008 16:13):
kann ich überall ins internet

momo (25.12.2008 16:13):
nice

pia (25.12.2008 16:13):
so wie grade halt

pia (25.12.2008 16:13):
aber mit dem laptop von mum

pia (25.12.2008 16:13):
und du?

momo (25.12.2008 16:14):
müll, n elektrorasierer und geld

pia (25.12.2008 16:14):
hab' mich grad voll gefreut dass du schreibst, vermiss alles

momo (25.12.2008 16:14):
xD

pia (25.12.2008 16:15):
müll?

momo (25.12.2008 16:15):
ja unterwäsche und n rätzelbuch

pia (25.12.2008 16:16):
omg

pia (25.12.2008 16:16):
und was geht sonst so?

momo (25.12.2008 16:17):
nüx

momo (25.12.2008 16:17):
weinachtsferien sind die schlechtesten ferien von allen *find

momo (25.12.2008 16:17):
weil

momo (25.12.2008 16:17):
da is man nie allein weil die eltern auch ferien haben

pia (25.12.2008 16:18):
ja .___.

pia (25.12.2008 16:18):
das einzig gute an meiner momentanen situation ist

pia (25.12.2008 16:18):
dass der kühlschrank voll ist

pia (25.12.2008 16:18):
immer

pia (25.12.2008 16:18):
und ich muss mich nicht drum kümmern

momo (25.12.2008 16:19):
^^

pia (25.12.2008 16:19):
ich brauch nur kurz aufstehen und mir was holen

pia (25.12.2008 16:19):
das nenn ich mal luxus (∗'-')o<※☆:゜∗★

momo (25.12.2008 16:19):
joa, darauf hab ich auch voll gefreut so für weinachten

momo (25.12.2008 16:19):
geiles fondü und tagelang

momo (25.12.2008 16:19):
was zu essen

momo (25.12.2008 16:19):
und gestern

momo (25.12.2008 16:19):
wach ich so auf

momo (25.12.2008 16:20):
denk „hä?"

momo (25.12.2008 16:20):
kotz

momo (25.12.2008 16:20):
„hä?"

momo (25.12.2008 16:20):
*in bad wank"

momo (25.12.2008 16:20):
*weiterkotz

momo (25.12.2008 16:20):
^^

momo (25.12.2008 16:20):
weinachten war nix ^^

pia (25.12.2008 16:20):
hahaha ya geil

momo (25.12.2008 16:21):
voll reudig ey ^^

momo (25.12.2008 16:21):
alle voll am fressen

momo (25.12.2008 16:21):
und ich gammel rum und konnt mich nich bewegen

momo (25.12.2008 16:21):
seltsame 1-tage-krankheit

momo (25.12.2008 16:21):
hatte auch 39.1 fieber

momo (25.12.2008 16:21):
aber nur gestern

pia (25.12.2008 16:21):
super. an weihnachten

momo (25.12.2008 16:21):
vllt bin ich der grinch

momo (25.12.2008 16:22):
naja

momo (25.12.2008 16:22):
so entgeht man den lästig inhaltslosen gesprächen ^^
ﾎｴ☆・゜：＊(＊´∀｀＊)☆・゜：＊ｵｷｬｰﾘｨ

pia (25.12.2008 16:22):
momz

pia (25.12.2008 16:22):
mirs so verfickt öde

momo (25.12.2008 16:22):
xD

pia (25.12.2008 16:22):
bin grad bei meinen großeltern

pia (25.12.2008 16:23):
da wo meine mum jetzt auch wohnt... hinter schwäbisch gmünd

pia (25.12.2008 16:23):
un die machen MITTAGSSCHLAF

pia (25.12.2008 16:23):
meine mum auch

momo (25.12.2008 16:23):
lol

pia (25.12.2008 16:23):
und meine schwester probiert ihr geliebtes neues geschenk aus

pia (25.12.2008 16:23):
-.-

momo (25.12.2008 16:24):
ein hund?

pia (25.12.2008 16:24):
nein eine nähmaschine

pia (25.12.2008 16:25):
._.

momo (25.12.2008 16:25):
Oo

pia (25.12.2008 16:25):
rlly!

pia (25.12.2008 16:25):
sie hat sich's aber gewünscht

pia (25.12.2008 16:25):
ich bin eindeutig das coolere kind.

momo (25.12.2008 16:25):
rofl

momo (25.12.2008 16:25):
ja scheint so

momo (25.12.2008 16:27):
iwie hatte ich immer gedacht an weinachten kommt überwiegend zeugs im tv was man anschaun kann

momo (25.12.2008 16:27):
aber

momo (25.12.2008 16:27):
müll -.-

(ノ>ロ<)ノ ┤∵:. コンナメシガ クエルカ!

pia (25.12.2008 16:27):
[15:25] OLGA: und wie wars gestern? geschenke bekommen ?
[15:25] pia: nein
[15:26] OLGA: oooh was habta denn so gemacht?

pia (25.12.2008 16:27):
die is echt dumm

pia (25.12.2008 16:27):
oh man.

momo (25.12.2008 16:27):
rofl

pia (25.12.2008 16:27):
die frage ist schon EEEHHM?? und dann: oooohhh

momo (25.12.2008 16:28):
xD

pia (25.12.2008 16:30):
also ich hab coolere geschenke als du momo

momo (25.12.2008 16:30):
pff

pia (25.12.2008 16:32):
son stick womit ich überall ins internet kann
bücher über japan und musik ud blabla, pyjama, 100 euro, alle twilight bücher als hörspiel, parfum, ehmmm das wars bis jetzt. morgen gehts weiter

momo (25.12.2008 16:34):
tz nichts gegen mein hammer geiles 500 seiten rätzelbuch indem ich noch keine rätzel gefunden hab das cih versteh und meine hamme- scharfen hauteng anliegenden shorts ja, da wird dir ganz anders wenn du mich mal darin siehst^^

pia (25.12.2008 16:35):
xD kk

(ミ￣ー￣ミ) ニャ

pia (25.12.2008 16:35):
hahah

momo (25.12.2008 16:35):
und mein rasierer vorallem

momo (25.12.2008 16:35):
btw

momo (25.12.2008 16:35):
mein bart is ab ^^

pia (25.12.2008 16:36):
oha dann wars ja ein brauchbares geschenk

pia (25.12.2008 16:36):
und wie siehts aus?

momo (25.12.2008 16:36):
like a topmodel

pia (25.12.2008 16:37):
aah ja

pia (25.12.2008 16:37):
^^

pia (25.12.2008 18:46):
momzmomzmomo

pia (25.12.2008 19:17):
momomomomomomomommzzzz

momo (25.12.2008 19:21):
ja bitte?

momo (25.12.2008 19:21):
^^

pia (25.12.2008 19:21):
talk 2 me

pia (25.12.2008 19:21):
du erinnerst mich immer an german bash

momo (25.12.2008 19:22):
ich bin ja auch das internet

pia (25.12.2008 19:22):
wenn ich an momo dene

pia (25.12.2008 19:22):
plus k

pia (25.12.2008 19:22):
ich find grad das pluszeichen nicht

pia (25.12.2008 19:22):
omg

pia (25.12.2008 19:22):
ah jetzt

pia (25.12.2008 19:22):
also +k

pia (25.12.2008 19:23):
dann deke ich immer an german bash chatgespräche

pia (25.12.2008 19:23):
+n

momo (25.12.2008 19:23):
find cih gut

pia (25.12.2008 19:23):
das wort hats mir heut angetan

pia (25.12.2008 19:23):
hallo

momo (25.12.2008 19:23):
hi

momo (25.12.2008 19:23):
immernoch mittagsschlaf angesagt?

pia (25.12.2008 19:24):
ne jetzt rennen die alle rum

pia (25.12.2008 19:24):
eben kaffee und kuchen

pia (25.12.2008 19:24):
und geschichten aus dem krieg

momo (25.12.2008 19:24):
xD

pia (25.12.2008 19:24):
großeltern sind schon ne feine sachen

pia (25.12.2008 19:24):
-n

momo (25.12.2008 19:25):
ja (*。*) オヨ?

momo (25.12.2008 19:25):
ich werd immer sehr subtil geflamed bei familiengedöns ^^

momo (25.12.2008 19:25):
so

momo (25.12.2008 19:25):
von nervigen tanten

pia (25.12.2008 19:25):
zB? ^^

momo (25.12.2008 19:26):
so dicke die ständig laut lachen

momo (25.12.2008 19:26):
z.b.

momo (25.12.2008 19:27):
„ja was machst denn jetzt?" „schule" „schule? wie alt bist? 18?" „nicht ganz -.-" „mit 18 no aufdo schule" (dialekt gibts gratis)

momo (25.12.2008 19:27):
oder

momo (25.12.2008 19:28):
„und bist in festen händen?"

pia (25.12.2008 19:28):
xD

momo (25.12.2008 19:28):
oder „ma nach ner wohnung umgeschaut"

momo (25.12.2008 19:28):
usw

pia (25.12.2008 19:28):
armes momo

momo (25.12.2008 19:28):
joa...

momo (25.12.2008 19:28):
*selbstkraul
^^

pia (25.12.2008 19:28):
soll ich beim nächsten familientreffen deine freundin spielen?

momo (25.12.2008 19:29):
xD ja das wär gut

momo (25.12.2008 19:29):
ein weiteres problem bei so familiydingern is

momo (25.12.2008 19:29):
wenn nichts in der verwandtschaft single is

momo (25.12.2008 19:29):
is man die ungeradezahl

(人´∀`*) お・ね・が・い☆ミ

momo (25.12.2008 19:29):
bei familientreffen mit 18 leuten kommts vor

momo (25.12.2008 19:29):
dass ich 2 stunden kein wort sag

momo (25.12.2008 19:29):
^^

pia (25.12.2008 19:30):
ui

pia (25.12.2008 19:30):
ja ok

pia (25.12.2008 19:30):
kommt aber bei mir auch vor

momo (25.12.2008 19:30):
ja

momo (25.12.2008 19:31):
macht auch kaum sinn in die tiefgründigen gespräche über fußball-trainer, satin vs seide, einkaufen vor und nach 20 uhr einzusteigen

momo (25.12.2008 19:33):
lustig wird für mich erst , wenn die meisten sich ein angetrunken haben und sich gegenseitig in stark verpacktem unterton flamen ^-^

momo (25.12.2008 19:33):
+s

pia (25.12.2008 19:34):
oh gott

pia (25.12.2008 19:34):
wenn ich älter bin

pia (25.12.2008 19:34):
kapsel ich mich einfach ab ﾋﾟｭｰｯ!≡≡≡ヘ(*ﾟ∇ﾟ)ﾉ

pia (25.12.2008 19:34):
ich wander aus oderso [壁]*ﾟｰﾟ)ﾉやあ

pia (25.12.2008 19:35):
das mit stuttgart is ja jetzt schon meine ausrede

pia (25.12.2008 19:35):
warum ich so selten komme

momo (25.12.2008 19:35):
xD

momo (25.12.2008 19:35):
nice

momo (25.12.2008 19:36):
werd ich aber auch amchen

momo (25.12.2008 19:36):
muss man ja

momo (25.12.2008 19:36):
sonst läuft man gefahr so zu werden ^^

pia (25.12.2008 19:36):
genau

pia (25.12.2008 19:36):
aber es funktioniert echt gut

pia (25.12.2008 19:36):
ein bis 2 mal im jahr heim

pia (25.12.2008 19:36):
na gut

pia (25.12.2008 19:36):
ostern und weihnachten halt

pia (25.12.2008 19:37):
iwann werd ich runterstufen auf weihnachten

pia (25.12.2008 19:37):
und dann fällt auch das weg

momo (25.12.2008 19:37):
^^

pia (25.12.2008 19:37):
weit weg wohnen is echt gut

pia (25.12.2008 19:37):
„du bist so selten daa"

pia (25.12.2008 19:37):
„ja zugfahren is echt teuer und dauert so lang puhh"

pia (25.12.2008 19:38):
„du meldest dich nie"

pia (25.12.2008 19:38):
„handyrechnung, schulstress" (ich hasse telefonieren, du weißt..)

momo (25.12.2008 19:38):
xD jo nice

momo (25.12.2008 19:40):
mit 98% der verwandschafft muss man ja auch kein kontakt halten

pia (25.12.2008 19:40):
ja stimmt

momo (25.12.2008 19:41):
nur weil da ne blutsverwandschaft besteht

momo (25.12.2008 19:41):
gut n paar meiner tanten brauchen so treffen

pia (25.12.2008 19:41):
aber die wollen das ja alle

momo (25.12.2008 19:41):
um zu lästern

momo (25.12.2008 19:42):
ja, weil die nix besseres zu tun haben

momo (25.12.2008 19:42):
vllt versteht man das erst mit 50+

pia (25.12.2008 19:43):
da bin ich reich und berühmt

pia (25.12.2008 19:43):
oer tot

八(^□^*) たのむっ

pia (25.12.2008 19:43):
+d

momo (25.12.2008 19:43):
^^ mit 50

momo (25.12.2008 19:43):
eher tot

momo (25.12.2008 19:44):
seidenn du machst ein auf madonna

momo (25.12.2008 19:44):
aber wer will das schon ^^

momo (25.12.2008 19:44):
außerdem

momo (25.12.2008 19:44):
geht die welt ja 2037 unter

momc (25.12.2008 19:44):
nämlich un so

pia (25.12.2008 19:45):
na da bin ich ja beruhigt

momo (25.12.2008 19:45):
ja gruselig evil-komet un so

momo (25.12.2008 19:46):
böseböse

pia (25.12.2008 19:46):
nein

pia (25.12.2008 19:46):
der tag an dem die erde still stand

momo (25.12.2008 19:47):
ja

momo (25.12.2008 19:47):
aliens

momo (25.12.2008 19:47):
lol

momo (25.12.2008 19:47):
aLiEnS

◇\(o・Q・o)/◇

pia (25.12.2008 19:47):
ya!

pia (25.12.2008 19:47):
keanu reeves

pia (25.12.2008 19:47):
wird uns alle töten

momo (25.12.2008 19:47):
verdammt

momo (25.12.2008 19:48):
den kann man auch nich aufhalten

momo (25.12.2008 19:48):
immerhin isser neo

pia (25.12.2008 19:48):
mein körper hat durst

momo (25.12.2008 19:48):
*rrr

pia (25.12.2008 19:48):
mein körper ist müde

momo (25.12.2008 19:49):
und dein geist?

pia (25.12.2008 19:49):
<@[h4nkeY]> so, ich saug jetzt mein scheiß ZImmer
<@Necrophus> wieviel MB?

momo (25.12.2008 19:50):
xD

pia (25.12.2008 19:50):
mein geist will

pia (25.12.2008 19:51):
6

momo (25.12.2008 19:51):
spiritueller sex
cyber

pia (25.12.2008 19:53):
mein internet ist heißgelaufen

momo (25.12.2008 19:53):
is das nun dirtytalk oder deepthought

momo (25.12.2008 19:53):
geil

momo (25.12.2008 19:53):
das liegt an mir ;P

momo (25.12.2008 19:54):
heißt das du musst off?

pia (25.12.2008 19:55):
nein!!!

pia (25.12.2008 19:55):
[18:54] Zion: wie kann man tetris singen?
[18:54] pia: düm düm düm düm didid
[18:54] pia: dadada
[18:54] pia: didididi

momo (25.12.2008 19:56):
lol

pia (25.12.2008 19:57):
gutes!

(メ▼.▼)y-.。oo フーー

momo (25.12.2008 19:57):
^^

momo (25.12.2008 20:00):
seit montag nich mehr geraucht Oo

pia (25.12.2008 20:00):
GUTES!!

pia (25.12.2008 20:00):
iedhiewoüfwf

momo (25.12.2008 20:02):
gizhcesdnunuen ?

pia (25.12.2008 20:02):
YAAAA

momo (25.12.2008 20:03):
^^

momo (25.12.2008 20:03):
rückwärts gelesen?

pia (25.12.2008 20:03):
ehm

pia (25.12.2008 20:04):
ja

pia (25.12.2008 20:04):
xD

momo (25.12.2008 20:04):
gut

momo (25.12.2008 20:04):
^^

momo (25.12.2008 20:09):
muss ich wohl ice age 2 schaun

momo (25.12.2008 20:09):
man

momo (25.12.2008 20:10):
hätt ich mir nur mehr filme ausgeliehn

momo (25.12.2008 20:10):
free tv stinkt so sehr

pia (25.12.2008 20:10):
das letzte einh0rn!

momo (25.12.2008 20:10):
xD

momo (25.12.2008 20:10):
der kommt jedes jahr

momo (25.12.2008 20:11):
und der is schon aus

momo (25.12.2008 20:11):
ich schau seit 17 uhr ärzte special

momo (25.12.2008 20:11):
das is kurzweilig^^

momo (25.12.2008 20:11):
need beschäftigung (o⌒. ⌒o) ウムウム

pia (25.12.2008 20:11):
WTF SCHON ZU ENDE???

momo (25.12.2008 20:12):
jo

momo (25.12.2008 20:12):
big brother

pia (25.12.2008 20:12):
NAAAAAAAAAAAAAAIIIIIIIINNNNNNN

momo (25.12.2008 20:12):
^^

pia (25.12.2008 20:13):
;-;

momo (25.12.2008 20:13):
Oo

momo (25.12.2008 20:13):
was das?

momo (25.12.2008 20:13):
ah

momo (25.12.2008 20:13):
jetzt seh ichs

momo (25.12.2008 20:13):
^^

momo (25.12.2008 20:14):
internet overdose

pia (25.12.2008 20:14):
weinend

pia (25.12.2008 20:14):
; auge u träne - mund ; auge u träne

pia (25.12.2008 20:14):
;__;

pia (25.12.2008 20:14):
;O;

pia (25.12.2008 20:14):
;o;

pia (25.12.2008 20:14):
T_T

pia (25.12.2008 20:14):
TT__TT

pia (25.12.2008 20:14):
T^T

pia (25.12.2008 20:14):
ToT

pia (25.12.2008 20:14):
T.T

pia (25.12.2008 20:14):
usw

momo (25.12.2008 20:14):
k^^

momo (25.12.2008 20:19):
ganz vergessen wie viel besser es ist musik zu hörn statt verzweifelt umherzu zappen und was brauchbares im tv zu suchen ^^ ist eh nicht möglich.

momo (25.12.2008 20:19):
musik <3

pia (25.12.2008 20:20): ♪(┌・。・)┌ ♪ ┐(・。・┐) ♪
musik <3

pia (25.12.2008 20:21):
was ist das produkt

pia (25.12.2008 20:21):
von zahlen? ^.

momo (25.12.2008 20:22):
zahlen

pia (25.12.2008 20:22):
ja aber

pia (25.12.2008 20:22):
aber

pia (25.12.2008 20:22):
ach egaö

momo (25.12.2008 20:22):
xD

momo (25.12.2008 20:22):
*kraul

momo (25.12.2008 20:25):
kraul mal jmd in deiner nähe von mir

momo (25.12.2008 20:25):
hab schon lang niemand mehr geklaut ^^

momo (25.12.2008 20:26):
am besten ne katze

momo (25.12.2008 20:26):
falls da eine rumläuft

pia (25.12.2008 20:26):
nein

pia (25.12.2008 20:26):
und will nich meine oma kraulen

pia (25.12.2008 20:26):
die zwingt mich vo tisch weg zu gehn

pia (25.12.2008 20:27):
weil wir jetzt im wohnzimmer essen

momo (25.12.2008 20:27):
lol

pia (25.12.2008 20:27):
(omg ey die essen so viel)

momo (25.12.2008 20:27): (・3・ ;) ｱｾｱｾ
xD

pia (25.12.2008 20:27):
frühstück, mittagsessen, kaffee und kuchen, abendessen

pia (25.12.2008 20:27):
._.

pia (25.12.2008 20:27):
voll krank

pia (25.12.2008 20:27):
alle 1 1/2 stunden fressen

momo (25.12.2008 20:27):
joa

momo (25.12.2008 20:27):
wieviele leute sind denn da

pia (25.12.2008 20:27):
nur ne handvoll.. müssen sich nich beschweren dass sie fett sind

pia (25.12.2008 20:28):
das schlimme is ja das wir nur nich in der küche essen

pia (25.12.2008 20:28):
weil meine schwester da blätterbilder macht

pia (25.12.2008 20:28):
omfg

momo (25.12.2008 20:28):
aja

momo (25.12.2008 20:29):
kraul sie von mir ! ^^

pia (25.12.2008 20:29):
die hat nich das selbe blut wie ich

pia (25.12.2008 20:29):
das is so abnormal wie angepasst sie ist im gegensatz zu mir

momo (25.12.2008 20:29):
wie alt is die nochmal?

pia (25.12.2008 20:30):
21

momo (25.12.2008 20:31):
hart

pia (25.12.2008 20:31):
hab grad n iq test gemacht

pia (25.12.2008 20:31):
hab die hälfte nich beantwortet weil kB

momo (25.12.2008 20:31):
^^

momo (25.12.2008 20:31):
jaja

momo (25.12.2008 20:31):
jetzt kommen die ausreden

「(－∧ー；)え～と．．．

(～∧～；)ｳｰﾝ

o(´^｀)o ｳｰ

pia (25.12.2008 20:31):
und es is 96 rausgekommen

pia (25.12.2008 20:31):
ja echt da musste man voll nachdenken

momo (25.12.2008 20:32):
^^

pia (25.12.2008 20:32):
alles was ich nich nach höchstens 10 sec raus hatte war scheiße

pia (25.12.2008 20:32):
und bei der auflösung hab ich dann auch gemerkt

pia (25.12.2008 20:32):
ah ok da wär ich nich drauf gekommen

pia (25.12.2008 20:32):
naja aber 100 hätte ich schon noch geschafft xDD

momo (25.12.2008 20:33):
gz

momo (25.12.2008 20:33):
was is eigtl standart

pia (25.12.2008 20:33):
100

momo (25.12.2008 20:33):
ne

momo (25.12.2008 20:33):
heute doch nichemhr

momo (25.12.2008 20:33):
forrest gumb hatte 70 alber einstein 140

momo (25.12.2008 20:34):
ma googeln

pia (25.12.2008 20:34):
eben ess

momo (25.12.2008 20:35):
hast recht 100 is sdurchschnitt 115 bist unter den besten,

momo (25.12.2008 20:35):
k , bin auch ma eben weg

FUCK CHRISTMAS. FUCK FAKE SHIT. FUCK ALL THESE LIES AND LAME ASS EXCUSES. FUCK NOT BEING TRUE. FUCK PRETENDING. FUCK BLOOD CONNECTION. FUCK EXPECTATIONS. FUCK IT BECAUSE MY HEAD HURTS AND MY HEART ACHES AND I CANNOT AND DON'T WANT TO HANDLE THIS SHIT ANY LONGER. ACCEPT ME FOR BEING ME. ACCEPT THAT I DON'T WANT THAT. ACCEPT THAT I DON'T FEEL LIKE IT. ACCEPT ME FOR MY DECISIONS OR FUCK OFF. I CAN'T AND NEVER WILL BE WHAT YOU WANT ME TO BE. STOP PROJECTING YOUR PERCEPTION ONTO ME. I CAN'T BREATHE. I CAN'T LIVE LIKE THAT.

IT IS DISTURBING

TO ME.

STOP BLAMING ME FOR YOUR FEAR, ANGER AND DISAPPOINTMENT. I'M NOT HERE FOR YOU. I'M HERE FOR MYSELF. FUCK YOU FUCK YOU FUCK YOU.

LOVE ME OR LEAVE ME.

pia (30.12.2008 20:43):
Anruf verpasst von pia

pia (30.12.2008 20:44):
LOOOS

pia (30.12.2008 20:44):
nimm aaaaannn
sweeet

pia (30.12.2008 20:45):
^^

pia (30.12.2008 20:44):
Gespräch endete 00:09:14

momo (30.12.2008 20:45):
man hast du mich erschrocken

momo (30.12.2008 20:45):
in meinem keller

momo (30.12.2008 20:46):
ja aber ich kann nich reden, mit meinem headset

momo (30.12.2008 20:46):
ja

momo (30.12.2008 20:46):
in meinem keller
^^

momo (30.12.2008 20:46):
schade

pia (30.12.2008 20:47):
Marci (20:13): bock auf cs?
Marci (20:14): CyperSex

momo (30.12.2008 20:54):
O

pia (30.12.2008 20:54):
huahahahah

momo (30.12.2008 20:55):
pia hat Anruf abgewiesen

momo (30.12.2008 20:55):
;P

pia (30.12.2008 20:55):
wtf
warte

momo (30.12.2008 20:55):
mii

pia (30.12.2008 20:56):
warte !! bitte

momo (30.12.2008 20:57):
ziehst sexy unterwäsche an?

pia (30.12.2008 20:57):
hab schon ;D

momo (30.12.2008 20:57):
^^

pia (30.12.2008 21:19):
waaahhah

momo (30.12.2008 21:20):
ich verhunger

momo (30.12.2008 21:20):
und cih kann nix dagegen tun

momo (30.12.2008 21:20):
erbeermilch <3

momo (30.12.2008 21:21):
montag mal zum arzt und ferein verlängern

momo (30.12.2008 21:26):
was machst morgen?

pia (30.12.2008 21:32):
silvester! in plü ~☆・:.,;*

momo (30.12.2008 21:33):
plü?

pia (30.12.2008 21:33):
plüderhausen

momo (30.12.2008 21:33):
aso

momo (30.12.2008 21:35):
das is zwar keine antwort ^^, aber naja

pia (30.12.2008 21:35):
achso ja

pia (30.12.2008 21:36):
ich fahr zu lucas

pia (30.12.2008 21:36):
nach schdf

pia (30.12.2008 21:36):
und dann fahren wir mit noch paar anderen nach plü

pia (30.12.2008 21:36):
zu matt

pia (30.12.2008 21:36):
raclette essen oderso

┏ご飯┓φ(ω・＠)ｲﾀﾀﾞｷﾏｽ

momo (30.12.2008 21:36):
^^

momo (30.12.2008 21:37):
beiß ihn um mitternacht ins ohr von mir ^^

pia (30.12.2008 21:37):
wen? :0

momo (30.12.2008 21:37):
lucas

pia (30.12.2008 21:37):
oky xD

momo (30.12.2008 21:37):
xD

momo (30.12.2008 21:40):
lol

momo (30.12.2008 21:40):
ich brauchn arzt

pia (30.12.2008 21:40):
warum??

momo (30.12.2008 21:40):
ich hab nun untergewciht

momo (30.12.2008 21:41):
weil seit ner woche nix gegessen

pia (30.12.2008 21:41):
ach du scheiße

pia (30.12.2008 21:41):
mom mal

pia (30.12.2008 21:41):
weihrachten????

momo (30.12.2008 21:41):
jo

pia (30.12.2008 21:41):
da gabs nix???

momo (30.12.2008 21:41):
doch

momo (30.12.2008 21:41):
da hab ich mich schon wichenlang drauf gefreut

momo (30.12.2008 21:41):
so fondü

momo (30.12.2008 21:41):
aber an

momo (30.12.2008 21:42):
weihnachten wach ich so auf (seit 22.12. nix gegessen)

momo (30.12.2008 21:42):
und kotz erstmal gemütlich
ergo: viel fondu aus

pia (30.12.2008 21:42):
achja sowas meintest du

momo (30.12.2008 21:42):
und seither

momo (30.12.2008 21:42):
hab ich kein appettit

momo (30.12.2008 21:42): (*･ω･)っ旦~
ich hab keinen hunger

momo (30.12.2008 21:42):
absolut nich

momo (30.12.2008 21:43):
und wenn cih mir was zu essen reinschieb, häng ich stundenlang mit magenschmerzen da Oo

momo (30.12.2008 21:43):
vllt hab ich krebs

momo (30.12.2008 21:44):
das wär mal wenigstens was handfestes ^^

pia (30.12.2008 21:59):
WTF

pia (30.12.2008 22:24):
Anruf verpasst von pia

pia (30.12.2008 22:25):
momz momz

pia (30.12.2008 22:25):
Anruf verpasst von pia

momo (30.12.2008 22:30):
Gespräch war nicht erfolgreich

pia (30.12.2008 22:32):
Gespräch war nicht erfolgreich

pia (30.12.2008 22:33):
häää

momo (30.12.2008 22:34):
tja

momo (30.12.2008 22:34):
icq halt

momo (30.12.2008 22:34):
Gespräch endete 00:37:59

momo (30.12.2008 23:12):
hm

pia (30.12.2008 23:12):
Gespräch war nicht erfolgreich

momo (31.12.2008 00:10):
http://de.youtube.кom/watch?v=ZMwI1DlZpyY&feature=related

pia (31.12.2008 00:20):
sweet.

momo (31.12.2008 00:20):
^^

pia (31.12.2008 00:26):
was tusch du

momo (31.12.2008 00:26):
nach lustigen sachn im internet suchn

pia (31.12.2008 00:26):
erfolgreich? ^^

momo (31.12.2008 00:26):
aber die sind entweder verstöhrend oder sinnlos ^^

momo (31.12.2008 00:26):
http://www.th€ync.кom/media.php?name=7191-g!/2l-talk$-$h!t-to-h3/2-boyf/2!end....get$-a-b/2utal-k!¢k-to-t/-/3-fa¢e

momo (31.12.2008 00:30):
hallo?

momo (31.12.2008 00:30):
Anruf wurde nicht angenommen

☎・・・（ッ∀・）]ﾓｼﾓｰｼ、久しぶりぃ♡

momo (31.12.2008 00:31):
pipiiiiiiiiiiii
iiiiiiiiiii

pia (31.12.2008 00:34):
OMG

pia (31.12.2008 00:34):
was is hier los :0

momo (31.12.2008 00:35):
hm?

pia (31.12.2008 00:35):
nix funzt mehr

pia (31.12.2008 00:35):
mhh

momo (31.12.2008 00:36):
ma neustartenß

momo (31.12.2008 00:47):
was machst?

pia (31.12.2008 00:47):
rumprobieren, der kackt grad so ab ;O;

momo (31.12.2008 00:48):
^^

momo (31.12.2008 03:53):
kitty macht durch ^^

pia (31.12.2008 03:54):
yeah

pia (31.12.2008 03:58):
und momo?

momo (31.12.2008 03:59):
hm?

momo (31.12.2008 03:59):
durchmachen?

pia (31.12.2008 04:00):
yep

momo (31.12.2008 04:00):
ich definier das anders als du ^^
(-o-;) お(^◇^;)や(◎。◎;)す(T0T) み・・・

pia (31.12.2008 04:00):
wie

momo (31.12.2008 04:00):
einfach nur bis 8 uhr morgens wach sein nennt sich

momo (31.12.2008 04:00):
ferienschlafrytmus

momo (31.12.2008 04:00):
durchmachen is

pia (31.12.2008 04:00):
stimmt auch wieder

momo (31.12.2008 04:01):
länger als 24 stunden wach sein

momo (31.12.2008 04:01):
darauf hätt ich ma wieder voll lust

momo (31.12.2008 04:02):
so 24-36 stunden wach sein

momo (31.12.2008 04:02):
aber es gibt nix was einen solang am stück beschäftigt

momo (31.12.2008 04:02):
und heutnacht muss ich eigt auch früher als sonst ins bett^^

momo (31.12.2008 04:02):
seit n paar tagen isses immer so 6-8

momo (31.12.2008 04:02):
aber morgen muss man ja um 16 uhr schon aufstehn ey

momo (31.12.2008 04:03):
mitten in der nacht quasi

momo (31.12.2008 04:03):
da muss ich um 5-6 ins bett ^^

pia (31.12.2008 04:03):
doch es gibt was

pia (31.12.2008 04:03):
einen partner

momo (31.12.2008 04:03):
ja

momo (31.12.2008 04:04):
hab ich nich

pia (31.12.2008 04:04):
hattest aber mal

momo (31.12.2008 04:06):
joa

pia (31.12.2008 04:07):
was war das längste?

momo (31.12.2008 04:07):
kA

momo (31.12.2008 04:08):
zeit lässt ich da ja schwer einschätzen

pia (31.12.2008 04:08):
da hast recht

momo (31.12.2008 04:09):
9-12 lieder in etwa ^^

(*/ω/) イヤン

momo (31.12.2008 04:09):
am stück ^^

momo (31.12.2008 04:10):
lag aber auch am alk

momo (31.12.2008 04:10):
der macht ja in einer bestimmten menge fitt^^

pia (31.12.2008 04:11):
nayuu ich mein eher wach geblieben ^^

pia (31.12.2008 04:11):
man kann ja pausen machen

momo (31.12.2008 04:11):
achso

momo (31.12.2008 04:11):
bin ich weider abgeschweift^^

momo (31.12.2008 04:11):
42 stunden ca

pia (31.12.2008 04:12):
oohhaaa

pia (31.12.2008 04:12):
Gespräch endete 01:43:13

momo (31.12.2008 04:32):
wolfs rain?

momo (31.12.2008 04:33):
kennsu?

pia (31.12.2008 04:41):
momooooo

momo (31.12.2008 04:45):
http://de.youtube.com/watch?v=oalaO2o5YF8&feature=related

momo (31.12.2008 04:45):
outro von wolfs rain ^^

momo (31.12.2008 04:45):
zum chilln

pia (31.12.2008 04:46):
chill chill

pia (31.12.2008 04:50):
momz

momo (31.12.2008 04:51):
pi

pia (31.12.2008 04:51):
suuuushiiii yummy in my tummy I WANT

pia (31.12.2008 05:34):
Einladung gesendet für Slide-a-lama

pia (31.12.2008 05:47):
miiiiii ★=(-.∩)

momo (31.12.2008 05:48):
seit wann bist du wach?

pia (31.12.2008 05:54):
guuute nacht! bis morgen momz

momo (31.12.2008 05:55):
^^

momo (31.12.2008 05:56):
n8

pia (31.12.2008 05:56):
nachti

momo (31.12.2008 05:56):
*kraul

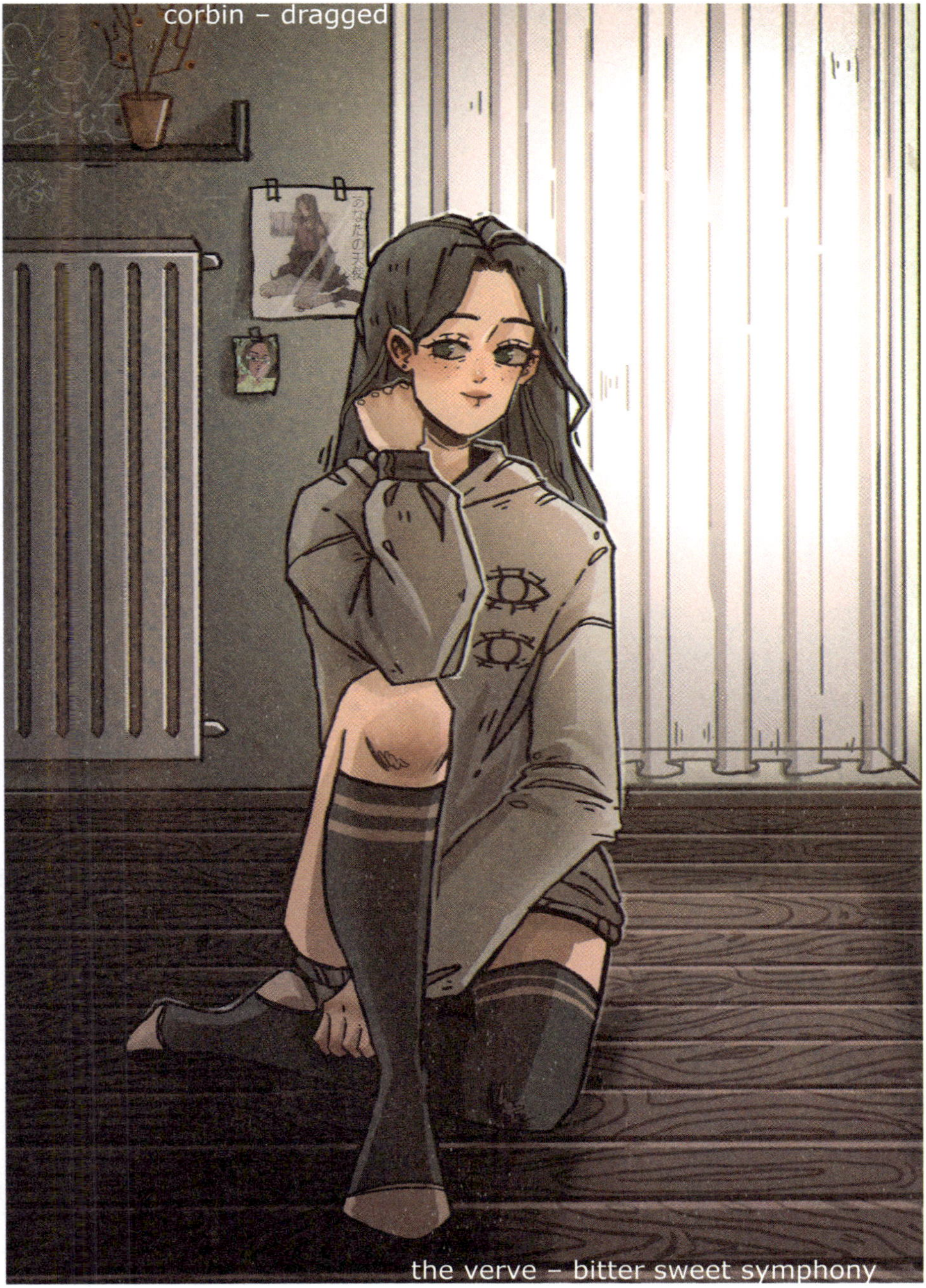
corbin – dragged
あなたの天使
the verve – bitter sweet symphony

pia (31.12.2008 14:12):
hooo

pia (31.12.2008 14:12):
was machsu schonhier

pia (31.12.2008 14:13):
voll krank

momo (31.12.2008 15:33):
moin

momo (31.12.2008 15:34):
ma dusch0rn

pia (31.12.2008 15:34):
okyy

momo (31.12.2008 15:51):
was zieh ich an

momo (31.12.2008 15:51):
minus 8 grad heut nacht

pia (31.12.2008 15:53):
kleidung ist zu überbewertet

momo (31.12.2008 15:53):
im sommer ja ^^

pia (31.12.2008 15:53):
du verlässt das haus eh nicht

momo (31.12.2008 15:54):
heute schon

pia (31.12.2008 15:54):
mhhh

momo (31.12.2008 15:55):
jo

momo (31.12.2008 17:14):
neujahrssex?

pia (31.12.2008 17:15):
jetzt bin ich mir sicher, ich will dich nie mehr zurück – nein. wer so ein arschloch wie dich liebt muss verrückt sein. wie konnt' ich so dumm sein, mich in dich zu verlieben?

momo (31.12.2008 17:17):
ok

(○´3`)/ok

pia (31.12.2008 17:18):
xD

pia (31.12.2008 17:18):
ich hoffe, das war eine ausführliche antwort.

momo (31.12.2008 17:18):
xD

momo (31.12.2008 17:18):
ja, find cih gut

momo (31.12.2008 17:18):
sex

momo (31.12.2008 17:18):
freu*

pia (31.12.2008 17:18):
^^

momo (31.12.2008 17:20):
also, wenn ich ein arschloch bin und du verrückt, haben wir sex ?

momo (31.12.2008 17:20):
oder wie ^^

pia (31.12.2008 17:22):
hm.

pia (31.12.2008 17:22):
keine ahnung.

pia (31.12.2008 17:22):
vermutlich!

momo (31.12.2008 17:23):
ok

momo (31.12.2008 17:23):
dann wissen wir das schonmal ^^

pia (31.12.2008 17:24):
swääääät

momo (31.12.2008 17:30):
kein schwein wach, bzw on

momo (31.12.2008 17:30):
fällt silvester wohl weider aus

pia (31.12.2008 17:31):
lol

momo (31.12.2008 18:04):
nabend mondi

pia (31.12.2008 18:04):
nabend sonni

momo (31.12.2008 18:04):
ja falscher chat ^^

pia (31.12.2008 18:05):
oh rlly? :0

pia (31.12.2008 18:05):
damn

momo (31.12.2008 18:06):
mir öde

momo (31.12.2008 18:06):
ist

momo (31.12.2008 18:06):
wieso muss man an diesem tag überhaupt irgendwas besonderes machen? ich hasse es, wenn irgnedwas verabredet ist und man nix zu tun hat außer drauf zu warten ..

pia (31.12.2008 18:06):
auch mir

pia (31.12.2008 18:06):
dies

momo (31.12.2008 18:06):
^^

pia (31.12.2008 18:07):
mach ich grad auch durch

momo (31.12.2008 18:07):
wann gehst los?

pia (31.12.2008 18:07):
kA

momo (31.12.2008 18:07):
lol

pia (31.12.2008 18:08):
wenigstens hab ich was zu essen

momo (31.12.2008 18:08):
nice

momo (31.12.2008 18:08):
gz

pia (31.12.2008 18:08):
musste extra sau früh aufstehen

momo (31.12.2008 18:08):
lol

pia (31.12.2008 18:08):
halb 12 glaub -.-

(*'へ'*)ぷんぷん

momo (31.12.2008 18:08):
hart

momo (31.12.2008 18:08):
wärst besser um 7 einkaufen gegang ^^

pia (31.12.2008 18:08):
ach fu

momo (31.12.2008 18:09):
xD

pia (31.12.2008 18:09):
lidl macht erst um 8 auf

momo (31.12.2008 18:09):
sauerrei

pia (31.12.2008 18:10):
oh ya

momo (31.12.2008 18:34):
ahahaha

momo (31.12.2008 18:34):
wie behindert die sin....

pia (31.12.2008 18:34):
wer??

momo (31.12.2008 18:34):
die menschen mit denen ich was mach

pia (31.12.2008 18:35):
wegen? ;O;

momo (31.12.2008 18:35):
ja nix sturmfrei, wir chilln beim chris

momo (31.12.2008 18:35):
lol

pia (31.12.2008 18:35):
ja und

momo (31.12.2008 18:35):
und chris pennt bis 19 uhr

momo (31.12.2008 19:28):
oh nein... jetzt höhrn diese 40 jährigen spackos über mir wieder scheiss techno....

pia (31.12.2008 19:28):
omfg

...└(-o-)┘無敵!

pia (31.12.2008 19:28):
es läuft wieder nichts

pia (31.12.2008 19:28):
ich kotz

momo (31.12.2008 19:28):
was läuft nich?

pia (31.12.2008 19:28):
silvester

momo (31.12.2008 19:29):
kein plüderhausen ?

pia (31.12.2008 19:29):
hää kp ich blicks nich

pia (31.12.2008 19:29):
es hieß
lucas muss bis 10 daheim bleiben

momo (31.12.2008 19:29):
Oo

pia (31.12.2008 19:30):
jetzt schreibt er mir aber

pia (31.12.2008 19:30):
ich muss mich fertig machen

pia (31.12.2008 19:30):
wir gehn gleich zu matt

pia (31.12.2008 19:30):
LOL?

pia (31.12.2008 19:30):
stf

pia (31.12.2008 19:30):
ehh wtf

momo (31.12.2008 19:30):
ja, is doch gut

pia (31.12.2008 19:30):
nein weil

momo (31.12.2008 19:30):
dann geht doch was ^^

pia (31.12.2008 19:30):
WTF

pia (31.12.2008 19:30):
NEIN

pia (31.12.2008 19:31):
wie soll ich dann hinkommen=

pia (31.12.2008 19:31):
ich bin nichta nnähernd fertig

pia (31.12.2008 19:31):
und hab halbe std fahrt

pia (31.12.2008 19:31):
ICH KOTZE

momo (31.12.2008 19:31):
hm

momo (31.12.2008 19:31):
nadann beeil idch halt ^^

momo (31.12.2008 19:33):
schnell umziehn , mütze auf scheiss auf frisur, is eh sack kalt

pia (31.12.2008 19:33):
ah man

pia (31.12.2008 19:33):
ich hasse lucas

pia (31.12.2008 19:33):
immer verarscht der mich >_<

momo (31.12.2008 19:33):
lol

pia (31.12.2008 19:33):
Lady Gaga - Poker Face (FULL HQ)

momo (31.12.2008 19:46):
dancemukke ^^

pia (31.12.2008 19:46):
ich amg's

pia (31.12.2008 19:46):
*mag

momo (31.12.2008 19:47):
gut

pia (31.12.2008 19:48):
ich seh' aus wie marilyn monroe mit schwarzen haaren -.-

momo (31.12.2008 19:48):
tot?

pia (31.12.2008 19:48):
O.O nein

(☆_・)・・・…━━━★ぴきゅーん!

pia (31.12.2008 19:49):
meine haare halt

pia (31.12.2008 19:49):
weil ich die komisch zusammengebunden hatte

pia (31.12.2008 19:49):
und nun locken

momo (31.12.2008 19:49):
^geilo

pia (31.12.2008 19:51):
NAIN

momo (31.12.2008 19:52):
zeig^^

pia (31.12.2008 19:52):
never

momo (31.12.2008 19:52):
mii

pia (31.12.2008 19:52):
NEVER

momo (31.12.2008 19:54):
böses

pia (31.12.2008 19:54):
yay^^

momo (31.12.2008 19:54):
*kraul^^

pia (31.12.2008 19:59):
no you can't read on ma POKERFACE

momo (31.12.2008 20:00):
saufn?

pia (31.12.2008 20:00):
nope, trink kein alk mehr

momo (31.12.2008 20:01):
aso, gehörst ja zu der versager-koma-generation die mit alk nich umgehn kann ^^ betrifft mich nicht, alkohol kann dein freund sein !

ヽ@(^ェ^*)@ノ☆.。.:*・゜☆HAPPY NEW YEAR☆゜・(」゜□゜
(・∀・){゜+o。A HAPPY NEW YEAR。o+゜}(・∀・)

pia (31.12.2008 20:02):
-.-

momo (31.12.2008 20:05):
so gut kanns einem doch garnich gehn, dass man sich keinen rausch gönnt Oo

momo (31.12.2008 20:05):
aber die unterhaltung hatten wir schon ^^

pia (31.12.2008 20:05):
öhm doch!

momo (31.12.2008 20:06):
chris is wach olé

pia (31.12.2008 20:07):
hat der sich n Wecker gestellt oder ws?? xDD

momo (31.12.2008 20:07):
scheint so ^^

momo (31.12.2008 20:17):
naja, bin ma weg

momo (31.12.2008 20:17):
guten rutsch un so

pia (31.12.2008 20:17):
dir auch ^.^

momo (31.12.2008 20:18):
thx

:了ヶマ=ノ干 オ×テ"├ ゥ!

Als ihre Lippen sich berührten, ging in ihr dasselbe Feuerwerk hoch wie am Himmel über ihr. Vor den Augen all seiner Freunde hatte er sie geküsst; sie war die erste gewesen, die er in diesem neuen Jahr angesehen und in seine Arme geschlossen hatte, und es wirkte nicht so, als würde er ihre Beziehung noch länger verstecken wollen. Nach all diesem Hin und Her schien es, als würde sie endlich bekommen, wonach sie sich die ganze Zeit gesehnt hatte. Vielleicht konnte er sich nun doch auf sie einlassen, das Kämpfen hätte sich gelohnt und sie hätte sich nicht an einen Typen verschenkt, für den sie nur eine von vielen war.

Sie blinzelte, als sie sich voneinander lösten, und seine Augen funkelten, weil sich das Feuerwerk in ihnen spiegelte. Alle um sie herum umarmten sich, und es war ein unverständliches Stimmenwirrwarr, das sie nur wie gedämpft wahrnahm, als hätte sie den Lautstärkeregler runtergedreht.

In diesem Moment gab es nur sie beide, ihre gesamte Aufmerksamkeit galt Lucas, als wäre er aus der Umwelt ausgeschnitten und seine Konturen weichgezeichnet, sodass sie alles um ihn herum nur verschwommen sah. Er war dieser gottverdammte Märchenprinz, der die schlafende Schönheit aus ihrem Koma wachküsste und auf ewig beschützte. Das war er doch, oder nicht?

pia (02.01.2009 21:21):
huuhu

pia (02.01.2009 21:38): · · · · · ★
moooooomz

momo (02.01.2009 22:12):
moin

pia (03.01.2009 00:24):
:0

Das Herz schlug ihr bis zum Hals und sie hatte schwitzige Finger, tippte nervös auf der Tastatur herum und knabberte zwischendurch an ihren Fingernägeln, weil sie nicht sicher war, was oder ob sie überhaupt irgendetwas schreiben könnte, das diese Situation nicht noch verschlimmern würde.
Ihre beste Freundin Marie hatte ihr soeben die Freundschaft gekündigt, indem sie ihr eröffnet hatte, dass sie enttäuscht von ihr sei, dass Pia anders sei als sie gedacht hatte und sie keinen Bock mehr darauf hatte, Zeit mit ihr zu verbringen.
Der Auslöser war ein Blogeintrag auf *kwick* gewesen, in dem Pia sich darüber ausgelassen hatte, wie peinlich sie es fand, wenn Menschen nach nur wenigen Tagen Beziehung von ewiger Liebe sprachen. Sie hatte in diesem Eintrag kein Blatt vor den Mund genommen und wahrscheinlich war viel von ihrem Frust über den ewigen Kampf um Lucas mit eingeflossen; Marie hatte es jedenfalls ziemlich abgestoßen, so etwas Hasserfülltes und Missgünstiges von ihrer Freundin zu lesen – ihr neuer Freund hätte ihr schließlich auch schon nach zwei Tagen seine Liebe gestanden. Vielleicht hatte es sich aber auch schon seit Längerem angestaut, immerhin hatte Marie ihr in letzter Zeit öfter Kommentare gedrückt, wie schwach sie es von ihr fand, dass sie sich derart von Lucas herumschubsen ließ, obwohl er sie vor ihr immer kleingeredet und Marie sogar versichert hatte, Pia jederzeit für sie fallen zu lassen. Marie verstand nicht, wie ihre Freundin sich trotzdem immer noch dazu herablassen konnte, ihm hinterherzurennen; und dass sie nun sogar fest zusammen waren, war wahrscheinlich bloß noch die Kirsche auf der Sahnehaube.
„Reicht es dir nicht, so wie es grad ist?", hatte er gefragt, als sie ihn an Neujahr zum wiederholten Mal darum gebeten hatte, dass sie es endlich offiziell machten. Als sie dies verneinte, hatte er sich tatsächlich drauf eingelassen, und Pia hatte ihr Glück kaum fassen können. Dass sie dafür nun ihre beste Freundin verlieren würde, damit hatte sie nicht gerechnet; aber sie schien auch nichts mehr tun können, um ihre Meinung zu ändern. Marie gefiel nicht länger, was sie in Pia sah. Nicht nur das, *sie hatte sich getäuscht in ihr,* und diese Aussage war wie ein Stich in ihr Herz.

momo (11.01.2009 02:48):
omg morgen schule lol rofl oh nein

pia (11.01.2009 02:48):
:'D

pia (11.01.2009 02:48):
yah du hast so rechz

pia (11.01.2009 02:48):
*t

pia (11.01.2009 02:49):
aber weißt du was

pia (11.01.2009 02:49):
ich habe die ganzen ferien

pia (11.01.2009 02:49):
immer von 6-17 h geschlafen

momo (11.01.2009 02:49):
^^

pia (11.01.2009 02:49):
und ich kann heute abend nicht normal ins bett

pia (11.01.2009 02:49):
deswegen werd ich wohl durchmachen müssen

momo (11.01.2009 02:49):
normal

momo (11.01.2009 02:50):
was mich ja voll abfickt

momo (11.01.2009 02:50):
aber

momo (11.01.2009 02:50):
ich hatte vor nach englisch zu gehn

momo (11.01.2009 02:50):
wir schreiben in einer woche mathe

momo (11.01.2009 02:50):
also sollte man in mathe da asein am montag

momo (11.01.2009 02:50):
wir schreiben am do tv φ(￣−￣)ノ~0 それっ

momo (11.01.2009 02:50):
also sollte man auch in tv da sein

pia (11.01.2009 02:50):
ja ich weiß ;-;

momo (11.01.2009 02:50):
das kotzt so an

pia (11.01.2009 02:50):
und fr bio

momo (11.01.2009 02:50):
lol bio

pia (11.01.2009 02:51):
ja ich kanns nich?!

momo (11.01.2009 02:51):
und di nächste woche aufsatz

momo (11.01.2009 02:51):
bio is wayne

momo (11.01.2009 02:51):
bio gleicht man mit iwas aus

pia (11.01.2009 02:53):
du momo

pia (11.01.2009 02:54):
was kommt eigtl dran in englisch ?

momo (11.01.2009 02:54):
s gleiche wie in der letzten

momo (11.01.2009 02:54):
text lesen und dazu was schrieben

pia (11.01.2009 02:54):
O.O

momo (11.01.2009 02:54):
englsich geschfäftsbreif aber man weiß nich welcher

pia (11.01.2009 02:54):
ich hab NICHTS gemacht in den ferien

momo (11.01.2009 02:54):
also alle^^

pia (11.01.2009 02:54):
NIIIIIIIIVHTS

pia (11.01.2009 02:54):
ich kann nix

momo (11.01.2009 02:54):
ich auch nich

pia (11.01.2009 02:54):
ich bin dumm

pia (11.01.2009 02:54):
ich kannn garnichts

momo (11.01.2009 02:54):
ich hab mein papierkram abgelegt ^^

pia (11.01.2009 02:54):
ich hab sowas nichtmal oO

momo (11.01.2009 02:55):
ja ich hasse mich auch dafür 3 wochen nicht genutzt zu haben

momo (11.01.2009 02:55):
aber uns bleibt immernoch australien

pia (11.01.2009 02:55):
:D

(￣∇￣;)σ

pia (11.01.2009 02:55):
kk!!

momo (11.01.2009 02:56):
ich hab meine eltern wenigstens schon den hinweis gegeben dass die eventuell die möglichkeit besteht, dass ich die prüfung nich schaff

momo (11.01.2009 02:56):
^^

pia (11.01.2009 02:57):
was meinten die?

momo (11.01.2009 02:57):
kam nur „das schaffst du" zurück

pia (11.01.2009 02:58):
ja bei mir auch hahahahah

pia (11.01.2009 02:58):
lol so dumm

pia (11.01.2009 02:58):
die ham echt kp

momo (11.01.2009 03:05):
joa

momo (11.01.2009 03:05):
wie war eigtl dein sylvester?

pia (11.01.2009 03:06):
ziemlich gut und deins?

momo (11.01.2009 03:07):
naja

pia (11.01.2009 03:08):
wieso?

momo (11.01.2009 03:08):
da hingen aufeinmal leute ab die keiner kannte iwie

momo (11.01.2009 03:09):
das zerstöhrt immer die stimmung

pia (11.01.2009 03:09):
öde O.O

pia (11.01.2009 03:09):
ja schon

pia (11.01.2009 03:11):
ich hol mir kurz was zu futtern

pia (11.01.2009 03:12):
i'll be right back :)

momo (11.01.2009 03:12):
gl

pia (11.01.2009 03:12):
http://www.youtube.кom/watch?v=ogMMGC9aDpA

momo (11.01.2009 03:13):
ah geil, wusste nie wie das lied heißt

pia (11.01.2009 03:14):
ja hab' ich mir gedacht

pia (11.01.2009 03:14):
ich nämlich auch nie

w(o ` ε ´o)w

pia (11.01.2009 03:15):
aber ich liebe es

pia (11.01.2009 03:15):
ist von yann tiersen

pia (11.01.2009 03:17):
hab' mir grad sprühfertige light sahne in den mund gesprüht <33

momo (11.01.2009 03:17):
scharf

momo (11.01.2009 03:17):
^^

pia (11.01.2009 03:17):
das macht mich wirklich glücklich.

momo (11.01.2009 03:17):
lol

momo (11.01.2009 03:53):
was schaust?

pia (11.01.2009 03:54):
etwas was du niemals schauen würdest^^

pia (11.01.2009 03:54):
weils ziemlicher teenie scheiß ist

pia (11.01.2009 03:54):
aber ich steh da grad drauf

momo (11.01.2009 03:54):
^^

pia (11.01.2009 03:54):
ok reicht es wenn ich einen schauspieler nenne?

pia (11.01.2009 03:54):
:D

momo (11.01.2009 03:54):
mayb

pia (11.01.2009 03:55):
JIMI BLUE OCHSENKNECHT!!

pia (11.01.2009 03:55):
:D

momo (11.01.2009 03:55):
olorofl

pia (11.01.2009 03:55):
x'D

momo (11.01.2009 03:55):
ok viel spass ^^

pia (11.01.2009 03:55):
hahaha danke

pia (11.01.2009 03:55):
ne is' echt ganz süß.

pia (11.01.2009 03:55):
wär' mein lieblingsfilm geworden wenn ich 13 wär

momo (11.01.2009 03:55):
xD ? (□_□)?

pia (11.01.2009 03:55):
100%

pia (11.01.2009 03:56):
is' halt mit strand

pia (11.01.2009 03:56):
und liebe

pia (11.01.2009 03:56):
und eifersucht

pia (11.01.2009 03:56):
und n bisschen haten

momo (11.01.2009 03:56):
ok, stirb wenigstnes jmd?

pia (11.01.2009 03:56):
öhmm ja also in der vorgeschichte

pia (11.01.2009 03:57):
die nich gezeigt wird^^

momo (11.01.2009 03:57):
nice ^^

pia (11.01.2009 03:57):
von dem typ der beste kumpel

pia (11.01.2009 03:57):
is ertrunken

pia (11.01.2009 03:57):
er wollte ihn retten

pia (11.01.2009 03:58):
seitdem hat er so albträume und geht nich mehr ins wasser

pia (11.01.2009 03:58):
und er zieht halt auf so ne nordsee insel
und verliebt sich in ein mädel was schon ewig mit DEM bonzensohn der insel zsm is

momo (11.01.2009 03:58):
klar, auf ne insel ziehen kommt immer gut wenn man wasser nich mag

pia (11.01.2009 03:59):
der will die dann halt erobern

pia (11.01.2009 03:59):
aber der bonze will die unbedingt flachlegen

pia (11.01.2009 03:59):
da das ihr erstes mal is zögert sie voll lang

pia (11.01.2009 03:59):
iwann macht sie schluss und nimmt jimi blue der VOLL der rocker is

pia (11.01.2009 04:00):
und das passt ihrer mum nich
usw

momo (11.01.2009 04:00):
kk^^

pia (11.01.2009 04:00):
willst mitschaun?^^

momo (11.01.2009 04:01):
ne kino.to funst nich bei mir

pia (11.01.2009 04:01):
schade

momo (11.01.2009 08:19):
noch wach?

pia (11.01.2009 08:19):
yeah

pia (11.01.2009 08:19):
^^

momo (11.01.2009 08:19):
^^

pia (11.01.2009 08:19):
und ich sehe du auch

momo (11.01.2009 08:20):
ja

momo (11.01.2009 08:20):
aus welchem film is deinen message da nochmal?

momo (11.01.2009 08:20):
-n

(。。;)\(ﾟoﾟ#;ｱﾎｶｯ!

pia (11.01.2009 08:20):
american beauty

momo (11.01.2009 08:20):
aso stimmt

momo (11.01.2009 08:21):
der tüten nerd

pia (11.01.2009 08:21):
pfff :D

momo (11.01.2009 08:22):
hab voll lust zum mc donalds zu gehn

momo (11.01.2009 08:22):
^^

pia (11.01.2009 08:22):
bääh näh ich nid

momo (11.01.2009 08:22):
lecker essen rund um die uhr

pia (11.01.2009 08:22):
http://www.youtube.кom/watch?v=WjwhEYqKvDM&feature=relatec
lol.

pia (11.01.2009 08:22):
._.

pia (11.01.2009 08:22):
es gibt so widerliche menschen

momo (11.01.2009 08:23):
olo

momo (11.01.2009 08:24):
muss schön sein kein hirn zu haben ^^

momo (11.01.2009 08:30):
was hat n um die uhrziet so offen , was einem warmes essen anbie-tet?

pia (11.01.2009 08:31):
alle fastfood ketten oder

momo (11.01.2009 08:31):
nur mc D

pia (11.01.2009 08:31):
schade

momo (11.01.2009 08:32):
in 3.5 stunden macht der pizzaservice auf yeah

pia (11.01.2009 08:32):
zum glück hab ich diesmal keinen hunger

pia (11.01.2009 08:39):
http://www.youtube.кom/watch?v=B6er0qp3HMw&feature=channel

pia (11.01.2009 08:39):
DAS ist gut

momo (11.01.2009 08:40):
lOl

pia (11.01.2009 08:40):
MEGAGUT!

momo (11.01.2009 08:40):
sailor moon oder?
• · · ...▬▬▬☆

pia (11.01.2009 08:40):
kp ^^

momo (11.01.2009 08:43):
http://de.youtube.кom/watch?v=lyFNX1iBXiI niemals aufgeben ^^

pia (11.01.2009 08:44):
:D sweet

pia (11.01.2009 08:48):
http://www.youtube.кom/watch?v=v7xu4f_jj8A&feature=related

pia (11.01.2009 08:48):
hahahahhahahahaah

pia (11.01.2009 08:48):
wer bisch du?

pia (11.01.2009 08:48):
rumpelstilzchen.

momo (11.01.2009 08:49):
/delete „Kitty"

pia (11.01.2009 08:49):
xDD

pia (11.01.2009 08:49):
aber wie ernsthaft das halt kam

pia (11.01.2009 08:49):
hahahah

pia (11.01.2009 08:49):
megagut xD

pia (11.01.2009 08:49):
http://www.youtube.кom/watch?v=R6O_XLAIdx4&feature=relatec

pia (11.01.2009 08:49):
o0

momo (11.01.2009 08:49): \(☆_@;)☆\(｀-´メ)
als obich da drauf klick

pia (11.01.2009 08:50):
doch

momo (11.01.2009 09:03):
http://www.noth!ngtox!c.кom/media/P30pl3_0wn3d_W!th_Ball$

momo (11.01.2009 21:15):
jetzt erst aufgewacht ^^?

pia (11.01.2009 21:15):
aaahahaha ya xDD

momo (11.01.2009 21:16):
nice, wirst morgen nachmittag sicher spass haben in langweilig mathe und tödlichlangweilig tv ^^

pia (11.01.2009 21:17):
und englischklausur *yay*

momo (11.01.2009 21:17):
über englisch aknn man sich mit coffein retten

momo (12.01.2009 02:15):
trallala, ich hatte einen plan

momo (12.01.2009 02:16):
um 9 penn gehn um 13 uhr aufstehn um 20 uhr penn gehn ^^ wurde zu - 9 penn gehn 15 uhr aufstehn
22 uhr einpenn 0 uhr aufwachen Oo

pia (12.01.2009 02:16):
gut :D

pia (12.01.2009 02:18):
ich <3 lady gaga

momo (12.01.2009 02:19):
me <3 germangothic mukke atm

momo (12.01.2009 02:20):
ich rate dir

momo (12.01.2009 02:20):
vom kauf von kaba himbeer ab

momo (12.01.2009 02:20):
schmeckt nich

pia (12.01.2009 02:20):
ich trink immer nur kakao

pia (12.01.2009 02:21):
ich <3 kristen stewart

momo (12.01.2009 02:21):
kakao wurde zu oft getrunken ^^

momo (12.01.2009 02:21):
wer?

pia (12.01.2009 02:22):
ändert es etwas wenn ich den namen nochmal hinschreibe?

momo (12.01.2009 02:22):
bestimmt

pia (12.01.2009 02:22):
kristen stewart

momo (12.01.2009 02:22):
aso

momo (12.01.2009 03:48):
lalala

momo (12.01.2009 03:48):
!!!

momo (12.01.2009 03:52):
damn 3 wochen ferien gehabt und keinmal in der rofa gewesen....
drecks fauler fruendeskreis -.-

pia (12.01.2009 03:52):
haaaahaaa

momo (12.01.2009 03:53):
der dudelsack

momo (12.01.2009 03:53):
ist ein tolles instrument

momo (12.01.2009 03:53):
nur damit du da bescheid wissen tust

pia (12.01.2009 03:53):
is er nich

(／－_－)／━━━━━○☆(゜ o °)どがぁん
ｻﾝﾀﾞｰ!! (*゜-゜)ﾉWWWWWWWWWWW☆

pia (12.01.2009 03:53):
& ich hasse braveheart

pia (12.01.2009 03:53):
also VERPISS DICH
!!

pia (12.01.2009 03:53):
>.>

momo (12.01.2009 03:53):
tz

pia (12.01.2009 03:53):
^-^

momo (12.01.2009 04:43):
lol, eingeshclafen?

momo (12.01.2009 23:52):
nix mit schlafen ^^?

pia (12.01.2009 23:52):
ich wollte °-ô

momo (12.01.2009 23:53):
aber?

pia (12.01.2009 23:53):
iwie wurd ich aufgehalten

momo (12.01.2009 23:53):
böses rl

pia (12.01.2009 23:54):
ja O.O

pia (12.01.2009 23:56):
ich bin müde

pia (12.01.2009 23:56):
ich bin so richtig schön müde

momo (12.01.2009 23:59):
nur schlafen kannste nich ^^

pia (12.01.2009 23:59):
ja ._.

momo (12.01.2009 23:59):
xD

momo (12.01.2009 23:59):
mir gehts auch so

momo (13.01.2009 00:00):
aber das is gut so

momo (13.01.2009 00:00):
hat man mehr vom tag

pia (13.01.2009 00:00):
was ist aber

pia (13.01.2009 00:00):
wenn ich lieber schlafe

momo (13.01.2009 00:01):
tröste dich damit dass schlafentzug shizophrenie und multiple persönlichkeitsstöhrungen fördert

pia (13.01.2009 00:01):
O.O

(=¯ ¯=) Z z z z · · ·

momo (13.01.2009 00:02):
und man kann mehr musik hörn
musik 4daWin

momo (13.01.2009 00:05):
lustige persönlichkeitstest zum zeitvertreib

pia (13.01.2009 00:10):
._.
ich schreibe grade

pia (13.01.2009 00:11):
aber dumme sachen

momo (13.01.2009 00:12):
geschichten, gedischte oder beides in einem?

momo (13.01.2009 00:12):
-s

pia (13.01.2009 00:12):
der mond geht auf. die nacht ist schwarz.
i know i am stupid. i know i am. can't change it, anyways.
it's just that i think so much about you._.
do you feel fine, are you bored? maybe your head aches.
it's not like i could do anything about it, i just feel uncomfortable by not sitting next to you and knowing everything about you in this very moment. sounds creepy but i need you. and i feel stupid.
i know i am. hmpf. i better go to sleep now.
the sky is dark, even though you're not here. how dare it?
it's too dark.
i really better lay down in my bed, hoping you'll call me to say good night... knowing you probably won't.

pia (13.01.2009 00:12):
o.o

momo (13.01.2009 00:13):
traurigschön^^

pia (13.01.2009 00:14):
findest du? °-ô

momo (13.01.2009 00:14):
iwie ja

pia (13.01.2009 00:16):
i just noticed we never had any nicknames. i was me and you were you. i don't like *darling* anyway, too many people are called *darling* so how could that fit, when you are someone special?
why did we never had our own, tho? something personal. why not?
how could it be enough to adress you with your name, when so many people are having the same one?
you're not just a name. you're a feeling. you're my feeling.

pia (13.01.2009 00:16):
^-^

momo (13.01.2009 00:18):
is das random oder auf eine reale person bezogen eigtl?

pia (13.01.2009 00:18):
ich glaub' sowas random zu schreiben ist schwer :]

momo (13.01.2009 00:19):
stimmt

momo (13.01.2009 00:19):
nich schlecht

(¬o¬) -----☆ 怪しい
(¬、¬) アヤシイ

pia (13.01.2009 00:20):
danke ._.

pia (13.01.2009 00:20):
=)

momo (13.01.2009 00:21):
yeah laut internet besteht der verdacht auf borderline ^^

momo (13.01.2009 00:21):
tz nur weil mit ständig langweilig is Oo

pia (13.01.2009 00:21):
wtf? :O

momo (13.01.2009 00:22):
ach internettests

momo (13.01.2009 00:22):
gefundenes fressen für hypochonder (oder wie mans schreibt)

pia (13.01.2009 00:26):
momo =)

momo (13.01.2009 00:29):
xD dieser lustige depressionstest ey ^^

momo (13.01.2009 00:30):
hab den 2003 entdeckt mach ihn ca alle halbe jahr aus langerweile und neugier

momo (13.01.2009 00:30):
und hab immer

momo (13.01.2009 00:30):
schwere depressionen
^^

pia (13.01.2009 00:30):
immer das selbe? x'D

ε~(;@_@) ガクン

momo (13.01.2009 00:30):
naja ab 54 punkten isses ne schwere

momo (13.01.2009 00:31):
und ich hab mal merh oder wneiger

momo (13.01.2009 00:31):
aber nie unter 54 Oo

momo (13.01.2009 00:31):
is doch bullshit

momo (13.01.2009 00:32):
vllt is der test ja auch kaputt und schon immer gewesen ^^

pia (13.01.2009 00:32):
solche tests sind generell bullshit^^

momo (13.01.2009 00:32):
jo

momo (13.01.2009 00:55):
lalala, kein stück müde, was mach ich nun die ganze nacht...
videothek macht in 5 min zu
-.-

pia (13.01.2009 00:55):
ich BIN müde O.O

momo (13.01.2009 00:56):
und was hällt dich ab schlafen zu gehn O.o?

pia (13.01.2009 00:56):
internet

pia (13.01.2009 00:56):
hahah

momo (13.01.2009 00:56):
süchtling

momo (13.01.2009 00:56):
^^

pia (13.01.2009 00:56):
garkein

pia (13.01.2009 00:56):
es is ja nich internet an sich

pia (13.01.2009 00:57):
ALTER

pia (13.01.2009 00:57):
momzr

pia (13.01.2009 00:57):
ich bekomme hallus

pia (13.01.2009 00:57):
OMG

momo (13.01.2009 00:57):
sexy

pia (13.01.2009 00:58):
jetzt ist es tatsächlich soweit

pia (13.01.2009 00:58):
scheiße

pia (13.01.2009 00:58):
pass auf

(´∆`)Zzzz・・・｡oO

pia (13.01.2009 00:58):
ich hab die ganze zeit so ein flattern vernommen

pia (13.01.2009 00:58):
an der decke

pia (13.01.2009 00:58):
wie von ner motte

pia (13.01.2009 00:58):
oderso

pia (13.01.2009 00:58):
und das licht hat auch so schatten geworfen

pia (13.01.2009 00:58):
ich starr die ganze zeit hoch aber da ist nichts

pia (13.01.2009 00:58):
dann mach ich musik aus

pia (13.01.2009 00:59):
und hör plötzlich so ein knabbern

pia (13.01.2009 00:59):
denk mir

momo (13.01.2009 00:59):
cool

pia (13.01.2009 00:59):
scheiße hab' ich iwo essen liegen lassen

pia (13.01.2009 00:59):
omg kommen hier iwie ratten oder mäuse rein?

pia (13.01.2009 00:59):
wie bloß??

pia (13.01.2009 00:59):
hör genauer hin

pia (13.01.2009 00:59):
schau auf den boden

pia (13.01.2009 00:59):
trau mich nicht mich zu bewegen

pia (13.01.2009 01:00):
sehe wie sich bei meinem schuh etwas bewegt

pia (13.01.2009 01:00):
da liegt auch die alte pizzaschachtel

pia (13.01.2009 01:00):
scheiße jetzt hab ich echt schon viecher im zimmer denk ich

pia (13.01.2009 01:00):
bekomm schon erhöhten puls

pia (13.01.2009 01:00):
hör nochmal hin

momo (13.01.2009 01:00):
süß.^^

pia (13.01.2009 01:00):
tropf tropf tropf

pia (13.01.2009 01:00):
wtf

pia (13.01.2009 01:01):
mein wasserhahn °-ô

pia (13.01.2009 01:01):
es war nur mein wasserhahn

pia (13.01.2009 01:01):
der tropft

pia (13.01.2009 01:01):
ich hatte ihn nicht richtig zugedreht

pia (13.01.2009 01:01):
oh man

momo (13.01.2009 01:01):
xD

momo (13.01.2009 01:01):
macht spass oder ?

pia (13.01.2009 01:02):
nein macht angst ε- (￣、￣A) ﾌｩｰ

momo (13.01.2009 01:03):
ich find sowas imme rtoll

momo (13.01.2009 01:03):
aber solche kopfsachen passiern mir erst nach 5 tagen druchkiffen

pia (13.01.2009 01:03):
krank

momo (13.01.2009 01:04):
trainiert einen seine umwelt besser und bewusster wahr zu nehmen

pia (13.01.2009 01:06):
hatte ich noch nie sowas

momo (13.01.2009 01:06):
kalte duschen sind ungesund für frauen während ihrer periode btw

momo (13.01.2009 01:06):
damit du das mal weißt

momo (13.01.2009 01:07):
erzählten mir lustige menschen die alle ne bindehautenzündung haben oder auf drogen sind gerade

momo (13.01.2009 01:30):
canceln wir alles in deutschland und supporten charitysachen all over the world?

pia (13.01.2009 01:31):
O.O

pia (13.01.2009 01:31):
wow du redest echt so viel wirres zeug
☆ ⌒(*^-°)

pia (13.01.2009 01:31):
das ist ziemlich interessant

momo (13.01.2009 01:31):
joa thx ^^

momo (13.01.2009 01:32):
social networks anschliesen im internet is schön

momo (13.01.2009 01:32):
auch wenns natürlich irngedwo nur pseudo-sozial is

momo (13.01.2009 01:58):
bist offline ? schläfst schonwieder schlafmütze? schläfst echt die ganze zeit ey

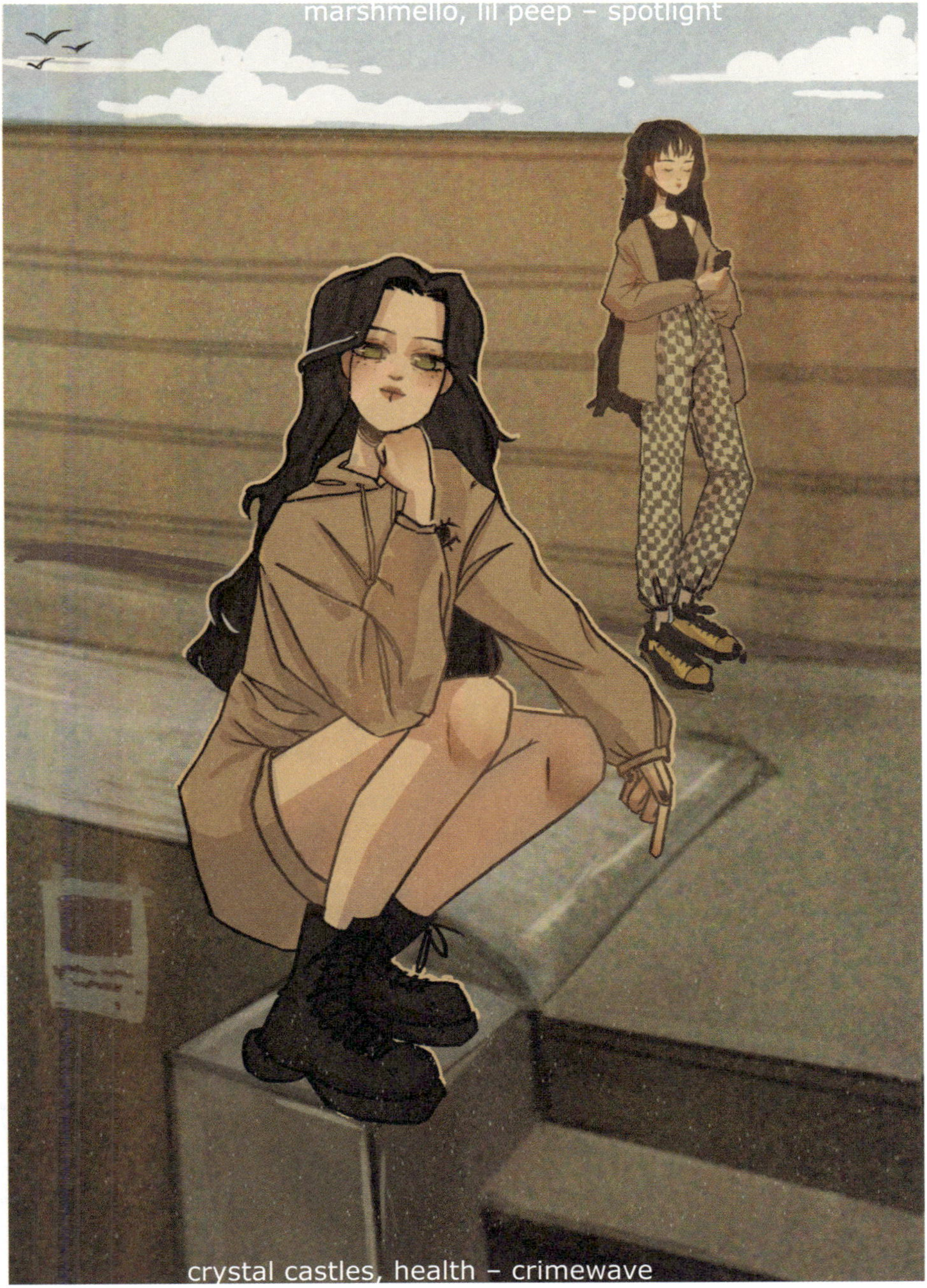
marshmello, lil peep – spotlight
crystal castles, health – crimewave

momo (14.01.2009 18:50):
hehe

momo (14.01.2009 18:55):
bist nun aus prinzip off gegangen? xD

pia (14.01.2009 19:05):
nein pc kaggt ab ._.

pia (14.01.2009 19:05):
same mit meim ex.

pia (14.01.2009 19:08):
hängt

momo (14.01.2009 19:16):
^^

pia (14.01.2009 19:24):
wtf

momo (14.01.2009 19:27):
me2

momo (14.01.2009 19:27):
(wtf = want to fuck)

momo (14.01.2009 19:27):
;P

pia (14.01.2009 19:27):
pff^^

momo (14.01.2009 19:27):
^^

momo (14.01.2009 21:45):
schokobons <3

momo (15.01.2009 00:55):
krasse scheisse

momo (15.01.2009 00:55):
hab grad meine arbeitszeugnisse vom jobben angeschaut

momo (15.01.2009 00:55):
rofl ey

momo (15.01.2009 00:56):
lol

pia (15.01.2009 01:03): （；゜□゜）エェ？？
w00t

pia (15.01.2009 01:03):
erzähl

momo (15.01.2009 01:03):
sind halt hart schlecht

momo (15.01.2009 01:03):
wenn man sie richtig lesen kann nun

momo (15.01.2009 01:04):
„entsprach unseren erwartungen" = hat versagt
die werd cih wohl niewieder ner bewerbung beilegen

momo (15.01.2009 01:09):
geil is auch „Die Arbeitsergebnisse entsprachen der erforderlichen Mindesqualität"

pia (15.01.2009 01:11):
wie mies xDD

momo (15.01.2009 01:11):
oder „auch bei hoher Arbietsbelastung erzielte er im Wesentlichen gute Arbeitsergebnisse“

momo (15.01.2009 01:11):
jo^^

momo (15.01.2009 01:11):
voll abgefickt

pia (15.01.2009 01:11):
ne legs besser nicht bei

momo (15.01.2009 01:11):
ja, is tödlich ^^

momo (15.01.2009 01:13):
was is aus deinem schlafplan geworden schonwieder ^^?

pia (15.01.2009 01:13):
EY

pia (15.01.2009 01:13):
lass mich xD

pia (15.01.2009 01:13):
ich rippe grad musixc (シ_ _)シ ハハァーー

momo (15.01.2009 01:14):
insomnia is schön ^^
was rippste denn gutes?

pia (15.01.2009 01:14):
jennifer rostock grad

momo (15.01.2009 01:14):
aha fröhlich ^^

pia (15.01.2009 01:15):
ich mag fröhlich^^

momo (15.01.2009 01:16):
ich auch ^^

momo (15.01.2009 01:16):
*slipknot hör atm ^^

pia (15.01.2009 01:18):
voll fröhlich.

momo (15.01.2009 01:19):
ja, geht grad nich anders, hab mir schlieslich eben meine schul - und arbeitszeugnisse angeschaut , das hat mich iwie überraschend geschlaucht o_o

pia (15.01.2009 01:20):
^^

pia (15.01.2009 23:39):
http://www.myvideo.d3/watch/5765401/Die_Russen_kommen_xD

pia (15.01.2009 23:39):
LOOOOL

momo (16.01.2009 01:18):
lalala

pia (16.01.2009 01:19):
jajaja ^^

pia (16.01.2009 01:19):
ich mag nemme

pia (16.01.2009 01:19):
schule

momo (16.01.2009 01:20):
is ja immerhin freitag

pia (16.01.2009 01:20):
ja und bioarbeit

pia (16.01.2009 01:20):
gut

momo (16.01.2009 01:21):
ja hab noch garnix gelehrnt

pia (16.01.2009 01:22):
denkst du ich ._.

momo (16.01.2009 01:22):
aber dafür hab ich hammergeile 4 stunden geschlafen gerade ^^

pia (16.01.2009 01:22):
guuut!

pia (16.01.2009 01:22): ＼（´Ｏ`）／ ファ～
ich nid

momo (16.01.2009 01:24):
in deutsch war irgnedwas auf

pia (16.01.2009 01:24):
oh super

pia (16.01.2009 01:24):
auch das noch

pia (16.01.2009 01:24):
ja stimmt

pia (16.01.2009 01:24):
mit claire

pia (16.01.2009 01:24):
wie sie als kind dargestellt wird

pia (16.01.2009 01:24):
oderso

momo (16.01.2009 01:24):
aso lol

momo (16.01.2009 01:25):
ma googeln

momo (16.01.2009 01:34):
tz kA, sogar das internet wayned das

pia (16.01.2009 01:34):
xDD

pia (16.01.2009 01:34):
schadaaay

momo (16.01.2009 04:19):
nun flackert in meinen augen ab und zu auch das licht ^^

pia (16.01.2009 17:58):
siiiehste ^^

momo (16.01.2009 18:09):
ja das war gestern nacht um 4^^

momo (17.01.2009 03:18):
anschleich-in hals beiss-schlückchen blut trinkt-davon flieg-kicher

pia (17.01.2009 04:36):
:O

momo (17.01.2009 04:36):
^^

momo (17.01.2009 04:37):
http://de.youtube.кom/watch?v=ZRWI15ldZIQ will auch lustige dinge tun ^^

pia (17.01.2009 04:39):
mirs schlecht

momo (17.01.2009 04:39):
y?

pia (17.01.2009 04:39):
wollte mich nur bissle hinlegen

pia (17.01.2009 04:39):
hatte webcam noch an
leg mich hin (man sieht mein bett auf der cam)

momo (17.01.2009 04:39):
jo^^

pia (17.01.2009 04:39):
und bin voll eingeratzt ein einhalb std

pia (17.01.2009 04:39):
-.-

momo (17.01.2009 04:39):
xD

pia (17.01.2009 04:40):
bin von dem ton aufgewacht de5r verursacht wird wenn die gegenseite die cam schließt^^

pia (17.01.2009 04:40):
und ich hab zu viel nutella nur so gegessen
._.

momo (17.01.2009 04:40):
lol

momo (17.01.2009 04:40):
cutey ^^

pia (17.01.2009 04:41):
gar kein

ャダヽ(o`皿′o)ﾉ

pia (17.01.2009 04:41):
mir#s übel ._.

momo (17.01.2009 04:41):
trink coke das beruhigt den magen un so

pia (17.01.2009 04:42):
ehm. nein eben nich?

momo (17.01.2009 04:42):
ehm doch

momo (17.01.2009 04:42):
weils alles was drin so rumschwimmt zersetzt wie magensäure ^^

momo (17.01.2009 04:43):
ergo support un so

momo (17.01.2009 04:43):
i know

momo (17.01.2009 04:43):
^^

pia (17.01.2009 04:43):
omg

pia (17.01.2009 04:43):
lol

pia (17.01.2009 04:44):
»Kítty« (03:28):
ich geh dann jetzt oky
Zion (03:42):
bin instanz =(

pia (17.01.2009 04:44):
Zion (03:43):
schau doch film
»Kítty« (03:43):
heißt das ich soll warten ._.

pia (17.01.2009 04:44):
o.o

momo (17.01.2009 04:44):
^^

pia (17.01.2009 04:44):
lol

momo (17.01.2009 05:01):
lol ey bmx trick clips - da frag ich mich was wohl alles anders gelaufen wär wenn ich zum 13. geb.tag kein nintendo sondern n bmx gekomm hätte ^^

pia (17.01.2009 05:01):
oohhh yaaa

(· _ ·)ノ

pia (17.01.2009 05:01):
^^

momo (17.01.2009 05:01):
und jeden tag 3-12 stunden gefahrn wär statt zu zocken

momo (17.01.2009 05:01):
^^

momo (17.01.2009 05:01):
damn ey

pia (17.01.2009 05:01):
dann wärsu voll der pro

pia (17.01.2009 05:02):
und mega hot

pia (17.01.2009 05:02):
;D

pia (17.01.2009 05:02):
ich geh schlafen huhnd

momo (17.01.2009 05:02):
jo, fuck nintendo

momo (17.01.2009 05:02):
ok

momo (17.01.2009 05:02):
gn8

momo (17.01.2009 05:02):
kittey

pia (17.01.2009 05:02):
bis morgn ^.^

pia (17.01.2009 05:02):
momoy

momo (17.01.2009 05:02):
^^

Marie war schon lang nicht mehr auf der Wiese gewesen, und es schien, als hätte Pia nun endgültig ihre Position eingenommen.
Ihr gefiel diese Rolle, es schmeichelte ihr, dass die jüngeren Mädchen sich an ihr orientierten, ihr nacheiferten, sie teilweise sogar imitierten. Sie war einst eine von ihnen gewesen und hatte zu Marie so aufgesehen, wie sie nun zu ihr aufsahen. Sobald sie ein Accessoire auf eine bestimmte Art und Weise trug, hatten es wenige Tage später mindestens fünf weitere Mädchen genau so übernommen.
Heute war sie auf dem Geburtstag eines Bekannten eingeladen, und wie immer trafen sich alle auf der Wiese, zum Vorglühen und um gemeinsam mit der Bahn zum Zielort zu fahren. Es war ein seltsames Gefühl, hier zu den bekanntesten und beliebtesten Gesichtern zu gehören. Auf *kwick* bekam sie mittlerweile regelmäßig Freundschaftsanfragen und ihr Blog hatte jeden Tag neue Abonnenten.
Es war vor allem deshalb so seltsam, weil Pia das Gefühl hatte, immer isolierter zu werden, je mehr Leute ihr folgten. Früher hatte sie immer gedacht, Menschen, die online viel Aufmerksamkeit bekamen, müssten sich unfassbar geliebt fühlen und waren auch im realen Leben nie wirklich allein. Doch das Gegenteil war der Fall, niemand wollte einen wirklich glücklich sehen. Jeder Schritt wurde von unüberschaubar vielen Augenpaaren beobachtet und beurteilt, und würde sie irgendwann mal hinfallen, wären da haufenweise Leute, die gern noch mal nachtreten und ihre Krone auf dem eigenen Kopf platzieren würden.
Sie war zwar beliebt, aber einsam, und dieser kindische Ruhm war vergänglich, jeder noch so kleine Fehltritt könnte alles zum Einsturz bringen.

momo (18.01.2009 02:15):
schonwieder daheim ^^?

pia (18.01.2009 02:16):
was soll das denn heißen

pia (18.01.2009 02:16):
ich war eben weg? ._.

momo (18.01.2009 02:16):
ich dachte du bist auf nem 18er

pia (18.01.2009 02:16):
ya ^^

pia (18.01.2009 02:16):
letzte bahn genommen

momo (18.01.2009 02:16):
xD

momo (18.01.2009 02:18):
kommst noch vorbei?

pia (18.01.2009 02:20):
jetzt?

momo (18.01.2009 02:20):
joa

pia (18.01.2009 02:20):
ok

momo (18.01.2009 02:21):
^^gut

Die Jalousien in Momos Zimmer waren halb heruntergelassen, was um diese Uhrzeit nicht ungewöhnlich war, jedoch war Pia sich sicher, dass sie es schon den ganzen Tag waren. Er hatte ihr seinen Haustürschlüssel aus dem Fenster runtergeworfen, und wahrscheinlich war das das erste Mal seit Langem gewesen, dass er sein Fenster geöffnet hatte, denn kalter Rauch stand im Raum und es war sehr stickig. Auf seinem Schreibtisch stand eine Tasse, in der wohl mal Tee gewesen war, was sie an der heraushängenden Beutelschnur erkannte; mittlerweile war sie aber nahezu überfüllt von Asche und Joint-Überresten, sodass Pia sich im Stillen fragte, wie lange sie wohl schon da stand. Sein Bildschirm flimmerte, er surfte gerade in irgendeinem Forum, und überall auf dem Boden verteilt lagen Klamotten herum. Alles war wie immer.

Pia ließ sich aufs Bett plumpsen, streifte ihre Schuhe ab und griff nach der Stofftierkatze, die schon immer Momos treue Begleiterin gewesen war. Sie hieß Kitty, was ungewöhnlich unkreativ für Momos Verhältnisse war, und zudem auch der Ursprung von Pias Spitznamen. Als sie Kinder gewesen waren und Pia abends von ihrer Mutter nach Hause bestellt worden war, hatte sie Momo versichert, dass ihre Seele bei ihm blieb und sich in der Katze versteckte.

Er hatte das Zimmer ganz oben mit den Dachschrägen, was es zu einer gemütlichen Höhle werden ließ, vor allem, weil es nur ein Fenster hatte, immer düster und vollgestellt war. Man merkte, dass Momo mehr Zeit online als in der realen Welt verbrachte; es war, als würde er das Chaos um sich herum ausblenden, und gleichzeitig war es wie der direkte Spiegel seines Verstandes.

„Und, wie war's?", fragte er nach einer gefühlten Ewigkeit; es war nicht untypisch, dass sie miteinander in Stille verweilten; sie kannten sich so gut, dass es kein Unbehagen auslöste. Er drehte seinen Schreibtischstuhl so, dass sie sich ansehen konnten, setzte sich im Schneidersitz hin und zündete sich einen J an.

„Ganz cool, hab 'ne Zeichnung geschenkt bekommen." Pia knibbelte an der Tapete, die besonders am Bett großflächig abgerissen oder mit Gedichten, Zeichnungen und Sprüchen vollgekritzelt war. „Von diesem Jan, kennst du sein Profil?"

Momo nickte, während er den Rauch ausblies und durch seine Haare fuhr. „Der ist zwar gut, aber kopiert seine Zeichnungen, was kaum jemand weiß." Er schnalzte mit der Zunge und hielt ihr den J hin, doch sie schüttelte den Kopf. „Dass du es ablehnst, könnte ich wesentlich mehr respektieren, wenn du auch keinen Alkohol mehr trinken würdest." Er stand auf und ließ sich neben sie aufs Bett plumpsen. „Wenn schon Drogen, um besser klarzukommen, dann wenigstens welche, die deinen Körper nicht von innen zerfressen." Er nahm einen schwarzen Marker von seinem Nachttisch und schrieb an die Wand neben ihr: *now is all we have.*
Bei ihm zu sein war Balsam für ihre Seele, vor allem, nachdem sie die letzten Stunden nur mit oberflächlichen Bekanntschaften verbracht und ständig darauf geachtet hatte, wie sie gerade wirkte und was man wohl von ihr dachte. Am Ende des Tages hatte sie immer noch Momo, selbst wenn alle sich irgendwann von ihr abwenden würden - er würde sie niemals hängenlassen. Er wusste, wer sie war, und verurteilte sie nicht. Sie war sich sicher, dass er niemals auch nur *ein* schlechtes Wort über sie verloren hatte, nicht mal dann, wenn sie Streit gehabt hatten, bei niemandem.
„Ich hab noch was für dich ..." Er drehte sich erneut zu seinem Nachttisch um, öffnete die Schublade und zog eine lange Kette daraus hervor, mit einem leuchtend roten Stein in zarter Fassung als Anhänger. „Ein Anker ist es leider nicht geworden, aber ich musste irgendwie an dich denken."
Momo öffnete ihre Hand und ließ die funkelnde Kette in ihre gleiten. Dieser Augenblick war seltsam intim und fast so, als würde er ihr etwas mitteilen wollen, aber es nicht über die Lippen bringen.

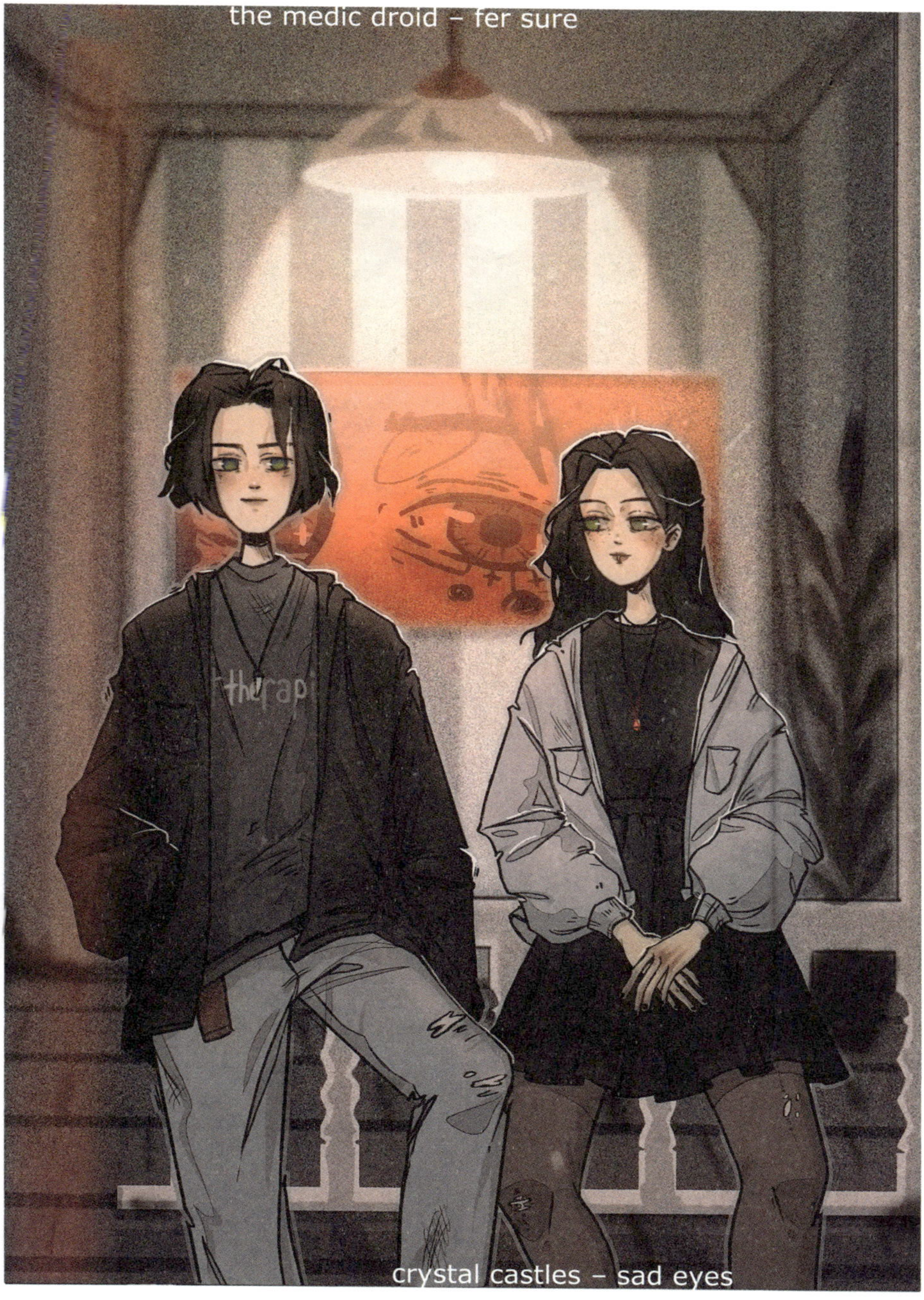
the medic droid – fer sure
therapi
crystal castles – sad eyes

momo (29.01.2009 22:37):
pipipi - nice message ^^ i love u 2 <3

momo (29.01.2009 22:37):
xD

pia (29.01.2009 22:37):
xD ÄY!

o(>▽<)o ウキャキャウキャキャ
(°∇°)ブヒャヒャヒャヒャ

pia (29.01.2009 22:39):
hihihi

momo (29.01.2009 22:39):
kich0r

pia (29.01.2009 22:40):
gigg0l

momo (29.01.2009 22:40):
L0L

pia (29.01.2009 22:40):
LMA0

momo (29.01.2009 22:41):
r0fl

pia (29.01.2009 22:41):
f0tt gr0nz

pia (29.01.2009 22:41):
xDD

momo (29.01.2009 22:41):
^^

pia (29.01.2009 22:41):
baaaahhh

pia (30.01.2009 00:24):
momoli

pia (30.01.2009 00:24):
ich hab wieder was geschrieben ._.

momo (30.01.2009 00:31):
was denn?

pia (30.01.2009 00:31):
magst wieder lesen?

momo (30.01.2009 00:32):
joa

pia (30.01.2009 00:32):
ich lieg nur so da und starre an die wand. kenne sie so gut wie niemand sonst und doch fallen mir erst jetzt all die kleinen risse und flecken auf, die ich bisher vielleicht verdrängt habe. erst durch genaueres hinsehen erkenne ich sie und begreife, dass sie sich nicht einfach ignorieren lassen. ich könnte sie überstreichen aber sie wären immer noch da, nicht zu reparieren. ich lieg nur so da und starre an die decke. irgendwann wird sie mir bestimmt auf den kopf fallen, denn ich tue so absolut gar nichts, um sie zu erheben oder aufzubrechen. wer bin ich schon, was habe ich erreicht, was werde ich jemals erreichen können? nichts wichtiges, nichts weltbewegendes, nichts wirklich notwendiges. ich bin nicht besonders, nicht herausragend und ganz bestimmt werde ich dem einheitsbrei nicht entfliehen können. werde enden wie alle, mich verlieren und untergehen.
ich lieg nur so da und denke, das das schon in ordnung so ist. denn eigentlich will ich gar nicht mehr, will nicht aufstehen und etwas verändern, will mich nicht einsetzen oder selbst übertreffen.

vielleicht will ich einfach nur so daliegen und rein gar nichts tun. ich wünschte, die zeit würde anhalten, denn die angst vorm erwachsenwerden ist so atemberaubend und mächtig, dass sie mich erstarren lässt. ich würde so gern im jetzt bleiben, für immer deine hand halten ohne daran denken zu müssen, dass sie mir irgendwann entgleiten wird, ob ich will oder nicht. wieso kann ich kein kind bleiben, ohne sorgen und niemals allein?
weil ich nicht besonders bin, deshalb. ich bin wie jeder andere auch und das schlicksal macht bei mir keine ausnahme, also muss ich kämpfen. ich muss meine ängste bekämpfen, obwohl ich nicht will. wieso muss ich überhaupt irgendwas tun? ich lieg doch nur so da, wer könnte sich schon großartig daran stören?
ich möchte nicht mitmachen, möchte vergessen was man mich lehrte, einfach nur leben, einfach nur ich bleiben, ohne gestern oder morgen, ohne überhaupt irgendwas. ich will mich nicht verlieren und merke doch, dass ich es tag für tag tue, indem ich erwachsen werde, einer von ihnen. was ist, wenn ich jegliche ecken und kanten abgeschliffen und all meine wundersamen eigenheiten verdrängt habe? wenn ich normal werde. was dann? wenn ich zu einem nichts werde? werde ich dann nicht mehr wissen, wie sehr ich mich davor gesträubt habe? werde ich vergessen haben, wer ich einmal war? werde ich mich verloren haben?
ich lieg nur so da und neben mit vibriert mein handy. auf dem bildschirm leuchtet dein name auf und für einen kurzen moment ist mir egal, dass ich nicht besonders bin; mir ist auch egal, dass ich vielleicht ein nichts werde, weil ich nicht allein bin.
ich lieg nur so da und lächle, einfach so, weil ich weiß, mit dir wird alles irgendwie gut werden.

momo (30.01.2009 00:35):
nice

pia (30.01.2009 00:35):
findest du wirklich ._.

pia (30.01.2009 00:36):
ich find's dumm

momo (30.01.2009 00:36):
hört sich nach den selben einschlafproblemen an die cih meistens hab ^^

pia (30.01.2009 00:36):
also dumme gedanken

momo (30.01.2009 00:36):
bis auf den schluss ^^

momo (30.01.2009 00:37):
dumm sind die gedanken ja nich, aber realistisch gesehn sind sie einfach sinnlos

momo (30.01.2009 00:37):
man steht ja eh wieder auf am nächsten tag

pia (30.01.2009 00:37):
ja.

pia (30.01.2009 00:37):
und verliert sich

momo (30.01.2009 01:07):
du und deine denkanstöße die du mir manchmal gibts ^^ <3 .... ich denk sich verliern is verdammt übel, denn es kann jahre dauern bis man wieder etwas aufgebaut hat was man „ich" nennen kann, und sich wiederfinden geht vor 35 eh nich, da das verlorene ich sich schneller aufgelößt hat als man es überhaupt hätte wiederfinden können....denk ich mal so....aber ich leide auch an übertriebenem schlafentzug °_°

pia (30.01.2009 01:08):
ja ist schrecklich über was man alles nachdenken kann..

momo (30.01.2009 01:08):
ja

pia (30.01.2009 01:08):
im großen und ganzen glaube ich das leben ist iwi sinnlos

momo (30.01.2009 01:08):
überleg mal dein tag hätte 20 stunden so wie meiner und das seit 3 wochen ^^

pia (30.01.2009 01:08):
wieso sollte sowas wie wir existieren das ist nur scheiße

momo (30.01.2009 01:09):
man muss es geniesen scheisse zu sein

pia (30.01.2009 01:09):
nein

pia (30.01.2009 01:09):
voll die fehlentwicklung

ρ(-ε-) イジイジ

pia (30.01.2009 01:09):
19271237892 widersprüche

pia (30.01.2009 01:09):
zwänge

pia (30.01.2009 01:09):
gefühle.
keine gefühle.

pia (30.01.2009 01:09):
schmerzen

pia (30.01.2009 01:09):
keine schmerzen

pia (30.01.2009 01:09):
>.>

momo (30.01.2009 01:24):
naja trallala philosophie über philosophie

momo (30.01.2009 01:25):
alles scheisse alles bunt mir brennt die sonne ausm mund

momo (30.01.2009 01:25):
un so

pia (30.01.2009 01:25):
:D

momo (30.01.2009 02:40):
ma versuchen an schlafentzug drauf zu gehn

pia (30.01.2009 02:40):
lieber nicht momo

pia (30.01.2009 02:40):
>.>

momo (30.01.2009 02:41):
cohoch

pia (30.01.2009 02:41):
http://de.youtube.kom/watch?v=y76EyLF_haM

pia (30.01.2009 02:41):
gutes lied

pia (30.01.2009 02:41):
MOMMMMOOOOOO

pia (30.01.2009 02:41):
ich habe einen plan

pia (30.01.2009 02:42):
wir mussen

pia (30.01.2009 02:42):
was tun

pia (30.01.2009 02:42):
nunr

pia (30.01.2009 02:42):
nun

pia (30.01.2009 02:42):
und

pia (30.01.2009 02:42):
hoe

pia (30.01.2009 02:42):
dfs

pia (30.01.2009 02:42):
fdf

pia (30.01.2009 02:42):
du kannst keine nachricht ohne inhalt senden

pia (30.01.2009 02:42):
asjaldj#

pia (30.01.2009 02:42):
askidasd

pia (30.01.2009 02:42):
dasd

pia (30.01.2009 02:42):
asdas

pia (30.01.2009 02:42):
dasd

pia (30.01.2009 02:42):
asd

pia (30.01.2009 02:42):
d

pia (30.01.2009 02:42):
as

pia (30.01.2009 02:42):
d

pia (30.01.2009 02:42):
asd

pia (30.01.2009 02:42):
a

pia (30.01.2009 02:42):
da

pia (30.01.2009 02:42):
TÖTE FRAU STILLING!

pia (30.01.2009 02:42):
#

pia (30.01.2009 02:43):
bitte .-.

momo (30.01.2009 02:43):
ach das reißts auch nich mehr raus

pia (30.01.2009 02:43):
doch wohl

pia (30.01.2009 02:43):
was machst

pia (30.01.2009 02:43):
zocksu noch?

momo (30.01.2009 02:44):
nö

pia (30.01.2009 02:44):
why

momo (30.01.2009 02:44):
kA, lust verloren zu zocken

pia (30.01.2009 02:44):
was tust dann

momo (30.01.2009 02:44):
nichts

pia (30.01.2009 02:44):
was is nichts

momo (30.01.2009 02:44):
ab un an ma n film schaun

momo (30.01.2009 02:44):
musik hörn

pia (30.01.2009 02:45):
was tust du grad

momo (30.01.2009 02:45):
musik hörn und überlegen ob ich noch ne shcmerztab nehmen soll

pia (30.01.2009 02:45):
schmiede lieber mordpläne

~●, . . ⌒ ヽ(`∀´ヽ) ｱﾘｯ!!

momo (30.01.2009 02:45):
hab ich alle fertig

pia (30.01.2009 02:45):
dann erzähl sie mir

momo (30.01.2009 02:47):
andere zu töten, ist nur eine vorrübergehende lösung. das problem liegt woanders. leute, die dir schaden, werden immer und überall sein.

momo (30.01.2009 02:47):
also töte dich selbst

momo (30.01.2009 02:47):
dann entgehst du dem problem

pia (30.01.2009 02:47):
du überlegst... ?

momo (30.01.2009 02:48):
ich überlege nich (mehr), inzwischen isses eher so 'n festgesetzter gedanke, der nicht wirklich randomly, aber unkontrollierbar durch meinen kopf schießt

pia (30.01.2009 02:48):
was ist mit allen, die du zurücklässt? niemand wird sich das je verzeihen können.

momo (30.01.2009 02:48):
die kommen drüber weg

momo (30.01.2009 02:48):
das sind phrasen die n psychologe und jede scheiss internet seite einem erzählen

momo (30.01.2009 02:48):
traumwelten

momo (30.01.2009 02:48):
in denen sich wirklich jmd um einen sorgt

momo (30.01.2009 02:49):
es glaubt einem keiner, wenn man sagt, man hat gut und schlecht abgewägt für jetzt und für die meisten wahrschienlichkeiten in der zukunft

momo (30.01.2009 02:49):
mein bild von der zukunft is geprägt von den erfahrungen der vergangenheit. aber wo zieht man die grenze? man kann immer sagen, beim nächsten mal wird's besser

momo (30.01.2009 02:50):
wie oft versucht man etwas, bis man einsehen muss, dass es nicht klappt?

momo (30.01.2009 02:50):
man kann nur die farbe der scheisse verändern, in der man sitzt

pia (30.01.2009 02:50):
was ist mit deinen träumen passiert?

momo (30.01.2009 02:50):
so wie es träumen eben ergeht, verdrängt von der realität

momo (30.01.2009 02:50):
das erzählt man kindern , dass es etwas gibt das die monster unterm bett vertreibt

momo (30.01.2009 02:51):
schlechtes braucht gutes nicht

pia (30.01.2009 02:51):
doch sonst wär es nicht schlecht

pia (30.01.2009 02:51):
genauso andersrum

momo (30.01.2009 02:51):
asozation

pia (30.01.2009 02:51):
und die monster müssen die kinder oft genug selbst vertreiben

momo (30.01.2009 02:51):
hm

pia (30.01.2009 02:51):
selbstmord als lösung?

momo (30.01.2009 02:51):
als was sonst

momo (30.01.2009 02:51):
sicher nicht aus rache

momo (30.01.2009 02:51):
dazu bedeuten mir die meisten menschen zuwenig

pia (30.01.2009 02:52):
hm ja. aber wieso

momo (30.01.2009 02:52):
frag doch: wiso nicht?

momo (30.01.2009 02:52):
das is wichtiger

momo (30.01.2009 02:53):
bisher spricht dagegen, dass es einfach verdammt assozial gegenüber meiner family is

pia (30.01.2009 02:53):
die du aber nicht leiden kannst.

momo (30.01.2009 02:54):
ja aber das tut nichts zur sache

momo (30.01.2009 02:54):
sie haben sich ja schon irgnedwo den arsch aufgerissen um einen groß zu bekommen

pia (30.01.2009 02:54):
hm ja

pia (30.01.2009 02:54):
und was spricht noch dagegen?

momo (30.01.2009 02:55):
nichts

pia (30.01.2009 02:55):
was ist mit uns? mit mir?

pia (30.01.2009 02:55):
ich würde mir auf ewig vorwürfe machen

momo (30.01.2009 02:56):
weswegen solltest du?

pia (30.01.2009 02:56):
weil ich denken würde ich hätte was tun müssen

momo (30.01.2009 02:56):
ach was

momo (30.01.2009 02:57):
niemand sorgt sich wirklich

pia (30.01.2009 02:57):
natürlich sorgen sich menschen

momo (30.01.2009 02:57):
um sich

pia (30.01.2009 02:57):
nein

pia (30.01.2009 02:58):
ich sorge mich sehr oft

pia (30.01.2009 02:58):
um andere

momo (30.01.2009 02:58):
was soll das bringen?

pia (30.01.2009 02:59):
es bringt nichts aber es ist da

pia (30.01.2009 02:59):
wenn man liebt

momo (30.01.2009 02:59):
hammer

momo (30.01.2009 02:59):
jdm am ersaufen „hm, och er arme"

momo (30.01.2009 02:59):
kann man gleich bleiben lassen

pia (30.01.2009 02:59):
nein das sind so sachen wie

pia (30.01.2009 02:59):
hoffentlich kommt sie gut nach hause

pia (30.01.2009 03:00):
hoffentlich passiert ihm nichts auf dem weg

pia (30.01.2009 03:00):
schon solche dinge

pia (30.01.2009 03:00):
das wovon du redest ist mitleid

pia (30.01.2009 03:00):
und das ist sinnlos

pia (30.01.2009 03:00):
in jeder hinsicht

pia (30.01.2009 03:01):
außer wenn es zu taten animiert

momo (30.01.2009 03:01):
eben

momo (30.01.2009 03:01):
und da gehen mitleid ud sorge oft tatenlos hand in hand

pia (30.01.2009 03:02):
aber nicht alles ist schlecht

momo (30.01.2009 03:02):
natürlich nicht

pia (30.01.2009 03:02):
klar sollte man nicht so blind durch die gegend laufen und sagen
mein leben ist so geil

pia (30.01.2009 03:02):
aber das gegenteil ist genaúso dumm

momo (30.01.2009 03:03):
ja
nur in der mitte..

pia (30.01.2009 03:03):
du bist nicht dumm

momo (30.01.2009 03:06):
wiso sollte mein leben in zukunft anders laufen

momo (30.01.2009 03:06):
wiso sollte es in zukunft genauso laufen

pia (30.01.2009 03:06):
ja du kannst es nicht wissen#

momo (30.01.2009 03:07):
aber wie oft soll man es noch versuchen?

pia (30.01.2009 03:08):
immer wieder.. warum auch nicht

pia (30.01.2009 03:09):
man sollte immer träume haben denn mit der aktuellen situation ist man nie ganz zufrieden

pia (30.01.2009 03:09):
träume sind so wichtig

pia (30.01.2009 03:10):
guck mich machen so banale sachen wie erwachsen werden traurig >.> aber ich kann nichts tun

pia (30.01.2009 03:11):
die lebenssituation an sich kann man immer ändern

pia (30.01.2009 03:11):
wenn ich träume weißt du was ich dann seh? garnicht unbedingt das was ich mir wünsche.

pia (30.01.2009 03:12):
ich sehe mich in einem großen, lichtdurchfluteten atelier an einer staffelei sitzen >.> das ist verdammt schw00l

pia (30.01.2009 03:12):
aber ich denke einfach alles kann anders sein

pia (30.01.2009 03:12):
vllt bin ich iwann in australien und züchte krokodile oder son scheiß

pia (30.01.2009 03:13):
du kannst es nicht wissen du kannst nur dran glauben dass es auf jeden fall mal schön sein wird

pia (30.01.2009 03:13):
und darauf arbeitest du eigtl hin

pia (30.01.2009 03:13):
das ist doch der sinn vom ganzen

pia (30.01.2009 03:13):
dass du es besser haben willst als jetzt

pia (30.01.2009 03:13):
immer

momo (30.01.2009 03:13):
ja

pia (30.01.2009 03:14):
siehst du

momo (30.01.2009 03:14):
aber wenn einem „irgnedwann" nichts sagt

pia (30.01.2009 03:14):
das sagt niemandem was

pia (30.01.2009 03:14):
oder meinst du

pia (30.01.2009 03:14):
du siehst da nichts

momo (30.01.2009 03:15):
wahrscheinlich beides

pia (30.01.2009 03:15):
aber warum

pia (30.01.2009 03:15):
ich verstehs nicht

pia (30.01.2009 03:15):
du musst doch träume haben

momo (30.01.2009 03:15):
irgnedwie eben nicht

pia (30.01.2009 03:16):
aber du hattest doch mal welche

momo (30.01.2009 03:17):
ja, wie gesagt, verdrängt von der realität

pia (30.01.2009 03:18):
träume entstehen erst durch realität

momo (30.01.2009 03:18):
ja albträume

pia (30.01.2009 03:19):
aber wenn es die gibt muss es auch die anderen geben

pia (30.01.2009 03:19):
das eine nie ohne das andere

pia (30.01.2009 03:19):
das ist doch bei allem so

momo (30.01.2009 03:19):
ich glaube da nicht mehr dran

pia (30.01.2009 03:22):
lass uns schlafen

pia (30.01.2009 03:22):
hinlegen und TRÄUMEN

momo (30.01.2009 03:22):
vllt besser

pia (30.01.2009 03:22):
okay bis morgen, schlaf gut!

momo (30.01.2009 03:22):
joa, schlaf gut

pia (30.01.2009 03:44):
so, jetzt geh ich wirklich off

pia (30.01.2009 03:44):
gute nacht momo! {3

momo (30.01.2009 03:45):
gute nacht pipi <3

pia (30.01.2009 18:53):
ich vermiss unsere gespräche auf dem dach

momo (30.01.2009 18:59):
ich auch

pia (30.01.2009 18:59):
ich kann wirklich gut mit dir reden weißt du

momo (30.01.2009 20:02):
me 2

pia (30.01.2009 21:11):
momzmomz!

momo (30.01.2009 21:12):
pipi

pia (30.01.2009 21:12):
ich bin am sterben so ungefähr =D

momo (30.01.2009 21:13):
ich auch ;P

momo (30.01.2009 21:13):
was hast für ne note in spanisch

momo (30.01.2009 21:13):
?

pia (30.01.2009 21:13):
:} 4

pia (30.01.2009 21:13):
ich laber heute nur kacke

pia (30.01.2009 21:14):
bin voll daneben iwie xD

pia (30.01.2009 21:15):
ey

pia (30.01.2009 21:16):
bist du tot man?

pia (30.01.2009 21:16):
lass mal samstag daten

pia (30.01.2009 21:16):
is‘ ja schon albern nachui

pia (30.01.2009 21:17):
mir ist öde.

pia (30.01.2009 21:17):
langeweile.

pia (30.01.2009 21:17):
www.miristlangweilig.de/AAAAHH

pia (30.01.2009 21:17):
www.wenndunichtdabist.de/iaejhihf

pia (30.01.2009 21:18):
ja okay.

pia (30.01.2009 21:18):
ja ich weiß.

pia (30.01.2009 21:18):
ja okay.

pia (30.01.2009 21:19):
aLLe quoHLenwaszersToFFe siinD qase, qiifTiiG, wiirKen ätZzenD au=
aTemweqe, iin wazser quT lösLiicH &'nD BiLden daBeii eiine szäuRe

pia (30.01.2009 21:19):
boah dafür bin ich ja wie geboren

pia (30.01.2009 21:20):
was ich mag:
□enqel □
□Alk x)
□qaanz viiel party :D
□Frauen arww** :p
□fliirten (:
□die pausze iinna schule aba niich den unterricht x'D
□feiiiern qehn 0hne ende biisz 11 uhr m0rqendsz'
□GZSZ
□Siiiiiinqen (meiin Leben)
□electroooo ôo qeijle sache dat dinqen :DD
□Kiippen :o
□schwestaah <3
□j0szii
□Jede sekunde an [S]iie denken :(
□Meiiin WauWau :D iiLD □
□SeeeeeeeeeX o.o WAAAAAAAAAAAAAAH :D
□kusheln & liiebeh (x
□Gouda Käsze :p
□H0rr0rfiilme (:
□Wennsh mal ne Frau hab meiijne Frau beshuetzen :DD BESTE □

pia (30.01.2009 21:21):
was ich nicht mag:
□ziiicken -.-
□schwule :D -hrhr-
□weiiber diie lanqe im bad brauchen xD (alsoh alle) ôo

□weiiber diie siich shlaqn >< (assi)
□verarshn...!
□Fernbeziiehunqen
□SCHULEEE >< AAAAAAAH xD
□Spiinnen...anqszd?!ôo
□Krebsze...Ç xD
□schiincken -.- baaaH qeh weq midh dem sheissz ><

pia (30.01.2009 21:25):
wouH zuM DeViiL TreiiBsT douH disH ruM YaLLaH

pia (30.01.2009 21:26):
ich sterbe, ich lern` schon mein ganzes leben lang spanisch ich hab` kein bock mehr

pia (30.01.2009 21:26):
am allerätzendstentetententen
find` ich schon iwie ekelig.

pia (30.01.2009 21:26):
- wenn du mich anfässt komm` ich zu dir nach hause und...
ich hasse dich mein kleiner nachui :)

pia (30.01.2009 21:26):
alte widerliche katze :)

pia (30.01.2009 21:26):
kätz kätz

pia (30.01.2009 21:27):
www.geh-kotzen.de

pia (30.01.2009 21:27):
www.kümmerdichmalumdeinenhandyvertrag.de/hooo

pia (30.01.2009 21:30):
ich hab' dich 384732846357643 angerufen und du bist nichtmal an dein scheiß' handy ran und ich wollte dir was erzählen aber das hab' ich jetzt vergessen. aber eigentlich hab' ich dich garnicht angerufen, da war nur gelogen. weil ich weiß eh dass dein handy aus ist du kotzfisch :D aber später musst du mal deinen handyvertrag erneuern oder sowas ähnliches weil du mir noch 92i374345387 sms schuldest so ungefähr

pia (30.01.2009 21:33):
du findest dich jetzt bestimmt extrem süß. wie du da so am pc rumlümmelst, zockst und süßigkeiten knabberst

pia (30.01.2009 21:33):
hoo ich kann nix. ich opfr'

pia (30.01.2009 21:33):
omg ich bin unfähig.

pia (30.01.2009 21:33):
omgomgomg

pia (30.01.2009 21:34):
du hast einen penis □

pia (30.01.2009 21:35):
www.ichkollabiere.de/jetzt

pia (30.01.2009 21:36):
gut dass du gerade heimlich tot bist du otter

pia (30.01.2009 21:36):
hör auf dich so süzZzs zu finden
sünde! ~.~

momo (30.01.2009 21:37):
?

pia (30.01.2009 21:36):
Haii süszess miiauuZzzzii! wAzs macHszT dOu Zsouu aaaiii

momo (30.01.2009 21:37):
spammerin

momo (30.01.2009 21:38):
was machst eigtl wennde am ende des jahres sitzenbleibst?

pia (30.01.2009 21:57):
weinen

pia (30.01.2009 21:57):
=D

momo (30.01.2009 21:57):
wiederhohln oder chilln?

pia (30.01.2009 21:58):
wiederholn :(

pia (30.01.2009 21:58):
aber die unter uns sucken dick !!!

momo (30.01.2009 21:58):
lol

pia (30.01.2009 21:58):
also

pia (30.01.2009 21:59):
die sucken fett

pia (30.01.2009 21:59):
nich dicks

pia (30.01.2009 21:59):
^^

momo (30.01.2009 21:59):
joa schon klar ^^

pia (30.01.2009 21:59):
lol ich hab wecker gestellt

pia (30.01.2009 21:59):
um 6

pia (30.01.2009 21:59):
damit ich ja nich verpenn

pia (30.01.2009 22:00):
wecktext: KLAUSUR DU NUDDE!

pia (30.01.2009 22:00):
xD

momo (30.01.2009 22:00):
lol nachschreibtermin am samstag kann auch nur unsere schule

pia (30.01.2009 22:00):
bin so am ende :D

pia (30.01.2009 22:00):
meinst ich soll iwie schummeln?

momo (30.01.2009 22:01):
sollte man immer

pia (30.01.2009 22:01):
aber wie

momo (30.01.2009 22:01):
aufs klo darf man ja

pia (30.01.2009 22:01):
da was zu verstecken wär mir zu unsicher

momo (30.01.2009 22:02):
musst ja nich da verstecken

momo (30.01.2009 22:02):
seidenn du willst das ganze buch

pia (30.01.2009 22:02):
nein XD

momo (30.01.2009 22:02):
aber zettel un so in der hosentasche könn die ja nich kontrolliern

momo (30.01.2009 22:02):
wir sind ja „noch" nicht im polizeistaat

pia (30.01.2009 22:02):
ya aber

pia (30.01.2009 22:03):
bis ich wieder in der klasse bin hab ich doch alles vergesssen xD

momo (30.01.2009 22:03):
xD

pia (30.01.2009 22:08):
angst

momo (30.01.2009 22:10):
*kraul

pia (30.01.2009 22:11):
vermissung der kindergartenzei

pia (30.01.2009 22:11):
t

pia (30.01.2009 22:11):
momo.

pia (30.01.2009 22:11):
mit schummeln schaff ich ne 4. wie soll das ohne gehn

momo (30.01.2009 22:12):
lernen xD

pia (30.01.2009 22:12):
wie soll ichn dafür lernen

pia (30.01.2009 22:12):
da sis unmöglich

pia (30.01.2009 22:13):
(ps: morgen is die klausur)

momo (30.01.2009 22:13):
den brief einfach auswedig lernen

pia (30.01.2009 22:13):
ich kann das nich behalten

pia (30.01.2009 22:13):
ich hab n löchriges gehirn

pia (30.01.2009 22:13):
das sickert einfach durch

pia (30.01.2009 22:13):
da bleibt nichts spanisches hängen

pia (30.01.2009 22:13):
ich glaub da is son filter eingebaut

pia (30.01.2009 22:15):
lol für meinen brief in der letzten klausur hab ich 2 von 10 punkten bekommen xD

pia (30.01.2009 22:15):
für den freien text 3 von 10

pia (30.01.2009 22:15):
für textverstehen 2 von 10

pia (30.01.2009 22:15):
und für hörverstehen 10 von 10
(abgeschrieben :D)

pia (30.01.2009 22:15):
suckt.

pia (30.01.2009 22:16):
shit ey ich bin am arsch

pia (30.01.2009 22:16):
käyke

momo (30.01.2009 22:17):
s geht vielen so inde rklasse soweit ch weiß

momo (30.01.2009 22:17):
vllt gibts ne eigene klasse nächstes jahr ^^

pia (30.01.2009 22:17):
ne die käyken alle drauf und gehn trotzdem ab

momo (30.01.2009 22:21):
tja

momo (30.01.2009 22:21):
mehr kann ich dazu nich sagen^^

pia (30.01.2009 22:21):
O_O

momo (30.01.2009 22:21):
seidenn du willst sowas banales wie

momo (30.01.2009 22:21):
„schaffst du schon"

momo (30.01.2009 22:21):
„das wird schon"

momo (30.01.2009 22:21):
„das klappt"

momo (30.01.2009 22:31):
die zukunft wird halt beschissen

momo (30.01.2009 22:31):
aber was solls

pia (30.01.2009 22:31):
ich weiß dass ich keinen job finden werde

pia (30.01.2009 22:31):
weil ich in nem büro oderso verreck

pia (30.01.2009 22:31):
da kann ich nich sein

pia (30.01.2009 22:32):
lol was bleibt mir sonst übrig

pia (30.01.2009 22:32):
müllabführ? hm gar keine schlechte idee eigtl

momo (30.01.2009 22:32):
ach vor 2012 gibts eh keine jobs mehr

pia (30.01.2009 22:32):
ya verkäykt

momo (30.01.2009 22:33):
ich hoffe ja immernoch auf nen schnelllen sauberen weltuntergang

pia (30.01.2009 22:33):
ya das wär so geil :o

momo (30.01.2009 22:34):
n komet oder so

momo (30.01.2009 22:34):
oder dings

momo (30.01.2009 22:35):
so komisches gedöns

momo (30.01.2009 22:35):
irgendwas-(hier spacigen namen einfügen) blitze

pia (30.01.2009 22:35):
:D

pia (30.01.2009 22:35):
tesla coil blitze

momo (30.01.2009 22:35):
welt der wunder meinte so einer fackelt die erde in ner hundertstel sekunde komplett ab

pia (30.01.2009 22:35):
gigantische tesla coil blitze

momo (30.01.2009 22:36):
die schweinegrippe war ja jetzt auch ne enttäuschung
hab mich so gefreut

momo (30.01.2009 22:36):
ne ordentlich pandemie

momo (30.01.2009 22:37):
3/4tel der emnscheit dahingerrafft

momo (30.01.2009 22:37):
^^

momo (30.01.2009 22:37):
aber nein

pia (30.01.2009 22:37):
=D

momo (30.01.2009 22:37):
scheiss hygiene xD

momo (30.01.2009 22:40):
yeah 30 tropfen tillidin

momo (30.01.2009 22:40):
in ner halben stunde wird die welt wieder schön

pia (30.01.2009 22:40):
lol :D

momo (30.01.2009 22:40):
schmerzmittel mit euphorisierender wirkung

pia (30.01.2009 22:41):
du bisch doch verrückt

momo (30.01.2009 22:41):
das zweit stärkste schmerzmittel was man bekommt

momo (30.01.2009 22:41):
danach kommt nurnoch morphium

momo (30.01.2009 22:41):
und halt betäubung

pia (30.01.2009 22:41):
ne da solls sowas geben

pia (30.01.2009 22:42):
ham chinesen erfunden

pia (30.01.2009 22:42):
und findet man im inet nix drüber

momo (30.01.2009 22:43):
ja lol wow

pia (30.01.2009 22:43):
nein warte xD

momo (30.01.2009 22:43):
„etwas von china aber darüber gibt null infos"

momo (30.01.2009 22:43):
da kann ja jeder kommen ^^

pia (30.01.2009 22:44):
„es heißt 4-f-ohmefentanyl aber du findest da nichts im internet das haben iwelche chinesen erfunden und anscheinend bräuchte man davon nur einen koffer um den ganzen schmerz der welt auszulöschen also scheint mächtig zu sein dieses zeug"

momo (30.01.2009 22:45):
^^

pia (30.01.2009 22:45):
:D

pia (30.01.2009 22:45):
hört sich nice an

momo (30.01.2009 22:46):
http://www.land-d3r-tra3um3.d3/drogeninfo.php?id=68

pia (30.01.2009 22:46):
fentanyl hat ca 4000 fache morphium stärke

momo (30.01.2009 22:46):
nice

pia (30.01.2009 22:46):
=)

momo (30.01.2009 23:03):
wenn ich penn geh ma den pc ausschalten vllt funzt der dann wieder

pia (30.01.2009 23:03):
wie bidde?^^
du und pc ausschalten?

momo (30.01.2009 23:04):
joar gruselig ^^

pia (30.01.2009 23:04):
hahaha

momo (30.01.2009 23:04):
ich hab ihn heute zum ersten mal nach fast 2 woche neugestartet

momo (30.01.2009 23:05):
und mich kurz erschrocken als das blaue lichtchen an meinem bildschirm rot wurde

momo (30.01.2009 23:05):
weil cih nich wusste was das bedeutet^^

pia (30.01.2009 23:05):
lol wie süß xDD

momo (30.01.2009 23:06):
xD

pia (30.01.2009 23:17):
immernoch angschd

momo (30.01.2009 23:19):
was hattest jetzt nochmal in der letzten arbeit ?

pia (30.01.2009 23:19):
4- (mit 17 punkten)

momo (30.01.2009 23:19):
joa, mach einfach das nochmal ^^

pia (30.01.2009 23:20):
in 3 aufgaben 2, 3 und 2 punkte jeweils

pia (30.01.2009 23:20):
und in hörverstehen 10 von 10

pia (30.01.2009 23:20):
da hatten wir aber die lösungen xD

pia (30.01.2009 23:20):
nya ich denk ich könnts schon besser machen

pia (30.01.2009 23:20):
weil text war thema komplett verfehlt das wusst ich auch

momo (30.01.2009 23:20):
son minifernrohr wär gut für hörverstehn

pia (30.01.2009 23:21):
beim ankreuzen voll viel falsch angekreuzt und somit punktabzug

momo (30.01.2009 23:21):
da is ja nur ankreuzen oder?

pia (30.01.2009 23:21):
ne namen und nummern notieren^^

pia (30.01.2009 23:21):
und anliegen

pia (30.01.2009 23:21):
etc

pia (30.01.2009 23:21):
is echt nich so leicht

momo (30.01.2009 23:21):
aso...

pia (30.01.2009 23:21):
nya ich geh besser schlafen

pia (30.01.2009 23:22):
du lässt dich wieder krank schreiben nich?

pia (30.01.2009 23:22):
wünsch mir glück morgen

momo (30.01.2009 23:22):
joa viel glück morgen

pia (30.01.2009 23:22):
:)

pia (30.01.2009 23:22):
danke

pia (30.01.2009 23:22):
denk an mich *bibber*

momo (30.01.2009 23:22):
ich schlaf da ^^

pia (30.01.2009 23:22):
trotzdem xD

momo (30.01.2009 23:22):
ok

pia (30.01.2009 23:22):
feuchte spanischträume hrrrr

momo (30.01.2009 23:22):
ich träum von dir

momo (30.01.2009 23:22):
rrr

pia (30.01.2009 23:22):
ok xD

momo (30.01.2009 23:23):
^^

pia (30.01.2009 23:23):
bis morgen ich schreib dir ^.^

momo (30.01.2009 23:23):
gut

momo (30.01.2009 23:23):
schlaf gut

pia (30.01.2009 23:23):
byby =) du auch

momo (30.01.2009 23:23):
thx

Marie stolzierte an ihr vorbei zur Tür hinaus, die ihr neuer Macker ihr aufhielt, der zufällig Harry war. Pia traute ihren Augen nicht, aber es war tatsächlich er, und Marie gab ihm einen flüchtigen Kuss auf den Mund, als sie Pia demonstrativ die kalte Schulter zeigte.

Sie war vermutlich wegen ein paar Drucken für ihr neues Projekt vorbeigekommen; weil dies eine Privatschule war, konnten die Räumlichkeiten auch am Wochenende von Schülern genutzt werden und vor allem im Grafikdesign war das keine Seltenheit.

Maries langer, hellbrauner Mantel streifte ihre Knöchel und ihre frisch blondierten Haare waren zu einem geschwungenen Dutt zusammengebunden, aus dem einige Strähnen herausstanden und bei jedem ihrer Schritte mitfederten. Wahrscheinlich war sie es leid, mit Pia verglichen zu werden, und wollte sich deutlicher von ihr abgrenzen. Sie sah extrem stylisch und sleek aus; Pia liebte es trotz allem, sie einfach nur anzusehen.

Eine solide Zwei hatte Pia vergangene Woche beim mündlichen Referat in Bio bekommen, das Thema war „Doping und Nährstoffe" gewesen und sie hatte es sich selbst ausgesucht, weil sie es interessant fand, welche Stoffe sich wie auf den menschlichen Körper auswirkten. Eigentlich hasste sie es, vor der Klasse zu sprechen. Sie konnte keinen Blickkontakt aufbauen, hatte Angst, verurteilt zu werden, ihr Herz fing wild an zu klopfen und ihr Körper glühte. Glücklicherweise schien man ihr die Aufregung aber nie wirklich anzumerken, zumindest hatte man ihr das bereits mehrfach versichert. Weder wurde sie rot noch verhaspelte sie sich oft; sie konnte es wohl einfach gut verstecken. Sie fragte sich, ob sie damit Spanisch ausgleichen konnte, sollte sie die Klausur verhauen haben. Zumindest hatte sie ein bisschen abschreiben können und beim Hörverstehen mehr aufgeschnappt als sonst.

Momo kam immer seltener zur Schule, ließ sich an Klausurtagen und Nachschreibeterminen krankschreiben oder ging in der Mittagspause. Fauler Sack, dachte sie sich. Sie hätte seine mentale Unterstützung gut gebrauchen können am heutigen Tage, vor allem, weil sie nun niemanden mehr hatte, mit dem sie abhängen konnte. Sie hatte sich noch nie so sehr wie eine Außenseiterin gefühlt wie jetzt.

momo (31.01.2009 14:13):
wie wars heute?

pia (31.01.2009 14:13):
ARGH IICHHH wollte dich anschreiben °-°o

pia (31.01.2009 14:13):
mensch.

pia (31.01.2009 14:13):
war überraschend gut :o

pia (31.01.2009 14:14):
aber zu große hoffnung will ich mir trotzdem nich machen^^

pia (31.01.2009 14:14):
wer weiß und so

pia (31.01.2009 15:46):
momo ich hab ma ne frage

momo (31.01.2009 15:50):
k

pia (31.01.2009 15:51):
also

pia (31.01.2009 15:51):
denken alle männer so

pia (31.01.2009 15:51):
dass

pia (31.01.2009 15:51):
auch wenn sie ein mädchen lieben

pia (31.01.2009 15:51):
trotzdem auch mit andren gerne poppen würden?

pia (31.01.2009 15:51):
nur poppen

momo (31.01.2009 15:52):
hm

pia (31.01.2009 15:52):
„nur" poppen lol

momo (31.01.2009 15:52):
in welchem zusammenhang?

momo (31.01.2009 15:52):
also, z,b,

pia (31.01.2009 15:53):
also du liebst ein mädchen

pia (31.01.2009 15:53):
und du bist mit ihr zsm

momo (31.01.2009 15:53):
wenn ne andere nur vorbeiläuft und er schaut halt hinterher

pia (31.01.2009 15:53):
aber du würdest auch gern sie freiheit haben mit anderen sex zu haben. allerdings nur wegen dem sex

momo (31.01.2009 15:53):
aso
hm nö

pia (31.01.2009 15:54):
wieso

momo (31.01.2009 15:55):
wiso nich ^^

momo (31.01.2009 15:55):
wenn cih ne freundin hab und der sex mit ihr läuft, isses doch ok

momo (31.01.2009 15:55):
wiso sollt ich mir den stress geben ne andere zu poppen

pia (31.01.2009 15:55):
abwechslung

momo (31.01.2009 15:57):
also ich sag ma dass nich alle männer so denken

pia (31.01.2009 15:57):
hmm..

momo (31.01.2009 16:05):
wiso? willst jmd verführn ^^?

pia (31.01.2009 16:07):
nein^^

pia (31.01.2009 16:08):
hm ich kanns nur nich vesrtehen

pia (31.01.2009 16:08):
wenn jmd so denkt

pia (31.01.2009 16:08):
weil wenn ich jmd liebe

pia (31.01.2009 16:08):
dann will ich nur den

pia (31.01.2009 16:08):
und alle anderen sind mir egal

momo (31.01.2009 16:09):
wenn man aber sex nicht mit liebe gleichsetzt

pia (31.01.2009 16:09):
ich schon. und.. ich weiß nich

pia (31.01.2009 16:16):
keine ahnung iwie n schwieriges thema

pia (31.01.2009 16:16):
jedes mädchen will für einen jungen die einzige sein die er begehrt

momo (31.01.2009 16:17):
is sie in der regel ja dann auch

pia (31.01.2009 16:17):
hm....

momo (31.01.2009 16:17):
normalerweiße geht mann ja nich fremd

momo (31.01.2009 16:18):
das wurde nur bösartig von hollywood in umlauf gebracht

pia (31.01.2009 16:18):
aber es reichen ja schon diese gedanken

pia (31.01.2009 16:18):
wenn er sich einen wichst oderso

pia (31.01.2009 16:18):
^^

momo (31.01.2009 16:18):
wiso reichen denn da schon die gedanekn?

pia (31.01.2009 16:18):
naya weil er ja andere begehrt

momo (31.01.2009 16:18):
denken darf jeder was er will

pia (31.01.2009 16:18):
ja

pia (31.01.2009 16:18):
aber

momo (31.01.2009 16:18):
ach was

pia (31.01.2009 16:18):
er denkt an andere

pia (31.01.2009 16:18):
weil

momo (31.01.2009 16:18):
nur weil man mal an wen anderes denkt

momo (31.01.2009 16:19):
is doch bedeutungslos

pia (31.01.2009 16:19):
wenn ich sage ich will nur dich. dann mein ich das so.

pia (31.01.2009 16:19):
ohne witz, ich denk nichma an andere
ich glaub ich bin so ziemlich der treuste mensch überhauot

pia (31.01.2009 16:19):
*p

momo (31.01.2009 16:22):
nur das „kopftreue" nich zählt ;P

momo (31.01.2009 16:22):
sowie

pia (31.01.2009 16:22):
aber es gibts doch wohl nichts besseres zu wissen, dass der andere nichtmal an jmd andern DENKT

momo (31.01.2009 16:22):
„ich hab echt dran gedacht, den kleinen jungen vorm ertrinken zu retten"
(habs aber ncih getan)

pia (31.01.2009 16:23):
nya das beinhaltet natürlich auch dass man so auch treu bleibt

momo (31.01.2009 16:24):
xD ja aber ich könnte dir ja ganz einfach sagen, dass cih nie an wen anderes denk

momo (31.01.2009 16:24):
dann weißt du das

momo (31.01.2009 16:24):
aber obs stimmt

momo (31.01.2009 16:24):
wirst du ja nie erfahrn

momo (31.01.2009 16:24):
is also total egal

pia (31.01.2009 16:24):
und das widerrum behinhaltet

pia (31.01.2009 16:24):
dass der partner immer ehrlich sein sollte^^

momo (31.01.2009 16:25):
ja, aber das kann man eben nicht immer überprüfen ^^

pia (31.01.2009 16:25):
nein aber körperliche untreue muss genauso wenig nie rauskommen

momo (31.01.2009 16:25):
daher isses wurscht wer an wen wann wie wo dnekt

pia (31.01.2009 16:25):
oh doppelte verneinung

pia (31.01.2009 16:25):
ich meine muss genauso wenig je rauskommen

momo (31.01.2009 16:26):
joa

momo (31.01.2009 16:26):
daher hat man ja immer die wahl

momo (31.01.2009 16:26):
zwischen blindem vertrauen und rasender paranoia

momo (31.01.2009 16:27):
^^

pia (31.01.2009 16:27):
ich hab rasende paranoia

pia (31.01.2009 16:27):
weil blindes vertrauen naiv is

momo (31.01.2009 16:28):
im zweifelsfall schließt man eben von sich auf andere

momo (31.01.2009 16:29):
müsstest eigtl die ruhe selbst sein wenn du dich für so treu hältst^^

pia (31.01.2009 16:29):
nein nicht wenn der andere so ehrlich is

pia (31.01.2009 16:29):
und offen sagt dass er abwechslung brauch

pia (31.01.2009 16:29):
und lügen müsste wenn er sagen würde er denkt nich an andere^^

momo (31.01.2009 16:29):
ja das is dann auch kein „zweifeslfall" mehr

pia (31.01.2009 16:30):
nya bedeutet nich dass der jenige fremdgeht^^

momo (31.01.2009 16:30):
tja

momo (31.01.2009 22:13):
*kraul

pia (31.01.2009 22:13):
^.^

momo (01.02.2009 01:58):
pipipi

momo (01.02.2009 01:58):
wow is so öde ^^

pia (01.02.2009 11:54):
momo erzähl mir was

pia (01.02.2009 11:54):
ich sterbe vor langeweile

momo (01.02.2009 21:46):
bis grad eben geschlafen Oo

pia (01.02.2009 21:46):
krank !

momo (01.02.2009 21:49):
joa, um dei uhrzeit gibts weider nix zu essen. bist auch nur noch am schwänzen oder?

momo (01.02.2009 21:50):
als ich um 7 morgens eingeüennt bin waren noch 2 kilo erbeern im kühlschrank und die sin jetzt weg

pia (01.02.2009 21:50):
xDDD erdbeeren im februar??

momo (01.02.2009 21:50):
bessere frage: wer frißt 2 kilo erdbeern in 14 stunden Oo

pia (01.02.2009 21:50):
deine mudder!

momo (01.02.2009 21:50):
wow, gut geraten

pia (01.02.2009 21:50):
;D

momo (01.02.2009 21:51):
aber wer braucht schon essen wenn er medikamente hat ^^

pia (01.02.2009 22:01):
speed interessiert mich iwi

momo (01.02.2009 22:02):
kauf halt

pia (01.02.2009 22:02):
ne

pia (01.02.2009 22:02):
das runterkommen is nich so geil

momo (01.02.2009 22:03):
dann kauf was anderes^^

momo (01.02.2009 22:03):
ephedrine

momo (01.02.2009 22:03):
oder so

pia (01.02.2009 22:03):
ach das

pia (01.02.2009 22:03):
nya

pia (01.02.2009 22:03):
is das runterkommen auch nich so gut^^

pia (01.02.2009 22:03):
runterkommen is generell shice

pia (01.02.2009 22:03):
xD

momo (01.02.2009 22:03):
dann LSA zeugs

pia (01.02.2009 22:03):
was fürn ding?

momo (01.02.2009 22:04):
lsa is lsd nur pflanzlich

pia (01.02.2009 22:04):
achso

momo (01.02.2009 22:04):
und aus dem grund ausm internet bestellbar^^

momo (01.02.2009 22:04):
legal

momo (01.02.2009 22:04):
xD

pia (01.02.2009 22:04):
=D geil haha

pia (01.02.2009 22:04):
nya speed is schon verschickt

momo (01.02.2009 22:05):
speed stinkt

pia (01.02.2009 22:05):
marie hat mir alles drüber erzählt. die energie flasht einen übel

momo (01.02.2009 22:05):
macht aggro

momo (01.02.2009 22:05):
und nervös

momo (01.02.2009 22:05):
paranoia

momo (01.02.2009 22:05):
usw

momo (01.02.2009 22:05):
is garkeine chiller droge

pia (01.02.2009 22:05):
ich erzähl dir mal wies bei marie war also

pia (01.02.2009 22:05):
hör zu ^^

momo (01.02.2009 22:05):
k

pia (01.02.2009 22:06):
also naya schniefen is schon ne abartige sache^^

pia (01.02.2009 22:06):
das zeug was sie genommen hat war wohl nich soo stark

pia (01.02.2009 22:06):
aber brennt bisschen und diese suppe läuft einem den hals runter
das is abartig xD

pia (01.02.2009 22:06):
und sie hatte n speedbollen in der nase

momo (01.02.2009 22:06):
yeah^^

pia (01.02.2009 22:06):
der wollte nich runter

pia (01.02.2009 22:06):
widerlich hahahah

pia (01.02.2009 22:07):
nya erst hat sie nur gemerkt

pia (01.02.2009 22:07):
dass sie alles klarer gesehn hat

pia (01.02.2009 22:07):
so umrisse und so
als würde sie schärfer sehen können

pia (01.02.2009 22:08):
ja und sie hatte redefluss. ist ja im normalzustand schon gut dabei

pia (01.02.2009 22:08):
also kannsu dir vorstellen^^

momo (01.02.2009 22:08):
xDD

pia (01.02.2009 22:08):
ja voll das mitteilungsbedürfnis

pia (01.02.2009 22:09):
sie hat mich die ganze zeit fixiert und war auf mich konzentriert

pia (01.02.2009 22:09):
._.

pia (01.02.2009 22:09):
ich wusste nichma richtig was es war

pia (01.02.2009 22:10):
aber iwie war der augenblick voll verschickt

pia (01.02.2009 22:10):
und dann wollte sie was sagen

pia (01.02.2009 22:10):
und musste heulen

pia (01.02.2009 22:10):
voll krank

momo (01.02.2009 22:10):
lol

pia (01.02.2009 22:10):
also so richtig flennen aber dabei musste sie lächeln

pia (01.02.2009 22:10):
so voll widersprüchlich

pia (01.02.2009 22:10):
dann hatte sie das gefühl

pia (01.02.2009 22:10):
als würde ihr körper beben

pia (01.02.2009 22:11):
und als müsste sie iwas machen

pia (01.02.2009 22:11):
aber gleichzeitig

pia (01.02.2009 22:11):
wollte sie nur weiter daliegen und das iwie auf sie wirken lassne

pia (01.02.2009 22:11):
also wieder so widersprüchlich

momo (01.02.2009 22:14):
^^

pia (01.02.2009 22:16):
ja dann halt das übliche

pia (01.02.2009 22:16):
keinen hunger

pia (01.02.2009 22:16):
nicht müde

pia (01.02.2009 22:17):
hab sich im gesicht gekratzt

pia (01.02.2009 22:17):
und das immer stärker

momo (01.02.2009 22:17):
^lol

pia (01.02.2009 22:17):
weil sie keinen schmerz gefühlt hat

pia (01.02.2009 22:19):
keine angst oderso

pia (01.02.2009 22:19):
eher das gegenteil

momo (01.02.2009 22:21):
wie lang hats gewirkt?

pia (01.02.2009 22:21):
hmm

pia (01.02.2009 22:21):
lass mich überlegen

pia (01.02.2009 22:21):
da es nich son starkes zeug war

pia (01.02.2009 22:21):
ich glaub soo....

pia (01.02.2009 22:22):
3-4 stunden

pia (01.02.2009 22:22):
und zum schluss merkst du wohl immer mehr dass du dich den normalen menschen wieder annäherst
und du doch nich so geil bist^^

momo (01.02.2009 22:27):
is das zeitgefühl ausgesetzt?

pia (01.02.2009 22:27):
ja das auch also vorallem wohl dieser rush effekt

momo (01.02.2009 22:27):
also 3-4 stunden in real und 18 gefühlt

pia (01.02.2009 22:27):
man blinzelt kurz und ist plötzlich viel weiter

momo (01.02.2009 22:27):
lol

momo (01.02.2009 22:28):
das kenn ich

momo (01.02.2009 22:28):
hat mich immer voll verwirrt

momo (01.02.2009 22:30):
ich würd in dem moment wos anfängt, also da wo du nur daliegst
und dich wunderst was passiert gern
ma ne katze aufm bauch haben

pia (01.02.2009 22:31):
why :D

momo (01.02.2009 22:31):
weil katzen eh schon verschickt sind

pia (01.02.2009 22:31):
hhahaha

momo (01.02.2009 22:31):
und stell dir ma avor

momo (01.02.2009 22:31):
und so ne katze

momo (01.02.2009 22:31):
die augen von der allein schon

momo (01.02.2009 22:31):
wäre toll

momo (01.02.2009 22:33):
n aquarium wäre sicherlich auch schön anzusehn ^^

pia (01.02.2009 22:33):
marie hat die ganze zeit die stirn in falten gelegt und sich gewundert so nach dem motto: hm. was geht hier ab?!

pia (01.02.2009 22:33):
und iwann musste ich dann drüber lachen

pia (01.02.2009 22:34):
ihre gedanken waren ganz interessant

momo (01.02.2009 22:34):
joa das is gut wenn die anderen das gleiche denken

momo (01.02.2009 22:34):
und sich dann gegenseitig beschuldigen
=D

momo (01.02.2009 22:34):
so:

momo (01.02.2009 22:34):
*anschau

momo (01.02.2009 22:34):
*skepsiss

momo (01.02.2009 22:34):
„du machst das alles hier gerade oder?"

pia (01.02.2009 22:34):
xDDD

momo (01.02.2009 22:34):
„nein mann, du bist des"

momo (01.02.2009 22:34):
„nein"

momo (01.02.2009 22:34):
„wa"

momo (01.02.2009 22:34):
„wa"

pia (01.02.2009 22:35):
ich mein speed

pia (01.02.2009 22:35):
das is nur chemie scheiße

pia (01.02.2009 22:36):
pilze sind da schon was andres

pia (01.02.2009 22:36):
mit den hallus und so

momo (01.02.2009 22:37):
bei chemie hast halt den nachteil dass du am nächsten tag faxen machst und bei pflanzen kanns passieren das du den ganzen scheiss auskotzt wenn er grad anfängt zu wirken

pia (01.02.2009 22:37):
uff

momo (01.02.2009 22:37):
kommt aber auf die dosis an

momo (01.02.2009 22:37):
ich hatte ja nie ne waage

pia (01.02.2009 22:38):
ja das speed war schneeweiß. normalerweise is es ja gelblich

pia (01.02.2009 22:38):
also war sehr gestreckt

momo (01.02.2009 22:38):
xD

momo (01.02.2009 22:39):
wäre schon schön wenns ne möglichkeit gäbe, son test oder so

momo (01.02.2009 22:39):
der einem die perfecte dosierung vorher sagt

pia (01.02.2009 22:40):
ja also ne erfahrung wär's vllt wert..

momo (01.02.2009 22:40):
^^

pia (01.02.2009 22:40):
aber der tag danach is zu ätzend

pia (01.02.2009 22:40):
zu lang

pia (01.02.2009 22:40):
und zu

pia (01.02.2009 22:40):
hm

momo (01.02.2009 22:40):
leer

pia (01.02.2009 22:40):
weiß nich

pia (01.02.2009 22:40):
sie war körperlich halbtot

pia (01.02.2009 22:40):
und der geist will nich schlafen

pia (01.02.2009 22:40):
der wehrt sich

pia (01.02.2009 22:40):
das is wohl voll der kampf

pia (01.02.2009 22:41):
und iwie war sie auch unglücklich n bsschen

momo (01.02.2009 22:41):
soll man angeblich mit vielen vitaminsäften in den griff bekommen

pia (01.02.2009 22:41):
so unzufrieden halt...

momo (01.02.2009 22:41):
so nebens bett stellen für nachm aufwachen

pia (01.02.2009 22:41):
ha geschlafen hat sie nich^^

pia (01.02.2009 22:41):
achja

pia (01.02.2009 22:42):
herzrasen hatte sie auch
schlimmes herzrasen

pia (01.02.2009 22:42):
hatte plötzlich wieder so viele bedürfnisse aber war zu schwach sich auch nur einen cm zu bewegen

momo (01.02.2009 22:42):
tja

pia (01.02.2009 22:43):
nich schön

pia (01.02.2009 22:43):
im bett liegen mit herzrasen^^ nich schön haha

momo (01.02.2009 22:46):
hab tabs gegen herzrasen ^^

pia (01.02.2009 22:46):
nya vor pilzen hab ich son gewissen respekt, seit dem letzten mal mit dir ^^

momo (01.02.2009 22:47):
das is gut, dann überdosierst du nich, so wie ich beim jo ^^

pia (01.02.2009 22:47):
oha erzähl :D

momo (01.02.2009 22:47):
weißt du doch

pia (01.02.2009 22:48):
echt?

momo (01.02.2009 22:48):
schlicht zuviel gefressen und im zombiemode gewesen
keine ahnung mehr wer er war oder ich

momo (01.02.2009 22:49):
da wirds dann schwierig

momo (01.02.2009 22:50):
ich konnte mich wieder fangen weil wir ja in meinem zimmer warn

momo (01.02.2009 22:50):
und cih das kenne

momo (01.02.2009 22:50):
un so

momo (01.02.2009 22:50):
und mich daher wieder neu definieren konnte
aber jo war zum ersten mal hier

pia (01.02.2009 22:50):
da hätte ich schiss^^

momo (01.02.2009 22:50):
kannte das zimmer nich und mich erst seit 2.5 monaten ^^

momo (01.02.2009 22:51):
dRoGeN nur gut wenn setting stimmt ^^

pia (01.02.2009 22:52):
hm was passiert da

pia (01.02.2009 22:52):
in deinem kopf

pia (01.02.2009 22:52):
das is schon echt verschickt

pia (01.02.2009 22:52):
wozu du so fähig bist^^

momo (01.02.2009 22:52):
liegst rum

momo (01.02.2009 22:52):
und iwas passiert

momo (01.02.2009 22:53):
dann hast eventuell n lachflash

momo (01.02.2009 22:53):
2,3 mal hat ich das auch mit den augen

momo (01.02.2009 22:53):
also das „heulen"

momo (01.02.2009 22:53):
was kein heulen is

momo (01.02.2009 22:53):
sindern einfach nur auslaufen^^

pia (01.02.2009 22:53):
bei marie schon =)

momo (01.02.2009 22:53):
echt?

momo (01.02.2009 22:53):
igitt ^^

pia (01.02.2009 22:53):
ja hat richtig geflennt

pia (01.02.2009 22:54):
ihre lippe hat gebebt und tränen sind gelaufen^^

pia (01.02.2009 22:54):
als wär sie tief traurig

pia (01.02.2009 22:54):
überdosis an gefühlen

pia (01.02.2009 22:54):
konnte nichts mehr zurückhalten

momo (01.02.2009 22:54):
was ich immer gerne gemacht hab bei pilzen

momo (01.02.2009 22:54):
als ich das mit der dosis raus hatte

momo (01.02.2009 22:55):
ich bin einkaufen gegangen oder zur videotek

momo (01.02.2009 22:55):
also so normal reallife dinge tun

momo (01.02.2009 22:55):
mit menschen interagieren

pia (01.02.2009 22:55):
ja

momo (01.02.2009 22:55):
aber alles is anders udn schickt dich ^^

pia (01.02.2009 22:55):
hm =) und bei speed isses einfach so dass du voll selbsbewusst bist, sie hat halt voll lang mit dem busfahrer gelabert aber die merken nich dass man was genommen hat

pia (01.02.2009 22:56):
weil man eigtl normal ist

momo (01.02.2009 22:56):
^^

pia (01.02.2009 22:56):
nur für einen selbst isses anders

pia (01.02.2009 22:56):
also man merkt ja dass man anders ist

pia (01.02.2009 22:56):
trotzdem isses nich vergleichbar mit besoffen sein wo ja auch die hemmschwelle sinkt

momo (01.02.2009 22:56):
musst mal zum bürger king dann ^^

momo (01.02.2009 22:56):
waren zu zweit

momo (01.02.2009 22:56):
und die stellen dir ja übelst viel fragen

pia (01.02.2009 22:57):
ya^^

momo (01.02.2009 22:57):
maxi? xxl? kethup mayo? getränk?

momo (01.02.2009 22:57):
und aus irgnedeinem grund

momo (01.02.2009 22:57):
haben wir beide gleichzeitig bestellt

momo (01.02.2009 22:57):
also an einer kasse weil kA

momo (01.02.2009 22:58):
und dann is das noch sinnloser ^^

momo (01.02.2009 22:58):
einer sagt maxi der andere normal

momo (01.02.2009 22:58):
dann stille

pia (01.02.2009 22:58):
hahaha das gefällt mir xD

momo (01.02.2009 22:58):
gute 30 sekunden einfach nur der verkäuferin ins gesicht gestart

momo (01.02.2009 22:58):
alle beide

momo (01.02.2009 22:58):
*GLOTZ

momo (01.02.2009 22:59):
verwirrung

momo (01.02.2009 22:59):
wir wissen bsi heute nich wie wirs geschafft haben was zu essen zu bekommen

momo (01.02.2009 22:59):
weil

momo (01.02.2009 22:59):
auf einmal saßen wir da am tisch und hatten das esen vor uns
^^

pia (01.02.2009 22:59):
ja rush ^^

pia (01.02.2009 22:59):
umwelt zieht an dir vorbei

momo (01.02.2009 22:59):
joa

pia (01.02.2009 23:00):
is schon was nettes

momo (01.02.2009 23:01):
man is iwie immer traurig dass es aufhört

momo (01.02.2009 23:01):
die schönen farben verschwinden

momo (01.02.2009 23:01):
und all die tollen dinge

momo (01.02.2009 23:01):
die man nciht beschreiben kann

pia (01.02.2009 23:02):
ya ich würd sagen. chemie is eher auf körperlicher basis und planzen und so auf psychischer

momo (01.02.2009 23:02):
jo

pia (01.02.2009 23:02):
im großen und ganzenm

pia (01.02.2009 23:02):
-m

momo (01.02.2009 23:04):
s gibt jetzt dieses lustige salvia als 30fach extract, das wo nur 5-15 minuten wirkt aber dafür stärker als jede andere droge

pia (01.02.2009 23:04):
oh angst^^

momo (01.02.2009 23:05):
1 gramm 40 euro

momo (01.02.2009 23:05):
lol

pia (01.02.2009 23:05):
voll krass xDD

momo (01.02.2009 23:05):
aber eingramm reicht für

momo (01.02.2009 23:05):
hm

momo (01.02.2009 23:06):
5-10 mal

momo (01.02.2009 23:06):
also 8-4 euro pro trip

momo (01.02.2009 23:06):
geht eigtl

pia (01.02.2009 23:06):
hm ja ok das geht schon

pia (01.02.2009 23:06):
ich hatte zu viel angst

pia (01.02.2009 23:06):
vorm schniefen

pia (01.02.2009 23:06):
dass ich husten muss oder lachen

momo (01.02.2009 23:06):
^^

pia (01.02.2009 23:06):
und dann ma eben 10 euro wegpuste =D deshalb nicht gemacht

momo (01.02.2009 23:07):
joar ^^

pia (01.02.2009 23:16):
was machst grad momöh

momo (01.02.2009 23:17):
nüx

pia (01.02.2009 23:17):
me2

momo (01.02.2009 23:22):
lol, „für 1500 euro nach nepal und dort mit shamanen drogen nehmen" - seminar

momo (01.02.2009 23:23):
http://de.azar!u$.иet/$marthop/pych3del!c$/ayahua$ca/p$ych0activity_nepal_2009/

pia (01.02.2009 23:23):
O_O

pia (01.02.2009 23:23):
krank

momo (01.02.2009 23:34):
find nur ich die vicher aus der coke werbung gruselig?

pia (01.02.2009 23:34):
noch niiich gesehn :o

momo (01.02.2009 23:38):
lvl doch ma meinen gnom

pia (01.02.2009 23:38):
^^

pia (01.02.2009 23:38):
nev0r

momo (01.02.2009 23:38):
^^

momo (01.02.2009 23:39):
noch nichmal ein lvl geschafft seit cih mich iweder angemeldet hab

momo (01.02.2009 23:39):
weils einfach so öde is

momo (01.02.2009 23:39):
geh dahin kill das, geh dahin kill dies

pia (01.02.2009 23:39):
xDD hahahah

pia (01.02.2009 23:54):
iihh

pia (01.02.2009 23:54):
hier is iwein widerliches flattervieh

pia (01.02.2009 23:54):
in meim zimmer

pia (01.02.2009 23:54):
und ich hab kA was das is

momo (01.02.2009 23:55):
machst tot

pia (01.02.2009 23:55):
ichj kriegs nich :/

pia (01.02.2009 23:55):
baaahhh

momo (01.02.2009 23:55):
^^

pia (01.02.2009 23:56):
man ih ich hass sowas

pia (01.02.2009 23:56):
jez hab ich angst vorm schlafen

momo (01.02.2009 23:56):
mach alle lichter aus bis auf dein bildschrim

momo (01.02.2009 23:56):
dann kommt iwann an dein bildschirm

momo (01.02.2009 23:56):
dann erwischts

pia (01.02.2009 23:56):
iiihhh dann kommts zu mir baaahhh

pia (01.02.2009 23:56):
nain!!!!

pia (01.02.2009 23:56):
baaahaahahhh

momo (01.02.2009 23:56):
xD

momo (01.02.2009 23:56):
so mach ichs immer

pia (01.02.2009 23:57):
ich ekel mich so sehr vor sowas

momo (01.02.2009 23:57):
brauchst ne katze

momo (01.02.2009 23:57):
die würds fangen

pia (01.02.2009 23:58):
:/ leih mir kitty.

momo (01.02.2009 23:58):
oder n brennbares spray und feuerzeug

momo (01.02.2009 23:58):
fackel es ab!!!

momo (01.02.2009 23:58):
muahahr

pia (01.02.2009 23:58):
GRAD VERSTECKTS sich irgendwo :(

momo (01.02.2009 23:58):
lol

momo (01.02.2009 23:58):
ja es wartet

momo (01.02.2009 23:58):
bis du schläft

momo (01.02.2009 23:59):
dann legts eier in dein ohr

pia (01.02.2009 23:59):
O_O

pia (01.02.2009 23:59):
IIIHHHHH

pia (01.02.2009 23:59):
bah da wars wieder

momo (02.02.2009 00:00):
^^

momo (02.02.2009 00:01):
mach die tür auf und im flur s licht an

pia (02.02.2009 00:02):
ey das ding will sich auf mich stürzen und das mein ich voll ernst

pia (02.02.2009 00:02):
ich spring auf und lauf in ne andere ecke

pia (02.02.2009 00:02):
und das fliegt auf mich zu

pia (02.02.2009 00:02):
alter

pia (02.02.2009 00:02):
abartiger gehts kaum

momo (02.02.2009 00:02):
dann töts

momo (02.02.2009 00:02):
wenns schon freiwillig in reichweite kommt

pia (02.02.2009 00:02):
ja aber

pia (02.02.2009 00:03):
ich erwischs immer nur in der luft

pia (02.02.2009 00:03):
und sobald ichs getroffen hab lass ich meine waffe fallen und zucke angewidert zurück

momo (02.02.2009 00:03):
xD

pia (02.02.2009 00:03):
nur das vieh rappelt sich dann halt wieder auf

momo (02.02.2009 00:04):
das tut dir nix das will nur spielen

pia (02.02.2009 00:04):
ich hab nurnoch so dumpfes licht weil meine lampen schrott sind deshalb seh ichs kaum das is schw00l

momo (02.02.2009 00:04):
lol

pia (02.02.2009 00:04):
bah bah bah

pia (02.02.2009 00:04):
wo isses

pia (02.02.2009 00:04):
wo nur

pia (02.02.2009 00:05):
wenns mich berührt schrei ich

momo (02.02.2009 00:06):
süß ^^

pia (02.02.2009 00:06):
ey wieso passiert mir sowas

pia (02.02.2009 00:06):
das is echt pber alle maßen ekelhaft

pia (02.02.2009 00:06):
*über

momo (02.02.2009 00:06):
soltest ma zelten gehn

pia (02.02.2009 00:06):
hab ich oft genug

pia (02.02.2009 00:06):
gemacht

pia (02.02.2009 00:07):
wo ist es nur

pia (02.02.2009 00:07):
AAAAAAAAHHAHAHAHAHAHHHHH

pia (02.02.2009 00:07):
ich glaub es war an meinem fuß

pia (02.02.2009 00:07):
WWAAAAHHHH

momo (02.02.2009 00:07):
rofl

pia (02.02.2009 00:07):
boah ich eeeeeekel mich so davor

pia (02.02.2009 00:08):
miiiiiiiiiiiiiiiii

pia (02.02.2009 00:08):
der feins beobachtet mich ;-;

pia (02.02.2009 00:08):
*d

momo (02.02.2009 00:08):
es sitz seelenruhig auf deinem kopf und lacht in sich hinein ^^

pia (02.02.2009 00:09):
ha ich hab grad echt über meinen kopf gestrichen xD

momo (02.02.2009 00:09):
xD

pia (02.02.2009 00:09):
wooooo ey das ist doch pervers

pia (02.02.2009 00:10):
ich hatte hier NOCH NIE ein vieh drin

pia (02.02.2009 00:10):
in diesem zimmer

pia (02.02.2009 00:10):
und jetzt so ein überaus widerliches

pia (02.02.2009 00:10):
OMG
MORITZ

pia (02.02.2009 00:10):
M'KIf

pia (02.02.2009 00:10):
+dsg

pia (02.02.2009 00:10):
dsjgd

pia (02.02.2009 00:10):
dsgojds

pia (02.02.2009 00:10):
gvds

pia (02.02.2009 00:10):
gDSgkiodvg
._.

pia (02.02.2009 00:10):
vgkdägd

pia (02.02.2009 00:10):
gpojdg

pia (02.02.2009 00:10):
ds

pia (02.02.2009 00:10):
f

momo (02.02.2009 00:10):
^^

pia (02.02.2009 00:10):
ES WAR DIREKT VOR MEINEN AUGEN

pia (02.02.2009 00:10):
ich hab so geschrien

pia (02.02.2009 00:10):
ey

pia (02.02.2009 00:10):
das ist folter

pia (02.02.2009 00:10):
ich heul gleich

pia (02.02.2009 00:11):
ich kann hier nich schlafen

momo (02.02.2009 00:11):
dann komm halt vorbei *rrr* ^^

pia (02.02.2009 00:11):
ich hab mir grad ins gesicht geschlagen miiiiihihihih ;-;

pia (02.02.2009 00:11):
ich muss gleich wienen

pia (02.02.2009 00:11):
*weinen

pia (02.02.2009 00:11):
was mach ich nur

momo (02.02.2009 00:11):
ne fleigenklatsche kaufen

pia (02.02.2009 00:12):
das kommt aus dem nichts und greift mich an

momo (02.02.2009 00:12):
gib ihm einen namen und freunde dich an

pia (02.02.2009 00:13):
IIIHHHHH

pia (02.02.2009 00:13):
whäää meine albträume werden wahr

pia (02.02.2009 00:13):
mimimimimiiimimmmiiii

momo (02.02.2009 00:13):
ein frosch oder ne fledermaus

momo (02.02.2009 00:14):
würdens fangen

momo (02.02.2009 00:14):
also musst nur in stadtpark und n frosch fangen

momo (02.02.2009 00:14):
auf gehts

pia (02.02.2009 00:14):
wo versteckts dich bloß ; _;

pia (02.02.2009 00:14):
SICH omg

pia (02.02.2009 00:15):
ich kann nimmr mehr schreiben

pia (02.02.2009 00:15):
ich bin völlig von der rolle

momo (02.02.2009 00:15):
^^

pia (02.02.2009 00:15):
was bedeutet es

pia (02.02.2009 00:15):
wenn es seit 3 min verschwunden is

momo (02.02.2009 00:16):
dann isses in deiinem ohr und legt eier

pia (02.02.2009 00:16):
ne hab ich grad

pia (02.02.2009 00:16):
kontrolliert

pia (02.02.2009 00:16):
ich galub ich hab grad seinen schatten gesehn

pia (02.02.2009 00:16):
aufm boden iwo

pia (02.02.2009 00:17):
hallus?

momo (02.02.2009 00:17):
paranoia

pia (02.02.2009 00:17):
oder das

pia (02.02.2009 00:18):
warum passiert mir das ;-;

pia (02.02.2009 00:18):
das is für mich echt der reinste horror

pia (02.02.2009 00:18):
wenn es nur in meine nähe kommt sowas

pia (02.02.2009 00:19):
dann muss ich schreien und um mich schlagen

momo (02.02.2009 00:19):
versuchs mal mit gezielt schlagen

pia (02.02.2009 00:19):
es is weg

pia (02.02.2009 00:19):
ich seh immer nur was im augenwinkel

pia (02.02.2009 00:19):
aber ich glaub das is einbildung

pia (02.02.2009 00:20):
maybe hab ich eben getroffen

pia (02.02.2009 00:20):
und es is taumelnd zu boden gegangen

pia (02.02.2009 00:20):
und da dann verreckt

momo (02.02.2009 00:20):
joa maybe^^

pia (02.02.2009 00:20):
verdammte scheiße

pia (02.02.2009 00:20):
wieso ist es nur nacht

pia (02.02.2009 00:20):
ich hab dann angst

pia (02.02.2009 00:22):
TU WAS

momo (02.02.2009 00:22):
*kraul

momo (02.02.2009 00:22):
xD

pia (02.02.2009 00:23):
mii :/

pia (02.02.2009 00:23):
wenn ich licht ausmach hab ich angst

pia (02.02.2009 00:23):
aber wenn ich an lass dann seh ichs wieder iwo flattern

pia (02.02.2009 00:23):
das is noch schlimmer

pia (02.02.2009 00:23):
oder was meinst du?

momo (02.02.2009 00:24):
machs licht aus

momo (02.02.2009 00:24):
dann kommt zum bildschirm

momo (02.02.2009 00:24):
und dan machs TOT

pia (02.02.2009 00:24):
O_O

momo (02.02.2009 00:24):
TOT MACH0RN

momo (02.02.2009 00:24):
ftw

pia (02.02.2009 00:24):
:o

pia (02.02.2009 00:24):
aber es will nich zum licht

pia (02.02.2009 00:25):
es will zu mir

pia (02.02.2009 00:25):
und mich angreif0rn

pia (02.02.2009 00:25):
außerdem treff ichs dann bestimmt nich

momo (02.02.2009 00:25):
dann mussu damit leben

pia (02.02.2009 00:26):
überaus pervers

pia (02.02.2009 00:26):
es is schon äußerst lang weg

pia (02.02.2009 00:26):
was könnte der grund dafür sein

pia (02.02.2009 00:26):
was nur

pia (02.02.2009 00:28):
WAS NUR

pia (02.02.2009 00:34):
BRRRRRRRR

pia (02.02.2009 00:41):
momöh *-*

pia (02.02.2009 00:42):
MOMÖÖÖH ~.~

pia (02.02.2009 00:45):
wie kannsu mich nur so im stich lassen ;-;

momo (02.02.2009 00:45):
lalala

pia (02.02.2009 00:45):
es ist

pia (02.02.2009 00:45):
verschollen

momo (02.02.2009 00:45):
dann is doch alles gut

pia (02.02.2009 00:46):
das is VOLL gruslig

momo (02.02.2009 00:46):
schisserin

momo (02.02.2009 00:46):
es is ja nichmal was das stechen kann

momo (02.02.2009 00:46):
es kann nur flattern

momo (02.02.2009 00:46):
flapflap

pia (02.02.2009 00:46):
weissu garnid ;-;

momo (02.02.2009 00:47):
du meintest es sei ein falter

momo (02.02.2009 00:47):
falter stechen nich

pia (02.02.2009 00:47):
ja ne so ein flatter ding

pia (02.02.2009 00:47):
kA was es is

momo (02.02.2009 00:48):
tja, dann musst einfach nur bis morgens wach bleiben dann isses drausen heller als drinnen und du kannst fenster aufmachen rolladen hoch und es verpisst sich

momo (02.02.2009 00:48):
seidenn es is halt was das sticht

momo (02.02.2009 00:48):
dann is ihm licht wayne und es will nur dein blut^^

pia (02.02.2009 00:48):
ey

pia (02.02.2009 00:49):
ich hoffe es is elendig verreckt

pia (02.02.2009 00:49):
und ich werde die leiche niemals finden

pia (02.02.2009 00:51):
wie kann denn ein mordlustiges flattervieh was die ganze zeit umherflattert PLÖTZLICH verschwinden, es sei denn es hat einen heimtückischen plan wie es mich doch noch zur strecke bringen kann wenn ich es am wenigsten erwarte O_O

momo (02.02.2009 00:51):
tja, du wirst sterben

momo (02.02.2009 00:51):
finde dich damit ab

pia (02.02.2009 00:52):
btw; wundervolle seite http://z0r.dз/?id=0

pia (02.02.2009 00:52):
klick immer weiter

momo (02.02.2009 00:53):
zomfg

pia (02.02.2009 00:53):
was man :o

momo (02.02.2009 00:54):
zomfg halt

pia (02.02.2009 00:54):
es gibt über 500 oderso von diesen clips

pia (02.02.2009 00:54):
und das is echt

pia (02.02.2009 00:54):
die wundervollste seite

pia (02.02.2009 00:54):
die ich je in meinem leben gesehn hab

pia (02.02.2009 00:54):
ist platz eins meiner favoritenliste

momo (02.02.2009 00:55):
lol

pia (02.02.2009 00:58):
erzähl mir eine geschichte

pia (02.02.2009 00:59):
eine einschlafgeschichte

pia (02.02.2009 00:59):
und das ende planst du iwann für 5h ein

momo (02.02.2009 00:59):
xD

pia (02.02.2009 00:59):
na komm schon

pia (02.02.2009 00:59):
sei nicht so ein garstiges

pia (02.02.2009 01:00):
ich hab sogar schon licht aus gemacht

pia (02.02.2009 01:00):
und mich entkleidet

momo (02.02.2009 01:00):
yeah

pia (02.02.2009 01:00):
k0mplett!!!

pia (02.02.2009 01:00):
ich schwör.

momo (02.02.2009 01:00):
schön

pia (02.02.2009 01:01):
fang an =)

momo (02.02.2009 01:02):
es war einmal ein alter mann, der hatte 2 enkel die fragten ihn

„kannst du uns iene geschichte
erzählen?“ da fing der alte mann an: „

momo (02.02.2009 01:02):
es war einmal ein alter mann, der hatte 2 enkel die fragten ihn
„kannst du uns iene geschichte
erzählen?“ da fing der alte mann an: „

momo (02.02.2009 01:02):
es war einmal ein alter mann, der hatte 2 enkel die fragten ihn
„kannst du uns iene geschichte
erzählen?“ da fing der alte mann an: „

momo (02.02.2009 01:02):
es war einmal ein alter mann, der hatte 2 enkel die fragten ihn
„kannst du uns iene geschichte
erzählen?“ da fing der alte mann an: „

momo (02.02.2009 01:02):
es war einmal ein alter mann, der hatte 2 enkel die fragten ihn
„kannst du uns iene geschichte
erzählen?“ da fing der alte mann an: „

momo (02.02.2009 01:03):
es war einmal ein alter mann, der hatte 2 enkel die fragten ihn
„kannst du uns iene geschichte
erzählen?“ da fing der alte mann an: „

momo (02.02.2009 01:03):
es war einmal ein alter mann, der hatte 2 enkel die fragten ihn
„kannst du uns iene geschichte
erzählen?“ da fing der alte mann an: „

momo (02.02.2009 01:03):
;P

pia (02.02.2009 01:03):
uff ich kenn die so

pia (02.02.2009 01:03):
es war einmal ein mann

pia (02.02.2009 01:03):
der hatte 7 söhne

pia (02.02.2009 01:03):
und diese 7 söhne sagten

pia (02.02.2009 01:03):
vater, erzähl uns eine geschichte

pia (02.02.2009 01:03):
da fing der vater an

pia (02.02.2009 01:03):
es war einmal ein mann

pia (02.02.2009 01:03):
usw

pia (02.02.2009 01:03):
^^

momo (02.02.2009 01:03):
^^

pia (02.02.2009 01:04):
erzähl mir einen trip

pia (02.02.2009 01:04):
oderso

momo (02.02.2009 01:05):
les doch welche

pia (02.02.2009 01:05):
nein du sollst mir erzähln

momo (02.02.2009 01:06):
me is zu faul

pia (02.02.2009 01:06):
miiiiiiiiiiii

pia (02.02.2009 01:07):
; _;

momo (02.02.2009 01:09):
außerdem hab ich alles erzählbare schon erzählt

momo (02.02.2009 01:13):
wennde wow magst, schau dir tales of the past an ^^

pia (02.02.2009 01:13):
nää :/

momo (02.02.2009 01:14):
schau star trek ^^

momo (02.02.2009 01:14):
gibts grad in annehmbareer quali

momo (02.02.2009 01:15):
oder terminator, wo der depp ders abgefilmt hat n zoom drin hat

momo (02.02.2009 01:15):
und man nur die mittleren 3 meter der leinwand sieht xD

momo (02.02.2009 01:15):
fuck

pia (02.02.2009 01:15):
hässlich will ich garnid sehn =(

pia (02.02.2009 01:15):
#wie dumm hahaha

pia (02.02.2009 01:15):
und dann lädt er sowas noch hoch pahahaha

momo (02.02.2009 01:16):
und schräg auchnoch

momo (02.02.2009 01:16):
http://j00x.иet/cat/2/id/13935

momo (02.02.2009 01:16):
hier lol

momo (02.02.2009 01:16):
und unscharf und sowieso und überhaupt

pia (02.02.2009 01:22):
ich hab so abgenommen xDD

pia (02.02.2009 01:23):
aber dafür ess ich grad

pia (02.02.2009 01:23):
ich hass es nachts wach zu sein

pia (02.02.2009 01:23):
wieso hast du diesen rhythmus??^^

momo (02.02.2009 01:24):
kA

pia (02.02.2009 01:24):
lol eben ey

pia (02.02.2009 01:24):
alle schlafen schon hier

pia (02.02.2009 01:24):
die müssen ja normal arbeiten

pia (02.02.2009 01:24):
und die andern maybe party oderso

pia (02.02.2009 01:24):
jedenfalls

pia (02.02.2009 01:25):
#ich geh in die küche

pia (02.02.2009 01:25):
mit meinem ipod

pia (02.02.2009 01:25):
und dance halt die ganze zeit xD

pia (02.02.2009 01:25):
mach mir n pfannengericht

pia (02.02.2009 01:25):
und stehe pfanneschwenkend

pia (02.02.2009 01:25):
mit shorts und pulli und voll gammellook mäßig

pia (02.02.2009 01:25):
um halb 1 in der küche

pia (02.02.2009 01:25):
und gegenüber is n wohnheim

pia (02.02.2009 01:26):
mit typen

pia (02.02.2009 01:26):
ich vergesse es echt IMMER

pia (02.02.2009 01:26):
scheiße ey xDDD

pia (02.02.2009 01:28):
ich hab mich schon bestimmt 83437465 mal bis aufs äußerste blamiert

pia (02.02.2009 01:29):
ich glaub der fernsehraum is freu
*frei

pia (02.02.2009 01:29):
ich denk das werd ich jez ma ausnutzen

pia (02.02.2009 01:29):
ich komm in 3 std oderso wieder

pia (02.02.2009 01:29):
da wirst ja noch da sein denk ich xD

momo (02.02.2009 01:35):
xD, joa maybe

momo (02.02.2009 01:35):
schnelle 3 stunden

momo (02.02.2009 01:35):
waren das

momo (02.02.2009 01:35):
^^

momo (02.02.2009 01:36):
es kommt absolut nichts im tv, bin ma penn

pia (02.02.2009 02:24):
hö, wurde ich on angezeigt?

pia (02.02.2009 02:24):
was tust du noch hier

pia (02.02.2009 02:25):
schlafloser moritz

pia (02.02.2009 02:25):
hm. vllt schläfst du auch doch ^.^

momo (02.02.2009 04:42):
niemals ^^

pia (02.02.2009 09:39):
wth

pia (02.02.2009 09:40):
und du bist halt schon wieder on

momo (02.02.2009 09:40):
joar

pia (02.02.2009 09:40):
=D

momo (02.02.2009 09:40):
bis seit 3 wach

momo (02.02.2009 09:40):
^^

pia (02.02.2009 09:40):
wiso?

momo (02.02.2009 09:40):
ka um kurz vor 2 eingepennt und gegen 3 wieder aufgewacht

pia (02.02.2009 09:40):
>.>

pia (02.02.2009 09:41):
ich stell mir das was du da machst ganz ehrlich vor wie die hölle

momo (02.02.2009 09:41):
joa, kotz auch ziemlich an ständig total neben sich zu stehn

pia (02.02.2009 09:42):
wenn ich nachts aufwache dreh ich mich um
und schlaf weiter

pia (02.02.2009 09:42):
zu wenig schlaf ist für mich so ziemlich das schlimmste

momo (02.02.2009 09:42):
ja, aber ich werd ja wenn cih aufwach sofort von nackenschmerzen
wachgehalten

pia (02.02.2009 09:42):
ich dacht du hast n neues bett

momo (02.02.2009 09:42):
ja

momo (02.02.2009 09:43):
aber 14 monate nackenzertöhrn geht anscheinend nich nach 4 wochen gute matraze weg

momo (02.02.2009 09:44):
kann man nix machn ^^

pia (02.02.2009 09:44):
auf was für nem kissen schläfstn du

momo (02.02.2009 09:44):
unterscheidlich habn ein weiches großes ein kleines hartes und ncoch so 2 deckenteile

momo (02.02.2009 09:44):
muss nur ma einklaufen und schule ^^

momo (02.02.2009 09:45):
wo du auch hin solltest ;P

pia (02.02.2009 09:45):
ja ich komm ja auch^^

pia (02.02.2009 09:45):
bis spät00r

pia (02.02.2009 09:45):
^^

momo (02.02.2009 09:45):
joa

momo (02.02.2009 09:45):
horido^^

momo (02.02.2009 18:25):
1 Datei gesendet
entschuldigung.doc (67 kB)
Fertig

momo (02.02.2009 18:25):
kannsu das öffnen im word?

pia (02.02.2009 18:26):
wieso sollte ich nicht :D

momo (02.02.2009 18:26):
weil hab nur open office

momo (02.02.2009 18:26):
kA

momo (02.02.2009 18:26):
schonborn meinte das man das mayb nih öffnen kann

pia (02.02.2009 18:26):
doch geht

momo (02.02.2009 18:27):
gut^^

momo (02.02.2009 18:27):
will schwänzen die ganze woche

pia (02.02.2009 19:44):
vllt geh ich dann auch nicht, viel zu ätzend momentan

momo (02.02.2009 21:18):
twilight is der schw00lste film der welt rofl ey

pia (02.02.2009 21:18):
hasu den eben angeschaut? xD

momo (02.02.2009 21:18):
ja

pia (02.02.2009 21:19):
ich mag ihn xD

pia (02.02.2009 21:19):
aber ich hab auch das buch gelesen

momo (02.02.2009 21:19):
fängt emo an

momo (02.02.2009 21:19):
und wird dann noch emoiger

momo (02.02.2009 21:19):
und dann

momo (02.02.2009 21:19):
noch mehr EMO

pia (02.02.2009 21:19):
xD

momo (02.02.2009 21:19):
und wenn man sich gerade selbst enthaupten will

momo (02.02.2009 21:19):
kommt

momo (02.02.2009 21:19):
EMO

momo (02.02.2009 21:20):
ja emo scheidungs girli

momo (02.02.2009 21:20):
dann emo vitaminmangel boy

pia (02.02.2009 21:20):
wtf

momo (02.02.2009 21:20):
dann dümpelt die story ewig vor sich hin

momo (02.02.2009 21:20):
nur ohne story
^^

momo (02.02.2009 21:21):
dann fügen se schnell n bischen action ein so für 20 minuten

momo (02.02.2009 21:21):
aber nich ohne emo scheiss daddy-ich-muss-weg-aber-ich-will-dir-nich-weh-tun scheiss gelaber

momo (02.02.2009 21:21):
warum hat der wohl so viele preise gewonnen`?

momo (02.02.2009 21:22):
weil emo girlies abgestimmt haben im internet , dort wo sich emo-girleies aufhalten ^^

pia (02.02.2009 21:22):
ouff momo ^^

momo (02.02.2009 21:22):
xD

pia (02.02.2009 21:22):
http://www.youtube.kom/watch?v=1xGKv_uB-6qY&eurl=http%3A%2F%2Fwww.kwick&feature=player_embedded

pia (02.02.2009 21:22):
LOOK

pia (02.02.2009 21:22):
xD

pia (02.02.2009 21:23):
was ist denn mit karsten los hahah

momo (02.02.2009 21:23):
lol

pia (02.02.2009 21:23):
diabetes hat der gute karsten anscheinend ^.^

momo (02.02.2009 21:24):
sah eher wien flashback von lsd aus („ah weiße kaninchen jagen mich“)^^

momo (02.02.2009 21:24):
so nun schau ich benjamin button

pia (02.02.2009 21:24):
HAHHAHA

pia (02.02.2009 21:24):
XD

momo (02.02.2009 21:24):
den dümpel film

pia (02.02.2009 21:24):
das aber auch n guter film^^

momo (02.02.2009 21:25):
dümplet 219784673254784trölf stunden vor sich hin ^^

pia (02.02.2009 21:25):
yay ^.^

momo (02.02.2009 22:09):
trallaa, geb ich 50 euro für kill bill aus oder nich...

pia (02.02.2009 22:09):
nicht!

pia (02.02.2009 22:09):
es gibt so russen auf youtube

pia (02.02.2009 22:09):
die machen so ne dvd kaputt

pia (02.02.2009 22:09):
also gib nich 50 euro dafür aus

momo (02.02.2009 22:09):
Oo

pia (02.02.2009 22:10):
yup!

momo (02.02.2009 22:10):
wayne russen?

pia (02.02.2009 22:10):
dima und sascha

pia (02.02.2009 22:10):
ich würde auch gern dima heißen

momo (02.02.2009 22:11):
ok

pia (02.02.2009 22:11):
und du?

momo (02.02.2009 22:11):
ich hätte gern garkeinen namen

pia (02.02.2009 22:11):
wieso

momo (02.02.2009 22:11):
kA

momo (02.02.2009 22:12):
einfach so, weils cool is

pia (02.02.2009 22:12):
gute idee

pia (02.02.2009 22:12):
aber spätestens nach einem tag

pia (02.02.2009 22:12):
hätten sich die menschen was überlegt wie sie dich rufen etc

pia (02.02.2009 22:12):
dann hättest wiedr n namen

momo (02.02.2009 22:12):
joa^^

pia (02.02.2009 22:15):
momo

pia (02.02.2009 22:15):
he momo

momo (02.02.2009 22:15):
?

pia (02.02.2009 22:15):
Einladung gesendet für Zoopaloola

momo (02.02.2009 22:16):
was das?

pia (02.02.2009 22:16):
nimm an !!

pia (02.02.2009 22:16):
mach affe!

pia (02.02.2009 22:17):
musst auf was klickn °°

pia (02.02.2009 22:17):
yör

pia (02.02.2009 22:19):
ey nimm das ernst

momo (02.02.2009 22:19):
muh

pia (02.02.2009 22:19):
°°

pia (02.02.2009 22:22):
garkein bug =D

pia (02.02.2009 22:25):
nice one

momo (02.02.2009 22:25):
luck

pia (02.02.2009 22:25):
hallo
du
da
?

pia (02.02.2009 22:26):
wir
viel
zeit
ohne
gespräch

pia (02.02.2009 22:26):
baby
,
unterhalten
mit
mir

pia (02.02.2009 22:26):
heute
heiß
wir
strand
gehen
?

pia (02.02.2009 22:27):
wo
wir
essen
heute
?

pia (02.02.2009 22:27):
meine
arbeit
macht
mich
verzweiflung

momo (02.02.2009 22:29):
lol saturn

pia (02.02.2009 22:29):
(*(*)

momo (02.02.2009 22:29):
man kann produkte nachm preis sortiern
aber der wird nich angezeigt

pia (02.02.2009 22:29):
[^]
<"

momo (02.02.2009 22:30):
...kann doch nich so schwer sein, rauszufinden ob saturn billiger is als amazon

pia (02.02.2009 22:30):
sos

pia (02.02.2009 22:31):
breit
kummer

pia (02.02.2009 22:31):
-.-
horror

pia (02.02.2009 22:32):
schabe
nichts

pia (02.02.2009 22:34):
schabe

pia (02.02.2009 22:34):
verstehen
du
mich
?

pia (02.02.2009 22:34):
wissen
was
ich
meinen
?

pia (02.02.2009 22:35):
schabe

momo (02.02.2009 22:44):
in japan is die schwarz-weiß szene aus kill bill 2 in farbe , nice

momo (02.02.2009 22:44):
aber ich kann immernoch kein japanisch

pia (02.02.2009 22:48):
ich will auch mal nach japan hm

pia (02.02.2009 22:49):
ich hab mir grad quark gemacht

pia (02.02.2009 22:49):
mit heidelbeeren

pia (02.02.2009 22:49):
magsch au was?

momo (02.02.2009 22:49):
hab quark mit himbeeren gegessen am sonntag

pia (02.02.2009 22:49):
aber nich meinen quark

momo (02.02.2009 22:50):
mit liebe gemacht?

pia (02.02.2009 22:50):
oh ya mir sehr viel!

pia (02.02.2009 22:50):
und das schmeckt man

momo (02.02.2009 22:50):
nice^^

pia (02.02.2009 22:51):
deswegen frag ich ob du auch magst

momo (02.02.2009 22:51):
k, nehm ich

pia (02.02.2009 22:51):
hm

pia (02.02.2009 22:51):
kommsu zu mir?

momo (02.02.2009 22:52):
das voll weit

pia (02.02.2009 22:52):
übertreib nich du faultier °°

momo (02.02.2009 22:52):
^^

pia (02.02.2009 22:52):
aber quark!

pia (02.02.2009 22:52):
gleich isser alle

momo (02.02.2009 22:53):
damn

pia (02.02.2009 22:53):
:S

pia (02.02.2009 22:54):
meine mum zoggt neuerdings anno

pia (02.02.2009 22:54):
verrückte welt

momo (02.02.2009 22:54):
nice

momo (02.02.2009 22:55):
kraul sie von mir, wenn du sie das nächste mal siehst

pia (02.02.2009 22:55):
xD

pia (02.02.2009 22:55):
das macht ihr bestimmt angst

momo (02.02.2009 22:57):
maybe

momo (02.02.2009 22:57):
zur sicherheit könntest ihr zusätzlich in nacken beißen

momo (02.02.2009 22:57):
rrr

pia (02.02.2009 22:57):
:OO!

pia (02.02.2009 22:57):
nä mach du liebr bei mir ; _;

momo (02.02.2009 23:00):
k

pia (03.02.2009 00:26):
hab einfach sonnenbrand aufm rückn

pia (03.02.2009 00:26):
damn

momo (03.02.2009 00:26):
^^

momo (03.02.2009 00:27):
haut abzieh

pia (03.02.2009 00:27):
dabei war ich so glüglisch mal braun zu sein =(

momo (03.02.2009 00:28):
solarium is ja ab 16 stimmt ja xD

pia (03.02.2009 00:29):
ò_ó

momo (03.02.2009 00:36):
brauchst jmd der dich eincremed ?

pia (03.02.2009 00:36):
ja komm

momo (03.02.2009 00:36):
ne im norden gewitterts andauernd

momo (03.02.2009 00:36):
;P

pia (03.02.2009 00:36):
:(

momo (03.02.2009 00:37):
wann kommst eigtl ma wieder auf mein dach?

pia (03.02.2009 00:37):
hoffentlich ganz bald momü

momo (03.02.2009 00:38):
joa

pia (03.02.2009 00:39):
aua ey

pia (03.02.2009 00:39):
mein rückn

pia (03.02.2009 00:39):
manno meter

momo (03.02.2009 00:40):
feuchtes handtuch über die lehne und oberköroerfrei anlehnen

pia (03.02.2009 00:40):
dann bin ich nackig *-Ü

momo (03.02.2009 00:41):
np

momo (03.02.2009 00:41):
darfst du sein

pia (03.02.2009 00:41):
trau mich nid

pia (03.02.2009 00:41):
;.;

momo (03.02.2009 00:41):
^^

pia (03.02.2009 00:42):
auwi

momo (03.02.2009 00:43):
*tröst^^

pia (03.02.2009 00:45):
sry musste dringend kurz pipi °v°

momo (03.02.2009 00:45):
freut mich

pia (03.02.2009 00:45):
wiedr da jez

pia (03.02.2009 00:45):
°0°

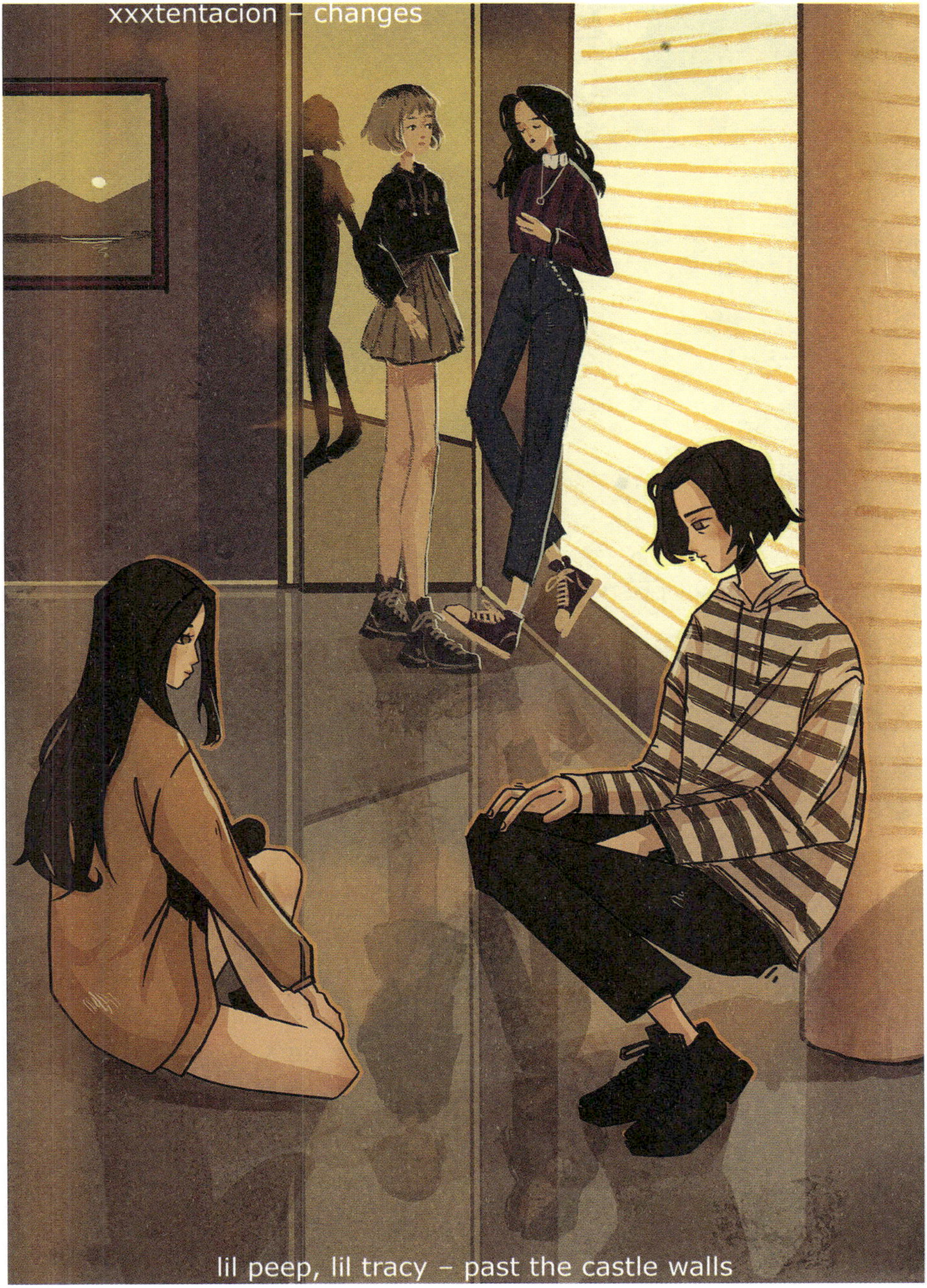
xxxtentacion – changes
lil peep, lil tracy – past the castle walls

pia (03.02.2009 19:38):
gleich klassentreffen

pia (03.02.2009 19:38):
bzw

pia (03.02.2009 19:38):
kommen ja nich so viele

momo (03.02.2009 19:40):
aja

pia (03.02.2009 19:42):
also ich muss los

pia (03.02.2009 19:42):
schreiben wir heut abend nomml?

momo (03.02.2009 19:43):
kann sein

momo (03.02.2009 19:43):
hf

pia (03.02.2009 19:43):
._.

pia (03.02.2009 19:43):
ok

pia (03.02.2009 19:43):
danke

Momo war heute bloß in der Schule gewesen, um eine Entschuldigung abzugeben, und hatte das Gelände eilig verlassen, als er einen Kuss zwischen Pia und Lucas mitbekommen hatte.
Obwohl er es gewusst haben musste, hatte es ihm offensichtlich ziemlich zugesetzt, es mit eigenen Augen sehen zu müssen.
Lucas hatte versucht, Pia ihre Sorge darüber, dass Momo sich immer mehr zurückzog, auszureden, indem er ihr versicherte, dass Momo bloß ein fauler Nerd sei, der lieber den ganzen Tag WoW zockte, als zum Unterricht zu erscheinen. Mehr steckte seiner Meinung nach nicht dahinter, und was das anging, verstand er ihn gut. „Außerdem schreibt ihr doch jeden Tag, oder nicht?", hatte er gefragt.
„Ja, schon", war ihre Antwort gewesen.
„Also, heul nicht." Damit hatte Lucas das Gespräch beendet.
Doch der verletzte Ausdruck auf Momos Gesicht hatte sie den ganzen restlichen Tag nicht mehr losgelassen, und dass er abends nicht mit zum Klassentreffen gekommen war, hatte sie nur noch mehr beunruhigt.
Sie hatten Flaschendrehen auf der Wiese gespielt, und irgendwann hatte Jo ihr aus heiterem Himmel eröffnet, dass Momo bereits Ewigkeiten auf sie stand und darüber hinaus immer lebensmüder wurde – ob sie das denn wirklich nie gerafft hätte.
Anscheinend steckte Momo tiefer in seiner Depression als je zuvor und machte immer öfter Suizid-Anspielungen. Jo wusste nicht wirklich, was er davon halten sollte, und wollte wissen, wie sie damit umging.
Pia hatte sich extrem vor den Kopf gestoßen gefühlt, und gleichzeitig schämte sie sich, weil es einerseits auf der Hand lag und sie es andererseits aber nicht hatte an sich rankommen lassen wollen. Sie mochte es, dass es mit Momo immer so unkompliziert gewesen war.
Er war stets da für sie gewesen – war sie es im selben Maße auch für ihn?

pia (04.02.2009 00:53):
hy

momo (04.02.2009 00:53):
hi

pia (04.02.2009 00:54):
momo..

pia (04.02.2009 00:54):
was is los

momo (04.02.2009 00:55):
och ich muss nur das verlangen unterdrücken mich zu killn
und bei dir?

pia (04.02.2009 00:55):
bitte hör auf damit.

momo (04.02.2009 00:55):
dann frag nivch

pia (04.02.2009 00:55):
du weißt wir haben schonmal anders darüber geredet
wieso bist du so

momo (04.02.2009 00:56):
wie denn?

pia (04.02.2009 00:57):
ich weiß nicht wie ich am besten damit umgehen soll

pia (04.02.2009 00:57):
was ich sagen soll

pia (04.02.2009 00:57):
das ist für mich so surreal

pia (04.02.2009 00:58):
ich kann mir einfach nicht vorstellen wie es wär wenn

pia (04.02.2009 00:58):
naya du weißt schon

pia (04.02.2009 00:58):
du weißt dass mir das nicht egal ist

momo (04.02.2009 01:00):
ja

pia (04.02.2009 01:01):
können wir bitte wieder so reden wie früher

pia (04.02.2009 01:01):
wir haben über alles geredet

pia (04.02.2009 01:01):
voll offen

momo (04.02.2009 01:02):
*schlater umleg - wie früher bin

momo (04.02.2009 01:02):
-.-

momo (04.02.2009 01:02):
tz

pia (04.02.2009 01:02):
willst du mir irgendwas sagen

momo (04.02.2009 01:04):
hm, kA

pia (04.02.2009 01:05):
irgendetwas?

momo (04.02.2009 01:07):
könnte ich ja

momo (04.02.2009 01:07):
aber

momo (04.02.2009 01:07):
du meintest du kannst damit nich umgehn

momo (04.02.2009 01:07):
also verkneif ich mir sowas wie

momo (04.02.2009 01:07):
„scheisse verdammt, ich will nich sterben aber leben auch nicht"

pia (04.02.2009 01:07):
momo

pia (04.02.2009 01:07):
weißt du

pia (04.02.2009 01:08):
ich will nich dass du dir irgendwas verkneifst

pia (04.02.2009 01:08):
aber ich weiß einfach nicht

pia (04.02.2009 01:08):
was ich sagen soll

pia (04.02.2009 01:08):
verstehst du mich

pia (04.02.2009 01:08):
ich weiß nicht wie ich dir helfen kann

pia (04.02.2009 01:08):
ich würd so gern die richtigen worte finden

momo (04.02.2009 01:09):
mach dir nix draus, die hat noch keiner gefunden

pia (04.02.2009 01:10):
du bist sauer auf mich

momo (04.02.2009 01:10):
warum sollte ich das denn jetzt sein ?

pia (04.02.2009 01:11):
ich will einfach nicht

pia (04.02.2009 01:11):
dass irgendwas zwischen uns unausgesprochen ist

pia (04.02.2009 01:11):
egal was ist

pia (04.02.2009 01:11):
du bist mir wichtig

momo (04.02.2009 01:14):
dafür bin ich dir dankbar

pia (04.02.2009 01:14):
war da bei dir mal mehr?

momo (04.02.2009 01:17):
vor nem jahr mal , ja

pia (04.02.2009 01:17):
wieso hast du es mir nie gesagt

momo (04.02.2009 01:18):
wer weiß

pia (04.02.2009 01:18):
du

momo (04.02.2009 01:20):
vllt hat sich die passende situation einfach nie ergeben

pia (04.02.2009 01:20):
und was ist da jetzt

momo (04.02.2009 01:23):
kann ich nich beantworten da cih mich von jeglichen bindunggsgefühlen losgesagt hab

momo (04.02.2009 01:23):
zur zeit

pia (04.02.2009 01:24):
ich hab angst dass du stirbst.

momo (04.02.2009 01:27):
ich muss mittlerweile tabletten nehmen

momo (04.02.2009 01:27):
bekam zunehmend panikattakcne mit erberechen und atemausset-zern vor angst

pia (04.02.2009 01:28):
siehst du. das ist wieder so ein moment

pia (04.02.2009 01:28):
ich weiß nicht was ich sagen soll

pia (04.02.2009 01:28):
ich will einfach keine abgedroschene scheiße reden

pia (04.02.2009 01:29):
aber ich weiß wie ernst es ist

momo (04.02.2009 01:31):
ja und ich weiß durchgehend nicht was ich sagen soll da ich nur aussagen parrat hab die eben den anderen keine möglichkeit geben was drauf zu antwortten

momo (04.02.2009 01:31):
was also tun

momo (04.02.2009 01:31):
schweigen oder weiter belangloses zeug labern

pia (04.02.2009 01:31):
das will ich aber nicht

pia (04.02.2009 01:34):
momo

momo (04.02.2009 01:34):
pipi

pia (04.02.2009 01:34):
ich vermiss dich

pia (04.02.2009 01:39):
ich hab das immer so von mir fern gehalten

pia (04.02.2009 01:40):
und nie mit den schlimmsten fall gerechnet

pia (04.02.2009 01:40):
ich wollte es einfach nicht ernst nehmen

pia (04.02.2009 01:40):
ich weiß nich ich lass so gedanken grad zum ersten mal zu und das is ziemlich schlimm

pia (04.02.2009 01:41):
wenn ich nich mehr mit dir reden könnte

pia (04.02.2009 01:43):
ok ja das klingt egoistisch

momo (04.02.2009 01:44):
eigentlich nich

pia (04.02.2009 01:44):
aber..

pia (04.02.2009 01:44):
doch weil

pia (04.02.2009 01:44):
so keine ahnung
das is dein leben

pia (04.02.2009 01:44):
und rede davon dass es unvorstellbar für mich wär

pia (04.02.2009 01:45):
wenn du plötzlich weg wärst

momo (04.02.2009 01:45):
das is normal

pia (04.02.2009 01:46):
ich glaub irgendwie

pia (04.02.2009 01:46):
du weißt nich wie nah mir das geht

momo (04.02.2009 01:53):
hm

pia (04.02.2009 01:54):
hm..

pia (04.02.2009 02:05):
was machst du gerade

momo (04.02.2009 02:06):
musik hörn

pia (04.02.2009 02:06):
achso

pia (04.02.2009 02:16):
ich geh gleich schlafen

pia (04.02.2009 02:19):
also jetzt

pia (04.02.2009 02:19):
naya

pia (04.02.2009 02:19):
bis bald momo

pia (04.02.2009 02:19):
ok

pia (04.02.2009 02:19):
wir sehen uns

pia (04.02.2009 02:20):
ich denk an dich

momo (04.02.2009 02:22):
ich krieg mich schon wieder ein , n8

pia (04.02.2009 02:23):
okay

pia (04.02.2009 02:23):
gute nacht

momo (04.02.2009 02:24):
n8

pia (04.02.2009 02:25):
~

momo (04.02.2009 21:46):
lalala

momo (04.02.2009 21:46):
was treibst tolles?

pia (04.02.2009 21:46):
moritz!

pia (04.02.2009 21:46):
meinmomz

pia (04.02.2009 21:46):
http://www.youtube.кom/watch?v=_tCoDtqZo14

pia (04.02.2009 21:46):
heulen

pia (04.02.2009 21:47):
muss da immr heulen bei dem song

pia (04.02.2009 21:47):
erbärmlich xD

momo (04.02.2009 21:47):
^^

pia (04.02.2009 21:52):
und wad machst du?

momo (04.02.2009 21:52):
nach ner jacke suchen

momo (04.02.2009 21:52):
und kill bill schaun

pia (04.02.2009 21:52):
iiich war heut shoppn °°

pia (04.02.2009 21:52):
aber hardcore

pia (04.02.2009 21:53):
ich habe

pia (04.02.2009 21:53):
eine lidschatten box :OOOOO
mit schwarz, weiß, grün, blau, pink !!!!
:OOO !!
eine schutzhülle für meinen ipod
einen pinken lamy füller *___*
neuen kulturbeutel

momo (04.02.2009 21:53):
yeah^^

pia (04.02.2009 21:53):
UUUUUUND EIN NEUES GLÄTTEEISEN

momo (04.02.2009 21:54):
hab beim breuninnger und beim c&a nix gefunden

momo (04.02.2009 21:54):
eine jacke war nett, aber die war bei 350

momo (04.02.2009 21:55):
und die jacke von michael jackson ausm thriller video gabs

momo (04.02.2009 21:55):
für 1720 euro

pia (04.02.2009 21:55):
=DD

pia (04.02.2009 21:55):
die is aber hot

pia (04.02.2009 21:55):
hattest an?

momo (04.02.2009 21:56):
nö

pia (04.02.2009 21:56):
schade^^

pia (04.02.2009 22:58):
he man

pia (04.02.2009 22:58):
kennsu

pia (04.02.2009 22:58):
coraline ?

momo (04.02.2009 22:59):
glaub nich

pia (04.02.2009 22:59):
hab eben einen leak geladen noch mit watermark und so

pia (04.02.2009 22:59):
aber voll gut

pia (04.02.2009 22:59):
gruslig

pia (04.02.2009 22:59):
schaurig

pia (04.02.2009 22:59):
was treibst

momo (04.02.2009 23:00):
immernoch klamotten suchen

pia (04.02.2009 23:00):
ich esse quark schon wiedr ._.

pia (04.02.2009 23:00):
hab eben muddan am telefon gefragt

pia (04.02.2009 23:00):
ob man davon fett wird

pia (04.02.2009 23:00):
aber sie hat gesagt nein

pia (04.02.2009 23:00):
weil ich ess magerquark

pia (04.02.2009 23:00):
gut so !

momo (04.02.2009 23:00):
gut

pia (04.02.2009 23:01):
hab schon 2 kilo zugenommen

pia (04.02.2009 23:01):
-.-

pia (04.02.2009 23:01):
46

pia (04.02.2009 23:01):
ich bin winziglich, dewegen is das viel

momo (04.02.2009 23:02):
wieg schon 66 kilo wieder

pia (04.02.2009 23:02):
wow gut ! :)

momo (04.02.2009 23:02):
^^

momo (04.02.2009 23:02):
mal eben bmi googeln

pia (04.02.2009 23:02):
dünnes momo

pia (04.02.2009 23:02):
aaachh scheiß auf bmi

pia (04.02.2009 23:02):
laut bmi habe ich sehr starkes untergewicht

pia (04.02.2009 23:03):
fu

pia (04.02.2009 23:03):
seh ich nix von.

momo (04.02.2009 23:03):
xD

pia (04.02.2009 23:03):
^^

momo (04.02.2009 23:03):
alles ansichtssache ^^

momo (04.02.2009 23:03):
oh yeah

momo (04.02.2009 23:03):
20.6

pia (04.02.2009 23:03):
hö das is gut!

momo (04.02.2009 23:03):
ab 19 hätt ich untergewicht

pia (04.02.2009 23:03):
ich hab

pia (04.02.2009 23:03):
17
glaub

pia (04.02.2009 23:04):
oder ne

pia (04.02.2009 23:04):
16
...

momo (04.02.2009 23:04):
bist nicht untergewichtig hast nur leichte knochen ;)

pia (04.02.2009 23:04):
ich will aber untergewicht ;O

pia (04.02.2009 23:05):
durchschnittsgewicht is nämlich so fett ._.

momo (04.02.2009 23:05):
kommt drauf an

momo (04.02.2009 23:05):
wenn man bedenkt dass

momo (04.02.2009 23:05):
muskeln 1/3tel mehr wiegen als fett

momo (04.02.2009 23:05):
darf man als sportler mehr wiegen

momo (04.02.2009 23:05):
als als fauler sack ^^

pia (04.02.2009 23:07):
he wenn ich n bikini bild verschicke

pia (04.02.2009 23:07):
is das doch nich schlimm oder

pia (04.02.2009 23:07):
weil

pia (04.02.2009 23:08):
im bikini sehen mich eh immr 0328492374 am strand

pia (04.02.2009 23:08):
is ja kein nacktbild

pia (04.02.2009 23:08):
oder

momo (04.02.2009 23:08):
kommt drauf an an wen dus schickst

pia (04.02.2009 23:08):
an dich

momo (04.02.2009 23:08):
aso dann is ok^^

pia (04.02.2009 23:08):
=D

pia (04.02.2009 23:08):
nya ich mein nur

pia (04.02.2009 23:08):
weil

pia (04.02.2009 23:08):
wegen

pia (04.02.2009 23:08):
ansichtssache

pia (04.02.2009 23:08):
und so

momo (04.02.2009 23:08):
xD

pia (04.02.2009 23:09):
is eh nich so der bringer xD
1 Datei gesendet
pipipip.jpg (20 kB)
Fertig

pia (04.02.2009 23:10):
blass, oberschenkelspeck, seltsam gebaut. ich seh nackt auf jeden fall wieder anders aus, als du mich in erinnerung haben müsstest aber weit entfernt davon zufrieden zu sein

pia (04.02.2009 23:10):
is kein wichsbild lol

momo (04.02.2009 23:10):
und wo findest du dich zu dick Oo?

pia (04.02.2009 23:10):
oberschenkel ~.~

momo (04.02.2009 23:11):
ne is in eigtl gut so

pia (04.02.2009 23:11):
mhhn ja vllt

pia (04.02.2009 23:12):
nich unbedingt dünner

pia (04.02.2009 23:12):
aber straffer

pia (04.02.2009 23:12):
macht auch viel aus

momo (04.02.2009 23:12):
solange deine oberschenkel nciht aneinanderreiben beim laufen is alles ok ^^

pia (04.02.2009 23:12):
ne tun se nich^^

pia (04.02.2009 23:13):
wir ham uns schon ewig nimmr richtig gesehn
du weißt garnich mehr wie ich ausseh

momo (04.02.2009 23:13):
dito

pia (04.02.2009 23:13):
ya stimmt.

momo (04.02.2009 23:27):
*kraul

pia (04.02.2009 23:27):
meine haare sind jetzt immer glatter als glatt

pia (04.02.2009 23:27):
weil: neues glätteeisen ftw

momo (04.02.2009 23:27):
xDD

pia (04.02.2009 23:28):
yu ^.^

pia (04.02.2009 23:28):
ey das bikinubild

pia (04.02.2009 23:28):
habe ich niiiemandem sonst geschickt

pia (04.02.2009 23:28):
nur

pia (04.02.2009 23:28):
franzi

pia (04.02.2009 23:28):
für die hab ich das gemacht

pia (04.02.2009 23:28):
weil wir vergleichen wollteb

pia (04.02.2009 23:28):
*n

momo (04.02.2009 23:29):
lol

pia (04.02.2009 23:29):
also fühl dich geehrt^^

momo (04.02.2009 23:29):
tu ich

pia (04.02.2009 23:29):
okay gut so =D

momo (04.02.2009 23:29):
http://lulu4gifs.кom/gallery/d/127568-2/Pillow_pins_kitten.gif

pia (04.02.2009 23:30):
i want bebykitty

momo (04.02.2009 23:30):
me2

pia (04.02.2009 23:30):
so cute!

pia (04.02.2009 23:30):
der freund von meiner freundin

pia (04.02.2009 23:30):
hat ne schwarz getigerte

pia (04.02.2009 23:30):
der heißt rambo

pia (04.02.2009 23:30):
und omg der is so süß

pia (04.02.2009 23:30):
soo recht jung

pia (04.02.2009 23:30):
aber kein baby mehr

pia (04.02.2009 23:30):
und voll verspielt

pia (04.02.2009 23:31):
und frech

pia (04.02.2009 23:31):
und neugierig

pia (04.02.2009 23:31):
und wild

pia (04.02.2009 23:31):
und sweeeeeeet

momo (04.02.2009 23:31):
xD

pia (04.02.2009 23:31):
rambo

pia (04.02.2009 23:31):
ich hatte kurz mit dem gedanken gespielt ihn zu klauen ._.

pia (04.02.2009 23:32):
momo

pia (04.02.2009 23:32):
i mag di

momo (04.02.2009 23:32):
i han di au lieb

pia (04.02.2009 23:33):
=)

pia (04.02.2009 23:33):
wir müssen uns bald nomml sehn

pia (04.02.2009 23:33):
wollten voll oft schon dvds anschauen

momo (04.02.2009 23:34):
mussu halt zu mir eiern ^^

pia (04.02.2009 23:34):
ya bald wiedr :}

pia (04.02.2009 23:35):
http://www.youtube.kom/watch?v=_tCoDtqZo14
http://www.youtube.kom/watch?v=_tCoDtqZo14
http://www.youtube.kom/watch?v=_tCoDtqZo14

pia (04.02.2009 23:35):
!!!!!

pia (04.02.2009 23:35):
T_____T

momo (04.02.2009 23:36):
gibts von denen eitgl ma was neues ?

momo (04.02.2009 23:37):
letzte album is ja schon 2006

momo (04.02.2009 23:38):
http://www.youtube.кom/watch?v=izYIO9VtjUs find cih eins der besten

pia (04.02.2009 23:41):
ya das sehr fut

pia (04.02.2009 23:41):
*gut

pia (04.02.2009 23:41):
°°

pia (04.02.2009 23:41):
aber das blaue album fand ich besser

momo (04.02.2009 23:42):
blaues album?

momo (04.02.2009 23:42):
fallen?

pia (04.02.2009 23:42):
fallen?^^

pia (04.02.2009 23:42):
ja genau, war mir nich mehr sichr^^ das hab ich soooooooo oft gehört

momo (04.02.2009 23:42):
ah ja da is whisoer drauf

momo (04.02.2009 23:43):
whisoer

pia (04.02.2009 23:43):
so geil °°

momo (04.02.2009 23:43):
das fand ich damals geil

pia (04.02.2009 23:43):
ich immrnoch^^

pia (04.02.2009 23:44):
und tourniquet hab ich auch so oft gehört

momo (04.02.2009 23:44):
joa

pia (04.02.2009 23:45):
ja ja

pia (04.02.2009 23:45):
sehr gutes album

momo (04.02.2009 23:45):
gute alte lieder grad wiederentdeck*

pia (04.02.2009 23:46):
:}

momo (04.02.2009 23:46):
lies war sehr gut

pia (04.02.2009 23:46):
oh ya das hat mir auch gefallen

pia (04.02.2009 23:46):
die hat so ne geile stimme

pia (04.02.2009 23:47):
das war auf dem album
was nur limitiert erschienen is oder?

momo (04.02.2009 23:47):
kA

momo (04.02.2009 23:47):
is in meinem Evanescence ordner

momo (04.02.2009 23:48):
kA von alben ^^

pia (04.02.2009 23:48):
=D

momo (04.02.2009 23:50):
zu even in death hat in der rofa mal eine (die irgnedwie weggetreten gewikrt hat) sehr hypnotisch getanzt

pia (04.02.2009 23:50):
xDD ausdruckstanz?^^

momo (04.02.2009 23:51):
so ziemlich ^^

pia (04.02.2009 23:51):
war`s hot?

momo (04.02.2009 23:51):
joa schon

pia (04.02.2009 23:51):
dann war's gut

momo (04.02.2009 23:51):
goth-girl beim tanzen is meistens hot ^^

pia (04.02.2009 23:51):
why

momo (04.02.2009 23:52):
kA, is halt so

pia (04.02.2009 23:52):
ich bin kein goth

pia (04.02.2009 23:52):
ich hoff ich bin trotzdem hot beim tanzen =D

momo (04.02.2009 23:53):
nich drauf geavhtet aber davon geh ich aus ^^

pia (04.02.2009 23:53):
danke ^.^

momo (04.02.2009 23:53):
jederzeit ^^

pia (04.02.2009 23:53):
nya ich bin dehnbar!

pia (04.02.2009 23:53):
gelenkig!

momo (04.02.2009 23:53):
xD

pia (04.02.2009 23:53):
des isch gut

pia (04.02.2009 23:55):
O_O

momo (04.02.2009 23:55):
?

pia (04.02.2009 23:56):
^^

pia (04.02.2009 23:56):
was treibst

momo (04.02.2009 23:56):
oh man, jetzt hör ich wieder musik bis die sonne aufgeht ^^

pia (04.02.2009 23:57):
=))

momo (04.02.2009 23:57):
ich tu grad ma schaun im emp katalog was es an neuen cds gibt

momo (05.02.2009 00:01):
krass, ich hab mich seit monaten nichmehr mit musik beschäftigt

pia (05.02.2009 00:01):
alles mein verdienst!

momo (05.02.2009 00:01):
seit mein ipod draufgegangen is

pia (05.02.2009 00:01):
wie isn das passiert

momo (05.02.2009 00:01):
flasche ausgeloffen in rucksack wo der auch drin war aufm Heimweg

momo (05.02.2009 00:05):
iwie komm ich nichmehr auf youtube

momo (05.02.2009 00:05):
nur über links

momo (05.02.2009 00:05):
aber nich über youtube.de

pia (05.02.2009 00:05):
komisch

momo (05.02.2009 00:14):
wow, dieses jahr kommt nix an musik raus auf das ich mich freue

pia (05.02.2009 00:16):
ich hätte lust zu schlafen ._.

momo (05.02.2009 00:16):
ich eigtl auch, aber kann nich

pia (05.02.2009 00:17):
ich will wach bleibn°°

momo (05.02.2009 00:17):
trink schwarztee

momo (05.02.2009 00:17):
schwarztee macht wach

momo (05.02.2009 00:17):
seltsamerweiße

pia (05.02.2009 00:17):
wusste nich °°
aber hab auch nich da

momo (05.02.2009 00:18):
^^

momo (05.02.2009 00:19):
hör nich so traurige musik sondern was fröhliches das macht auch wach ^^

momo (05.02.2009 00:20):
jhonny cash kann ich empfehlen

momo (05.02.2009 00:20):
macht wach ^^

pia (05.02.2009 00:21):
ich schau pro7, bin grad im gemeinschaftsraum

pia (05.02.2009 00:21):
:O

momo (05.02.2009 00:21):
bin ich grad umgeschwenkt, von dt trauermukke auf fröhliche countrymusic

momo (05.02.2009 00:21):
lol

momo (05.02.2009 00:21):
pro 7, promis klären auf

pia (05.02.2009 00:22):
schun^^

momo (05.02.2009 00:22):
kA, ich hör weiter musik ^^

pia (05.02.2009 00:24):
okä :D

momo (05.02.2009 00:51):
cool ich hab deises jahr schon 160 euro für dvds ausgegeben ^^
nichtraucher zu sein, eröffnet einem ganz neue möglichkeiten

pia (05.02.2009 01:00):
waaaoo nichtrauher si nice

momo (05.02.2009 01:01):
joa

momo (05.02.2009 02:01):
gute nahacht <3

pia (05.02.2009 10:38):
ich bin eingeschlafen :OO

momo (05.02.2009 10:54):
böses

pia (05.02.2009 11:07):
tut mir leid ; :;

pia (05.02.2009 11:07):
ups
; _;

pia (05.02.2009 11:07):
xD

pia (05.02.2009 11:08):
momo ich bin nackt ! :OO!

momo (05.02.2009 11:23):
das ist gut

momo (05.02.2009 11:23):
ich auch gleich, weil niemand da, werd ich mich in die badewanne chilln. wenn wir eh beide nie zur schule gehen sollten wir gemeinsam nicht zur schule gehn

pia (05.02.2009 11:23):
war grad duschn

pia (05.02.2009 11:23):
ich mag nicht mehr in deine gegend, will nicht meinem Vvater oder seiner ische begegnen.. komm endlich ma zu mir ~.~

momo (05.02.2009 11:25):
ahahah

momo (05.02.2009 11:25):
ich liebe die kreuzung

pia (05.02.2009 11:25):
was is passiert^^

momo (05.02.2009 11:25):
hier schräg vorm haus

momo (05.02.2009 11:26):
auto in auto

momo (05.02.2009 11:26):
passeirt ja hier so 3-4 mal im jahr

momo (05.02.2009 11:26):
aber scheiss hupe geht durchgehend

momo (05.02.2009 11:26):
mom, ma gaffen ^^

pia (05.02.2009 11:26):
xDD

momo (05.02.2009 11:29):
hm, kA

momo (05.02.2009 11:29):
ich hör nur die scheiss karre und rentner schimpfen aber seh nix

momo (05.02.2009 11:29):
naja

momo (05.02.2009 11:29):
bin ma im bad

momo (05.02.2009 22:44):
ekliche bilder im kopf nun

pia (05.02.2009 22:44):
hm?

momo (05.02.2009 22:44):
thx

pia (05.02.2009 22:44):
wegen was

momo (05.02.2009 22:44):
pia, Anmerkung:
Es ist nicht nur der Sex.
Ich liebe deine Mama!
<3

pia (05.02.2009 22:44):
wieso was für bilder xD

momo (05.02.2009 22:44):
rate mal

pia (05.02.2009 22:45):
sex mit müttern? °°

momo (05.02.2009 22:45):
ja, du und meine mutter

pia (05.02.2009 22:45):
nein määän

pia (05.02.2009 22:45):
das mussu anders deuten

pia (05.02.2009 22:45):
es bedeutet

pia (05.02.2009 22:45):
ich bin nicht nur wegen dem sex mit dir zsm

pia (05.02.2009 22:45):
sondern auch

pia (05.02.2009 22:45):
weil du ne tolle mama hast^^

momo (05.02.2009 22:46):
jaaa

momo (05.02.2009 22:46):
so deuted das aber keiner

pia (05.02.2009 22:46):
OKAY DANN macxh ichs raus xD

momo (05.02.2009 22:46):
schaust grad pro 7

momo (05.02.2009 22:46):
lucky number slevin

momo (05.02.2009 22:46):
der is schön

pia (05.02.2009 22:46):
nä kenn den schon^^

momo (05.02.2009 22:46):
falls du den noch nich kennst

momo (05.02.2009 22:46):
k

momo (05.02.2009 22:46):
^^

pia (05.02.2009 22:49):
ich mag dich momo

momo (05.02.2009 22:49):
knuddln?

pia (05.02.2009 22:49):
yuuu!

pia (05.02.2009 22:54):
wieso ist es eigentlich schon so warm im februar, was geht ab?

momo (05.02.2009 22:54):
globale erwärmung volle power

pia (05.02.2009 22:55):
bald kömma wasserski fahren

pia (05.02.2009 22:55):
aufm

pia (05.02.2009 22:55):
kurfürstendamm

momo (05.02.2009 22:55):
Oo

momo (05.02.2009 22:55):
auf nem damm

pia (05.02.2009 22:55):
kuhdamm

pia (05.02.2009 22:55):
das is die

pia (05.02.2009 22:55):
einkaufsstraße

pia (05.02.2009 22:55):
in berlin

pia (05.02.2009 22:55):
^^

momo (05.02.2009 22:55):
ja i know

momo (05.02.2009 22:55):
da is doch kein wasser

pia (05.02.2009 22:56):
wenn die polkappen weiter schmelzen mein ich xD

pia (05.02.2009 22:56):
aaaiii

momo (05.02.2009 22:57):
ja aber will ich das denn

momo (05.02.2009 22:57):
ich hab doch n nekar

momo (05.02.2009 22:57):
undn rhein

momo (05.02.2009 22:57):
^^

pia (05.02.2009 22:57):
:D

momo (05.02.2009 22:57):
;P

momo (05.02.2009 22:59):
und bisses soweit is sind wir zu alt zum waterski fahrn ^^

pia (05.02.2009 22:59):
meinsu? :(

momo (05.02.2009 23:00):
ich denk bis 2060 wirds schon noch dauern

pia (05.02.2009 23:00):
=(

pia (05.02.2009 23:00):
hab dich lieb.

momo (05.02.2009 23:00):
ich dich auch

pia (05.02.2009 23:00):
:}

pia (05.02.2009 23:00):
danke

momo (05.02.2009 23:00):
viel früher könn wir wahrshcienlich quadfahrn über dünen in der wüste

momo (05.02.2009 23:01):
die breitet sich schneller aus als das wasser steigt

pia (05.02.2009 23:01):
das nice°°

momo (05.02.2009 23:03):
ja, dann haben wir hier auch schlangen und skorpione und riesen mücken

momo (05.02.2009 23:03):
und aids^^

pia (05.02.2009 23:03):
ok nich nice :(

momo (05.02.2009 23:05):
aber ich find camele lustiger als pferde

pia (05.02.2009 23:06):
wieso das

momo (05.02.2009 23:06):
son camel

momo (05.02.2009 23:06):
wackelt lustig

momo (05.02.2009 23:06):
wenn man drauf sitzt

momo (05.02.2009 23:06):
und machen komische geräusche

pia (05.02.2009 23:06):
warst du schonmal auf einem? :OOO

momo (05.02.2009 23:06):
joa

momo (05.02.2009 23:06):
in afrika

momo (05.02.2009 23:07):
da war ich 8

pia (05.02.2009 23:07):
wheow *-* das wusste ich gar nich

momo (05.02.2009 23:10):
möscht n bissl blutkruste abzumpf0rn?

pia (05.02.2009 23:10):
wo denn?

momo (05.02.2009 23:10):
an meinem arm

pia (05.02.2009 23:10):
ok!

momo (05.02.2009 23:11):
aber das acht aua

momo (05.02.2009 23:11):
+m

pia (05.02.2009 23:11):
; _;

pia (05.02.2009 23:11):
oky dann liebr nid

momo (05.02.2009 23:11):
hier darfst ma sehn (muss eh testn ob dei cam noch funst)

momo (05.02.2009 23:11):
Anruf wurde nicht angenommen

momo (05.02.2009 23:12):
tz

pia (05.02.2009 23:12):
;O

pia (05.02.2009 23:12):
grad keine webcam da

momo (05.02.2009 23:12):
und dann geht das nich?

pia (05.02.2009 23:12):
ne :S

momo (05.02.2009 23:12):
wenn nur einer eine hat?

momo (05.02.2009 23:12):
wie oldscool

pia (05.02.2009 23:12):
mach nomml

momo (05.02.2009 23:13):
Gespräch endete 00:00:05

momo (05.02.2009 23:13):
Gespräch war nicht erfolgreich

pia (05.02.2009 23:13):
hööööö

momo (05.02.2009 23:14):
hm

momo (05.02.2009 23:14):
Gespräch war nicht erfolgreich

momo (05.02.2009 23:15):
tja

momo (05.02.2009 23:15):
icq halt

pia (05.02.2009 23:15):
:S

momo (05.02.2009 23:23):
mussu halt herkomm um meine tollen narben zu sehn ^^

pia (05.02.2009 23:23):
OKÄ :OO

momo (05.02.2009 23:24):
k, machst dich am besten jetzt aufn weg

pia (05.02.2009 23:24):
ok ich komm jetzt echt, aber nur weil es schon dunkel ist und die Chancen geringer sind, meinem dad zu begegnen~ bis glöisch!

momo (05.02.2009 23:24):
nice

☆ミ ヽ(￣ω￣(￣ω￣〃)ゝ

„Hab meinen Arm an ’ner Wand entlanggeschliffen, weil ich keinen Schmerz gespürt habe“, erklärte er. „Tillidin und so.“
Momo hatte tiefe Ringe unter den Augen. Seine Haut wirkte fast durchsichtig, sie schimmerte lila und auf den Augenlidern seiner halb geöffneten Augen waren zarte Äderchen zu erkennen. Kleiner Vampir.
Er grinste sie frech an, drehte sich leichtfüßig um und schwankte zum Fenster.
Er wirkte zugedröhnt und betäubt, wie in Watte gepackt. Sie fragte sich, wie lange er schon in diesem oder ähnlichen Zuständen dahinvegetiert hatte. Seine Eltern waren zu beschäftigt mit sich selbst und zu seinem Bruder hatte er immer irgendwie eine angespannte Beziehung gehabt. Für Pia war es nicht ungewöhnlich, wenn er tagelang im Zimmer verschwand; sie hatte es aufgegeben, ihn motivieren zu wollen. Er hatte es schon einmal versucht. Pia war die einzige, die davon wusste. Und sie war äußerst bemüht darum, es zu vergessen.
Sie waren zwölf gewesen, als er eine Überdosis Tabletten geschluckt und versucht hatte, sich umzubringen. Das war in den Ferien gewesen; er hatte davor viele Tage am Stück bei heruntergelassenen Jalousien gezockt, und seine Eltern waren davon ausgegangen, dass sie sich einfach immer bloß verpassten und er ausgerechnet dann, wenn sie in sein Zimmer kamen, schlief. Geschlafen hatte er auch tatsächlich, drei Tage am Stück, dann war er aufgewacht und hatte so getan, als wäre es nie passiert. Er hatte es ihr mal beiläufig verraten, sie hatte es damals aber eher wie ein absurdes Experiment aufgefasst und sich gar nicht vorstellen können, welche Emotionen ihn dazu bewegt haben mussten, so was zu tun.
Er war nie gern Teil dieser Welt gewesen. Auch über ihm schwebte eine schwarze Wolke und sie schien sein ständiger Begleiter zu sein. Pia kannte ihn gar nicht anders, vermutlich hatte sie es deshalb nie sonderlich ernst genommen. Bis jetzt. Er sah so zart und drahtig aus, als würde er unter dem Kummer der Welt zerbrechen.
Bis jetzt hatte Pia immer ein strahlend helles Licht gesehen, wenn sie in seine Augen blickte, warm und voller Liebe.

Wann war es endgültig erloschen? Sie hatte beobachten können, wie es immer schwächer geworden und nun ganz und gar verschwunden war; aber was hatte sie verpasst? An welchem Punkt hätte sie was genau tun müssen, um das Licht vorm Ersticken zu bewahren?
Sein Blick war leer und fahrig, er wanderte ziellos umher und es war, als würde ein Nebelschleier über seinen Augen liegen.
Er öffnete das Fenster, und für einen Moment erstarrte sie, unfähig, etwas zu sagen oder ihn davon abzuhalten, auf sein Dach zu klettern, wie sie es schon viele Male zuvor getan hatten.
Doch diesmal war es anders; sie hatte Angst, er würde abrutschen, stolpern, hinunterstürzen. Er hatte seinen Körper nicht ausreichend unter Kontrolle für solche gewagten Manöver.
Er streckte ihr seine Hand entgegen und lächelte so befreit und offen, dass sogar seine Augen kurz aufblitzten. Sah sie da einen Funken? Sie trat näher heran und ergriff seine Hand.
Momo zog sie nach draußen und sie liefen in gebückter Haltung über die schon viele Male als Kletterweg benutzen Dachziegel zum gewohnten Platz.
Irgendwie hatten sie es geschafft, dass ihre Eltern von dieser waghalsigen Aktion nie was mitbekommen hatten. Eine Weile saßen sie nur still nebeneinander, bis sie vorsichtig mit dem Finger über die Schramme auf seinem Arm fuhr und all die Narben näher betrachtete, die sich über die Jahre angesammelt hatten. Sonst hatte sie stets versucht, mit dem Blick *nicht* daran hängen zu bleiben, weil sie Angst hatte, es könnte ihm unangenehm sein. Sie wollte nicht starren. Jetzt aber starrte sie, sie schaute nicht mehr weg, zeigte ihm deutlich, dass sie es wahrnahm und es sie nicht abschrecken konnte.
„Von hier oben fand ich die Welt immer am schönsten", sagte er, „aber sie wird einfach immer hässlicher, nicht mal aus diesem Blickwinkel kann man es noch ignorieren."
„Ich bin trotzdem froh, in ihr leben zu dürfen", entgegnete Pia leise und schlang ihre Arme um die angewinkelten Beine.
„Hier ist kein Platz für mich."
„Du wirst als du immer einen Platz auf dieser Welt haben."

„Ich hab keinen Bock auf die Schubladen, in die man reingedrückt wird", flüsterte er.
„Erschaff eine neue."
„Wenn das mal so einfach wär."
„Vielleicht ist es eine Prüfung, und nur wenn man es durch die Dunkelheit schafft, wird man belohnt."
„Klingt nach etwas, auf das ich keinen Bock hab."

Energy never dies, also selbst wenn ich mal nicht mehr da sein sollte, bin ich immer noch da. Und ey, ich hab diesen Satz immer richtig affig gefunden „Uhh ich lebe in deinem Herzen blabla ..." Ich meine aber viel eher, dass dieser Körper eh nur so was wie ein Raumschiff ist, und das, was ich bin, ist nichts, was je verloren gehen oder enden kann.

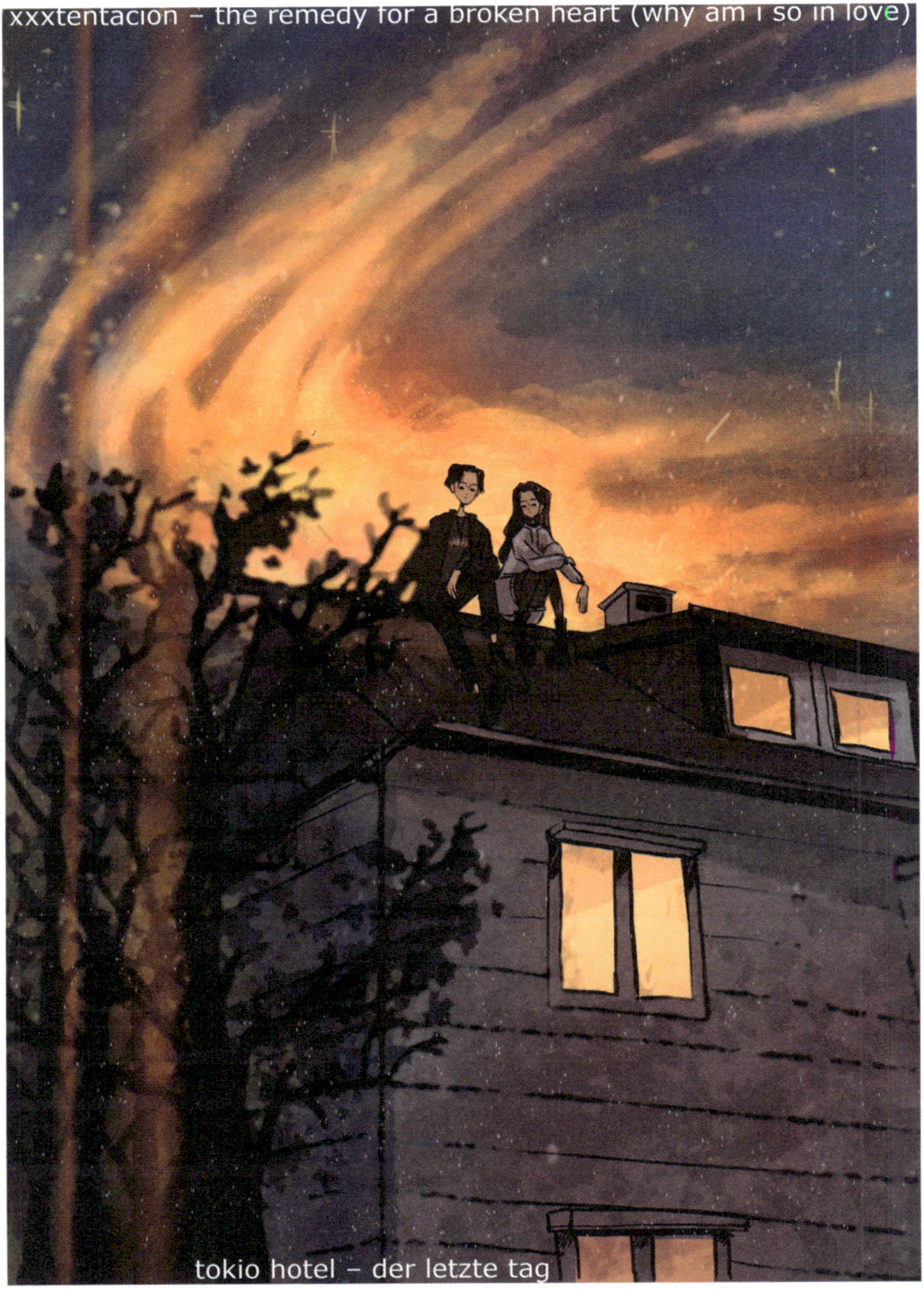
xxxtentacion – the remedy for a broken heart (why am i so in love)
tokio hotel – der letzte tag

pia (06.02.2009 19:25):
moooooooooooooooooomz

momo (06.02.2009 22:20):
piiiipiiiiiiiiiiiiiiiiii

pia (06.02.2009 22:37):
man sagte mir

pia (06.02.2009 22:37):
in meinem alter sollte man die pille nehmen

pia (06.02.2009 22:37):
das würde so üblich sein

pia (06.02.2009 22:37):
und nun

pia (06.02.2009 22:37):
tun meine titten weh

pia (06.02.2009 22:37):
super das hab ich also davon.

momo (06.02.2009 22:39):
hersteller wechseln

pia (06.02.2009 22:40):
nä

pia (06.02.2009 22:40):
hab schon für 4 monate

pia (06.02.2009 22:40):
vllt wachsen sie ja

pia (06.02.2009 22:40):
wär gut

momo (06.02.2009 22:41):
die wachsen nur wenn du fett wirst

pia (06.02.2009 22:41):
nein von der pille auch !

pia (06.02.2009 22:41):
bei meiner schwester

momo (06.02.2009 22:41):
k

pia (06.02.2009 22:41):
eine körbchengröße

pia (06.02.2009 22:41):
bei meiner freundin

pia (06.02.2009 22:41):
2 !!

pia (06.02.2009 22:41):
von a auf c

pia (06.02.2009 22:41):
geil

momo (06.02.2009 22:42):
nadann^^

pia (06.02.2009 22:42):
wär voll gut oder momo

momo (06.02.2009 22:42):
kla, wenn du dir alle oberteile nochmal kaufen willst ^^

pia (06.02.2009 22:43):
quatsch

pia (06.02.2009 22:43):
dehnbar

momo (06.02.2009 22:43):
k

pia (06.02.2009 22:43):
und ein bh pusht erst richtig wenn er zu klein is ^^

momo (06.02.2009 22:43):
lol

pia (06.02.2009 22:44):
yoy!

momo (06.02.2009 22:46):
ey, kann man fruchtfligen nicht mit der hand töten ?

pia (06.02.2009 22:46):
denk nid
sind so klein

momo (06.02.2009 22:47):
hier fliegt eine , ich hab sie schon mindestnes 4 mal geklatscht und die störts nich -.-

momo (06.02.2009 22:47):
nature is a bitch

momo (06.02.2009 23:02):
erwischt

momo (06.02.2009 23:02):
muahahahr

pia (06.02.2009 23:02):
=D

momo (06.02.2009 23:02):
there u go nature

momo (06.02.2009 23:02):
i ur face

momo (06.02.2009 23:02):
+n

momo (06.02.2009 23:02):
xD

pia (06.02.2009 23:20):
mooooommiiii

pia (06.02.2009 23:20):
http://ug6.kwick.dз/ug/0420/1324/87528746_full,r,470x470.jpg

pia (06.02.2009 23:20):
gucki mal

pia (06.02.2009 23:20):
wie romantiglich

momo (06.02.2009 23:20):
^^

pia (06.02.2009 23:20):
söööööö~n

momo (06.02.2009 23:21):
auch nur wenn er nich oder sie nich schnarcht ^^

pia (06.02.2009 23:21):
ya ^^

pia (06.02.2009 23:21):
schnarchst du?

momo (06.02.2009 23:22):
manchmal
hab ich mir sagen lassen

pia (06.02.2009 23:22):
böses !

momo (06.02.2009 23:22):
^^

pia (06.02.2009 23:23):
ich bin ganz still

pia (06.02.2009 23:23):
nur manchmal red ich wirres zeughab mir aber sagen ´lassen (^^)
dass das süß is

momo (06.02.2009 23:24):
lol

pia (06.02.2009 23:24):
und hab auch schonmal gehört

pia (06.02.2009 23:24):
„die shlafende pia is mir am liebsten"

pia (06.02.2009 23:24):
kA ob das gut is

momo (06.02.2009 23:25):
joa wer weiß

pia (06.02.2009 23:25):
war glaub als kompliment gedacht

pia (06.02.2009 23:25):
is aber in dem moment nich soooo angekommen xD

momo (06.02.2009 23:25):
^^

pia (06.02.2009 23:26):
was treisch
+b

momo (06.02.2009 23:27):
http://www.cracked.кom/article/81_6-animals-that-can-get-you-high/

momo (06.02.2009 23:27):
das lesen

momo (06.02.2009 23:33):
naja...und was treibst du?

pia (06.02.2009 23:34):
hab grad schoki gegessen °°

pia (06.02.2009 23:34):
1 stk

pia (06.02.2009 23:34):
garnich gut

pia (06.02.2009 23:34):
und ansonsten

pia (06.02.2009 23:34):
rumgrilln

momo (06.02.2009 23:34):
xD

pia (06.02.2009 23:34):
also

pia (06.02.2009 23:34):
gammeln

pia (06.02.2009 23:36):
wie heißt

pia (06.02.2009 23:36):
der film

pia (06.02.2009 23:36):
wo der kleine junge stirbt wegen ner allergischen reaktion

pia (06.02.2009 23:36):
er wird von voll vielen wespen gestochen

pia (06.02.2009 23:37):
weissu welchen ich mein?

momo (06.02.2009 23:38):
my girl

pia (06.02.2009 23:38):
aaaahhhh yaaaa

pia (06.02.2009 23:38):
:OOO

pia (06.02.2009 23:38):
du bisch so gut

momo (06.02.2009 23:39):
joar^^

momo (06.02.2009 23:40):
lol@pro 7

pia (06.02.2009 23:40):
voll geil xD

pia (06.02.2009 23:40):
i love simon

momo (06.02.2009 23:40):
die tropfen hat ich auch mal just 4 fun hier rumliegen

momo (06.02.2009 23:41):
da hat niemand mehr was zu essen angenommen von mir -.-

pia (06.02.2009 23:41):
lol die haare xD

pia (06.02.2009 23:42):
geeeeeiiilll =DDDD

momo (06.02.2009 23:42):
lol

pia (06.02.2009 23:43):
mies

pia (06.02.2009 23:44):
das is ne gute idee dass der sich nimmr bewegt^^

pia (06.02.2009 23:46):
ih bah

momo (06.02.2009 23:46):
schon

momo (06.02.2009 23:46):
ich würds ja hart finden wenn sich einer ne magensonde legen lässt

pia (06.02.2009 23:46):
HHHAHHAHAHAH

pia (06.02.2009 23:47):
ey girls

pia (06.02.2009 23:47):
springt hinten drauf

pia (06.02.2009 23:47):
wir fahren inne discothek

pia (06.02.2009 23:47):
xD

momo (06.02.2009 23:47):
lol

pia (06.02.2009 23:48):
http://fc09.deviantart.кom/fs41/f/2009/018/8/9/Ballet_Shoes_by_energizerbunnie.jpg

momo (06.02.2009 23:48):
olo

momo (06.02.2009 23:48):
das is doch ungesund

momo (06.02.2009 23:49):
kannst du das?

pia (06.02.2009 23:49):
klar kann ich ^^ hatte früher immer blutige zehen

momo (06.02.2009 23:49):
krass

pia (06.02.2009 23:49):
habs jetzt schön länger nicht mehr gemacht und grad wieder ausprobiert

momo (06.02.2009 23:49):
cute

pia (06.02.2009 23:49):
aber da wird keine rücksicht drauf genommen

pia (06.02.2009 23:49):
wenn kleine 11jährige blutende fü.e haben^^

momo (06.02.2009 23:49):
lol

momo (06.02.2009 23:50):
wurdest eigtl zum erfolg gebrügelt?

pia (06.02.2009 23:51):
ne garnich ^^

pia (06.02.2009 23:52):
also von meiner mum nich

pia (06.02.2009 23:52):
aber

pia (06.02.2009 23:52):
war der liebling meiner lehrerin

pia (06.02.2009 23:52):
weil

momo (06.02.2009 23:52):
^^

pia (06.02.2009 23:52):
die meisten waren glein und pummlig

pia (06.02.2009 23:52):
und ich hatte voll lange beine

pia (06.02.2009 23:52):
und war zwar klein

pia (06.02.2009 23:52):
aber sehr dünn

pia (06.02.2009 23:53):
perfekte kleine ballerina^^

momo (06.02.2009 23:54):
rip maln kindervideo von dir, erinner mich nicht mehr ^^

pia (06.02.2009 23:54):
habs sogar iwo auf vhs, von nem auftritt^^

pia (06.02.2009 23:54):
jedenfalls

pia (06.02.2009 23:54):
beim training hat mans nie gemerkt

pia (06.02.2009 23:54):
war zu konzentriert

pia (06.02.2009 23:54):
aber wenn man sich umgezogen haat

pia (06.02.2009 23:54):
und die schuhe aus

pia (06.02.2009 23:54):
alles voller blut^^

momo (06.02.2009 23:55):
rofl

momo (06.02.2009 23:55):
nerdig

pia (06.02.2009 23:55):
bauch rein, arsch rein

pia (06.02.2009 23:55):
grade stehen

pia (06.02.2009 23:55):
kopf nach oben

pia (06.02.2009 23:55):
spannung spannung spannung

pia (06.02.2009 23:55):
!!!

momo (06.02.2009 23:55):
dafür hast nun wneigstens ne gesunde sitzhaltung

pia (06.02.2009 23:56):
findest? xD

pia (06.02.2009 23:56):
kian findets krank

momo (06.02.2009 23:58):
aufrecht halt

momo (06.02.2009 23:58):
is gesund

momo (06.02.2009 23:58):
merkt man erst bei nem 8stunden schreibtisch job wie wichtig das is

momo (06.02.2009 23:59):
(wanüllepuddding mampf)

pia (06.02.2009 23:59):
oh ich hab blut gefunden

pia (06.02.2009 23:59):
an meinem schuh

pia (06.02.2009 23:59):
blut blut

pia (06.02.2009 23:59):
blut ist am schuh

momo (06.02.2009 23:59):
hast wieder jmd ins gesicht getreten du böse

pia (07.02.2009 00:00):
nein

pia (07.02.2009 00:00):
spitzenschuh^^

pia (07.02.2009 00:00):
getrocknetes blut

momo (07.02.2009 00:00):
ih

momo (07.02.2009 00:00):
^^

pia (07.02.2009 00:06):
ya ._.

momo (07.02.2009 00:15):
ich hätte auch gern jmd im freundeskreis namens schlomo

pia (07.02.2009 00:15):
wer isch des

momo (07.02.2009 00:15):
aus lucky number slevin einer

pia (07.02.2009 00:16):
n

pia (07.02.2009 00:16):
du darfsch mich so nenne

momo (07.02.2009 00:16):
mein 2ten hund nenn ich schlomo

momo (07.02.2009 00:16):
nein

momo (07.02.2009 00:16):
das isn männername

pia (07.02.2009 00:16):
wie dann

momo (07.02.2009 00:17):
na kitty, kitkat, pi, pipi, pipileinchen usw

pia (07.02.2009 00:17):
sööööön =)

pia (07.02.2009 00:18):
nur söne namen

pia (07.02.2009 00:24):
momi

pia (07.02.2009 00:24):
momz

pia (07.02.2009 00:24):
momzmomz

momo (07.02.2009 00:27):
^^

momo (07.02.2009 00:27):
15 20 euro scheine sehn voll gut aus

pia (07.02.2009 00:27):
xD ?

momo (07.02.2009 00:28):
joa, manche sammeln kleingeld

momo (07.02.2009 00:28):
ich sammel scheine ^^

pia (07.02.2009 00:28):
geil haha

momo (07.02.2009 00:29):
hab vor nem monat irgnedwo als wechselgeld 5 stk bekomm

momo (07.02.2009 00:29):
und mir dann gedacht

momo (07.02.2009 00:29):
cool, sammel doch ma

momo (07.02.2009 00:29):
muss man halt immer mit 50ern zahln dann geht das schnell ^^

pia (07.02.2009 00:30):
würd die alle ausgeben^^

momo (07.02.2009 00:30):
ich würd ja

momo (07.02.2009 00:30):
aber s gibt nur scheiss klamotten

momo (07.02.2009 00:30):
und ich hab alle filme die ich will auf dvd

momo (07.02.2009 00:31):
könnt vllt was an meinem pc aufrüsten

momo (07.02.2009 00:31):
ma schaun

pia (07.02.2009 00:31):
ich wüsste 94327826435263 sachen die ich habn will °°

pia (07.02.2009 00:31):
95% davon klamotten

momo (07.02.2009 00:31):
ich bräucht so 2 paar schuhe

momo (07.02.2009 00:31):
und immernoch ne sommerjacke

momo (07.02.2009 00:32):
und 4-6 hemden/t-shirts

pia (07.02.2009 00:33):
schau ma rtl

pia (07.02.2009 00:33):
frau mit bart

momo (07.02.2009 00:33):
lol

momo (07.02.2009 00:41):
wow, die geballte ladung selbstvertrauen die tuss ^^

momo (07.02.2009 00:42):
mi! mi! mi! ey

pia (07.02.2009 00:42):
rtl?^^

momo (07.02.2009 00:44):
jo

momo (07.02.2009 00:45):
schieben frauen bzw jünge mädchen echt son stress wegen ihrer oberweite und was die jungs davon halten Oo ?

pia (07.02.2009 00:45):
mhhh
schwer zu sagen

pia (07.02.2009 00:46):
also nich unbedingt wa die jungs davon halten

pia (07.02.2009 00:46):
eher so für sich selbst

momo (07.02.2009 00:46):
noch schlimmer

pia (07.02.2009 00:47):
^^

pia (07.02.2009 00:47):
löl

momo (07.02.2009 00:47):
^^

momo (07.02.2009 00:47):
aber das thema hat ja der mario barth gut durchdiskutiert (im monolog^^)

pia (07.02.2009 00:48):
magsu etwa kleine tittn ?

momo (07.02.2009 00:48):
kommt immer auf das gesamtbild an

momo (07.02.2009 00:49):
s macht doch garkein sinn sich auf ein körperteil einzuschießen

momo (07.02.2009 00:49):
sofern man kein psychokiller is wird man nie nur dieses eine körper-teil vor sich haben

pia (07.02.2009 00:49):
yay =D

pia (07.02.2009 00:50):
momz baby

pia (07.02.2009 00:50):
ich geh schlafen

momo (07.02.2009 01:05):
<}

momo (07.02.2009 01:05):
ne

pia (07.02.2009 01:05):
=D krüpplherz

momo (07.02.2009 01:05):
joar ^^

pia (07.02.2009 01:05):
wir schreiben morgen ja?

pia (07.02.2009 01:05):
kuss!

momo (07.02.2009 01:05):
k

pia (07.02.2009 01:05):
^^

momo (07.02.2009 01:05):
nacht *<3

pia (07.02.2009 01:50):
meh

momo (07.02.2009 01:52):
kannst nicht schlafen? willkommen im club

pia (07.02.2009 01:51):
ich glaub

pia (07.02.2009 01:51):
nessa mag mich nich

momo (07.02.2009 01:52):
y?

pia (07.02.2009 01:52):
letztens als wir klassentreffen hatten

pia (07.02.2009 01:52):
und auf der wiese wahrheit oder pflicht gespielt haben

pia (07.02.2009 01:52):
(^^)

momo (07.02.2009 01:52):
rofl

pia (07.02.2009 01:52):
hat sie gefragt, welches mädchen kian am besten findet aus der klasse

pia (07.02.2009 01:52):
allerdings

pia (07.02.2009 01:53):
wenn er nur von äußeren ausgeht
und den charakter ausblendet

pia (07.02.2009 01:53):
das hat sie gesagt

pia (07.02.2009 01:53):
weil er sonst eh mich genommen hätte^^

pia (07.02.2009 01:53):
weil er alle andern mädchen hasst xD

pia (07.02.2009 01:53):
dann meinte nik sofort

pia (07.02.2009 01:53):
„PIA"

pia (07.02.2009 01:53):
und kian

pia (07.02.2009 01:53):
„ja ich denke pia"

pia (07.02.2009 01:53):
lol

pia (07.02.2009 01:53):
da war sie beleidigt

pia (07.02.2009 01:53):
später hat sie nomml nachgehakt

pia (07.02.2009 01:54):
„und vom charakter her?"

pia (07.02.2009 01:54):
fiel auch mein name ^^

pia (07.02.2009 01:54):
hat iwie voll mies geschaut

pia (07.02.2009 01:54):
ab da war ich mir sicher

pia (07.02.2009 01:54):
hm die mag mich nich ^^

momo (07.02.2009 01:54):
zomfg...wahrheit oder pflicht ey...lol

pia (07.02.2009 01:55):
hahah ja =D

pia (07.02.2009 01:55):
außerdem

pia (07.02.2009 01:55):
hat sie schon immer so kommentare gemacht

pia (07.02.2009 01:55):
weil ich ja noch nich 18 bin

momo (07.02.2009 01:55):
ahahahahha wahrheit oder oflicht

pia (07.02.2009 01:55):
meint immer mir sagen zu müssen mit wem ich gesetztlich alles nich ficken darf^^

momo (07.02.2009 01:55):
olo

pia (07.02.2009 01:56):
ja

pia (07.02.2009 01:56):
ich weiß noch

pia (07.02.2009 01:56):
als sie sich immer so an lucas rangehängt hat. und als sie dann merkte dass sie ihn tierisch anpisst und ich seine beste freundin bin

pia (07.02.2009 01:56):
war sie auch immer zickig zu mir

pia (07.02.2009 01:56):
xD

momo (07.02.2009 01:57):
nessa

pia (07.02.2009 01:57):
yup nessa

momo (07.02.2009 01:57):
hahahahahahhaah

momo (07.02.2009 01:57):
rofl

momo (07.02.2009 01:57):
lol

pia (07.02.2009 01:57):
^^ ja

momo (07.02.2009 01:57):
zomfg

pia (07.02.2009 02:08):
gehn wir duschen?

momo (07.02.2009 02:09):
nö viel spass

pia (07.02.2009 02:09):
why

momo (07.02.2009 02:09):
kb und du bist nich hier

pia (07.02.2009 02:09):
öde

pia (07.02.2009 02:10):
dann ess ich jetzt toast

momo (07.02.2009 02:10):
gut

pia (07.02.2009 02:11):
haha pro7

pia (07.02.2009 02:11):
scheiße

pia (07.02.2009 02:11):
so gut ey

pia (07.02.2009 02:13):
fick dich weg du hoomoofüüürst

pia (07.02.2009 02:13):
xDDDD

pia (07.02.2009 02:20):
eben duschen momz!

momo (07.02.2009 02:29):
lol rtl2

pia (07.02.2009 02:31):
ok ich schau xD

momo (07.02.2009 02:32):
ja nu is ne sexsüchtige 23 jährige drauf

pia (07.02.2009 02:33):
baaahahahaha

momo (07.02.2009 02:33):
„mit nachhause nehmen"
hat der grad gesagt?

momo (07.02.2009 02:33):
rofl

momo (07.02.2009 02:34):
in sein 1 meter breites bett mit fussballbettwäsche und mammi schläft nebenan

momo (07.02.2009 02:34):
zomfg

momo (07.02.2009 02:34):
ich find es gibt zuviele leute die völlig total in absurder art und weiße den bezug zur realität verloren haben

pia (07.02.2009 02:38):
xDDD ja das is wahr hahahhahah

momo (07.02.2009 02:55):
narf

momo (07.02.2009 02:55):
das lied grad

momo (07.02.2009 02:55):
vor ner minute

momo (07.02.2009 02:55):
das chillige

pia (07.02.2009 02:55):
nich drauf geachtet^^

momo (07.02.2009 02:55):
damn

momo (07.02.2009 02:56):
ich hab das

momo (07.02.2009 02:56):
aber kA wies heißt

pia (07.02.2009 02:58):
abenteuer 18

pia (07.02.2009 02:58):
so ein dreckscheiß

momo (07.02.2009 02:58):
lol

pia (07.02.2009 02:58):
zum fremdgehen animieren

pia (07.02.2009 02:58):
geil

pia (07.02.2009 02:58):
fickt euch doch ey

pia (07.02.2009 02:59):
KRANK !

momo (07.02.2009 03:02):
^^

momo (07.02.2009 03:39):
http://www.youtube.кom/watch?v=TWfzhse1FjQ

momo (07.02.2009 03:39):
ahahahhaa

momo (07.02.2009 03:39):
zu dem lied bin ich mal morgens

momo (07.02.2009 03:39):
gemütliche 20 minuten zu spät

momo (07.02.2009 03:39):
ins klassenzimmer reingeschelnedrt

momo (07.02.2009 03:39):
völlig bekifft

momo (07.02.2009 03:39):
und ich hab das garnich mitbekomm

momo (07.02.2009 03:40):
dass das lied über handylautsprecher lief

momo (07.02.2009 03:40):
setz mich halt einfach kommentarlos darüber warum ich zu spät bin

momo (07.02.2009 03:40):
(weil er joint einfach so verdammt fett war)

momo (07.02.2009 03:40):
in die letzte reihe

momo (07.02.2009 03:41):
bis der ebensobekifft pille (ja der hies echt so mit nachnahmen)

momo (07.02.2009 03:41):
so meint: willst nich deine musik ausmachen das stört glaub den lehrer

pia (07.02.2009 03:41):
omg kennsu das: scheiß lied läuft im fersehn und du findest fernbedienung nich - panik !

pia (07.02.2009 03:41):
ah hab

pia (07.02.2009 03:41):
PANIK !

momo (07.02.2009 03:41):
^^

momo (07.02.2009 03:41):
lol

momo (07.02.2009 03:43):
schau halt einfach kein fern

pia (07.02.2009 03:43):
doch

pia (07.02.2009 03:43):
schau jez britt

pia (07.02.2009 03:43):
lol

pia (07.02.2009 03:43):
um 3h nachts

momo (07.02.2009 03:43):
is doch ungesund

pia (07.02.2009 03:43):
^^ gut dass du bei mir bist

pia (07.02.2009 03:43):
und mich wach hälst

momo (07.02.2009 03:44):
gut das in schwarztee coffein drin is

pia (07.02.2009 03:44):
tatsächich

pia (07.02.2009 03:44):
+l

momo (07.02.2009 03:44):
jo

pia (07.02.2009 03:44):
komm schau mit mir britt

pia (07.02.2009 03:44):
lz !

pia (07.02.2009 03:44):
+p

momo (07.02.2009 03:44):
nev0r

pia (07.02.2009 03:45):
omg es geht schon los

pia (07.02.2009 03:45):
verlust der rechtschreibung

pia (07.02.2009 03:45):
und fingerkoordination

momo (07.02.2009 03:45):
ich hör reggea und bin voll glücklich damit

pia (07.02.2009 03:45):
nur weil ich bei dir bin !

momo (07.02.2009 03:45):
joa

pia (07.02.2009 03:55):
yuhu^^

momo (07.02.2009 04:29):
schläfst nun oder wie^^?

pia (07.02.2009 04:30):
noi !

pia (07.02.2009 04:30):
inet weg ; _;

momo (07.02.2009 04:30):
hast dich weider auf pornoseiten rumgetrieben du böse ^^

pia (07.02.2009 04:35):
nein haare gemacht °°

pia (07.02.2009 04:35):
im bad

pia (07.02.2009 04:38):
yööööör

pia (07.02.2009 04:38):
talk talk talk

pia (07.02.2009 04:38):
late night

pia (07.02.2009 04:38):
xD

pia (07.02.2009 04:39):
isabella hieß früher mal sven

momo (07.02.2009 04:42):
lol

pia (07.02.2009 10:55):
MOOOOOOOO

momo (07.02.2009 17:46):
pipi

pia (07.02.2009 18:30):
momz !

pia (07.02.2009 18:45):
momo

pia (07.02.2009 18:45):
kann ich bei dir wohnen

momo (07.02.2009 20:25):
tja, wenn ich platz hätte

pia (07.02.2009 21:03):
hasu nich?

momo (07.02.2009 21:12):
nö woher denn

pia (07.02.2009 22:04):
in deinem zimmr

momo (07.02.2009 22:22):
15mÇ ^^

pia (07.02.2009 22:22):
egal ich bin 1,60 und wieg 44kg

pia (07.02.2009 22:22):
ich brauch nich viel platz ._.

momo (07.02.2009 22:22):
unters bett schieb^^

pia (07.02.2009 22:23):
auf's !

momo (07.02.2009 22:27):
ich schmeis morgen erstmal dieses behindi bett raus

pia (07.02.2009 22:28):
was isch damit

momo (07.02.2009 22:28):
mit assigen scheiss rollen

momo (07.02.2009 22:28):
und es geht bis vor die tür

momo (07.02.2009 22:28):
und IMMER muss man ja hier reinkommen wenn ich penn

momo (07.02.2009 22:28):
und dreist s bett wegdrücken

momo (07.02.2009 22:29):
anstatt zu denken „oh , der schläft noch, scheib ich ihn mal nich umher“

momo (07.02.2009 22:29):
nein
das wäre ja zu logisch

pia (07.02.2009 23:06):
ich hol mir amybe auch ne katzi !

momo (07.02.2009 23:06):
nenn sie dann huhnd

pia (07.02.2009 23:07):
xDD

pia (08.02.2009 02:25):
ÖH momz

momo (08.02.2009 04:56):
piiiii

momo (08.02.2009 17:19):
für immer oder wie?

pia (08.02.2009 17:21):
hö wwas

momo (08.02.2009 17:22):
wegen deiner anmerkung: whnst jetzt wieder bei deiner mutter irgendwo im nirgendwo?

pia (08.02.2009 17:53):
ja für immr !!

momo (08.02.2009 18:00):
-.-

momo (08.02.2009 18:01):
naja, zu meiner beerdigung (im falle das) kommsu ja wieder ^^

pia (08.02.2009 18:01):
nein lüge ich komm wiedr

momo (09.02.2009 00:52):
sag mal ne zahl zwischen 1 und 349

pia (09.02.2009 00:52):
476

pia (09.02.2009 00:52):
ups

momo (09.02.2009 00:52):
-.-

pia (09.02.2009 00:52):
öh
324

momo (09.02.2009 00:53):
*patpat

pia (09.02.2009 00:53):
324 !!!

momo (09.02.2009 00:53):
das wäre jumper

momo (09.02.2009 00:53):
hm

momo (09.02.2009 00:53):
ne

momo (09.02.2009 00:53):
kein bock auf den film^^

pia (09.02.2009 00:54):
will den ma sehn

momo (09.02.2009 00:54):
videotek

momo (09.02.2009 00:54):
oder hier

pia (09.02.2009 00:55):
lieber mein momzmomz

momo (09.02.2009 00:55):
auf ultraweicher kuschelmatratze

momo (09.02.2009 00:55):
auf der ich den ganzen tag nun rumgammel

momo (09.02.2009 00:55):
weil kuschelig^^

momo (09.02.2009 00:55):
uund schon nach 2 nächten haben meine nackenschmezen um gut 30% nachgelassen

pia (09.02.2009 00:56):
yoooyyy

pia (09.02.2009 01:04):
ich geh schlafen momzi

pia (09.02.2009 01:04):
bis morgen

momo (09.02.2009 01:04):
bis moin gn8 <3

pia (09.02.2009 13:02):
momz

pia (09.02.2009 23:21):
momz

momo (09.02.2009 23:21):
pi, ich kann nich schlafen

momo (09.02.2009 23:21):
seit 15 uhr mittwoch wach Oo

pia (09.02.2009 23:21):
ich auch nich beby ._.

momo (09.02.2009 23:22):
nun nehm cih was , das theoretisch hilft, aber davon wird einem vllt schlecht

pia (09.02.2009 23:22):
nein geh noch nich schlafen

momo (09.02.2009 23:23):
ich denk eher ich geh kotzen wenn cih das nehm

momo (09.02.2009 23:23):
aber nahcm kotzen kann man auch besser schafen

momo (09.02.2009 23:25):
und was triebst du so?

pia (09.02.2009 23:27):
langweilen

pia (09.02.2009 23:27):
endlich erreicht man dich mal löl~ ich hab mir ne cam gekauft

momo (09.02.2009 23:29):
^^
1 Datei empfangen
IMG_0143.jpg (78 kB)
Fertig

momo (09.02.2009 23:30):
yeah
1 Datei empfangen
IMG_0270.jpg (166 kB)
Fertig

pia (09.02.2009 23:30):
gute cam :}

momo (09.02.2009 23:31):
^^

pia (09.02.2009 23:32):
bin verliebt

momo (09.02.2009 23:32):
in dich

pia (09.02.2009 23:32):
nein in die cam °°

momo (09.02.2009 23:39):
naja ich leg mich ma nochmal hin vllt kann ich nun schlafen

pia (09.02.2009 23:39):
och man

pia (09.02.2009 23:39):
na gut

pia (09.02.2009 23:39):
schlaf gut

pia (09.02.2009 23:39):
hoffentlich

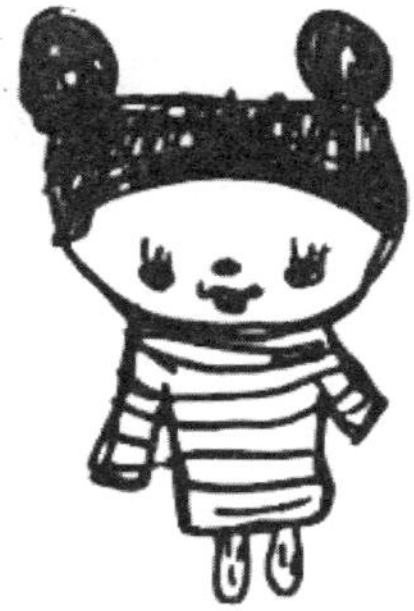

lil tracy, lil peep – backseat
lil peep – nineteen
lil peep, lil tracy – witchblades
lil peep, lil tracy – i crash, u crash
lil peep – interlude
lil peep – we think too much
lil peep – let me bleed
lil peep – no respect freestyle
lil peep, slug christ, lil tracy – pain
lil peep – the song they played (when i crashed into the wall)
mysticphonk, lil peep – haunt u

Pia war noch spät in der Nacht zu Lucas gefahren und hatte bei ihm übernachtet, trotzdem waren sie in der Früh aufgestanden und hatten so getan, als würden sie zur Schule gehen – stattdessen waren sie zum *McDonald's* im Dorf gelaufen, hatten sich mit mehr Zeug eingedeckt als nötig und das Festmahl auf dem Spielplatz verspeist. Der Wind war eisig, aber die Luft klar, sie hatten viel gelacht, Fotos voneinander gemacht, und die Energie zwischen ihnen war in den letzten Tagen besonders harmonisch gewesen.
Sie hatte gerade eine heiße Dusche genossen, um sich aufzuwärmen, als Lucas' Mutter, die dachte, heute seien die letzten Unterrichtsstunden ausgefallen, ihr im Flur einen Apfeltee in die Hand drückte. Sie wusste nicht einmal, dass ihr Sohn sitzengeblieben war; denn weil er volljährig war, musste sie von der Schule nicht informiert werden. Pia verstand sich ziemlich gut mit ihr, sie war sehr aufmerksam und gastfreundlich, sorgte einfach dafür, dass sie sich wohlfühlte.
Immer noch im Handtuch eingewickelt, war sie zurück in Lucas' Zimmer gehuscht und hatte ihn am PC sitzen sehen, ein ICQ-Nachrichtenfenster war geöffnet.
Er machte keine Anstalten, es zu schließen, als sie näher kam, und so setzte sie sich neugierig auf seinen Schoß und las die wenigen Zeilen.

Jo (10.02.2009 12:07):
ich erreiche pia nicht, ist sie bei dir?

Zion (10.02.2009 12:09):
moin

Zion (10.02.2009 12:09):
ja die is hier wasn los?

Jo (10.02.2009 12:10):
momo ist heute morgen gestorben

Sie erstarrte, und ihre Hand, immer noch die heiße Tasse umklammernd, verkrampfte. Sie konnte nicht fassen, was sie da las, und hielt es im ersten Moment für einen schlechten Scherz.
„Was soll das?", fragte sie deshalb ungläubig.
Lucas sagte nichts, er kratzte sich nur am Hinterkopf und schien nicht zu wissen, wie er reagieren sollte.

Zion (10.02.2009 12:10):
was??

Jo (10.02.2009 12:10):
seine mutter hat mich eben angerufen und drum gebeten, dass ich pia ausfindig mache

Zion (10.02.2009 12:10):
was ist denn passiert?

Jo (10.02.2009 12:11):
er hat sich vor ne bahn geworfen, war wohl direkt tot

Die Informationen erreichten sie nicht richtig, als würden sie auf halbem Weg stecken bleiben und mit ihrer Version der Realität kollidieren, an die sie so sehr glauben wollte: Dass es nicht stimmte, dass ein Irrtum vorliegen musste, dass sie verarscht wurde oder nur träumte. Alles, nur nicht das.

Zion (10.02.2009 12:11):
wtf alter, das is aber kein kranker joke oderso???

Jo (10.02.2009 12:11):
nein man, ich steh voll neben mir

Zion (10.02.2009 12:11):
und es war sicher kein unfall?

Sie starrte auf das Nachrichtenfenster, unfähig sich zu bewegen, und ihr Blick verschwamm immer mehr, bis Jo schließlich erneut zu tippen begann.

Jo (10.02.2009 12:18):
er hat ne nachricht hinterlassen

Sie hatte eben noch gelacht, war fröhlich über die Straße gehüpft und hatte unbeschwert mit Lucas geflirtet. Sie war glücklich gewesen, während Momo gestorben war. In dem Moment, als er ging, hatte sie nicht an ihn gedacht. Sie war nicht da gewesen. Ihre Finger wanderten zur Tastatur, um sich als Mitlesende bemerkbar zu machen.

Zion (10.02.2009 12:20):
hier is pia

Jo (10.02.2009 12:21):
check seine icq anmerkung

Jo (10.02.2009 12:55):
:(

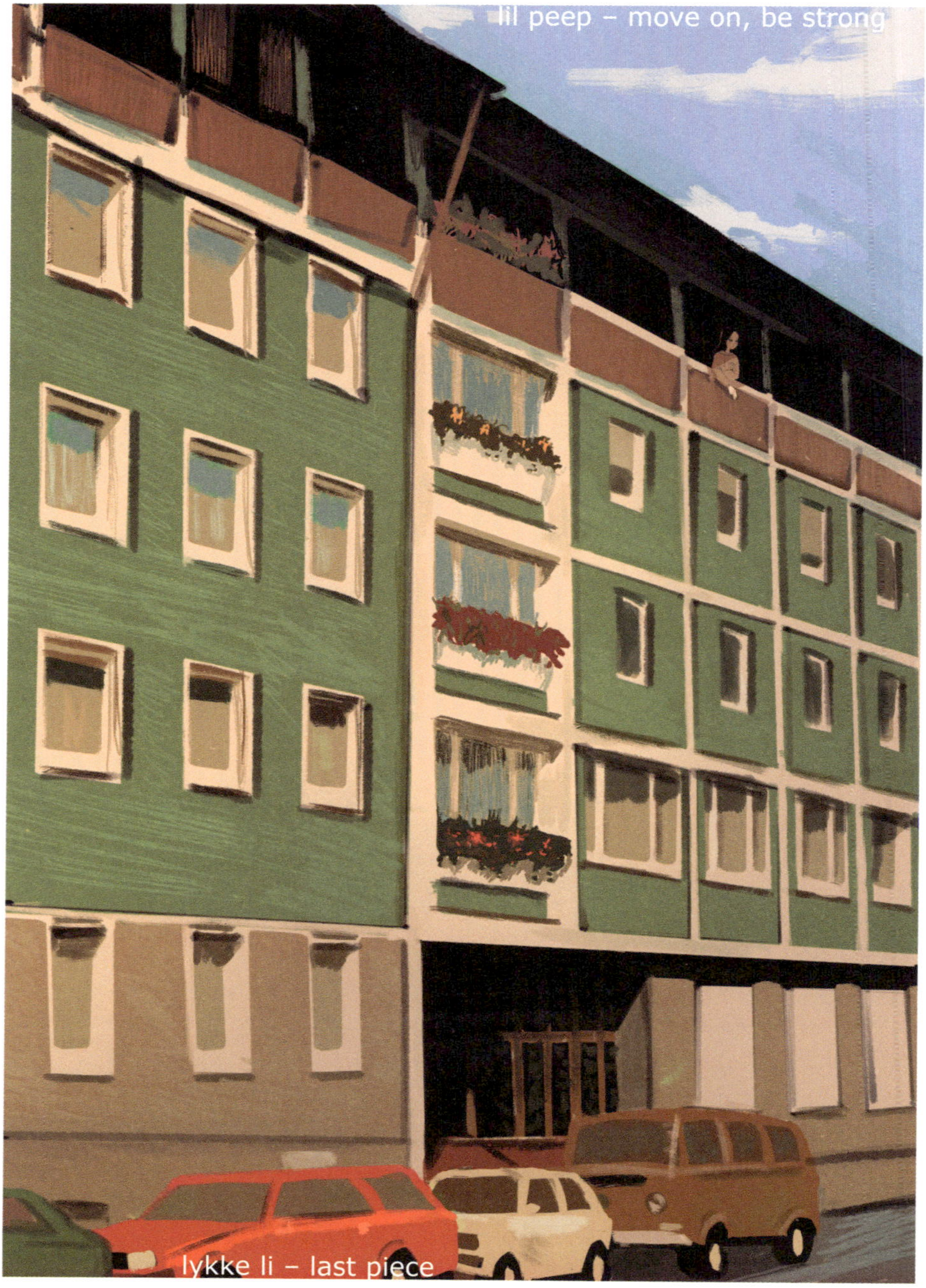
lil peep – move on, be strong
lykke li – last piece

hy momo.

jetzt sitze ich hier und schreibe dir, obwohl ich doch weiß, dass du es niemals lesen wirst. ich muss einfach irgendwo hin mit all dem, ich muss das gefühl haben, dass ich dir all das sage, und mich daran zu erinnern, dass es nie irgendwo ankommen wird, zerreißt mich.

deine familie hat mir eine festplatte gegeben, auf die der komplette inhalt von deinem PC drauf kopiert wurde (deine ordnerstrukturen und dateien); dachten wohl, ich sollte sie bekommen. unsere chatverläufe waren auch drauf, nicht komplett, weil du ja mal alles neu installieren musstest.. ich hab ein bisschen drin gelesen. deine eltern bestimmt auch. ich glaube nicht, dass du es gemocht hättest. wobei.. vielleicht wäre es dir auch einfach egal gewesen.

jo hat mich gefragt, ob ich's nie gemerkt hab. du hättest ihm gesagt, dass ich die einzige sei, die für dich in frage kommen würde. wieso haben wir nie darüber geredet? wie blind bin ich gewesen? wollte ich es sein? jo sediert sich die ganze zeit und hat mir geraten, es ihm gleich zu tun, um auf ein level zu kommen, auf dem ich nichts mehr mitbekomme. in einem gefühlsvakuum stecken. lachend gefiel ich dir am besten, hat er gesagt. aber wie soll ich jetzt noch lachen? wie soll ich jemals wieder glücklich sein?

ich schau grad' pro7. ich schau es eigentlich gar nicht wirklich, es ist an und vertreibt die stille, die mich auffressen würde. wenn du da wärst, würden wir uns jetzt wahrscheinlich über irgendwelche trottel aus dem fernsehen lustig machen. ich habe es geliebt, mit dir zu schreiben.. boah jetzt kribbelt meine nase schon wieder, gleich muss ich heulen. meine augen sind seit tagen geschwollen. wayne oder? wieso schreibe ich das überhaupt..

die erste nacht hatte ich fieberträume. hab dich gesehen. du hast mich verfolgt.. und in der nacht danach hab ich kein auge zu getan. lucas weiß nicht damit umzugehen, er lässt mich einfach in ruhe,

umarmt mich manchmal, sagt: „ist scheiße aber was willst machen?“ was soll er auch sonst sagen? er versteht nicht.
seit dienstag bin ich ziemlich nah am wasser gebaut. wir haben so oft darüber geredet und als ich dann gelesen hab, was jo geschrieben hat.. ich konnte es gar nicht fassen, kann es immer noch nicht fassen. ich denke die ganze zeit an dich. ich hatte so angst davor, dich für immer zu verlieren, dass ich es nie an mich rangelassen hab. ich wollte es mir einfach nicht vorstellen, man kann es sich nicht vorstellen, es ist nicht nachfühlbar, bis man es tatsächlich erlebt. wie soll mich jemand verstehen, der es nicht erlebt hat?

wie soll ich denn auch begreifen können, dass ich dich nie mehr sehen werde? dich nie wieder nachts einfach anschreiben und mit dir über alles reden kann. in der ersten nacht habe ich dir sogar eine sms geschrieben, obwohl ich natürlich wusste, dass sie nicht ankommt. ich musste es tun, ich musste mir einreden, dass der empfänger nicht ausradiert wurde.

so viel habe ich dir nicht mehr sagen können und ich habe unglaubliche angst davor, dass da jetzt nichts mehr ist, dass du vllt nirgendwo mehr bist und ich dich auch nicht mehr wiedersehe, wenn ich tot bin. mira hat mir geschrieben, dass sie davor am meisten angst hat. dass nach dem tod einfach nix is, von wegen seele oder so was. das würde bedeuten, dass du komplett nich mehr bist.

das schlimme daran ist, dass man das (hoffentlich?) erst ziemlich spät weiß. sie meinte, sie hat eine bestimmte vorstellung, die sie grad immer voll gern hat (und es würde zwar dumm klingen, aber sie müsse darüber ein bisschen lachen): da du ja jetzt weiß, wie es ist, und es wahrscheinlich voll simpel gestrickt ist – das leben und der tod – lachst du vielleicht darüber, was wir für nen aufstand machen, weil es nichts schlimmes ist und du es einfach witzig findest, was es hier für ein mysterium ist ^-^ ich glaub, das würdest du machen. es klingt nach dir. sie wünscht sich, wie wir alle, dass du noch so kA „seelisch“ bei uns bist.

ich würde so gern noch ein letztes mal mit dir reden. ich würde sogar deine entscheidung akzeptieren, wenn ich dir nur sagen könnte, wie gern ich dich hab.. und noch etwas von dir hören könnte. etwas momo-typisches, was einfach ein gutes ende wäre. das ende mit dem wir jetzt umgehen müssen, ist irgendwie so abrupt und abgeschnitten. es fühlt sich nicht richtig an. es hat an der falschen stelle aufgehört. es tut mir leid, dass ich dir nicht geben konnte, was du brauchtest. ich hätte besser sein müssen, für dich.

plötzlich sagen alle: „ja das leben geht weiter" oder „vergiss aber dennoch nicht die anderen wichtigen dinge im leben", „tja traurig, aber du musst trotzdem weitermachen", „okay, lass dich nicht hängen" – und ich denk mir nur: fickt euch! wie kann man so was sagen, es geht eben nicht mehr einfach so weiter. alles ist anders. auch in mir. und die tun alle so, als müsste ich es direkt abhaken und in einer schublade verstauen. da wurde was von uns weggerissen. einfach so. und die haben nichts besseres zu sagen als: „lass dich nicht hängen" WIE SOLL DAS GEHEN? wie soll ich jemals wieder aufrichtig glücklich sein, wenn ich doch weiß, dass du nicht mehr existierst? ich weiß einfach nicht, wie ich so noch leben soll.

michele hat mir ne CD mit bildern von dir gebrannt, als erinnerung, weil ich laut seiner aussage iwie so das mädchen war, was dir am nächsten stand.. das macht es nicht leichter, dass alle das sagen. du hast wohl auch mal deinen eltern gesagt, dass da vllt mehr als freundschaft ist und du das mit mir klären willst, wenn es dir wieder besser geht. wieso hast du das ausgerechnet deinen eltern gesagt und nicht mir? ich bin auch irgendwie gestorben.

wenn ich eine bestätigung hätte, dass ich dich wiedersehe, könnte ich meinen tod gar nicht mehr abwarten. ich will zu dir. ich will nicht mehr hier sein, ohne dich. ich weiß echt gar nicht, wie das gehen soll. du bist der letzte, der so ein schicksal verdient hätte. wieso hattest du das gefühl, nicht mehr hier sein zu wollen? du bist mein bester freund. ich werde dich immer lieben und auf ewig vermissen.

vor der beerdigung hat deine mutter mich vor deinem zustand gewarnt. du hättest ein paar kleine wunden um die augen herum und dein gesicht sei leicht geschwollen. dass du leider nicht mehr ganz so hübsch seist, wie du mal warst.. damit ich darauf vorbereitet bin und so. ich konnte mir einfach nicht vorstellen, dass da nur noch dein körper liegen würde. ohne dich. wo bist du?
die polizei hat deine eltern aus dem bett geklingelt, man hatte dich schnell identifizieren können, weil du deinen ausweis dabei hattest und dein gesicht nicht allzu sehr in mitleidenschaft gezogen wurde.

du hast deine beine verloren. getötet hat dich der aufprall. wolltest du das wirklich oder war es ein unfall? deine eltern sind direkt los, um dich zu identifizieren. du sollst ausgesehen haben, als hättest du geschlafen. deine mutter bildete sich ein, wenn sie nur ganz genau hinsehen würde, könnte sie sehen, wie sich das tuch über deiner brust hebt und senkt.. aber da war nichts. du warst kalt. hattest viel blut verloren. sie hat dich gestreichelt und dir den kopf gekrault. er kann doch nicht tot sein.. aber er atmet und er meckert nicht.. das hat sie gedacht, meinte sie. wir haben dich geliebt, weißt du.

dein bett, als hättest du kurz zuvor noch drin gelegen.
ich mache mir solche vorwürfe, dass ich es nicht verhindert hab.
es tut mir so leid. ich wusste nie, wie ich damit umgehen sollte.
ich wollte dich nicht mit mitleid überhäufen aber wenn ich normal mit dir geredet hab, kam mir das auch so dumm vor. ich war wirklich keine gute freundin für dich, oder? ich hab ständig nur von mir selbst geredet, von unwichtigen dingen, bloß bedeutungsloser zeitvertreib. hätte ich gewusst.. ich hätte so gern auch anderes mit dir unternommen.

du hast schon früher immer gesagt, dass du eh keine 30 jahre alt wirst. schon als kind. ich dachte immer, ich hätte alle zeit der welt, um mit dir unsere unendlichen gespräche fortzusetzen. nun bleiben so viele dinge unausgesprochen. das kann ich niemals nachholen und deswegen mache ich mir so große vorwürfe.

der tag deiner beerdigung war nach deinem todestag der schlimmste meines lebens. mira hat mich abgeholt und im auto, auf dem weg zum friedhof, lief rammstein. dann stand ich da, im kleinen flur der kapelle, und habe darauf gewartet, in den raum zu gehen, wo du lagst. tot in deinem sarg. allein bei dem gedanken sind mir die tränen gekommen, ich habe die ganze zeit versucht sie zurückzuhalten und habe mir immer gesagt ‚denk an vögel, meer, strand' aber als ich dann in der tür stand, jo schon an deinem sarg, deine familie.. ich konnte es nicht zurückhalten. jo hat deinen arm gestreichelt. ich hätte dich noch mal kraulen müssen, momo. als er draußen war, bin ich näher zu dir gegangen, aber ich konnte dich nicht berühren. du sahst so schön aus, wie eine puppe. dein bart war länger gewachsen, als ich ihn kannte. du hast ausgesehen, als würdest du schlafen, aber irgendwie wie ein engel. deine fingernägel waren blau. ich habe mir die hände vor mein gesicht gehalten und losgeschluchzt, konnte nichts mehr kontrollieren. du warst nicht wirklich da, nicht anwesend, ich habe nur deine leblose, blutleere hülle gesehen. noch nie in meinem leben war ich so traurig, momz.

jemand hat kitty neben deinen kopf gelegt. weißt du noch, wir wollten mal zusammenziehen und uns einen hund und eine katze kaufen. die katze sollte huhnd heißen und der hund katze.

wenn ich mir eine katze kaufe, nenne ich sie huhnd. und wenn ich mal einen sohn bekomme, nenne ich ihn moritz. aber du kennst mich, ich werde vermutlich nie einen sohn bekommen, geschweige denn eine familie haben und in nem neubaugebiet wohnen, mit nem standard-bürojob und 'nem fucking blumenbeet im garten.

fuck, wieso bin ich noch hier und du nicht?

ich vermisse dich so schrecklich. du warst dieser eine mensch, von dem ich mich zu hundert prozent verstanden gefühlt hab. du warst so wundervoll. ich will nicht so lang ohne dich sein. ich will das nicht. ich kann nicht.

wer weiß, was in der zukunft noch alles hätte passieren können, niemand kann das jetzt mehr wissen. ich frage mich, ob man deinen tod nicht irgendwie hätte verhindern können, oder ob es einfach immer dein schicksal war. das ist so ungerecht. wir hätten miteinander reden müssen.

die pfarrerin hat etwas von mir und jo vorgelesen. ich habe die worte gar nicht wirklich gehört. alles war schwammig und wie in einem dreamstate. da war noch ein panflötenspieler und ich musste mein lachen unterdrücken, weil du sicher auch gelacht hättest, wenn du das erlebt hättest.
man hätte evanescence oder rammstein spielen müssen. aber wahrscheinlich haben sie darauf geachtet, dass die trauermusik für die allgemeinheit angemessen war. nya, deshalb hat es nicht so ganz zu dir gepasst. dafür haben wir später für uns noch mal gute musik gehört, im auto.

wir haben nach der beerdigung noch beim chris gechillt, so wie früher. chris, jo, mira, ich. bloß du hast gefehlt. die jungs haben gekifft. einen j auf dich. hab kurz überlegt, ob ich mitmach, wär eigtl der perfekte moment gewesen..

als dein sarg runtergelassen wurde, hab ich gedacht, ich könnte es nicht mehr ertragen. am liebsten hätte ich dich da rausgeholt, mich überkam regelrechte panik.. am ende habe dir aber bloß eine rote rose in dein grab geworfen. sie war sehr schön. vllt hätte ich sie lieber mit in deinen sarg legen sollen. sie loszulassen war seltsam, jedoch nicht so sehr wie mich umzudrehen.

deine mama und dein bruder haben mich umarmt und sich bedankt, für den text, den ich dir geschrieben habe, und dafür, dass ich gekommen bin. dein vater auch. er sagte ‚danke für die schönen stunden, die du ihm geschenkt hast' ich habe ihm in die augen gesehen und deine augen gesehen. deine verdammten augen. ich will dich nicht gehen lassen..

es tut so weh, als könnte ich niemals mehr glücklich werden.

mein erzeuger hat mir übrigens drei tage nach deinem tod eröffnet, dass ich, sobald ich 18 bin, keine unterstützung mehr von ihm erwarten kann. als wäre er je eine stütze gewesen. wie kann er mich mit so was belanglosem belästigen? ich will bis dahin nicht mal mehr leben. er sagte es mir bei einem tässchen tee, was seine frau mir hingestellt hat, während sie neugierig in der küche gelauscht hat, ob er auch alles sagt, wie vorher mit ihr besprochen. einerseits hätte ich gern geschrien.. *guess what: dein macker hat vor dir ne familie gegründet, get over it du verfickte hoe.* aber andererseits war's mir auch so egal. alles ist mir so egal geworden. erwachsene sind einfach dämlich. wann setzt das ein? ist das so ne enstcheidung die man trifft, ab nem gewissen alter aufzuhören, sein hirn zu benutzen? sie denken echt, man wäre blind oder blöd (oder beides). hab die ganze zeit nur auf meine socken gestarrt und kein wort gesagt, weil dann vermutlich alles aus mir ausgebrochen wäre, was sowieso auf unverständnis treffen würde – machen wir uns nichts vor, stimmt's?

das leben macht mir immer noch angst, aber ich kann es nicht mehr mit dir teilen. du bist einfach ohne mich gegangen. bei so vielen dingen, die mich früher gestört haben, denke ich jetzt ‚wayne'
weil ich ganz genau weiß, nichts ist auch nur annähernd so schlimm wie dein tod. ist das jetzt gut?

ich bin so vielem gegenüber gleichgültig geworden. ich bin nicht so abgeneigt davon, jo's rat zu befolgen. und wenn mein tod kommt, dann kommt er. gestern hab ich mir zigaretten am automaten gezogen, marlboro, wie du sie immer geraucht hast. ich hab mir noch nie selbst welche gezogen und auch nie alleine geraucht. saß im zimmer an meinem fenster und hab in den himmel geschaut, mir vorgestellt, dass du neben mir sitzt. wir waren beide nicht bereit für dieses leben. schule, arbeit, sterben. alles mitmachen, ohne zu hinterfragen. ich will das nicht, ich kann das nicht, du weißt das.

du kennst mich sowieso viel besser als ich mich selbst kenne, glaub' ich. du hast mich immer gemocht, egal, was für dummes zeug ich erzählt hab. ich wusste, ich kann dir alles anvertrauen, ohne mich für etwas zu schämen.

ich würde jetzt so gern mit dir chillen. bei dir auf dem dach. mit einer katze namens huhnd. wir würden DVDs schauen und dummes zeug reden. vllt würden wir auch kiffen.

da sind so viele dinge, die ich noch mit dir machen wollte.
wir waren noch nicht mal zusammen in der rofa. ich bereue jedes mal, als ich gesagt habe, ich bin zu faul, um abends in die bahn zu steigen und zu dir zu fahren.

es würde mir auch reichen, dich einfach nur neben mir sitzen zu haben. du hattest was beruhigendes an dir, momo. ich vermisse es, wie du im vorbeigehen meinen bauch gekrault hast, wenn du zur raucherpause raus bist. oder meine hand im unterricht.
ich vermisse einfach alles, dich.
du wärst niemals auf die idee gekommen, mich zu belehren oder mir irgendwelche vorwürfe zu machen. und ich hätte das auch niemals bei dir getan. wir konnten so herrlich direkt zueinander sein, ohne dass es sich je unangenehm oder nach bösartigen absichten angefühlt hat.

für mich warst du perfekt, der perfekte freund. ich hoffe, du weißt, wie unglaublich wichtig du für mich warst und wie unersetzlich du immer bleiben wirst. wieso konnte ich dir das nicht früher sagen? wieso habe ich nie die möglichkeiten wahrgenommen?
ich weiß einfach, dass ich nie wieder jemanden wie dich finden werde, weil die welt aus dummen schafen besteht und ich in dir den besten freund und seelenverwandten gefunden habe, den ich überhaupt hätte haben können. ich habe es so geliebt, meine gedanken mit dir zu teilen und deinen gedankengängen zu folgen.
momo. du interessantester mensch auf der welt.

es tut mir leid, dass ich so vieles nicht richtig gesehen hab und in so vielen momenten anders hätte antworten müssen.

wieso hast du mich allein gelassen.
wieso habe ich unsere gemeinsame zeit nicht mehr genutzt.

hätte ich es getan, wäre deine abwesenheit noch schmerzvoller für mich? oder wäre ich glücklich über das, was wir zusammen erlebt haben, und würde denken, es gäbe nichts mehr, was ich dir noch hätte sagen wollen? ich habe einfach das gefühl, dass vieles in der luft über uns geschwebt ist und noch hätte passieren müssen. es ist so fucking tragisch, dass es das nicht mehr kann. wie soll ich das akzeptieren?

ich war noch mal in deinem zimmer. deine familie hat mich darin allein gelassen und gesagt, ich könne mir nehmen, was ich will. ich habe zwei shirts von dir genommen (‚nicht therapierbar' und das bfmv-shirt). hab auch eine klinge in deiner schublade gefunden. mit getrocknetem blut. moritz. ich habe sie mitgenommen (ist im briefumschlag, use it).

war gestern auch mit nik auf nem konzert, er hatte mich ewig überredet. chris war auch da und hatte irgendwelche pills dabei. habe sie eingeworfen, im auto auf dem parkplatz. ich habe nicht gefragt, was das war, es war mir auch völlig egal. nik und chris haben sie zerstampft und durch die nase gezogen.

du bist tot, gottverdammte scheiße. wieso verfickt noch mal du. meine gedanken kreisen wirr und ungeordnet, der fernseher ist niemals aus (ich schaue fight club im kreis, auf allen verfügbaren sprachen) und bin dir bloß noch nicht gefolgt, weil ich es meiner mutter nicht antun will. stell dir mal vor, wie das ablaufen würde: vielleicht würde sie erst nach ein paar wochen merken, dass sie mich gar nicht mehr erreichen kann, und im wohnheim anrufen. dann würde vielleicht der hausmeister oder eine betreuerin meine tür aufbrechen und dann würde ich da liegen, halb verwest in meinem schäbigen zimmer. oder ich würde ausbluten, in der badewanne, und irgendein mädchen würde mich finden. ich will meinen körper nicht so zurücklassen. aber damn, du hast verdammt noch mal auch keinen fick darauf gegeben. *‚ich bin bereit, lasst mich gehen‛*, war alles, was du in deiner anmerkung hinterlassen hast. wieso hast du dich nicht von mir verabschiedet? war dein abschied nehmen in der nacht auf dem dach? hast du mir signale gesendet? war die kette ein zeichen? ich hab angst, sie zu verlieren, nur deshalb trage ich sie nicht. ich halte sie jede nacht in meiner hand. der stein sieht aus wie ein geschliffener blutstropfen.

wenn ich doch nur wüsste, dass du in irgendeiner form noch irgendwo existierst. wenn ich doch nur den übergang vom leben in den tod besser begreifen könnte und er nicht dieses unerträgliche ende für mich bedeuten müsste. wenn ich abends im bett liege, an dich denke und der wind durch das geöffnete fenster hereinweht, meinen nackten rücken streichelt, dann bilde ich mir ein, das bist du. wenn ich nachts mit der bahn nach hause fahre, sehe ich dich in der spiegelung der scheibe.

ich könnte noch ewig weiterschreiben, da sind so viele dinge, die mir tag für tag durch den kopf gehen.. ‚aber ich denk nich über sachen nach, die ich nicht ändern kann‛ –das hast du mal gesagt. ich werd's versuchen. für dich werde ich es versuchen.
motzikatzi du fehlst mir so. das wird ewig so bleiben.
ich wünschte, ich könnte irgendwas an der situation ändern, aber ich kann es nicht.

ich liebe dich momo, für immer.
deine pipi

- 16.02.2009 -

DUMBEST LETTER TO THE DUMB FROM DUMB

I WAS A
LONELY SATANIC SKATE PUNK
WITH BLOODY KNEE THROWING
AN EMPTY CODEINE BOTTLE AT
THE RUNNING TRAIN.

I BECAME THE PERSON LIKE
AN EMPTY CODEINE BOTTLE THROWN
AT THE RUNNING TRAIN
BY THE LONELY SATANIC SKATE PUNK
WITH BLOODY KNEE.

THANK YOU FOR THROWING
AN EMPTY CODEINE BOTTLE AT
THE RUNNING TRAIN.

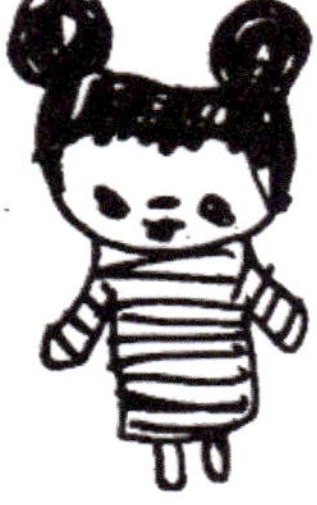

xxxtentacion – numb
him – gone with the sin
xxxtentacion, travis barker – pain = bestfriend
xxxtentacion – king
lil peep – the brightside

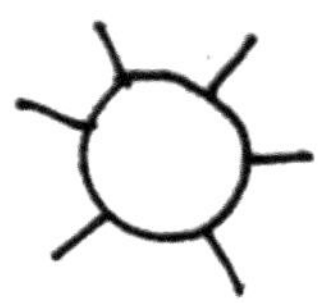

lil peep - worlds away

Alle Teile dieser Buchreihe:

Tagebuch von Pia
BFF~!! (or til death do us part)
~~Vanilleküsse~~
Vergessene Kinder
MYKO

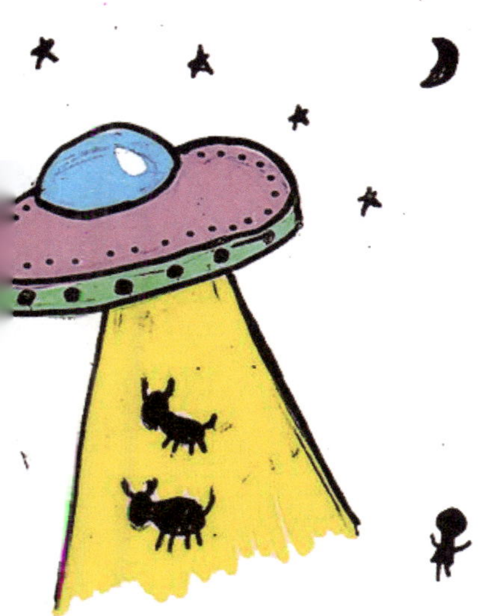

1. Auflage

Zülpicher Platz 9, 50674 Köln

Lektorat:
Nele Thiemann

Illustrationen:
GNTVart (Большое спасибо!)
& **Yuta Sakakibara** (Hamster, Bunny, Bear, Bear with letter & UFO)

Gesamtherstellung: Community Editions GmbH
www.community-editions.de
Printed in Poland
ISBN: 978-3-96096-073-7

MIX
Papier aus verantwortungsvollen Quellen
FSC® C106632

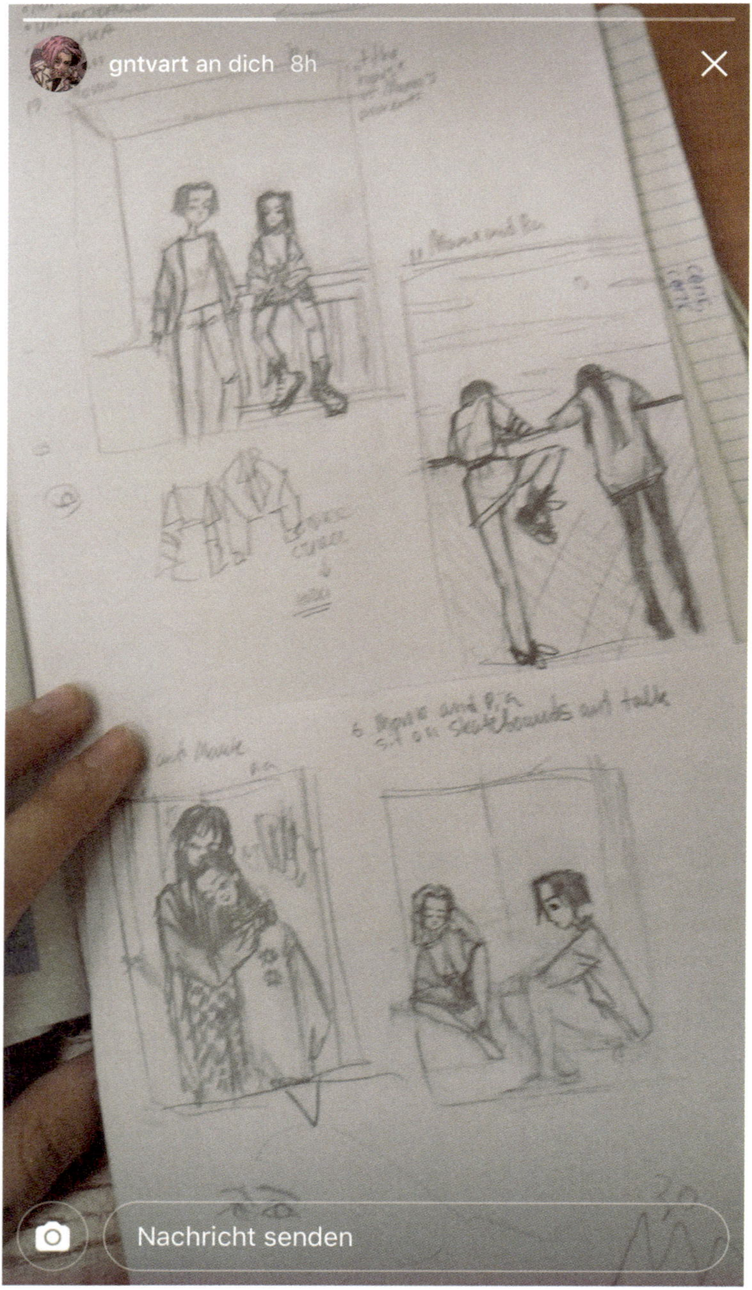
gntvart an dich 8h
Nachricht senden